维生素D
——改变你的健康观

VITAMIN D
UPDATE YOUR VIEW OF HEALTH

宁志伟　著

中国协和医科大学出版社
北　京

图书在版编目（CIP）数据

维生素D：改变你的健康观 / 宁志伟著. —北京：中国协和医科大学出版社，2024.6
ISBN 978-7-5679-2366-9

Ⅰ.①维…　Ⅱ.①宁…　Ⅲ.①维生素D－临床应用－基本知识　Ⅳ.①R459.3

中国国家版本馆CIP数据核字（2024）第057130号

著　　者	宁志伟	
策　　划	杨　帆	
责任编辑	沈冰冰	
封面设计	邱晓俐	
责任校对	张　麓	
责任印制	黄艳霞	
出版发行	中国协和医科大学出版社	
	（北京市东城区东单三条9号　邮编100730　电话010-65260431）	
网　　址	www.pumcp.com	
印　　刷	北京天恒嘉业印刷有限公司	
开　　本	787mm×1092mm　　1/16	
印　　张	23.5	
字　　数	420千字	
版　　次	2024年6月第1版	
印　　次	2024年6月第1次印刷	
定　　价	138.00元	

序

维生素D的发现源自20世纪20年代对佝偻病的研究，当时证明维生素D是一种抗佝偻病的因子。将食物中脂质抽提后喂养动物，会造成佝偻病，而补充含脂质食物佝偻病得以纠正。之后将这种脂溶性的抗佝偻病因子命名为"维生素D"。20世纪30年代证明维生素D属于开环固醇类物质，之后开启了许多维生素D的临床研究。北京协和医院在20世纪20～30年代开展了大量的维生素D治疗佝偻病/骨软化症的钙、磷代谢研究。刘士豪教授和朱宪彝教授于1942年在《科学》（Science）杂志上发表文章命名了"肾性骨营养不良"（renal osteodystrophy），并提出肾功能不全的患者使用维生素D治疗的效果不好，而使用双氢速变固醇（一种维生素D的类似物）则可取得较好疗效。因此，他们提出肾功能不全时，可能存在维生素D的抵抗。这是首次创新性地将维生素和肾脏联系起来。直到20世纪70年代才发现了肾脏中存在活化维生素D的1α-羟化酶，能将25-羟维生素D催化成为1,25-双羟维生素D（即骨化三醇）。后者是体内维生素D的活性形式，具有激素样的特征，又被称为D激素。因此，广义上来讲，维生素D属于固醇类激素的前体。1,25-双羟维生素D主要是通过维生素D受体来发挥作用，维生素D受体遍及全身的各个组织、器官，所以维生素D的作用极为广泛。除经典的钙、磷代谢调节外，还可能参与机体的多系统调节，与多种疾病的发生密切相关，如免疫、神经、内分泌、消化、呼吸、血液系统疾病及肿瘤等。因此，正确认识维生素D，可能有助于全身多种疾病的发病机制的研究和诊治。

人体维生素D的主要来源是皮肤，皮肤中的7-脱氢胆固醇在日光中紫外线的照射和热效应的作用下生成前维生素D_3，之后转化成维生素D_3。因此，维生素D又被称作"阳光维生素"。充足日晒是机体达到合适维生素D水平的前提。随着工业革命的到来，大量人口由农村涌入拥挤的城市，再加上城市空气污染加剧，遮挡了日光中的紫外线，导致维生素D缺乏广泛流行，婴幼儿佝偻病极为高发，并成为危害儿童健康及致残、致死的主要疾病。17世纪末至20世纪初，佝偻病当时在工业发达的伦敦极为普遍，因此，佝偻病曾一度被称为"英格兰病"。20世纪初，随着维生素D的科学发现，并通过水银灯照射酵母后合成维生素D_2。将合成的维生素D_2加入牛奶或食物中制成强化食品，或在婴幼儿中普遍补充鱼肝油后，遏止了维生素D缺乏导致佝偻病的流行趋势。但是，随着现代化和城市化程度日趋明显，人们的户外活动和日晒时间越来越少，"白领""宅女"和"宅男"人数的增多，迄今，维生素D缺乏仍然普遍，有估测全球大约有10亿人存在维生素D不足或缺乏。遏止维生素D缺乏依然存在挑战。

维生素D不仅与骨质疏松症、骨软化症等代谢性骨病密切相关。越来越多的研究提示，维生素D缺乏与肥胖、高血压、糖尿病、系统性红斑狼疮、多发性硬化、哮喘和肿瘤等多种疾病相关。全球开展了多项补充维生素D预防疾病的研究，迄今还没有令人信服的一致性结论。许多关于维生素D的研究还在探索之中。尽管维生素D的发现已逾百年，但是，对维生素D认识似乎才刚刚开始。在不同学科领域，公众对维生素D的认识更是参差不齐。向不同专业的医务人员和公众介绍和普及维生素D的相关知识，具有重要意义。

宁志伟教授曾在北京协和医院内分泌科攻读博士研究生，师从我国著名内分泌学专家孟迅吾教授。我对宁教授的了解源自其在协和读博期间，之后常有业务往来。他是内分泌领域维生素D的执迷者和临床践行者。近20年来，宁志伟教授不断徜徉于维生素D的知识海洋，不断进行维生素D的临床观察和研究。他所从事的维生素D的临床研究内容也很广泛，比如如何补充维生素D，补充维生素D的剂量探索，维生素D或活性维生素D在不同疾病中的使用等。宁志伟教授进行的维生素D在骨骼疾病或骨骼外疾病的部分临床实践，取得了满意的效果。显著的疗效时常让他深受鼓舞和津津乐道。他所创建的公众号"宁志伟讲维生素D"，深受大家的喜爱，拥有2万多名订阅者，起到了很好的科普宣传效果。

3年前在编写《维生素D与临床》一书时，宁志伟教授就同我谈起拟写一本维生素D的科普书籍。我认为非常有必要，并将这本《维生素D——改变你的健康观》推荐给中国协和医科大学出版社。由此我也先睹为快，有幸提前游览了宁志伟教授的维生素D世界。本书是宁志伟教授的呕心力作，涉猎文献广泛，追踪前沿进展、偶尔史海钩沉、多有案例分享、简析深刻机制、总结实践要点。全书共包括22章，洋洋洒洒30余万字，图文并茂，文笔流畅，可读性强。

阅读《维生素D——改变你的健康观》，拥有一份阳光，拥有一生健康！

夏维波

2024年6月

前言
我的维生素 D 观

作为一名资深的内分泌科医生和获得全科医师执业资格不久的全科医生，我越来越深刻地认识到，每个人对于健康都有自己独特的认识和理解，就跟人与人的容貌不同一样，并且根深蒂固，贯穿于自己的日常行为之中，尽管这些观点别人并不一定认同。沿用人生观、世界观和价值观的说法，我谓之为健康观。

我还发现，健康观与文化程度和社会地位并不完全一致。我曾听过一位知名医学院士的讲座，他说自己虽然血糖高，但不承认自己患有糖尿病，坚决拒绝了别人的吃药建议；我还见过每天要吃十几种中西药物的退休教授，每天要量三四次血压，测五六次血糖，一日三餐，都有详尽记录；我还见过某八旬老农，抽烟喝酒几十载，每天农田里稼穑耕垦，一觉睡到天亮，一顿能吃三碗米饭，他身材苗条，身体硬朗，一年到头不吃一粒药。

对于健康的认识和理解，套用演员范伟的台词讲："人与人之间的差别怎么这么大呢？"

从理论上来讲，医生是一个对于健康理解最深的职业，但不可否认的是，医生这一群体并不是所有人群中寿命最长、健康状况最好的群体。这一问题一直困惑着我，至今没有完美的解释。

几年前我看到一种说法：为了维持身体健康，最主要的因素是健康饮食，其次是运动，再次就是阳光照射和补充维生素 D 了。对此说法，我的第一感觉是惊诧，但是几年后的今天，我逐渐认可了这种说法。

"维生素 D 实际上是太阳给我们的礼物，没有它就不可能有生命，也不可能有健康，制药行业花了几百年时间，也制造不出什么其他产品来达到类似益处，无法提供维生素 D 所能提供的一切。"同样，巴西的神经科医生 Coimbra 的上述说法也逐渐得到我的认可。

一、我的维生素 D 观

我对维生素 D 的认识，有一个渐进的过程。

大学时在儿科第一次见习，儿科老师教同学们如何做蛋黄汤，给婴儿补充维生素 D，以预防佝偻病。尽管从儿科教材上学习了佝偻病相关知识，知道其是由于光照不足和维生素 D 缺乏引起的，该病的典型表现主要是骨骼畸形，包括方颅、枕秃、鸡胸、串珠肋、手镯征、X 形腿和 O 形腿。但当时对于维生素 D 没有量的概念，现在看来，每个蛋黄含维生素 D $20 \sim 50U$，要达到预防维生素 D 缺乏的目的，每天至少需要 20 个蛋黄，而要达到治疗的目的，每天需要100～500个蛋黄。

尽管我大学毕业后做了一名内科医生，有了自己的孩子，但也没有意识给予孩子补充维生素D，甚至连蛋黄吃得都不多。孩子小时候经常感冒、发热，扁桃体III度肿大，当时还曾纠结要不要进行扁桃体摘除术。前些时候翻看孩子小时候的照片，发现其典型的方颅、枕秃表现都存在，那时却没有意识到需要补充维生素D和钙剂。

我的硕士学位是在西安医科大学（现西安交通大学医学院）获得的，3年硕士研究生学习期间在甲状腺疾病领域认知有了很大进步。毕业后到河北省唐山市一家三甲医院内分泌科工作5年。尽管已经是副主任医师，自认为还是一个不错的内分泌科医生，但是临床业务主要是甲状腺疾病和糖尿病的诊治，对于骨代谢疾病和维生素D方面的认知几乎还是一片空白。

2000年我考入北京协和医学院攻读博士学位，师从中华医学会骨质疏松和骨矿盐疾病分会创始人、首任主任委员孟迅吾教授。在北京协和医院，我对骨代谢疾病有了比较深入系统的学习。作为临床博士研究生，所在课题组主要从事骨代谢的研究，我的博士论文是"多发性内分泌腺瘤1型和2型的遗传学诊断"。临床工作更多的是处理经典内分泌疾病，重点在骨质疏松症、甲状旁腺功能亢进和甲状旁腺功能减退。北京协和医院丰富的病例资源是国内其他医院所没有的，尤其是骨代谢领域，但当时还没有常规测定25-羟维生素D水平，也很少诊断维生素D缺乏症，

倒是经常遇到其他罕见的代谢性骨病。

记得当年有一个来自河北沧州黄骅市的13岁男孩，体型肥胖，骨密度很低，X线检查提示胸腰椎双凹变形。进行全面检查后没有任何发现，排除了各种继发原因，最后诊断为特发性骨质疏松症。所谓特发性，就是原因不明，现在看来这个孩子有维生素D缺乏，只是由于当时不能检测血清25-羟维生素D。如果给予其大量维生素D和钙剂，可能会改变预后。不知道这个孩子现在怎样了，他现在应该有34岁了。

在北京协和医院内分泌科骨代谢组，我们经常收治一些低血钙的甲状旁腺功能减退患者。患者来自全国各地，这种病当时全国各地普遍处理不好。当时阿法骨化醇和骨化三醇在国内刚上市不久，价格又很贵。甲状旁腺功能减退的治疗主要应用钙剂和普通维生素D_2。北京协和医院药房当时有维生素D_2胶囊，每粒10 000U，甲状旁腺功能减退的患者每天需要4万～11万U的维生素D_2，治疗过程中要经常检测血钙和尿钙，治疗效果还是很不错的。遗憾的是，后来10 000U一粒的维生素D_2没有进入国家药品目录，药厂停产，其后只能用骨化三醇或阿法骨化醇和钙剂治疗甲状旁腺功能减退了。

2003年，我博士研究生毕业来到北京朝阳医院内分泌科工作，先后开设了甲状腺疾病门诊和骨质疏松门诊。这个时候我注意到，国外文献中维生素D检测很普遍，治疗维生素D缺乏普遍使用普通维生素D。随着阅读相关文献的增多，我对维生素D缺乏的认识也

逐渐深入。但奇怪的是，走遍北京市各大药房，竟然找不到国外所普遍应用的合适的维生素D制剂，普遍应用的是400U一粒的维生素D_3。2008年，在我的建议下，医院检验科开展了25-羟维生素D检测，这时我才真正深刻地认识到维生素D缺乏的普遍性和严重性。我建议药房引进了7.5mg（30万U）一支维生素D_3注射液，并在国内首先将注射用维生素D_3用于口服治疗维生素D缺乏，治疗了上万例患者，取得了良好的疗效。后因维生素D_3注射液没有进入国家药品目录，药厂停产了这一品种。至今国内市场上也只有5mg（20万U）一支的维生素D_2注射液，口服制剂仅有400U一粒的维生素D_3和维生素AD胶丸（含700U的维生素D_3和2000U的维生素A）。不过这个问题有望得到解决，国产的胆维丁片，每片含维生素D_3 1万U，最近已经在国内上市。

二、维生素D已经成为我最重要的临床工具

关于维生素D缺乏，国内学术界过去普遍关注不够，主要是由于临床上没有维生素D缺乏相关的检测。2008年，我注意到国内有了25-羟维生素D检验试剂后，就与检验科一道，开展了25-羟维生素D检测。

2012年，我已经对维生素D缺乏有了一定的认识和了解，所以我申请到美国加州大学旧金山分校做访问学者。导师Danniel Bikle是维生素D领域的国际权威学者，曾任每年一届的维生素D座谈会的主席。其间我应用维生素D受体基因敲除小鼠进行维生素D与皮肤损伤修复方面的研究工作，不仅对维生素D受体（VDR）基因敲除小鼠有了深刻的认识，也对维生素D的作用机制有了较为深刻的理解。

2013年，我回国后开展了北京地区维生素D缺乏患病率研究。通过对北京市城区5531例体检人群的25-羟维生素D水平检测，发现北京市城区居民维生素D缺乏患病率高达87.1%，平均25-羟维生素D水平仅有（12.3±7.5）ng/ml。这一结果出乎意料，最初我担心是我们检测本身的问题，但是和其他方法比较后确认了我们的结果。我们还发现不同性别之间存在明显差别，女性明显低于男性。并且存在明显季节和月份差别，春季最低，秋季最高，每年的4月最低，10月最高，这是在国内首先发现。我将文章投稿到欧洲营养学会会刊《临床营养》（*Clinical Nutrition*），其影响因子是5.57。投稿后编辑对我们的男女、性别差异表示怀疑，建议尽管有统计学差异，但是解释起来要慎重。对此我的解释是，在欧美国家大家普遍喜欢晒太阳，25-羟维生素D水平在男女之间没有差别，而在我们中国，女性以皮肤白皙为美，普遍出门抹防晒霜，打遮阳伞。很快文章得到发表，我们的研究结果日后又在2014年中华医学会内分泌学分会年会和2015年中华医学会骨质疏松和骨矿盐疾病分会年会上进行了交流。

此后，针对维生素D缺乏的防治，我们首先在国内应用60万U负荷剂量维生素D_3注射剂口服纠正维生素D缺乏。相应文章发表

于《中华骨质疏松和骨矿盐疾病杂志》。这一方案对于快速纠正维生素D缺乏具有非常好的效果，至今应用有上万例。开始我们应用大剂量维生素D_3，后由于维生素D_3市场缺药，我们改用维生素D_2，解决了大量的维生素D缺乏症患者的快速治疗问题。

此外，由于维生素D缺乏在国内极其普遍，由此产生的影响也远远超过骨质疏松。在我看来，在骨质疏松治疗中不纠正维生素D缺乏，其治疗不合理且存在普遍性。因此，我在国内首先提出了"要治疗骨质疏松，先纠正维生素D缺乏"的治疗理念。尽管这一观念还远远没有得到广泛普及和认可，但是我毫不怀疑，几年后，这一治疗理念会得到广泛接受和认可。

为了在医生和公众中普及维生素D缺乏的认知，我先后几十次在国内各地讲学，并开展了国家级继续医学教育项目"关注维生素D缺乏"，个人也注册了一个公众号"宁志伟讲维生素D"，迄今已得到几万医生和维生素D迷的关注。

在临床工作中，我诊治了大量的维生素D缺乏症患者，我给每一位就诊患者检测维生素D水平，经常给患者提出意想不到的健康建议。比如，患者因为体检发现甲状腺自身抗体升高就诊，我除了要关注患者的甲状腺功能，还要关注患者的自身免疫。如果患者维生素D水平很低，我会问患者有没有腰背痛、有没有痛经。给予补充维生素D后，患者腰背痛好转，痛经消失了，但是患者最初是看甲状腺来的。对于孕妇，我会嘱咐她检测25-羟维生素D水平，建议她把25-羟维生素D水平提高到40ng/ml以上。这样对于孕妇来说，既可以预防和治疗习惯性流产、先兆子痫、妊娠期高血压疾病，也有利于胎儿自身的生长发育。对于哺乳期妇女，我会建议她，给孩子补充维生素D可以预防佝偻病。如果哺乳期妇女自己补充足够的维生素D，25-羟维生素D水平在50ng/ml以上，可以使乳汁中含有足够的维生素D，这样即使孩子不补充维生素D，也不会发生维生素D缺乏症。对于肿瘤患者，我会建议他（她）们，将25-羟维生素D水平提高到50ng/ml以上，可以预防很多肿瘤（如乳腺癌、结肠癌、前列腺癌）的转移和复发。

目前青少年特发性脊柱侧凸不少见，其病因不明。本人曾和北京市朝阳区疾控中心学校卫生科一起，对学校体检中发现的脊柱侧凸学生进行25-羟维生素D水平和甲状旁腺激素（PTH）水平检测。发现这一组学生普遍存在严重的维生素D缺乏，伴有不同程度的PTH升高。给予这组学生补充钙剂和维生素D，并且配合合理的运动后，多数孩子脊柱侧凸稳定甚至逆转。这说明维生素D缺乏与脊柱侧凸关系密切。查阅国内外文献发现，迄今尚没有文献报道维生素D缺乏和继发性甲状旁腺功能亢进与脊柱侧凸的相关性研究，我们属于首先发现。我们认为，青少年期生长快速，此时如果钙和维生素D摄入不足，很容易引起脊柱侧凸畸形，还会引起错𬌗畸形。

三、患者反馈举例

有关维生素D的文献读得越多，治疗的患者越多，我对维生素D的作用就越感到神奇，认识就越深刻，也就越认为维生素D重要。这些例子很多，数不胜数。

十几年前，70多岁的老父亲腿痛，活动明显受限。尽管他自己是"文革"前北京中医学院毕业的经验丰富的老中医，但也无计可施。他自己很担心会引起残疾，影响生活质量。后来我给他补充维生素D_2每日10 000U和钙片，1个多月后，他的腿痛症状完全消失，自己也很兴奋。记得那年国庆节假期来北京，还跟我一起爬了香山。以后他一直服用维生素D和钙片，近十几年再没听他说腿痛。

我自己小时候曾患过哮喘，成年后走路一直"内八字"，还有点驼背，经常小腿抽筋，受凉后经常小腿痛，从小到大体育课成绩一直不好，平时也容易出汗，这些都与维生素D缺乏有关。我开始服用维生素D，加上跑步等运动，其后突出的表现就是原来弯曲的小腿变直了，背也不驼了。10年前单位体检，口腔科医生提示我牙齿松动，自己用手扳动门齿时也能发现几个牙齿松动。补充钙剂和维生素D后，第2年体检时，口腔科医生说我的牙齿还不错，没有松动。我自己清楚，这是一年来补充钙剂和维生素D的结果。

朋友的孩子高中时发现脊柱侧凸，我查阅了大量文献，未发现关于脊柱侧凸的病因结论。后来我建议检测25-羟维生素D水平，结果显示非常低（<3ng/ml），甚至低于最低检测限值（25-羟维生素D理想水平应在30ng/ml以上，20ng/ml以下为缺乏，10ng/ml以下为严重缺乏）。我意识到，孩子的脊柱侧凸可能是维生素D缺乏所引起的，于是我送了她一瓶5000U的维生素D_3。2个月暑假结束后开学时，同学们都说她个子长了很多。不仅如此，她的面部严重痤疮也有所减轻。

一个亲戚经常冬季手指关节肿痛，她自己也是一名医生，曾怀疑自己患有类风湿关节炎，我把她手掌X线片找人看过，也没发现特异性改变。我建议她补充维生素D后，十几年来她的手指关节再也没发生过疼痛。

朋友的女儿12岁时患有结肠息肉，曾做过息肉切除手术。那么小的孩子为什么会长息肉呢？原因至今不明。后来我在文献中看维生素D缺乏容易引起溃疡性结肠炎，两者是否有共同的发病基础呢？她平时户外活动少，皮肤又黑，很容易缺乏维生素D。所以，十几年来就一直给她补充维生素D，至今结肠息肉没有复发。

朋友的爱人曾患过顽固性妇科感染，后因血糖升高，已经诊断为糖尿病，通过饮食控制、运动、降体重后血糖水平恢复正常。顽固性妇科感染是否与维生素D缺乏有关？有很多文献提到，肥胖更容易发生维生素D缺乏、胰岛素抵抗和高血压，也容易发生各种感染性疾病，所以也让她一直补充维生素D，以后妇科感染再也没有出现。

患者李先生，50岁，因频繁阵发性室上性心动过速，曾经就诊过北京市内多家医院心内科。一直服用胺碘酮治疗，剂量要每日3片才能维持正常心率。服用胺碘酮1年后，该患者出现甲状腺功能减退就诊。检测其维生素D水平很低，给予60万U维生素D口服。1个月后，室上性心动过速发作明显减少，胺碘酮剂量减到每日1片也未曾发作。患者问我："你怎么想到会是维生素D水平低的？"我回答："第一，因为维生素D缺乏很常见，在北京地区这个季节，有将近90%的人群维生素D不足；第二，你患有甲状腺功能减退，这是由于桥本甲状腺炎引起的甲状腺功能减退，属于自身免疫性疾病，维生素D缺乏者很容易引起自身免疫性疾病；第三，在你第一次就诊时，我问过你平时有无腿抽筋、腰背酸痛，你答偶尔有抽筋，平时经常腰痛。根据这些我认为你可能有维生素D缺乏，所以给你查了维生素D和PTH水平。至于维生素D缺乏纠正后是否会改善阵发性室上性心动过速，我心里没底，但是纠正维生素D缺乏肯定会对你有利。"

患者王先生，56岁，来自满洲里的糖尿病患者。他来北京看女儿，因为患有糖尿病挂了特需号。该患者平时血糖控制尚可，但主诉乏力明显，体力很差，患者担心会不会是糖尿病的并发症。我除了给他常规检查糖尿病相关的生化和糖化血红蛋白指标外，还查了维生素D和PTH水平。结果显示该患者的维生素D水平很低，于是给他开具处方维生素D₃注射剂口服，并继续糖尿病药物治疗。半年后春节期间他来女儿家里过年，其间又来找我就诊。主诉用药后好了一段时间，近来又不好了。我又给他检测了25-羟维生素D，发现水平仍然很低，比半年前还要低，仔细询问病史了解到，他一直在俄罗斯开超市，每天日出前工作，天黑后回家，从来不见阳光。我告诉他，阳光对人体很重要，你看欧美国家的人们，都喜欢到户外晒太阳，这对人体健康很有利的。他恍然大悟，怪不得看俄罗斯人无论男女，都喜欢穿得很少在外面晒。但我们中国人很看不惯，还怕晒黑了皮肤。

患者赵女士，33岁，未婚，律师。既往有Graves病（毒性弥漫性甲状腺肿）病史2年，服用甲巯咪唑治疗2年，现剂量为10mg/d（治疗3个月），甲状腺功能检查FT3和FT4均在正常范围，TSH 0.031mU/L。2015年4月经在本院工作的同学介绍就诊。患者主诉平时工作压力大，容易疲劳，常感心悸，睡眠差，早醒，服用地西泮（安定）、酒石酸唑吡坦（思诺思）治疗。月经规律，但是痛经明显。平时过敏体质，容易过敏。查体：甲状腺Ⅲ度肿大，质地软，心率88次/分，手不抖。我告诉她，她的这些症状与甲亢无关，从理论上讲，既然T3、T4在正常范围，不会有任何甲亢症状，她似乎不认可这种说法，我建议她查一下维生素D水平，她勉强地接受了。1周后结果回报，25-羟维生素D水平为10.89ng/ml，诊断为维生素D缺乏。故给予钙剂和大剂量维生素D₃口服，1个月后复诊，25-羟维生素D水平为53.95ng/ml，主诉睡眠明显好转，心悸减轻，体力较前改善"特别明显"。3个月后告诉我，困扰多年的痛经也好了。

患者孙先生，40岁，患有糖尿病。平时血糖控制很好，但是经常感到疲劳、乏力以及腰酸背痛，平时下班到家后就喜欢躺着。每年冬季尤其明显，久坐后就腰背痛明显，实验室检查后诊断为维生素D缺乏。经过治疗后腰背痛消失，体能明显改善。

还有患者跟我反映，患了20年的右侧臀部肌肉疼痛，走路时间稍长疼痛就会加重，看了很多医生，吃了很多药也未见效果，补充维生素D后，现在彻底好了。

有患者，顽固性灰指甲20年，外用和口服抗真菌药物，但症状时重时轻，补充10个月的高剂量维生素D_3后，基本治愈。

有患者，因为关节痛就诊，补充维生素D和钙剂后，不仅关节痛消失，还意外发现腋下的肉赘消失了。奇怪的是，患者的姐夫也跟着一起服用维生素D，结果腋下的肉赘也不见了。

有患者，手腕上持续超过5年的腱鞘囊肿，外科医生曾经建议手术切除。从一开始的鸟蛋大小，补充维生素D后逐渐变小，现在基本萎缩，仅留下一个小小的无痛硬结。

对我来讲，这些病例的治疗效果并不奇怪。在我的门诊中，只要时间允许，有耐心多问两句，这种患者每天都会遇到好几个。通过对其进一步检查，发现大概率有维生素D缺乏。这些患者经过补充维生素D的治疗后，症状均出现了不同程度的改善。最常得到的反馈是，"体力较前好多了""腿比以前有劲了""腰痛好了""原来经常抽筋，现在不再抽筋了""每天服用10 000U维生素D 2周后，足底筋膜炎就好了"。

四、本书为谁而写

迄今，我已经在国内各个场合进行维生素D相关的讲座有几十场了。开始我曾天真地认为，有些内容已经讲过，大家可能都知道了。后来逐渐地认识到，把一个观点介绍给别人，让别人接受你的观点是一件很困难的事情。改变一个人的健康观点，更是很困难的事。于是，我动了写一本书的念头，希望能够系统地介绍一下维生素D相关的知识，为各科临床医生和关注个人健康保健的社会公众，提供全面、系统、可靠的最新知识。从动笔到出版，至今已经经历了6年时间。

（一）各科医生

医务人员应该首先关注自身和家庭成员的维生素D水平，有切身受益后，才会关注患者的维生素D缺乏，并应用于临床。在我的影响下，虽然周围很多医生对维生素D的认识也逐渐增多，但是还远远不够。

如果你是一名内分泌科医生，先握握手，因为我们是同行。也许你还听过我的讲座，访问过我的公众号。我要跟你说的是，20年前只要你会治疗糖尿病，就能应对80%以上的内分泌临床业务。近10年来甲状腺疾病和骨质疏松症得到了逐渐重视。目前这三类疾病的处理占据了国内各家三甲医院内分泌科的95%以上的业务。这里我要告诉你的是，维生素D缺乏的诊治，将拓展内分泌科的业务范围，可以解决你在临床中遇到的而没有关注和解决的大量实际问题。你应该知道备孕和妊娠期间应注意甲状腺功能，将甲状腺功能检查中促甲状腺激素（TSH）水平控制在2.5mU/L以内，否则可能影响胎儿的神经系统发育。但是你未必知道，妊娠期的25-羟维生素D理想水平应该在40ng/ml以上，而绝大多数中国孕妇的25-羟维生素D水平在10ng/ml左右。2015年国家疾控中心的一项研究显示，中国孕妇的平均25-羟维生素D水平仅有15.5ng/ml，高达74.9%的中国孕妇属于缺乏范围（＜20ng/ml）。该研究结果在国外引发很大的波澜，而国内的医生却悄无声息。还有，相信你对"胰岛素抵抗"这一概念并不陌生，但是你听说过"维生素D抵抗"这一概念吗？

如果你是一名儿科医生，我要跟你说，在我看来，你日常所面对的几乎所有患儿，都有不同程度的维生素D缺乏。纠正维生素D缺乏可以解决你的绝大部分临床问题，你所诊断的佝偻病几乎属于严重维生素D缺乏。你所面临的小儿肺炎、上呼吸道感染，都与维生素D缺乏有关，纠正维生素D缺乏，可以有效预防和治疗占儿科绝大多数患儿的上述感染性疾病。儿科界给新生儿普遍应用的每日400～600U的维生素D剂量太小，不足以纠正维生素D缺乏。还有一点我猜你未必听说过，母乳喂养的婴儿也需要补充维生素D，因为母乳中不含维生素D。但是你想过没有，为什么母乳中不含维生素D，而牛奶中含有维生素D？我要告诉你的是，如果哺乳的

母亲维生素D水平足够高，达到50ng/ml以上，其乳汁中也含有维生素D，其哺乳的婴儿可以不补充维生素D，而这一点，在整个儿科界并无声音和措施建议。

如果你是一名妇科医生，妇科疾病中的月经不调、多囊卵巢综合征、痛经、不孕症、习惯性流产、妇科感染、妊娠糖尿病、妊娠期高血压疾病等，可能都与维生素D缺乏有关，纠正维生素D缺乏的同时可以纠正月经不调、改善痛经，还能使不孕症患者不用进行试管婴儿和人工授精就能自然怀孕。此外，纠正维生素D缺乏，可能还有利于宫颈癌和子宫内膜癌的预防和治疗。

如果你是一名产科医生，我要告诉你的是，纠正维生素D缺乏可以有效预防和治疗习惯性流产、妊娠期高血压疾病、先兆子痫、前置胎盘、早产和流产，有利于胎儿的生长发育，显著减少剖宫产手术的比例。这些内容在国外相关文献报道中有很多，只是你未必关注到。

如果你是一名免疫科医生，我要告诉你的是，大部分自身免疫性疾病患者都有程度不同的维生素D缺乏，而纠正维生素D缺乏可以明显改善这些患者（如类风湿关节炎、系统性红斑狼疮等）的预后。我还要告诉你，你经常遇到的因为口干或眼干就诊的患者，其最常见原因可能并不是干燥综合征，而是维生素D缺乏。你最常遇到的关节疼痛患者，几乎有不同程度的维生素D缺乏。补充维生素D对于多数患者有效，尽管不是全部。有一种说法认为，你每天接触的自身免疫性疾

病患者的发病原因有遗传风险的因素，加上妊娠早期的胎儿到儿童早期维生素D缺乏和饮食不均衡，你是否对这一说法感到很新鲜呢？

如果你是骨科医生，每天面临很多腰酸背痛的患者，尽管X线检查显示椎间盘突出和腰椎增生，但这些影像学改变未必是疼痛的直接原因。很多患者补充足量的维生素D就可以明显改善症状，比常用的解热镇痛药效果要好很多。你所遇到的肩关节痛、膝关节痛的患者，虽然诊断为关节炎、关节病并没有错，但是在治疗上，维生素D是一个很好的治疗手段，它会为你解决很多棘手的临床问题。你所遇到的青少年特发性脊柱侧凸，大部分存在生长发育过快与严重的钙和维生素D缺乏之间的不平衡。轻度脊柱侧凸患者仅有运动是不够的，充足的维生素D能够有效延缓甚至逆转青少年特发性脊柱侧凸。你所经常开具处方的骨化三醇尽管有利于骨质疏松的治疗，但是不能纠正维生素D缺乏。

对于呼吸科和ICU的医生，我要跟你说的是，维生素D缺乏是哮喘发作的一个非常重要的危险因素。纠正缺乏可以预防哮喘复发，也利于预防慢性阻塞性肺气肿患者的呼吸道感染的发生。每年冬春季节在很多呼吸道感染患者中，不完全是细菌和病毒等病原体的原因。这与冬春季节维生素D水平更低有关，补充维生素D可以减少和预防呼吸道感染发生。ICU的危重患者几乎有严重的维生素D缺乏，纠正后有利于感染的控制，所以

不要死盯着抗生素的逐渐升级。大部分的肺结核患者有维生素D缺乏，补充维生素D可以加快肺结核的痊愈和痰菌阴转。顽固性肺结核患者补充维生素D可明显提高痰菌阴转率。而据我所知，国内的绝大多数结核病治疗医生并没有给予患者补充维生素D，这必然会影响结核病的治疗效果。

如果你是一名口腔科医生，我要告诉你的是，口腔科医生在牙齿保健方面只强调刷牙的重要性，至今还没有听说过哪个口腔科医生建议患者通过补充维生素D来改善牙齿健康。如龋齿、错𬌗畸形和牙齿松动的预防和治疗，实际上维生素D对于牙齿的重要性要超过你所强调的刷牙及漱口。你看生活在非洲原始部落的黑种人有刷牙及漱口的习惯吗？但他们普遍牙齿很好。你所遇到的青少年错𬌗畸形患儿都需要牙齿矫正，花费不菲，但是你知道造成错𬌗畸形的原因是什么吗？其原因是由于下颌骨发育早于牙齿萌出，而婴幼儿阶段如果钙和维生素D不足，人体为了节俭利用不足的原材料，使颌骨体积变小。而等到牙齿萌出时由于颌骨的空间不足，牙齿挤压变形，造成错𬌗畸形。五六年前我曾与一位国内知名的口腔科医生探讨过这一问题，他认为很有道理，但是他此前从未听过这一说法。此外，牙齿不好的人，普遍骨骼也会有问题，骨骼有问题的人也容易出现牙齿问题，所以应该牙齿和骨骼共防共治，你是否认同这一说法？

如果你是一名肿瘤科医生，人们普遍认为癌症是由于遗传和环境致癌物所引起的，

但有文献报道如果将25-羟维生素D水平提高到50ng/ml，可以预防和治疗乳腺癌，延长乳腺癌患者的生存期。

如果你是一名中医科医生，尽管我对中医学知识了解得很少，但中医学上所讲的"上医治未病"的说法我是赞同的。它强调了预防的重要性，可是治未病的切入点在哪里？如果你能抓住本书中提到的阳光照射和维生素D补充这两个切入点，就能够预防和治疗诸多疾病。

此外，如果你是一名心理科、心内科、神经科、肾内科、皮肤科，甚至外科医生，我相信，你们都会从本书中学到很多内容，提高你的临床诊断和处理能力，这里就不再赘述。

（二）医学研究生和规范化培训医生

30年前我在读硕士研究生时就开始读国外专著和文献，作为一个过来人，我也强烈建议你们多读国外文献。不可否认，国外的医学文献内容更丰富、基础与临床结合更紧密，更能够反映学术前沿。这本书会让你了解到很多国外权威学者的观点，这些观点多数并未写入临床指南和教科书，但是它们代表了相关领域的发展方向。不仅有利于你的临床实践，拓宽临床思维，还有利于选择科研课题。

如果你面临不知道要做什么科研选题，我给你一个很实用的建议：维生素D缺乏对于口腔牙齿健康的影响，对眼科、耳鼻喉科和皮肤科疾病的影响，对自身免疫性疾病的影响，对传染和感染性疾病、肿瘤性疾病的影响，以上选题在国内多数属于空白或起始研究领域。只要选择你感兴趣的一种疾病，调查其流行病学特征、遗传因素特征，或者给予干预，相信你能够写出一篇很好的文章。发表在影响因子在3分以上的期刊，完全可以达到博士论文的要求，并能顺利取得博士学位。为了你的科研需要，本书也把我们设计的调查问卷附在书中，供你参考选用，相信你会节省很多时间和精力。

（三）非健康专业人士

自改革开放40多年来，人们的生活环境发生了很大的变化，虽然温饱问题基本得到了解决，但城市人口的快速发展，也给人们的健康带来了很多挑战。如今，你即使去到一个县城，也会发现高楼林立、交通堵塞等问题的存在，因此，普遍存在的阳光照射不足对于我国居民的健康影响将是深远的。如果你是非医学专业的人士，比如建筑设计师、养老院工作人员、老师，或者健身教练，你也会从本书中获益。这些问题你在建筑设计、城市规划、体育运动和上健身课时考虑过没有？在室内体育馆上健身课与户外操场有什么区别吗？是否能将增加阳光照射可以预防疾病、改善健康这一理念应用到你的工作中？我认识一位国内知名的健身教练，他自认为身体很好，我给他检测后发现维生素D缺乏，给予他健康建议后，他说自己的健康观念得到了很大的丰富和改观。

如果你是投资人，或者是蘑菇的种植者，我建议你采用紫外线照射种植蘑菇，可以明显提高蘑菇中的维生素D含量，让你的产品附能很多，可以卖出双倍甚至几倍的价格；如果你是一名饮料生产商，你可以把维生素D强化加入到非酒精饮料、啤酒、白酒中；如果你是食品生产商，你可以考虑在早餐麦片中加入维生素D，产品的亮点可以使你的产品价格提高几倍，如果产品面世，市场是否有几个亿？

如果你家正在装修，你是否考虑过灯光设计对情绪和睡眠的影响？你知道为什么五星级酒店的房间里安装了那么多灯，比如地灯、阅读灯、床头灯，却唯独没有安装顶灯？因为他们考虑到顶灯光线容易影响夜间的睡眠，进而影响昼夜节律。

（四）关注自己健康的人士

恭喜你，自己的健康自己做主。

最近，我读了作家施永刚写的《无国界病人》一书，感触颇多。一个被医生判定活不过2年的极罕见的肾上腺皮质癌患者，面对一个又一个的人生十字路口，他总能做出一次又一次的明智选择。至今他已经熬过了10年，堪称教科书般的癌症患者自救指南。

面对维生素D缺乏，我要跟你说的是，维生素D和阳光照射对于人体健康非常重要，是仅次于饮食、运动之外，位列第三的因素。绝大多数中国人，无论男女老少，都存在不同程度的维生素D缺乏。其缺乏与众多疾病有关，只是你没有关注到而已。建议你检测一下自己的25-羟维生素D水平，十有八九你也是维生素D缺乏患者。我这样说不是没有根据，这一观点在本书中将会多次写到。

如果你从维生素D入手进行健康保健，会收到意想不到的效果。举例来说，你是否有容易疲劳、体力不足的表现？是否有腰背酸痛、关节酸痛、肌肉乏力？是否有月经不调、痛经、不孕、不育？是否有牙齿问题？我要告诉你，这些问题都与维生素D缺乏有关，即使你没有上述任何症状，只要你生活在中国北方地区，十有八九你会存在维生素D缺乏或者不足，即使你生活在阳光明媚的海南，维生素D缺乏仍然十分常见。我作为《中华骨质疏松和骨矿盐疾病杂志》的编委，审阅过大量关于维生素D领域的文章，其中就有海南省的维生素D缺乏症患病率仍然很高的文章。

如果你一直为睡眠不好所困扰，你要知道晒太阳不仅能够合成维生素D，还能改善睡眠。如果你是一位成功人士，经常进行洲际旅行，因为倒时差而困扰，你要知道通过合理晒太阳可以解决倒时差的问题。如果你为焦虑、抑郁所困扰，你要知道通过晒太阳、改善灯光照射、补充维生素D，可以解决焦虑、抑郁问题，甚至停用抗焦虑、抑郁药物也并非不可能。

我还要跟你说的是，如果你发现自己存在维生素D缺乏，而求教于你的医生时，在很多情况下，你的医生对此并不了解，这一点并不奇怪，有关维生素D与健康的话题，多数医生对此知之甚少。作为一位明智的患者，你应该不断提高自己的健康认识，充分咨询专业人士，做到自己的健康自己做主，相信这本书会颠覆你对健康的认知和理解，改变你的健康观。

（五）各级行政部门工作人员

1989年，陈敏章在任卫生部部长期间主导并果断从国外引进了第一个基因工程疫苗——乙型肝炎疫苗，并大力推动疫苗接种，有效遏制了中国的乙肝流行趋势。如今我国乙肝患者已经不多见，但是维生素D缺乏对中国人民健康的影响十分严重。由于维生素D缺乏症患病率非常高，已经成为影响公众健康的重要问题，应该引起全社会的重视和参与。政府行政部门更应该积极采取一些举措，包括对医务人员进行相关培训。在公众中开展宣传教育；敦促维生素D强化食品的批准和上市；倡导公众增加户外活动，多晒太阳；在冬春季节光照不足，鼓励公众补充维生素D制剂。

提起慢病防治，无论是国家各级卫生行政部门，还是临床医生，目前主要切入点都在高血压、糖尿病、高血脂的治疗及肿瘤的早期筛查。这些工作尽管有利于人们的健康，但我个人相信，从投入产出比的角度来看，纠正维生素D缺乏的投入产出比要高得多，超过了所有这些措施的总和，甚至还要高出许多，这绝对不是危言耸听！

五、本书内容说明

医学是一个理论和实践结合紧密的学科，我尽管通读了多部维生素D领域的专著，听了几十个国外权威学者的讲座，也学习了数千篇文献，但是不得不承认，本书已经写完的章节又有了新的进展。因此，很多新的进展并未能反映在本书中，书中也肯定会存在各种不足，欢迎广大读者批评指正。

六、特别免责声明

医学和人体健康是一门非常复杂的学科，本书中提到的许多观点和建议，只反映了一种观点，不一定适用于每个人，因为每个人的具体情况千差万别。你如果按照本书的观点进行自我治疗时，一定要在专业医生的指导下，并在详细了解患者的全面病史、配合相关检查和持续监测下进行。这里特别强调的是，维生素D过多也会对健康造成不良的影响，尤其是你在尝试书中提到的Coimbra方案时，必须在经过特殊培训的专业医生指导下进行，否则容易出现高血钙和肾结石风险！尽管作者也是一名医生，但并不了解每个人的具体情况，本人不承担任何由此带来的后果。

宁志伟
2024年5月

目录

第一章

引子

1

一对赤道双胞胎的故事

为了说明维生素D对健康的影响，笔者在这里先给大家讲个故事。

一对北京夫妇到赤道附近某地荒野旅行，收养了当时刚出生的双胞胎姐妹中的一个，把她带回了北京，从此双胞胎姐妹之间再无联系，两人在不同的环境里成长。

15年间，在赤道生活的女孩大部分时间都在户外与她务农的父母一块翻耕土壤、种植庄稼，每日日出而作，日落而息。她可能永远不会学习读书写字，忍受着营养不良和贫穷，甚至永远也不知道使用防晒霜，更没有奢侈品可供使用。她可能永远学不会使用电脑；更不会在网上订购一份快餐，网上支付后由快递送上门来；也不会开车或乘坐地铁到大型购物中心"血拼"衣服和化妆品。

在北京生活的女孩过着完全不同的生活，她已经是一个成熟的淘宝用户，每日早晨吃过早饭，由爸爸妈妈开车送她，因为她7点就要赶到学校。白天大多数时候在教室内上课，下午4点半放学，回到家里，她要做作业、看电视、上网、玩游戏，周末还经常要去课外班学习钢琴和绘画。她衣食无忧，医疗条件也很好，愿望是考上理想的大学，接受理想的高等教育。

这个假想故事到此为止，笔者想要告诉读者的是从健康角度，来预测一下两个女孩的经历和命运。

两个女孩遗传背景一致，但过着不同的生活，在赤道生活的女孩一生中得癌症的机会要比在北京生活的女孩减少一半，自身免疫性疾病的患病机会也会少得多。如果排除意外事件，在赤道生活的女孩比在北京生活的女孩寿命要长7%，而在北京生活的女孩一生中要面临的一系列的健康风险会增加很多，包括乳腺癌、卵巢癌、焦虑和抑郁症、肥胖、高血压、高血脂、2型糖尿病、心脏病、脑卒中、骨质疏松症、关节炎等，她更容易患上呼吸道感染、龋齿和牙周疾病，以及流感、肺结核等传染病。在北京生活的女孩与她的女性朋友一样，40岁以前发生肢体骨折的危险增加56%。

仅仅因为她15岁之前生活在北方高纬度地区，无论她15岁以后选择生活在世界上任何地方，在跳跃性比赛中，她很可能会输给她那位在赤道生活的姐妹，因为后者会更有力量，跳得更高。如果在北京生活的女孩成年后出现肌肉乏力，继而出现多发性肌肉关节疼痛，而医生在做了很多次实验室检查后仍没有特异性发现，这个在北京生活的女孩往往会被诊断为慢性疲劳综合征，也有人称之为亚健康状态或纤维肌痛症，而在赤道生活的女孩可能从未体验过这种慢性疼痛，实际上她的身体会更加强壮、结实，生育力更强。两个女人怀孕后，赤道的准妈妈根本不必担心严重并发症如先兆子痫，而北京的准妈妈为了生孩子，进行剖宫产术的机会更大，她的孩子长大后患精神分裂症的机会也会高得多。中年和晚年以后，在北京生活的女孩很可能面对某些癌症（如乳腺癌、结肠癌、卵巢癌和胰腺癌等）的治疗，还会服用多种药物治疗慢性病，如高血压、骨质疏松症、关节炎、抑郁症、肥胖、2型糖尿病、阿尔茨海默病甚至失眠。由于骨量的大量损失，她会担心跌倒和骨折，因此不得不割爱最喜欢的一些户外活动，如打网球、滑雪、骑马、打高尔夫球，体力活动显著减少，由于原有的肌肉力量大量流失，她的生理年龄会比实际年龄老。

在赤道生活的女孩不仅比在北京生活的女孩寿命长，也不容易受到慢性病困扰，她生活质量会更高，即使到了晚年也是这样。

为什么会这样？什么原因造成这种差别？两个女孩的遗传背景完全一样，造成两个女孩的健康差别，其原因是接受的阳光照射不同，而阳光是我们获得维生素D的主要来源。

这个假设我们忽略了在赤道生活的女孩的医疗保健条件限制，只是要说明，单单接受阳光照射不同，就可以产生这些差别，让我们测定一下两个女孩的血液中维生素D水平，如果在北京生活的女孩的维生素D水平比赤道生活的女孩低很多，这一点也不意外。这一差别可以解释以上所有的现象。

就像食物、居所、水和氧气一样，阳光对于健康至关重要，这是笔者试图要告诉读者的关键信息。通过阅读之后的内容，你会认识到，维生素D对于衰老和疾病的作用和影响远远超出我们的想象。

每当笔者跟别人谈起维生素D缺乏很常见，与很多临床科室密切相关时，得到的反应似乎都差不多：维生素D缺乏是儿科病，会导致佝偻病；而当笔者再进一步说明维生素D缺乏可以通过增加阳光照射来预防，只要每周晒太阳3次以上就行时，得到的回答往往是，每周3次应该差不多都能做到吧？或者说阳光照射会使人晒黑，影响美观，尤其是女性；还有人说晒太阳会增加患皮肤癌的危险。

笔者越来越深刻地体会到，说服别人接受一个观念，并且改变原有的认识和习惯是一件很困难的事情，于是笔者产生了写这本书的念头，希望通过系统地介绍，来改变各科医生和公众对维生素D的认识。

越来越多的研究表明维生素D与健康具有密切联系。人们早就认识到，维生素D这种阳光维生素可以促进机体对钙磷的吸收，进而强壮骨骼，但是仅仅近些年才进一步认识到，维生素D是维持各个系统和细胞健康所必需的，就像对于骨骼健康很重要一样，对于维持心脏、大脑健康也十分必要，增加机体的维生素D水平，可以预防或有助于治疗很多疾病，从高血压到腰背疼痛，从糖尿病到关节炎，从感冒到其他感染性疾病，从自身免疫性疾病到癌症，从骨质疏松症到改善不孕不育，从体重控制到改善记忆，涉及人体的各个系统、生命的不同阶段。

证据很简单，就像生命需要少量脂肪和食盐一样，也需要适量阳光。实际上，后面还要提到，适度的阳光照射并不会增加良性皮肤肿瘤和黑色素瘤的危险，儿童和青少年充分增加阳光照射会更有活力，成年后淋巴瘤发生危险减少40%。

过去几年，人们认识到阳光照射的好处很多，已经远远超出以往。有些好处至今仍未搞清楚，这些突破也使人们进一步认识到了阳光的价值。

最近的研究发现，维生素D水平的高低能够预防或预测不可逆性肺功能下降，维生素D缺乏的哮喘患者更容易发生病情加重。此外，科学家们经研究发现，维生素D缺乏可能是癌症发生的根本原因，也是增加感染性疾病发生危险的主要因素之一，这方面新的研究证据仍在不断出现，2007年美国《时代》杂志把维生素D列为十大医学进展之一。

②
维生素D缺乏是世界上最常见的疾病

Bess Dawson-Hughes教授是美国塔夫茨大学（Tufts University）骨代谢实验室主任、美国国家骨质疏松基金会（National Osteoporosis Foundation, NOF）主席，2016年曾受邀来北京讲学，笔者临时客串做她的同步翻译。Bess Dawson-Hughes教授是一位国际知名的学者，言谈举止也很优雅，这次经历令人印象深刻，不仅因为这是笔者第一次做同声翻译，还因为她的这次讲座内容非常实用。

作为美国国家骨质疏松基金会的主席、国际骨质疏松基金会（International Osteoporosis Foundation, IOF）的副主席，

她负责的一个项目就是制定全世界各国人群钙的摄入量和维生素D缺乏症患病率的地图，以直观地显示世界各个国家人群维生素D水平的现状，她在讲座中特别显示了世界各国人群维生素D水平的现状，由于版权原因，这里不便引用该地图。该地图显示，蒙古国和南非两个国家青少年的25-羟维生素D水平在10ng/ml以下，属于严重缺乏；中国和印度两个人口大国青少年和成年人的25-羟维生素D水平在10～20ng/ml，属于维生素D缺乏范围。而美国、加拿大、英国、法国、澳大利亚、日本等国家，南美洲、非洲和阿拉伯半岛大部分地区成年人的25-羟维生素D水平在20～30ng/ml。

对阳光照射的恐惧和过度使用防晒霜，已经严重影响我们机体保持足够的维生素D水平，但其他因素也不容忽视，如年龄、性别、种族、地理位置、文化因素、饮食、药物，甚至某些疾病如肥胖、肝病、肠道疾病和肾病等所有因素。

首先，皮肤的颜色具有巨大影响，深色皮肤含有较多黑色素，作为一种天然的防晒霜，与白种人相比，黑种人至少要花2倍（或10倍）的时间才能合成同样数量维生素D。维生素D缺乏可能有助于解释白种人和黑种人之间存在的健康差距。在波士顿的研究发现，40%的西班牙裔美国人和34%的白种人维生素D缺乏，而在非裔美国（黑种人）成年人中，这一数据高达84%。黑种人患有高血压、心脏病、2型糖尿病、癌症和脑卒中的比例远远高于白种人。

糟糕的是，年龄越大，就越难以合成足够的维生素D，70岁时皮肤合成维生素D的能力是20岁时的1/4。好消息是如果老年人每周在阳光下照射几天，仍然可以像其他人一样达到足够水平，但问题是，很多老年人没有达到他们需要的最小日照时间，经常抹着防晒霜，还戴着遮阳帽。

这并不是说青少年就有足够水平的维生素D，另一项在缅因州的研究发现，冬季末48%的11岁女孩存在维生素D缺乏，在夏季结束时17%的女孩仍然存在维生素D缺乏。美国食品药品监督管理局（Food and Drug Administration, FDA）也在冬季结束时进行了一项研究，发现48%的黑种人妇女在生育年龄（15～49岁）存在维生素D缺乏。波士顿儿童医院的研究显示，52%的西班牙裔和非裔青少年全年存在维生素D缺乏。

2009年8月进行的全美国青少年营养调查结果更令人难以置信。1～21岁的人群约9%患有维生素D缺乏，而另有61%为维生素D不足。另一项研究报道指出，50%的1～5岁儿童和70%的6～11岁儿童存在维生素D不足或缺乏。

新的证据表明，维生素D水平低会使下一代患心脏病和糖尿病的风险增加，这两者都是重要的健康问题。不容忽视的是，儿童青少年肥胖患病率也越来越高，有研究显示，维生素D缺乏或不足的人群与维生素D充足的人群相比，高血压和高血糖的患病风险增加400%，2型糖尿病的患病风险增加200%。令人不解的是，在美国，无论是跨热带亚热带的佛罗里达州，还是地处北极圈的阿拉斯加，维生素D缺乏这一趋势都普遍存在。实际上在全世界，这一趋势普遍存在。而人们有理由假设，佛罗里达州跨热带亚热带，阳光充沛，足以保持人们的维生素D含量，但一项研究结果显示，在佛罗里达州维生素D缺乏症患病率仍然高达42%。

一项研究检测了印度医生的维生素D水平，发现90%的印度医生存在维生素D不足，无论住在孟买（北纬18°56′）还是新德里（北纬28°37′），尽管这两个印度最主要城市都离赤道不远，但都不能幸免。在印度，50%～80%的成年人有维生素D缺乏，超过50%的新德里儿童有维生素D缺乏。即使在南非开普敦（南纬33°55′）、沙特阿拉伯利雅得（北纬24°41′），这些光照充足的地区，维生素D缺乏症已被证明仍然是一个问题。比较冬季和夏季皮肤维生素D的合成会发现，冬季维生素D的合成减少80%～100%，甚至像地跨热带和亚热带的美国佛罗里达州也不例外，如果你生活在北纬37°以北的地区，相当于中国北方的绝大部分地区，每年11月至次年3月，在这4个月里，皮肤基本上无法产生维生素D。甚至在赤道地区，清晨或傍晚皮肤仍然不能制造维生素D，因为太阳斜射制造维生素D的紫外线光子被大气中的臭氧层所吸收。

③ 中国人的维生素D缺乏更严重

以上列举了那么多国外的资料，读者会

产生疑问，国外的情况不能代表中国的情况，应该说国内学术界对维生素D缺乏症的关注较晚，大规模的流行病学资料并不多，但是笔者和其他研究者的研究资料已经显示，维生素D缺乏在中国非常严重，要比国外形势更加严重。

国内各级医院对维生素D缺乏现状普遍认识不足，不同地区、不同季节、不同人群中维生素D缺乏的患病率资料尚不明确。笔者在2011年12月至2013年12月对5531位北京市城区居民的血清25-羟维生素D水平进行检测后发现，维生素D缺乏（<20ng/ml）者占87.1%，其中女性比男性更为常见，高达89%，青少年群体尤为显著，这一数字触目惊心。20岁以下青少年和老年人的维生素D缺乏更为严重（表1-1，图1-1、图1-2）。

国内维生素D缺乏情况可能与以下因素有关。

1. 诊断和治疗措施不力。目前25-羟维生素D水平检测开展不够普遍，已经开展检测的大多数也没有引起临床重视。各地医院普遍缺乏理想的维生素D缺乏预防和治疗制剂，临床应用最多的制剂是维生素AD滴丸，每粒含维生素A 2000U和维生素D_3 700U，存在维生素A含量过多和维生素D剂量不足的问题。有研究发现长期过量摄入维生素A的妇女髋部骨折的风险增加，尽管儿童佝偻病为儿科医生所熟知，但是由于临床上普遍没有

表1-1 北京市城区居民的血清25-羟维生素D水平

	n	≤10ng/ml	10～20ng/ml	20～30ng/ml	≥30ng/ml
男	2609	1114（42.7%）	2216（84.9%）	304（11.7%）	89（3.4%）
女	2922	1359（59.3%）	2600（89.0%）	251（8.6%）	71（2.4%）
合计	5531	2473（44.7%）	4816（87.1%）	555（10.0%）	160（2.9%）

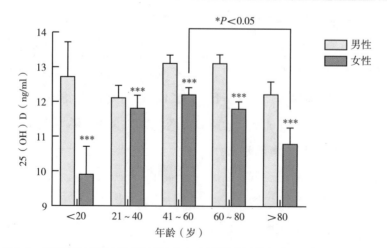

图1-1 不同年龄组及不同性别的北京市城区居民的血清25-羟维生素D水平

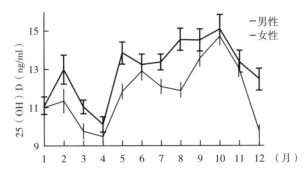

图1-2　北京市城区居民在不同月份的血清25-羟维生素D水平

进行血清25-羟维生素D水平的检测，诊断偏晚，治疗剂量明显不足。

2．过分担心维生素D中毒。维生素D为脂溶性，过量摄入会引起中毒，但是只有在非常极端的剂量情况下才会发生中毒。中国营养学会2005年版《中国居民膳食营养素参考摄入量》中，将维生素D的每日推荐摄入量定为100～400U，认为超过2000U会引起中毒。2013年修订版改为推荐每日摄入量为100～600U，最高摄入量为4000U，也远低于美国内分泌学会推荐的10 000U/d。而有临床研究发现，每日摄入10 000U（250µg）维生素D几个月也非常安全，没有观察到任何不良反应。还有研究发现，40 000U（1000µg）维生素D服用4个月，并没有发现维生素D中毒表现，笔者应用维生素D_3 15mg（60万U）单次口服治疗维生素D缺乏，也未发现高血钙和明显高尿钙及其他任何不适。

3．公众普遍对维生素D缺乏认识不足。受审美观的影响，中国女性普遍以皮肤白皙为美，她们避免阳光照射，普遍使用防晒用品。

4．其他。社会和媒体没有对维生素D缺乏给予应有的关注，市场上维生素D强化的乳制品也很少见到。

2018年，在国家卫生健康委员会的组织带领下，中国疾病预防控制中心慢性非传染性疾病预防控制中心联合中华医学会骨质疏松和骨矿盐疾病分会，完成了11个省（市）44个县（区）2万余人的流行病学调查。这是我国首次基于社区人群的大规模多中心中国居民骨质疏松症流行病学调查，北京协和医院内分泌科夏维波教授和国家疾病控制中心王临虹教授是项目总负责人，笔者作为临床专家组成员和北京4家分中心之一的负责人参与了这个项目。调查结果显示，骨质疏松症已经成为我国50岁以上人群的重要健康问题，中老年女性骨质疏松问题尤为严重。50岁以上人群骨质疏松症患病率男性为6.0%，女性为32.1%；65岁以上人群骨质疏松症患病率男性为10.7%，女性为51.6%。调查还发现，我国低骨量人群庞大，是骨质疏松症的高危人群。我国40～49岁人群低骨量率男性为34.4%，女性为31.4%。50岁以上人群低骨量率男性为46.9%，女性为45.9%。这些数字触目惊心，骨量减少是骨质疏松的后备队伍，而造成骨量减少的最主要原因，笔者认为是年轻时和成年时期的维生素D缺乏（伴有钙摄入不足）所致。

④
目前的维生素D补充方案并不合理

很多被诊断为维生素D缺乏的患者告诉我，他（她）们平时喝奶，也会补充多种维生素补充剂，怎么还会缺乏维生素D呢？我告诉他（她）们，通过日常饮食和补充多种维生素是不可能达到理想的维生素D水平，目前的营养学推荐量是不够的。看看你服用的维生素包装：笔者敢说，维生素D的含量不超过400U，标签上写着400U是"100%"推荐膳食摄入量，而这一剂量，还不到你摄入量的一半，但是，又不能增加你所服用的维生素补充剂的剂量，因为你会摄入过多的维生素A，这可能对健康不利。

还有人认为，如果均衡饮食，会得到所需要的所有营养物质。这一说法很有市场，笔者曾见过国内的一位著名的心血管病专家在公开场合也这样讲过。实际上，很少有食物含有丰富的维生素D，维生素D主要在动物肝脏、动物脂肪、油性鱼、鲜蘑菇或晒干蘑菇和强化牛奶中含有一些，每份强化牛奶只含有100U维生素D，而国内市场上维生素D强化牛奶并不多见。

蘑菇是农产品中天然维生素D的唯一来源，类似于人类吸收阳光并将其转换为维生素D，蘑菇含有植物麦角固醇，在阳光照射下可转化为维生素D_2，世界上越来越多的蘑菇种植者采用紫外线照射蘑菇产品，使其产生更多的天然维生素D_2。

鱼怎么样呢？一份（100g）野生三文鱼（鲑鱼）含有600～1000U维生素D，但中国人很少有人能每周吃多次野生鲑鱼。一粒鱼肝油可以提供400U维生素D，这个剂量太低，如果每日摄入更多粒鱼肝油，必然摄入太多的维生素A（鱼肝油不仅含有维生素D，还含有维生素A）。

国外有研究比较养殖鲑鱼与野生鲑鱼的维生素D含量，发现野生鲑鱼含有更高水平的维生素D。浮游植物和浮游动物进行光合作用可生成足够的维生素D，野生鲑鱼从自然界食物链中可获取维生素D，而人工养殖的鲑鱼投喂颗粒食物，其中仅含有基本的营养物质，没有维生素D。研究发现，人工养殖的鲑鱼的维生素D含量是野生鲑鱼的10%～25%，含量太低。

经过计算可知，要通过饮食补充足够的维生素D（1000～2000U），需要每日吃3罐沙丁鱼罐头，喝10～20杯强化牛奶，一口气喝下10～20碗强化麦片粥（美国的早餐麦片都强化了维生素D，国内的麦片多数没有维生素D），吃50～100个蛋黄（每个蛋黄含20U维生素D），或每日晚饭吃200g的野生鲑鱼。

实际上，人体维生素D的主要来源是皮肤，80%～90%的维生素D来源于阳光照射。但是中国人，尤其是中国女性，担心皮肤晒黑，喜欢躲避阳光照射，加之中国的快速城市化进展，人们普遍居住楼房、出门坐车，使光照明显不足。由此引发的健康问题很少引起关注和重视。

国内市场上，2000年前后曾有每粒10 000U的维生素D_2胶丸，后来由于没有进入国家医保药品目录，厂家被迫停产，市场上再也见不到每粒400U以上规格的维生素D口服制剂；2005年左右曾有7.5mg（30万U）一支的维生素D_3注射液，售价仅为每支1.30元，甚至低于厂家生产成本，后来也因为没有进入国家医保药品目录，厂家被迫停产。目前，市场上只有进入国家医保药品目录的维生素D_2注射液，每支含有维生素D_2 5mg（20万U），药品说明书上说明用于肌内注射，每2周1次。实际上，维生素D是脂溶性的，肌内注射后容易引起疼痛和局部硬结，吸收很慢，要2～3个月后才能达到血药浓度高峰，国外普遍给予口服应用，并不推荐肌内注射。笔者曾首先把注射用维生素D_3用于口服治疗维生素D缺乏，但在国内属于超适应证用药，药师有权拒绝配药。至今，笔者每次开具处方维生素D注射液口服时，都会面临医院药师的提醒。国家药典委员会规定维生素D制剂只能注射，不能口服，需要再次确认处方，并由医生自己负责，如果医政部门检查，属于不合理处方。

迄今，国内各大医院和药店普遍应用的是每粒400U的维生素D_3和维生素D_2胶囊，这个剂量对于维生素D缺乏的预防和治疗明显太小。2020年前后，国内市场上出现了5000U的维生素D_2口服软胶囊、每粒含维生素D_3 10 000U的胆维丁片，尽管已经进入国家医保药品目录，但仅在少数几家医院药房有售，远未得到广泛的应用和认可。为了治疗和预防维生素D缺乏，我们让患者自行网购国外的每粒2000U或每粒5000U的维生素D_3。

临床医生都知道，维生素D过量会引起中毒，但是具体到多大剂量才会引起中毒并没有概念。受中国营养学会指南的影响，临床医生因担心中毒一开始不敢给予超过400U剂量的维生素D制剂，后来是800U剂量。加之市场上很难找到高于此剂量的维生素D制剂，故造成维生素D缺乏的预防和治疗都很无力的状况。

⑤ 各科临床医生对维生素D并不热心

既然维生素D的作用那么神奇，为什么各科临床医生对其并不热心呢？国外的一篇文章罗列了下面一些原因，有些原因在笔者看来很荒唐可笑，但也从侧面反映了这一看法，希望读者可以领会。

1. 过分担心维生素D中毒。很多医生知道维生素D过多会发生中毒，但是不清楚多少剂量会发生中毒，实际上维生素D中毒是很罕见的。

2. 医学院教科书一直强调，2000U的维生素D不安全，直到2010年这一信息才有所改变。人们通常是更容易学习全新的知识，但很难改掉已经固有的认知。

3. 如果超过目前医学指南的剂量会增加医生被起诉的危险。例如，如果给孕妇开具处方6000U的维生素D，而不是大多数指南推荐的400U，医生就会面临起诉的危险，所以医生们可能更容易选择指南推荐的方案。

4. 目前尚没有统一的世界性的共识。一般认为400U维生素D可预防佝偻病，2010年美国将这一剂量提高到600U，但大多数国家仍为400U，有的甚至仍为200U。

5. 医生们很少接受营养学训练。营养学不是必修课，服用维生素类补充剂甚至被轻视，认为是在制造"昂贵的尿液"。维生素D的补充最为复杂，医生需要考虑患者体重、肤色、纬度、季节、辅助因子、目前饮食、近期手术/创伤和居住地等多种因素。

6. 医疗教育强调治疗、忽视预防。维生素D的主要好处是预防疾病，但维生素D治疗某些疾病，通常需要剂量大于5000U。大多数患者都不愿意花钱来预防未来的问题（如减肥和戒烟），那么医生为什么要来尝试呢？在这一点上，国内外医生面临的情况可能差不多。

7. 医生时间很紧张，很少看自己专业以外的书籍。医生们似乎见惯了太多的"神奇的药物"，不相信有什么神奇的药物。确实，维生素D的神奇之处让人难以相信，所以笔者将本书命名为《维生素D——改变你的健康观》，也多次在演讲中使用这一题目。

8. 担心可能影响收入。维生素D真的是一个神奇的药物，可以减少患者就诊的数量，因此减少医院和医生的收入。2012年，国外的一位医生调查发现，维生素D高水平者就诊次数由每年4次减少到每年1次，这使前来就诊的患者数量势必会大量减少。这种情况在中国并不存在，因为据笔者所知，绝大多数中国医生自己和家人都未曾补充维生素D，医生自己都没有认识到维生素D对健康的重大作用。

笔者认为，国家营养指南中把维生素D适宜摄入量定得太低，并且中国人普遍没有主动晒太阳的习惯，尤其是中国女性，她们普遍以皮肤白皙为美，认为光照会使皮肤变黑，影响美观。我们曾经对400位医务人员做过调查发现，高达58%的医务人员不知道晒太阳获取维生素D的正确时间。

更主要的原因是，各科医生普遍对维生素D认识不足，不了解补充维生素D可以解决众多临床问题。卫生行政部门也没有意识到，单纯鼓励公众多晒太阳、补充维生素D就可以大幅度提高公众的健康状态。这一观点对于众多慢性病的预防和治疗会带来革命性变化，可大幅度减少医疗费用支出，这也是促成笔者写这本书的主要动力。

6

医生的难处和无奈

医学是跟自然科学和社会联系都非常紧密的学科。医生们看患者，做出临床选择，处方药物，这一过程绝非多数人想象的那样简单，会受到很多因素的制约。

单纯从患者治疗有益角度考虑可能某种药物最合适，但是还要考虑到医院药房有没有这种药。对于医院药房没有的药物，如果其他药物效果差不多也可以替换，但如果医生们多说两句，让患者到院外去购药，甚至到其他医院去购药，医院领导肯定不支持这种行为，有可能会处理这名医生；从患者角度，每个人对于疾病的认知程度和经济条件不一样，要求和选择也不一样，多数患者希望医保范围内能够解决，经济条件好的患者不在乎花钱，只求效果最好，经济条件差一些的患者要求的是既要解决问题，又要少花钱，看似无关紧要的检查能不做则尽量不做。

医生们的这些难处还只是表面的，深层次的难处更多。如果一位有着丰富临床经验的医生，或者对国内外文献阅读量很大的医生，知道某一药品对某种疾病治疗效果很好时，但是如果他给患者处方开具这种药品，就会面临很多考虑。第一，这种药品的说明书上适应证没有这一条，如果开具处方了，面临超适应证用药，医院的病历系统会不通过，药房的药师会认为医生用药不合理，医保部门会认为医生不合规定而拒绝支付。如果医生执意要这样做，会面临扣罚工资、奖金，并负责支付医保拒付的那部分费用，还会影响到整个科室，甚至医院的指标完成；如果医生在病历系统中加上符合药品说明书要求而患者本身不存在的疾病名称，医生有可能面临医保部门和患者的作假起诉；如果患者在超适应证用药后有什么不良反应，医生还会面临医院和医疗行政部门的处罚危险。

回到维生素D的话题，新冠病毒感染疫情在全世界暴发以后，很多医生认识到维生素D对于改善免疫功能、增加人体抗感染能力的作用，并从临床中观察到补充维生素D会预防和改善患者的预后，但是由于国家指南推荐的维生素D每日摄入量为200～600U，医生会面临超剂量用药和超适应证用药。

第二章

维生素D的认识历史

① 单细胞生物就能合成维生素D

我们生活的地球是太阳系的一个行星，出现在45.5亿年前，原核生物是生命的原始形态，其DNA在细胞质中还没有形成细胞核，但它们已经能够进行光合作用产生维生素D。Holick团队研究了在大西洋中的一种浮游植物，该浮游植物在5亿年前就已经存在，并保持不变，通过模拟阳光照射，他们发现这种浮游植物已经能够利用太阳的能量来制造维生素D。

地球上早期生命出现于海洋，海水中含有大量钙，大约3.5亿年前，这些生命逐渐开始踏上陆地，但他们面临一个问题是陆地上基本没有钙，钙仅仅存在于土壤中和植物的根和叶中，这些原始脊椎动物需要回到海洋中饮用海水，将吸收的钙储存于骨骼中，或者进食富含维生素D的浮游植物和浮游动物（微生物）。登陆后它们面临了许多新的挑战，特别是当身体越来越大，必须找到一种不依赖植物的方式来满足他们的维生素D需求。陆栖生物可能在3.5亿年前就已经出现了，而人类的历史只有几百万年。700万年前在非洲，我们的祖先就区别于黑猩猩和大猩猩，500万～700万年前我们的祖先冒险走出非洲，出现在地球各地。进化为智人大约在50万年前，直到大约20万年前才出现像我们今天的人类。维生素D的出现早于人类，维生素D很古老，相对而言，我们人类要年轻许多。

这些陆地动物为了维护脊椎骨骼，需要进化出吸收膳食钙的功能，钙的主要功能是维持神经肌肉功能及构建骨骼，我们的这些古老的亲戚进化出一套吸收饮食钙到骨骼的系统，这一生化运输过程需要维生素D的存在，而维生素D由皮肤暴露在阳光下合成。

② 恐龙灭绝于维生素D缺乏

长期以来人们认为恐龙灭绝发生在大约6500万年前，一颗巨大的小行星撞击地球，打破了阳光和生命之间的自然平衡，恐龙因长期没有食物来源而灭绝。但另一个想法也不无可能，那就是小行星撞击产生的灾难性烟雾和碎片在地球上蔓延，阻止了阳光，特别是紫外线，不仅造成了永久的寒冬，也阻止了这些动物产生维生素D，从而不能维持其庞大的骨骼正常运行。恐龙缺乏维生素D会越来越弱，雌性恐龙由于没有足够的钙维持壳蛋所需，生出的软壳蛋不能生存和孵化，而不能繁殖后代，最后一个个死去，最终这些生命在地球上消失了。

顺便说一句，杀虫剂DDT差点造成类似的灾难引起秃鹫灭绝。暴露于化学物质影响秃鹫蛋壳的正常钙化，生出的蛋在孵育中很快就破裂，小秃鹫还未被孵育出来就被扼杀。

设想一下，如果恐龙灭绝于佝偻病和骨软化症，那么在6500万年前就已经出现维生素D强化食品，能否延迟甚至阻止其灭绝呢？

夜间活动的啮齿类动物接受日光照射很少，维生素D产生很少。它们已经适应了不太需要维生素D也能维持骨钙代谢。即使在今天，南非的鼹鼠不需要维生素D也能生存，我们人类的进化没有走这些夜行啮齿类动物的漫长进化路线，像许多其他大骨骼动物一样，我们最后进化出需要太阳能来强健骨骼，产生了有助于代谢和细胞功能的生物产物。

皮肤产生的维生素D作用持续时间是饮食中摄入的维生素D的2倍，当你暴露在阳光下时，皮肤不仅制造维生素D，还有其他几种食物中不能获得的光合产物。目前尚不清楚这些光合产物是否具有独特的生物学作用，对健康是否有额外的好处。

很多人喜欢饲养爬行动物（如乌龟和蜥蜴），野生的爬行动物由于光照充分，不存在维生素D缺乏，但饲养的动物，常由于维生素D缺乏，表现为肌肉无力、骨骼畸形、软壳，给予阳光或紫外线灯照射可以预防其发生。

饲养爬行动物帮助我们洞察紫外线辐射对骨骼健康的重要性。在自然界状态下，如果食物中维生素D摄入不足，这些冷血的爬行动物自己知道要多晒太阳，它们知道沐浴温暖的阳光对它们冷血的身体有利。如果它们饲料中维生素D充足，晒太阳时间就明显减少。但是在圈养状态下，爬行动物生活在一个封闭的环境，通常是装在玻璃罩中，或者在卧室或起居室的大鱼缸中，阳光中紫外线不能穿透玻璃，这些爬行动物不能制造维生素。它们可能在饮食中获得足够的钙，但没有维生素D就不能茁壮成长。

小宠物爬行动物常有佝偻病和骨质疏松，老年爬行动物则更糟糕，背部摇摆、脊柱骨折、骨干塌陷，就像老年骨质疏松患者一样，驼着背，轻微的事故（如跌倒）就可以导致骨折，尤其是手腕和大腿。X线检查发现许多爬行动物都会有多处骨折，往往会导致死亡。很多饲养爬行动物（如乌龟、蜥蜴）的人都知道，安装紫外线灯必不可少，紫外线灯照射可以强壮骨骼，有效地防止爬行动物骨折。

这一现象在人类中也能看到，如果没有足够阳光和紫外线照射，会削弱骨骼强度，造成不必要的骨折。

③
人类的不同肤色与维生素D有关

位于北京房山区周口店的猿人遗址很多人都去过，至少听说过，我们的历史教科书上介绍，周口店地区很早就有人类生存，来证明中国文化的历史悠久。但是人类学家普遍认为，早期人类（包括现代智人、直立人、尼安德特人）同起源于东非大裂谷一带，离赤道较近的肯尼亚、赞比亚、埃塞俄比亚一带，以后逐渐向北迁徙，通过埃及，到达阿拉伯半岛，再通过风平浪静的地中海乘渡船到达欧洲各地，通过印度到达中国和东亚、南亚、澳大利亚大陆各地，再通过白令海峡（冰河纪可能冬季结冰）到达美洲。

我们知道，人类一直利用阳光制造维生素D，从而调节钙和骨骼健康，这一历史要比早期人类还要早，我们的祖先狩猎时总是暴露在阳光下，他们的皮肤色素逐渐适应了所生活的环境，进化出既要产生足够的维生素D，同时又要避免阳光过度暴露的有害影响。早期人类生活在赤道附近，阳光充足，因此进化出富含黑色素的皮肤，以保护其免受晒伤，但仍然照进足够阳光来制造维生素D，所以说我们人类的祖先最初都是黑皮肤。

随着人类开始远离赤道，迁徙到阳光并不强烈的地区，由于阳光不强，一年中有几个月人体不能合成维生素D，皮肤逐渐变得颜色不那么深，这样会更有效地吸收阳光。人类往北方迁移越远，皮肤颜色越浅，以便充分利用阳光。

1856年，德国的采石工人在尼安德峡谷上方一个洞穴里，发现了熊或其他大型哺乳动物的骨头，后来被确定为一个以前未知的类似人类的物种，标本被命名为尼安德特人。他们不是现代人的祖先，约40万年前生活在欧洲和亚洲中部，尼安德特人比猿人更先进，他们能够制造工具甚至珠宝，科学家认定一个带有色素残留的贝壳就是尼安德特人的化妆品容器。尼安德特人以狩猎为生，大约在28 000年前从地球上消失，原因仍然不清楚。

尼安德特人是第一个生活在温带地区以外的人类，如何获得充足的维生素D是一个巨大挑战，从西班牙北部和意大利蒙蒂莱西尼发现的尼安德特人化石为研究提供了机会。2007年从化石中提取了脱氧核糖核酸（deoxyribonucleic acid，DNA），分析的结果改变了古生物学和人类学界对穴居人的认识。

长期以来人们一直相信，尼安德特人通常被认为是黑皮肤的穴居人，小脑袋、突出的原始人面部特征，体形笨重。但是科学家们通过他们的DNA，从另一个角度揭示了早期原始人类的一些特征。对尼安德特人DNA分析发现，存在编码皮肤黑色素蛋白的*MC1R*基因突变，黑色素也能保护皮肤免受紫外线辐射，这导致科学家认为这些挣扎在北方的早期人类物种可能有红色头发和白色皮肤，很像现代的凯尔特人。在今天欧洲人种中，*MC1R*基因的突变导致不产生活性黑色素蛋白，引起红头发和白皮肤，尼安德特人的基因突变与现代人类突变类型并不完全一样，但效果似乎是相似的。

有趣的是，有证据显示穴居的尼安德特人患有维生素D缺乏，这可以解释尼安德特人为普遍弯腰驼背的穴居猿人形象。他们已经远离自己的黑皮肤的非洲祖先，可以吸收更多的紫外线，从而获得更多的维生素D。维生素D缺乏是否是尼安德特人灭绝的部分或主要原因尚属推测，许多学者认为尼安德特人生活在冰河时期，不良饮食习惯和缺乏太阳照射是主要原因，也有学者认为更好适应环境的其他人类入侵导致尼安德特人种灭绝。不过有的研究显示，现代智人都带有少量尼安德特人的基因，提示不同人种之间曾经存在杂交。

最终，因为没有足够的阳光来满足合成维生素D的需要，人类无法迁移更靠近北极的地方，但是，后来事情发生了改变，人类可以捕获富含维生素D的鱼类和哺乳动物，使得人类能够在阳光更少的北极地区生存。生活在北极地区的因纽特人和斯堪的纳维亚人离不开富含维生素D的鱼类和哺乳动物。

至今，皮肤白皙的人不需要太多阳光暴露就可以产生健康所需的足够维生素D，皮肤白皙的人很容易被晒伤，容易出现非黑色素性皮肤癌，而黑皮肤人自然是很好地保护皮肤免受晒伤，但生活在北方时更容易发生维生素D缺乏。

由于太阳的治疗和救命作用，从有记录开始，人类就有太阳崇拜。这可以从一些岩画中发现，古人认为，暴露于阳光下对于生活和身体健康有利，6000年前古埃及法老阿肯那顿时代的医生就说太阳对心脏健康有利，在一个著名的象形文字里，阿肯那顿及其妻子和孩子被一个长了很多"手"的太阳保佑着。日光疗法也被希波克拉底（希波克拉底誓言的创造者）和古罗马、阿拉伯的医生所推崇，埃及人、美索不达米亚人和希腊人都有太阳神，太阳对宗教信仰的影响也出现在拜火教、密特拉教、罗马教、印度教和佛教，和英国的德鲁伊、墨西哥的阿兹台克人、秘鲁人和许多美国土著群体，这些古人本能地明白阳光对他们有利。

人类肤色表型不同主要受黑色素影响，黑色素是一种位于表皮底部的色素沉着，由黑素细胞产生，黑色素有两种形式，褐黑素（黄红色）和真黑色素（黑褐色）。前者主要在浅肤色的人身上积累，而后者主要在肤色较深的人身上产生。此外，黑色素颗粒的数

量和大小因人而异，在确定人体肤色时甚至比两种形式的黑色素的比例更重要。其他因素如角蛋白也会导致皮肤颜色变化。

在全球人口中，肤色与纬度高度相关。从根本上说，与紫外线（UV）辐射的分布相关。靠近赤道的人群往往有深色皮肤以防止紫外线，因为过度暴露于紫外线可能会降低叶酸水平并导致皮肤癌，高纬度人群中较浅的皮肤是维持维生素D光合作用的潜在选择，这是一个依赖于紫外线的过程，因此紫外线被认为是人类肤色进化的驱动力。

近几年来人们认识到，控制黑色素的基因主要是*SLC24A5*，这一基因在斑马鱼身上也存在。这一基因的不同突变类型控制着斑马鱼的条纹颜色深浅，也决定着人类肤色的深浅，金色斑马鱼和浅肤色人类一样黑色素颗粒的数量更少，而深色条纹斑马鱼和深色皮肤人类的黑色素颗粒的数量更多、密度更高且更大。

④
哺乳动物也需要维生素D

Holick医生作为维生素D领域的权威专家，在讲座时曾经讲过这样一个故事，动物园里的一只大猩猩宝宝濒临死亡，出现软骨病的典型症状，他建议每日给予5000U的维生素D_3，这只大猩猩宝宝后来恢复很好，这使得他成为大猩猩1岁生日时的主宾。

维生素D是钙和磷酸盐平衡的关键，因此对于各种物种的骨形成和骨重塑都是至关

重要的。维生素D缺乏性疾病自然会影响两栖动物、爬行动物、鸟类和哺乳动物，然而物种之间在维生素D的合成能力和饮食缺陷的易感性方面存在差异。

例如，虽然大多数食草动物能够在阳光下产生维生素D_3，但暴露于紫外线不会明显增加狗和猫的皮肤维生素D_3浓度，这些肉食动物通过食肉来满足它们的要求。营养缺乏可导致牛、羊佝偻病，但这种疾病是罕见，尤其是在现代。马不易受影响，因为它们天生具有较高的血清钙浓度及维生素D水平。环境也形成易感性，骆驼和羊驼在自然高海拔强烈的太阳辐射环境下形成了对维生素D缺乏非常敏感。

猪更容易出现维生素D缺乏，因为猪生长迅速、断奶早，所以养猪场的饲料中都含有大量的维生素D。笔者了解到，中国是世界上维生素D原料生产最大出口国，绝大多数维生素D用于动物饲料，尤其是猪饲料和鸡饲料，鸡如果缺乏钙和维生素D会出现骨折、产卵和孵化减少、癫痫发作、蛋壳软或薄等症状。

虽然易感性不同，佝偻病和骨软化症的病理在不同物种之间是相似的。动物研究对了解动物和人类维生素D缺乏症的发病机制至关重要。

家禽和宠物鸟应尽可能暴露在自然阳光下。鸟类维生素D_3激活需要290～315nm范围内的紫外线B（UVB），因此应提供一个室外笼子，为其攀爬和/或飞行提供机会，并可直接接触阳光。如果不能暴露在自然阳光下，则可以使用室内紫外线灯，研究表明，大多数鸟类都能从饲料添加的和UVB提供的维生素D_3中获益；有报道非洲灰鹦鹉比亚马孙鹦鹉更依赖UVB光来维持足够的血清钙水平。

⑤

狗与维生素D

笔者曾见过一些住在楼房中的老年人，自己是素食主义者或者很少吃肉，也很少给自己养的宠物狗吃肉。由于他们腿脚不好很少外出，也很少带着狗出门晒太阳，造成主人和狗都有膝盖变形和O形腿。

维生素D在狗体内具有许多功能，主要围绕其对钙水平的调节作用，还有许多次要作用，包括磷平衡、受损或运动后骨骼的重塑、牙齿健康、免疫系统调节、视力和肌肉生长，所以说，维生素D对狗来说也非常重要。

人类可以从皮肤中获取维生素D，其工作原理是太阳发出的紫外线，被皮肤中的维生素D前体吸收，将前体转化为非活性维生素D，然后，它可以进入肝和肾，转化为活性维生素D_3。这就是为什么最近人们一直关注居家期间阳光不足的影响，如果没有足够的阳光照射到我们的皮肤，我们可能无法产生足够的维生素D来满足我们身体的需要，但这对狗来说是真的吗？

虽然狗确实能将一些阳光转化为维生素D，但与人类和许多其他哺乳动物不同，它们在这方面的效率并不高。大多数狗和猫的维生素D应该来自饮食，由于狗是食肉动物（虽然也可以吃谷物和蔬菜），它们已经进化为从肉中吸收大部分的膳食维生素D（而猫必须从肉中摄入所有的维生素D），狗的良好维生素D来源包括肝、含脂肪丰富的鱼类、鸡蛋、牛肉和乳制品，在狗的饮食中摄入足够的维生素D可以防止维生素D缺乏和低钙导致的骨骼软弱、肌肉活动不良、心脏病和其他疾病。如果你的狗存在维生素D或钙缺乏的特定风险，兽医可以为它开维生素D补充剂。

狗需要更多的户外活动吗？

我们从生物学中可以学到的是，如果你养的是一只健康的狗，它没有维生素D缺乏或缺钙的迹象，那么少晒太阳不会在很大程度上影响它们的维生素D产生，正常饮食的狗不太可能因为缺乏阳光而缺乏维生素D。当然，阳光还有很多其他的健康益处，所以强烈建议经常外出，但要小心紫外线有助于人体产生大量的维生素D，而狗只能产生少量的维生素D，这可能是危险的，紫外线伤害狗皮肤的方式与伤害人类皮肤的方式相同，肤色特别浅、毛发较少的狗可能被晒伤，长期暴露在紫外线下会增加患皮肤癌的风险。这些可以通过保护皮肤的方式来预防，并减少长期日照。

狗的维生素D每日推荐摄入量高于人类的推荐量。美国饲料控制官员协会（Association of American Feed Control Officials, AAFCO）要求每千克狗粮干物质至少含有500U的维生素D，狗粮中维生素D的最高含量为3000U/kg干物质，成年狗粮应含有不少于500U（0.012 5mg）/kg干物质，但不超过3000U（0.075mg）/kg干物质的维生素D。如果按照狗粮中能量的热量含量计算，生长和繁殖期狗粮的最小维生素D含量是125U/1000kcal代谢能量，成年狗粮的最低限度是125U/1000kcal代谢能量，最高限度是750U/1000kcal代谢能量。

猫科动物的饲料要求成长和繁殖期至少含有维生素D 280U/kg干物质。成年维持期至少含有维生素D 280U/kg干物质，最高摄入量为30 080U/kg干物质。如果按照猫粮中能量的含量计算，生长和繁殖期猫粮的最小维生素D含量是70U/1000kcal代谢能量，成年猫粮的最低限度是70U/1000kcal代谢能量，最高限度是7520U/1000kcal代谢能量。

海鱼和鱼油是维生素D的最丰富来源，并且经常出现在宠物食品中，以帮助满足AAFCO指南的要求。由于AAFCO推荐的维生素D摄入量范围很广，大多数宠物食品都超过了所需维生素D的最低量，以确保你的宠物获得所需的所有营养。

狗缺乏维生素D会增加患心脏病和癌症的风险。一项研究发现，当一只狗没有获得足够的维生素D时，它更有可能面临充血性心力衰竭等严重的疾病，而最终导致死亡。同样，对于猫来说，维生素D缺乏的危险可能导致慢性肾病和肾衰竭。

维生素D缺乏的迹象和症状会出现在这种关键维生素水平低的宠物身上，包括食欲减退、疲劳、体重下降、腹泻、关节痛、行动不便、口渴增加、过度流口水、骨骼软弱、骨骼畸形、生长发育迟缓、肌肉量减少、沮丧、神经系统异常、肾结石、骨痛、心律失常。

这里需要指出的是，狗的维生素D推荐摄入量远高于人类。笔者认为，并不是人的生理需要量少，狗的生理需要量高，更可能的是给动物看病的兽医们，要比给人看病的医生们对于维生素D的重要性认识更深（看到这里，请读者们别笑）。

⑥ 古波斯人的头骨比古埃及人的脆弱

希腊历史学家Herodotus曾讲过一个故事，说古代波斯人的头骨要比古埃及人的脆弱，他参观了公元前525年古埃及人和古波斯人的战场坎比塞斯，并检查了在那里被杀的古波斯人和古埃及人的头骨。他发现，古波斯人的头骨非常脆弱，用鹅卵石就很容易砸碎，而古埃及人的头骨很坚固结实，用石头用力砸几乎不会破碎，这是因为他们从小就光头，把头暴露在阳光下，而古波斯人用厚重的头巾遮蔽了头部，使他们的骨骼脆弱。

这可能是第一次提到阳光的生理效应，就在鱼肝油开始被普遍使用的几年后，"阳光诊所"开始流行，在那里孩子们暴露在紫外线灯下，以预防和治疗佝偻病。

早在17世纪中叶，剑桥大学物理学教授Francis Glisson就在其关于佝偻病的论文中指出，这种疾病在农村的婴幼儿中很常见，他们吃得很好，饮食中包括鸡蛋和黄油，但他们生活在多雨、多雾的地区，在漫长的严冬里被关在室内。20世纪20年代初期，一系列流行病学研究得出结论，城市流行性佝偻病是由于婴儿被关在室内，黑暗、多雾、烟尘和其他污染遮挡阳光所造成的。

20世纪30年代，欧洲（尤其是英国和德国）的政策是促进人们多呼吸新鲜空气，减少空气污染，增加户外娱乐和度假。从20世纪50年代开始，政府颁布的《清洁空气法》禁止在家庭中使用煤炭，并限制工厂排放烟雾。此后，在高收入工业化国家，佝偻病不再被视为公共卫生问题。因此，1991年发布的英国官方膳食指南规定，4～6岁儿童的食物中维生素D的"参考营养摄入量"为0，当时的人们认为"正常生活方式的人不需要膳食摄入量"。相比之下，美国最新发布的建议成年人维生素D每日膳食摄入量为15μg（400U），以预防骨软化，并改善骨骼健康。

给大家讲述人类对于发现维生素D的历史，是想在读者脑海中形成一个轴线，那就是，阳光照射的益处-紫外线灯的应用-鱼肝油的作用-工业革命带来空气污染-各个国家制定的营养指南的推荐剂量大小和变迁，这一轴线贯穿着维生素D的发现历史。

⑦ 维生素是按字母顺序命名的

讨论维生素D的历史时，我们不可能回

避其他维生素的发现过程，这样可以加深对维生素D的理解和认知，因为维生素的命名是按照A、B、C、D、E顺序进行的。

虽然佝偻病、坏血病、脚气病等疾病已经发现有上百年，但在19世纪之前其原因仍然难以琢磨。

在19世纪，颇具影响力的德国化学家von Liebig提出适当的饮食应该包括12%的蛋白质、5%的矿物质、10%～30%的脂肪，其余是碳水化合物。20世纪初一些重要的发现表明并非如此。首先有研究人员使用该推荐比例纯化膳食成分喂养动物，发现这些动物无法生存，显然除了这些纯化成分之外，还有其他成分为生命所必需。此外，一些其他发现也支持饮食中存在微量营养素，如脚气病在荷属东印度囚犯中的发病率高，这些囚犯主要吃精米，给予他们水稻稻壳后脚气病问题得到很好的解决，最初人们认为是大米中含有毒素，可以被稻壳中的物质中和，后来证明稻壳含有重要的营养素可以预防脚气病，但那时还没有维生素的观念。另一个发现是防止坏血病的一种物质，当时发现远洋水手很容易患坏血病，但柑橘类水果或其中含有的物质可以预防水手的坏血病，提示某些有机营养素很重要。

维生素（vitamine）这一提法首先由Funk提出，该词来源于"vital amine"，意思是"重要的胺类物质"，即在食物中存在的一种重要的胺，为健康和生存所必需。Funk未意识到，维生素后来会成为一个术语，用来描述后来发现的食物中的辅助营养成分。

美国威斯康星大学Steven教授一直反对德国化学家von Liebig的说法。他们在威斯康星大学乳品科学系，按照von Liebig的说法进行喂养奶牛实验，每日的精确比例食物来源于单一粮食，喂养四组奶牛，分别为玉米、燕麦、小麦及它们的混合物。结果相当惊人，饲喂玉米饲料的奶牛生长得很好，还能繁殖，并能大量产奶；而饲喂小麦饲料的奶牛则表现不佳，事实上是完全不能存活；饲喂燕麦饲料的奶牛生长处于小麦组和玉米组之间。他们得出结论，玉米饲料中含有辅助营养因子还未被发现，这一营养成分对于动物的健康是必不可少的。

为了验证这个假说，威斯康星大学的科学家们开始了一系列的实验，他们使用大白鼠模型来研究各种营养成分的重要性，这在当时的农学院很有争议，因为大白鼠是农场的天敌，农业与生命科学学院不应该允许把大白鼠作为实验动物。通过大白鼠实验，McCollum最终发现，奶油和鱼肝油中含有的一种成分可以预防干眼症，并能促进动物数量增长。

这一发现引起了耶鲁大学科学家们的兴趣，他们进行了类似的实验，两组实验独立发现了一种水溶性因子可预防类似脚气病的神经系统疾病。科学家们经过商量，决定使用Funk的想法，把这些物质称为vitamin，也就是我们熟知的维生素。维生素A是脂溶性因子，而维生素B是水溶性因子。此后不久，有研究证据显示可以预防坏血病的另一种水溶性因子，将其称为维生素C。下一个被发现的维生素就被称为维生素D。

8 城市化和空气污染造成佝偻病的流行

人们对维生素D的重视起源于工业革命时期，17世纪中叶随着工业革命席卷北欧，大量人口向英国和北欧聚集，人们建立了城市，大量人口聚集到城市。拥挤的建筑物挡住了孩子们生活和游戏中的阳光。此外，大量燃煤的使用使空气污染十分严重，阻挡了阳光的照射。医生们发现了一种疾病，受累儿童表现为明显的骨骼畸形，包括大小腿弯曲、骨盆变形、头颅增大，肋骨变形，出现串珠肋、鸡胸和脊柱畸形，伴有牙齿发育不良，腿乏力、肌肉松弛。该疾病会带来灾难性后果，不仅引起患儿发育迟缓，而且容易发生严重的上呼吸道感染、肺结核和流感。该疾病虽然多见于婴幼儿、儿童和青少年，但影响一直持续到成年后，骨盆变形的女性容易出现分娩困难，骨盆狭窄危险性很大，如不进行剖宫产术则很容易造成难产，也容易生出不健康的孩子，这种病被称为佝偻病。

到20世纪初期，佝偻病的发病原因尚未明确。当时认为可能的原因包括细菌或病毒感染、运动不足、营养不良和先天遗传。尽管当时有学者认为应用鱼肝油似乎有效，但也仅见于北欧海岸线一带和英国，在其他地区并没有得到广泛认可。该病一直折磨着当时世界上的工业中心中生活的人们。当这些患儿出现骨骼畸形的表现后去看医生时，医生也无计可施。

到19世纪20年代，波兰医生Jedrzej Sniadecki观察到，生活在华沙城里的孩子佝偻病患病率明显高于波兰农村地区的孩子，因此他认为可能是狭小拥挤的建筑物挡住了阳光导致了此病。他把患病的孩子带到乡村接受光照，成功地治疗了他们，但是他的治疗方法并未受到重视，那时科学界普遍认为，阳光照射皮肤来治疗骨骼疾病是不可思议的。70多年以后，英国医学会报道佝偻病在不列颠群岛的农村地区很少见，但是在工业化城镇非常常见，提示阳光照射不足是佝偻病高发的主要原因。

此后，1位英国医生通过对英国和东方国家的临床观察发现，佝偻病尽管在英国工业中心非常普遍，但在当时贫困的中国、日本和印度城市中，尽管这些地方人们生活环境一般、营养状况很差，却很少见到这种引起骨骼畸形的疾病。但是，与波兰医生Jedrzej Sniadecki一样，这些发现也并未受到重视。

当时尽管阳光照射和骨骼发育的关系并不明确，但是到19世纪初，Arnold Rikli的一句名言掀起了一场健康运动："水具有神奇疗效，空气作用更好，但最有效的是阳光照射。"在当时的科学界很难也很少使用这些有见地的意见来治疗和预防佝偻病，科学家们开始研究阳光和健康之间联系，最初认为太阳产生的热对健康有利。在18世纪末和19世纪初，Everard Home推断不是太阳的辐射热起作用，而是太阳照射皮肤使其晒伤变色后引起身体的化学效应。他发现，深色皮肤的人不容易晒伤。

据估计，20世纪初在欧洲北部和美国东北部的工业城市生活的孩子中，有80%患有佝偻病。在Sniadecki医生的报道近100年后，德国医生Huldschinsky报道了采用汞弧灯产生的紫外线辐射重症佝偻病患者的暴露部位，可以有效治疗佝偻病。他还发现，光疗的效果不是对骨骼的直接影响，因为照射佝偻病患者的一只手臂可以戏剧性地治愈双臂佝偻病。

1921年，两名纽约医生Hess和Unger把8位患有佝偻病的孩子放在纽约城市医院的屋顶照射阳光，他们通过X线检查记录了每位孩子的光照后的骨骼改善变化，最后他们的结论得到了科学界普遍接受。20世纪30年代，美国政府成立了一个机构，建议父母让孩子接受合理的阳光照射。在20世纪30～50年代，一些制造商也开始制造紫外线（ultraviolet，UV）灯在药店出售。今天的人们很难相信，当时人们对接受紫外线辐射的态度是多么狂热。

说到日光疗法的兴起，欧洲和美国的很多医院建立了日光浴室和阳台，以方便患者接受阳光治疗。波士顿的儿童医院甚至把佝偻病儿童放在船上，当时他们对于儿童保健所知甚少，但许多人认为，新鲜的空气，尤其是海洋空气对佝偻病治疗有益，应该让佝偻病患儿避开拥挤的市区和污染的空气而直接暴露在阳光下。这也导致了塔夫茨医学中心流动儿童医院（Floating Hospital for Children）的诞生，至今这家儿童医院仍然存在，只是不是在船上。

光生物学家Niels Ryberg Finsen 1903年获得诺贝尔生理学或医学奖，其主要成绩是成功揭示阳光照射可以治愈许多疾病，包括寻常狼疮和皮肤结核病。

到20世纪初，科学家已经确定是阳光中的紫外线辐射刺激人体产生维生素D。他们推断，这对于人体健康很重要。基于研究结果，认识到晒太阳产生的维生素D可以改善骨健康，欧洲和美国的奶制品行业掀起了牛奶中添加维生素D的热潮。食品和饮料制造商的大肆宣传，使维生素D强化产品涉及面包、热狗、饼干甚至啤酒。

20世纪的前几十年是光生物学和光疗的鼎盛时期，光生物学是研究自然和人工辐射对所有生命形式的影响；光疗研究太阳光治疗疾病的能力。光生物学家和光疗专家用阳光有效治疗佝偻病、肺结核和皮肤病，如银屑病。

9

曾风靡一时的光照疗法受到挑战

很难想象，1931年美国政府曾设置了一个专门机构，鼓励家长让孩子接受阳光照射来预防佝偻病。但近40年来，由于担心紫外线照射导致皮肤癌，情况发生了180°大转变。今天的家长们如果让孩子不抹防晒霜在操场和沙滩上暴晒，可能会被认为是虐待儿童。这些观念的改变也带来了严重后果。

佝偻病并未消失，且近来发病率一直在上升。一个原因是，人类母乳中几乎不含维生素D，如果没有足够的阳光照射和维生素D的补充，婴儿发生佝偻病的风险很高。事实上，很多新生儿的母亲在生育之前似乎做好了充分的准备，很多人分娩前服用多种维生素、喝牛奶，但孩子出生后，多数妈妈和新生儿仍存在维生素D缺乏。另一个原因是，许多孩子把太多的时间花费在室内，很少接触阳光，或是使用防晒霜，出门玩之前也会穿上厚衣服进行防护。

更令人担忧的是，越来越多的儿童骨骼看似正常，实际上骨骼很软，如今女孩上肢骨折发生率比40年前的同龄人增加了56%，男孩增加了32%。

新的大量证据显示，较高的维生素D摄入可能有助于预防多种疾病。美国儿科学会不得不把新生儿、儿童和青少年推荐每日维生素D摄入量加倍。但美国皮肤病学会过去对佝偻病患病率的上升一直视而不见，面对大量的关于维生素D的科学文献进展，美国皮肤病学会也于2009年7月更新了《关于维生素D的立场声明》，支持了适当的日光照射，敦促其成员对维生素D的重要性予以关注，并警惕那些具有维生素D缺乏较高风险的患者，应鼓励摄入更多维生素D，通过饮食和补充剂，而不能通过晒太阳，学会仅仅把适当的日光照射作为一个选项，并没有鼓励公众晒太阳来预防维生素D缺乏。可以看出，美国儿科学会和美国皮肤病学会对于阳光照射的态度，尽管有些进步，但是仍然还很保守。

相比较而言，澳大利亚的皮肤科医生稍显进步，有皮肤科医生测定了澳大利亚的皮肤科医生自身的维生素D水平，发现87%的皮肤科医生存在维生素D缺乏。事实上，很多皮肤病学理论需要改写。

10

维生素D是激素原，不是维生素

Edward Mellanby一直非常关注英国佝偻病发生率极高这一情况，尤其在苏格兰地区。事实上，这种疾病被称为"英国病"，按照McCollum以往的研究思路，Edward Mellanby认为佝偻病可能是膳食营养缺乏病，他很巧妙地使用苏格兰（佝偻病发病率最高的地区）人的饮食，主要是燕麦喂养狗，他无意中发现室内远离阳光的狗患上与人类相似的佝偻病，用鱼肝油可以治愈疾病，因此他认为维生素A可以预防佝偻病。

McCollum后来离开了威斯康星大学前往约翰·霍普金斯大学，他根据这一发现来验证佝偻病是否可以通过维生素A治疗。他往鱼肝油中吹入氧气来破坏维生素A，发现该制剂已不再能够预防干眼症与维生素A缺乏，但它仍然能够治疗佝偻病。McCollum等推断治疗佝偻病的是一种新的维生素，他们将其称为维生素D。

提到维生素D，自然想到我们饮食中含有的营养物质，如维生素A、维生素B和维生素C，但维生素D并不是真正意义上的维生素，因为它不能单纯通过饮食来获得，而是通过皮肤合成，其对机体影响很大。其维生素D的活性代谢产物（称为1,25-双羟维生素D）在体内是一种类固醇激素，与组织内受体结合，可直接或间接调节的基因超过2000个，占人类基因组的6%。

一般来说，维生素是有机化合物，不能被人体正常合成，维生素（vitamin）一词来源于vital和amine，即"生命胺"，是一类对健康必不可少的物质，但机体不能合成，只能通过饮食或额外补充，维生素对生长发育和代谢反应具有重要作用。

激素是在体内合成，从简单的前体经过血液循环到达遥远的组织，其共同的预期效果是使多个代谢改善。维生素D的合成，需要皮肤细胞中存在的胆固醇样分子（7-脱氢胆固醇）作为前体，合成中需要阳光中紫外线B（UVB）部分照射，形成所谓的前维生素D_3，前维生素D_3再利用机体的热量异构成为维生素D，合成后立即从皮肤细胞进入血液循环，所以在太阳照射后洗澡不会洗掉维生素D。

维生素D成为一种激素原，需要两步激活。第一步在肝，第二步在肾。人体具有一套相当完善的机制来调节皮肤维生素D的合成和转化，如果在皮肤上使用SPF8的防晒霜，会吸收90%的UVB辐射，减少维生素D在皮肤的合成，而SPF30的防晒霜则阻止了99%的维生素D合成。虽然大多数人不会正确使用防晒霜，但现在人们使用防晒霜的SPF达45或以上，即使使用推荐量的1/2或1/3，

仍然相当于SPF15，皮肤产生维生素D的能力仍然降低95%。在美国中西部地区的农民，非黑色素瘤皮肤癌病史患者普遍使用防晒措施，夏天结束时其血液中维生素D的水平属于严重缺乏。

大多数人体内的维生素D主要来源于春末、夏季和秋天的光照，光照时间在上午10点至下午3点之间。因为维生素D是脂溶性的，储存在体内的脂肪里，整个冬季皮肤不能合成时逐渐释放，使全年的维生素D水平仍然充足。

激素比维生素更复杂，其作用方式有两种：第一是直接进入细胞，穿过细胞质到达细胞核，并影响其活性；第二是结合到细胞膜上的受体，从而将信号传递给细胞，告诉它要改变什么、什么数量级别。活性维生素D的主要作用是通过结合其细胞核受体而实现的。

1969年，Mark Haussler和Tony Norman在研究肠道上皮细胞的核碎片时，发现与维生素D特异性结合的蛋白质，由此发现了维生素D受体。Michael Holick于1971—1972年发现了维生素D的活性代谢形式，在肝中维生素D转化为25-羟维生素D，后者再通过肾转化成活性形式1,25-双羟维生素D[$1,25$-$(OH)_2$-D_3]。此后，Michael Holick和Tony Norman几乎同时独立发现1,25-双羟维生素D水平是血液中激素的生物活性形式，对调节血钙磷的浓度、促进骨骼健康有重要的作用。

Michael Holick是波士顿大学医学中

心内科学、生理学和生物物理学教授，骨健康保健诊所主任，光疗、光和皮肤研究中心主任，在维生素D的基础和临床领域做出了很多突破性贡献。他最早发现和分离了活性维生素D——1,25-双羟维生素D_3，他明确了维生素D在皮肤中合成的机制，证明了衰老、肥胖、纬度、季节变化、使用防晒霜、皮肤色素沉着和服装衣着对皮肤合成维生素D的影响，Holick联合全球专家建议，推荐阳光暴露作为维生素D的主要来源，呼吁学术界关注儿科维生素D缺乏，呼吁医学界关注世界范围内的维生素D缺乏大流行并提高认识。维生素D缺乏不仅会导致骨代谢疾病、成年人骨质疏松症，也使儿童和成人发生常见癌症风险增加，增加精神分裂症、传染性疾病（包括肺结核、流感）、自身免疫性疾病（包括1型糖尿病和多发性硬化）、2型糖尿病、脑卒中和心脏病的风险。他还发现孕妇维生素D缺乏会增加子痫前期、剖宫产术的风险。有学者预测，Mickle Holick是离诺贝尔生理学或医学奖最近的维生素D领域学者，他发表了大量文章、专著，进行了无数的讲座。本书的很多观点来源于他的论文、书籍和讲座。

Holick后来的研究又发现，活性维生素D是一种异常细胞生长的最有效的抑制剂，但是无论人们如何通过阳光和饮食来增加体内的维生素D，肾只能够产生有限量的1,25-双羟维生素D，这一点不可能解释已经发现的维生素D对细胞的好处，肾不可能是维生素D的唯一来源。Holick相信有其他来源的1,25-双羟维生素D，使整个机体的细胞并非依靠肾激活的微量活性维生素D的供应，因为每一组细胞有其自身的酶将25-羟维生素D转换为1,25-双羟维生素D。换句话说，细胞能在局部自身生产1,25-双羟维生素D，而无须依赖遥远的肾的产生和运输。终于，Holick、Gary Schwartz和Tai Chen于1998年合作发表的一项研究中证明了这一理论。

Holick的发现完全改变了医学界对维生素D与细胞和器官健康之间关系的看法，在这项研究中，他们将正常前列腺细胞暴露在25-羟维生素D中，可以看到细胞转化25-羟维生素D为1,25-双羟维生素D，前列腺癌细胞本来是无序生长，暴露于25-羟维生素D后，不仅能将其转化为1,25-双羟维生素D，还具有抑制肿瘤细胞生长的作用。这些研究表明，与肾一样，正常前列腺细胞和前列腺癌细胞可以激活维生素D，但与通过肾合成的1,25-双羟维生素D具有的调节钙代谢和促进骨骼健康作用不同，在前列腺内合成的1,25-双羟维生素D还具有保证细胞健康生长的功能，后来发现同样能激活维生素D的酶也存在于结肠、乳腺、肺和脑细胞中，结肠、乳腺、肺和脑细胞等细胞也能合成1,25-双羟维生素D，对这些组织中癌细胞的生长也都有抑制作用。

这一发现有助于从机体使用维生素D的奥秘中找到更多的线索，肾激活的维生素D是通过肠道和骨骼来调节钙的代谢来完成，如果肾合成更多的1,25-双羟维生素D会产生不良的健康影响，比如高血钙和高尿钙，那么机体能够巧妙地在没有肾的允许情况下，由其他组织细胞也能够合成1,25-双羟维生素D，但没有通过血液循环，仅在前列腺、结肠和乳腺激活维生素D，使活化的维生素D在局部产生可以调节多达2000多个不同的基因，以控制细胞生长和其他细胞功能，在胰腺产生胰岛素，并在肾调节下由肾素产生维生素D。一旦执行了以上这些功能，活性维生素D触发25-羟维生素D-24羟化酶的表达，这种酶能使1,25-双羟维生素D转变成没有活性的1,24,25-$(OH)_3$-D_3，随后排出体外。

这一发现的结果是令人难以置信的，我们发现了太阳照射对癌症发病率有如此深远影响的可能原因，人体暴露在阳光下并产生更多的维生素D时，它可以被肝转化成25-羟维生素D，这种物质可以被前列腺、结肠、卵巢、乳腺、胰腺、大脑及其他大多数组织激活，以防止不健康细胞的生长。产生的25-羟维生素D越多，这些容易患病的组织就越健康，因为我们不必依赖于肾提供活化的维生素D，所以才有足够的能力来预防癌症，只要通过皮肤的阳光照射或补充维生素D_2或维生素D_3，达到充足的25-羟维生素D水平，就有足够的能力来预防癌症的发生。

近30年维生素D领域的研究进展迅速，我们认识到维生素D是一种激素原，25-羟维生素D是体内维生素D的主要储存形式，不仅肾，人体还有很多器官和组织（包括皮肤、乳腺、前列腺、胃肠道组织细胞）内都含有其特异性羟化酶CYP27B1，这些组织以25-羟维生素D为底物，在细胞内活化为活性形式的1,25-双羟维生素D [1,25-$(OH)_2$-D]，

后者可以明显促进正常细胞成熟和分化，并抑制正常细胞过度增殖。由于维生素D的受体VDR不仅存在于小肠和骨骼，还广泛分布于大脑、心脏、胃、胰腺、皮肤、生殖腺等部位，长期慢性维生素D缺乏可能会产生诸多不良后果，包括高血压、多发性硬化、结肠癌、前列腺癌、乳腺癌和卵巢癌，以及1型糖尿病的风险增加。维生素D会影响人类基因组的2000余种基因的表达。

11

活性维生素D的产生并不仅限于肾

身体是聪明的，可以在前列腺、结肠和乳腺等全身组织中激活维生素D，活化的维生素D在局部产生，可以调节多达2000个不同基因表达，控制细胞生长和其他细胞功能，在胰腺产生胰岛素、在肾调节肾素产生，一旦执行完这些功能，活性维生素D触发25-羟维生素D-24羟化酶的表达，这种酶能迅速破坏活性维生素D。这样的机制使活性维生素D从不离开细胞，因此从来没有进入血液循环，一旦其任务完成，基本上就是在现场自杀，这是身体自我调节的另一个让人叹为观止的例子。

活性维生素D新的合成形式为何如此强大，以及它是如何阻止癌症细胞的生长正在研究之中。鉴于活化维生素D对细胞癌变的预防作用，活化维生素D用于治疗癌症的想法似乎是合乎逻辑的。但对癌症的理解还有更多方面，首先癌细胞是聪明的，一旦恶性

肿瘤发生，这些癌细胞开始制造更多的控制基因表达的蛋白质，称为转录因子，其中一种称为Snail（蜗牛）的转录因子，可与维生素D受体结合使其功能失调。其次一旦发生这种情况，活化维生素D就不能再调节基因的表达，从而不能再在细胞上工作以保护它们，它就像一个开关被翻转了，癌细胞可能具有关闭自身激活的维生素D的能力，使癌细胞继续增长，并对附近的组织造成损害。

总的说来，不仅是肾，全身多个组织细胞能够以25-羟维生素D为原料，合成活性维生素D，进而调节细胞功能，提示一定水平的25-羟维生素D对于健康的极端重要性。所以临床上，把血清25-羟维生素D水平的高低作为维生素D缺乏与否的判断指标是多么重要！这也提示，对于肾功能不全患者也需要一定水平的25-羟维生素D来维持人体肾之外的组织器官的需要。如果给临床医生提出一个问题：肾功能不全患者是否需要补充普通维生素D？回答是肯定的，尽管这一观点并未得到广大肾内科同行的认可。

12

维生素D影响的不仅是骨骼健康

以前一直认为，维生素D受体只存在于骨骼、肾和小肠中，但现在我们发现，维生素D受体在体内广泛存在，甚至有证据表明维生素D受体存在于大脑中，维生素D的活性形式刺激5-羟色胺的产生，从而改善情绪，帮助减少抑郁发生。脂肪细胞也含有维生素D受体，如果维生素D充足，脂肪细胞会代谢更活跃，燃烧更多热量，人们往往认为脂肪细胞就像是一团无生命的"肥油"，实际上它们是代谢的积极参与者。当你吃饱后，脂肪细胞分泌出瘦素（一种抑制食欲的激素，具有调节体重的作用），通知大脑你完全不需要再吃一口食物，让你离开桌子。缺乏维生素D会干扰瘦素的产生，导致食欲增加和体重增加，会增加2型糖尿病的风险。此外，维生素D缺乏也会影响胰腺中胰岛素的产生，并增加胰岛素抵抗，加重2型糖尿病症状。事实上，机体的每个组织和细胞都有维生素D受体。

这些受体有什么作用呢？科学界许多学者认为，维生素D作为一个健康"前哨兵"，可以控制细胞生长，这意味着它可以影响癌症的发生。如果一个细胞开始失去其自身的生长控制向癌细胞转化时，活性维生素D也会打开细胞凋亡基因，控制细胞的生长或诱导细胞死亡，从而避免癌症的发生；如果肿瘤已经存在并开始生长，活性维生素D能阻止血管形成，使癌细胞缺乏生存需要的营养物质；一旦恶性进程已经开始，不幸的是，就像我们之前说过的那样，癌细胞很聪明，它能够巧妙地开发出对抗维生素D作用的机制。

人类一生中持续维生素D充足对生命很重要，就像汽车保险与昂贵的交通事故之间不能出现"空白期"，否则某段时间机体缺乏足够的维生素D作用于那些无处不在的受体，会使你容易患病。有人认为，冬季发现的肺癌患者比夏季发现的患者死亡更快，这是巧合还是与维生素D缺乏有关呢？

在医学界，阳光被称为"神奇的药物"，位于旧金山营养与健康研究中心的William Grant博士是此领域的一位德高望重的科学家。他指出，增加阳光照射可以减少185 000例癌症的发生，特别是乳腺、卵巢、结肠、膀胱、前列腺、子宫、直肠和食管、胃部的癌症。其他研究人员估计，全球350 000例的结肠癌和250 000例的乳腺癌患者可以通过增加维生素D的摄入来进行有效预防。

高血压是公认的冠心病和脑卒中的一个主要危险因素，阳光照射对高血压同样具有戏剧性效果，阳光照射或晒黑床可以取得与药物治疗相似的降血压效果，而又没有药物治疗的不良反应。有研究发现，阳光和体育锻炼有利于心脏健康，如果把这两件事情放在一起，健身和紫外线照射同样具有神奇的健康效益；当然还有骨健康，晒太阳有助于建立和保持骨密度，减少骨折危险，骨折是老年人死亡和残疾的主要原因之一；人类也需要阳光来控制生物钟，调节情绪，适当的阳光照射可以降低季节性情感障碍相关的抑郁症和经前期综合征。别忘了，阳光让你感觉更好，不要听从那些警告，说什么阳光是危险的、要避免阳光照射，这种说法掩盖了晒太阳的好处。

维生素D缺乏和肥胖之间关系密切，维生素D储存在脂肪细胞中，人们可能会以为，脂肪多会有更多的维生素D储存，足够弥补不足，事实证明正好相反，肥胖与维生素D缺乏存在平行关系，越胖的人维生素D缺乏风险更高。为什么？维生素D基本上被锁定在脂肪细胞中无法使用！有研究显示，肥胖和不肥胖个体在UVB辐射量相同的情况下，肥胖者血液中维生素D水平升高程度是体重正常者的45%，体重指数在30以上的肥胖者通常需要至少2倍的维生素D才能满足机体需要。

如今大多数国人超重或肥胖，同时又存在维生素D缺乏，由此使人想到，这两种流行病是否存在关联？肥胖和骨软化症常相伴而行，肥胖加重骨软化，形成恶性循环。如前所述，骨软化症的临床特点是骨骼和肌肉的极端疼痛和身体虚弱。肥胖者由于多余脂肪锁住了来自太阳和饮食中的维生素D，不能用于骨骼的正常矿化和维持细胞健康，并且肥胖者由于实际情况和自尊心的原因常外出较少，也会进一步影响维生素D的合成，使问题更加严重。此外，骨骼和肌肉疼痛和身体虚弱，使患者几乎不能参与任何形式的体力活动，造成体重不易控制甚至更容易增加，肥胖反过来又使维生素D缺乏加重，加剧了骨软化症。

纠正肥胖患者的维生素D缺乏，可以治愈骨软化症及其骨痛，为肥胖患者打开运动之门，有利于降低体重，但好处还不止于此。前面讲过，当进食足够脂肪以后，大脑发出信号，促进瘦素合成和释放来抑制食欲，维生素D缺乏会干扰瘦素分泌。研究表明，紫外线照射或维生素D补充来增加肥胖者的维生素D水平，可以恢复瘦素的分泌调节，因此这些患者比其他患者受益更为明显。

血液中维生素D水平达到正常时，可以达到减轻骨痛，使运动变得更容易，并能提高肌肉力量，改善平衡，还能增加控制食欲的瘦素分泌，这3种因素加在一起，再结合个人努力，对减轻体重和健康生活都会产生巨大影响。尽管还需要更多的研究来验证这一观点，但笔者认为，应用来自太阳或人工光源的紫外线，对治疗肥胖具有巨大潜力。

维生素D的好处如下。

1. 预防骨量减少、骨质疏松、骨软化症、佝偻病和骨折。

2. 预防一些癌症的发生，如结肠癌、卵巢癌、胰腺癌、前列腺癌、乳腺癌。

3. 预防心脏疾病和脑卒中，预防2型糖尿病、牙周炎、牙齿脱落和其他炎症性疾病。

4. 改善肌肉强度。

5. 预防多发性硬化、1型糖尿病、克罗恩病、类风湿关节炎、银屑病（牛皮癣）、白癜风。

6. 预防抑郁症、精神分裂症、阿尔茨海默病。预防季节性情感障碍、痛经（经前期综合征）、睡眠障碍，提高幸福感。

13

维生素D是人体的主要免疫调节者

维生素D可以调节钙和磷的代谢，不仅在维持健康的矿化骨骼方面发挥重要作用，而且还是一种免疫调节激素。维生素D受体（VDR）和代谢酶均由各种类型的免疫细胞表达，包括淋巴细胞、单核细胞、巨噬细胞和树突状细胞。实验研究表明，维生素D对先天性和适应性免疫系统具有显著的生物活性，服用维生素D或其代谢物会导致各种免疫相关疾病的发生和进展进程发生变化，有许多临床和流行病学数据支持将维生素D与银屑病、多发性硬化、类风湿关节炎、1型糖尿病和传染病等多种疾病的发病率和严重程度联系起来。

说到维生素D的免疫调节作用，不得不提到多发性硬化这一疾病，也不得不提到一个人——巴西圣保罗联邦大学内科与神经病学、神经病理学与神经保护实验室主任Cicero Coimbra。

多发性硬化（multiple sclerosis，MS）是一种脱髓鞘性神经病变，患者脑或脊髓中的神经细胞表面的绝缘物质（即髓鞘）受到破坏，使神经系统的信号转导受损，导致一系列症状，影响患者的活动、心智甚至精神状态。这些症状包括复视、单侧视力受损、肌肉无力、感觉迟钝或协调障碍。多发性硬化的病情多变，患者的症状可能反复发作，也可能持续加剧。在每次发作之间，症状有可能完全消失，但永久性的神经损伤仍然存在，这在病情严重的患者中特别明显。笔者曾经跟国内的神经内科医生探讨过该疾病，目前国内外尚无根治的方法，现有的治疗多为改善患者发作后的日常功能，并预防疾病再度复发。

多发性硬化的患病率在高纬度国家较高，在生命的前10年生活在35°纬度以下的热带、亚热带和温带，患多发性硬化的风险降低约50%。有前瞻性巢式病例对照研究报道，血清25-羟维生素D水平每增加20ng/ml（50nmol/L），多发性硬化的风险就会降低41%；血清25-羟维生素D水平高于24ng/ml，每日摄入400U以上维生素D的女性患多发性硬化的风险降低41%。因此，人们认为维生素D缺乏在调节失调的辅助性T细胞、细胞毒性T细胞（cytotoxic T lymphocyte，CTL）、NK细胞、B细胞的发育中起着作用，导致中枢神经系统的自燃，从而损害多发性硬化中的神经元和少突胶质细胞。

可以想象，1,25-双羟维生素D对免疫系统的许多作用类似于干扰素-β（一种用于治疗多发性硬化的免疫调节剂）的机制，这意味着维生素D在多发性硬化中可能具有治疗作用。一些研究表明，单用高剂量维生素D补充剂（高达14 000U/d）或附加其他疗法，在降低多发性硬化患者的复发率、改善炎症标志物和磁共振成像表现方面具有显著的益处，大多数现有的随机安慰剂对照临床试验包括的患者数量相对较少，治疗用维生素D的剂量在各研究中差异很大。

Coimbra是巴西圣保罗联邦大学内科与神经病学、神经病理学与神经保护实验室主任。Coimbra医生用高剂量维生素D治愈了4000例多发性硬化患者，请注意，是治愈。多发性硬化在神经科领域被公认为无特效疗法，无法治愈。Coimbra医生把维生素D的应用剂量提高到每日4万～20万U（是每日剂量，而公认的生理需要量是每日400～600U，这里强调一下，笔者没有说

错）。他有众多粉丝，包括笔者本人，多数是维生素D领域的医生和患者。但据笔者所知，国内绝大多数神经科专家都不知道他，对于他用维生素D治愈多发性硬化更不了解。

2020年1月31日，Coimbra医生做了一个视频讲话，号召巴西人民服用维生素D，纠正维生素D缺乏，以应对新冠病毒感染疫情的来临。他是世界上最早呼吁强化维生素D应对新冠病毒感染疫情的医生之一。如今，补充维生素D用于新冠病毒感染的预防和治疗已经被国际上一线医生联盟（FLCCC）写入指南，并成为最主要的防控手段之一。

Coimbra医生在巴西的临床研究中，一直在用超高剂量维生素D$_3$治疗各种自身免疫性疾病，包括银屑病（俗称牛皮癣）、白癜风和多发性硬化，治愈（对，是治愈）了大量多发性硬化和其他自身免疫性疾病患者。

基于大量的临床病例实践，Coimbra医生认为，维生素D是免疫系统中最大的活性调节剂，可以改变免疫系统每个细胞中数千个基因的功能，这是一种无与伦比的物质。

他做了一个比喻来解释人体众多基因在其活动中如何受维生素D调节：想象一座有上千个房间的摩天大楼，这座摩天大楼内的数千扇门只需一把通用的钥匙即可锁定和解锁。你可以将摩天大楼内各个房间与免疫系统的每个细胞进行比较，并想象那把钥匙就是维生素D。

当维生素D缺乏时，患者无法调节，即刺激或降低免疫系统细胞内数千种生物功能的活动，这对人体来说是一场针对免疫系统

的灾难！缺乏维生素D的人容易患多种自身免疫性疾病，如多发性硬化、吉兰-巴雷综合征、类风湿关节炎、银屑病关节炎（以及银屑病本身）、重症肌无力和系统性红斑狼疮。

维生素D是一种免疫调节物质，它一般不会抑制免疫系统的活动，但可以调节它，而且维生素D会特别抑制引发自身免疫性疾病的免疫反应类型，也就是"Th17反应"。几乎所有的自身免疫性疾病都是由这种不正常的、非生理性的异常反应引起的。Coimbra医生认为，维生素D是唯一能够选择性地抑制这种反应而不破坏免疫系统其他反应的物质，不仅如此，维生素D甚至可以增强免疫系统对抗病毒、细菌和其他微生物的能力。

Coimbra医生认为，维生素D缺乏在世界范围内大流行，加上人类频繁大范围活动的协同作用，促进了结核病等危及生命的传染病的传播。如今，全球每日有4000人死于结核病，而结核分枝杆菌对多种药物耐药以变得无法控制，与此同时，政府、卫生系统和国际医学界低估了维生素D缺乏大流行的后果，导致卫生开支不断增加。

Th17反应是由被称为白介素17的"免疫信使"（细胞因子）的过量产生引起的，白介素17的产生是一种自然现象，并且在适当的、受管制的量下是有益的。然而，白介素17的过量产生并不是一种自然现象。维生素D调节这种白介素17的产生。因此，自身免疫性疾病是免疫系统失调的结果，它会产生异常的免疫学Th17反应，维生素D是调节免疫系统所需的物质。

14
维生素D抵抗

大家都知道2型糖尿病存在胰岛素抵抗，胰岛素水平升高、作用不足可导致血糖升高。与此类似，患有自身免疫性疾病的患者也会存在维生素D抵抗，造成维生素D作用的不敏感，这种抵抗受遗传因素影响。由于这种抵抗的存在，使这些人容易患上自身免疫性疾病。

这种维生素D抵抗的确切机制尚不清楚，有多种疾病与维生素D受体的基因突变有关，使这些人对维生素D产生抵抗。维生素D抵抗也可能是由于处理维生素D转化和活化的酶发生了变化，是两种羟化酶，这两种羟化酶的基因及其活性改变、维生素D受体基因多态性本身的改变，以及捕获维生素D并将其带入血液的维生素D结合蛋白（vitamin D binding protein, DBG）的基因改变，导致维生素D作用减弱。所有这些基因改变都可以解释个体的维生素D抵抗，一个人甚至可能遭受其中的2～3个环节的问题，导致对维生素D的效能产生抵抗。

这一说法并非仅仅是假设。近年来，这种基因改变的维生素D代谢对几种疾病（不仅是自身免疫性疾病）的影响已经越来越严重，这可能是由于避免阳光照射和过度使用防晒霜，使得自身免疫性疾病的患病率一直在增加所引起的。

是什么决定了患者从这种抵抗发展出哪

种自身免疫性疾病？有几个因素可以驱动自身免疫反应。首先针对某个特定组织、器官或系统，有些人本身存在免疫学易感性，容易发生自身免疫性疾病，但是将来未必发病；其次可能是以不同方式挑战免疫系统的感染性疾病，感染性疾病诱发了自身免疫性疾病的发生，是遗传因素、感染因素，或许还有精神因素联合，再加上维生素D缺乏或抵抗，促成了自身免疫的启动，引起各种自身免疫性疾病的发生。

维生素D抵抗是自身免疫性疾病的根本原因。相信国内的绝大多数免疫科医生没有听说过这一说法，这一说法来源于巴西的神经科专家Coimbra医生。

Coimbra医生已经能够通过个体化的每日给予高剂量的维生素D来抑制约95%的多发性硬化患者的疾病活动，达到治愈剂量是根据实验室检测结果设定的，以代偿患者遗传性维生素D抵抗程度，这种抵抗似乎是自身免疫攻击倾向（和维持）的基础。由于该方案旨在调节免疫系统，因此在治疗其他几种自身免疫性疾病方面也同样有效。

截至2016年，他和5名医生的团队在圣保罗市的诊所使用该方案治疗了4000多名患者。此外，他已经培训了130多名医生，这些医生主要分布在巴西其他城市以及南美洲、北美洲和欧洲。

在该治疗方案中，患者维生素D的平均初始剂量约为每千克体重1000U/d。除了维生素D，他还应用其他几种补充剂，包括维生素B_2、镁和二十二碳六烯酸（docosahexaenoic acid，DHA）。他的方案中要求饮食中严格限制钙的摄入，饮食中基本不含钙，并要求每日至少饮水2.5L，以预防肾结石和高血钙的发生。治疗2～3个月后，根据实验室检查结果的变化调整维生素D的每日剂量，1年后进一步调整每日剂量，以补偿维生素D代谢的适应性变化，直至该患者的实验室参数达到稳定水平，即维生素D达到其最大免疫效果。患者通常在接受维生素D治疗2年后的第3次或第4次就诊时，可以达到满意效果。

很多医生都知道，人群中25-羟维生素D水平与甲状旁腺激素（parathyroid hormone，PTH）水平存在明显的负相关。Coimbra医生最感兴趣的血液检查就是PTH水平检测，PTH的产生受到维生素D的抑制。他的研究表明，当循环PTH达到其正常范围的下限时，维生素D的免疫益处最大化，达到这种水平的PTH需要不同剂量的维生素D，因为每个人对维生素D的生物抵抗程度不同。PTH值也被用作评价安全性的指标，因为如果PTH没有被完全抑制，就不会发生维生素D中毒。

他仔细监测血钙和尿钙，以避免肾结石，限制钙的饮食，并每日最少摄入2.5L的水，是避免这些潜在不良反应的必要预防措施。还要服用高剂量的维生素B_2（核黄素），世界人口中有相当一部分（10%～15%）人无法从正常的每日饮食中摄入足够的维生素B_2，从而在体内产生化学反应，将维生素D转化为用于免疫功能的维生素D的活性形式1,25-双羟维生素D。

Coimbra医生认为，有些人携带这种自身免疫性疾病的遗传易感性，但没有发展或尚未发展成自身免疫性疾病。这些疾病的发病，除了遗传倾向外，还需要其他一些触发因素，复发缓解型多发性硬化患者中可能普遍存在这种触发因素。他们在成千上万的自身免疫性疾病患者中发现，几乎没有例外，这个触发因素是情绪和压力性生活事件或长期的压力，在大多数自身免疫性疾病中似乎都非常相似。

他坚信，自身免疫性疾病患病率的增加主要取决于3个易感因素：首先是遗传，存在对维生素D的抵抗；其次是维生素D缺乏，是由于暴露在阳光下不足；最后是情绪和压力因素，这是触发因素，导致具有前两个易感因素的人激活自身免疫性疾病。我们不排除其他因素也可能在这一过程中发挥作用。

这里请允许笔者做一些注释，内分泌科医生临床过程中经常碰到甲状腺功能亢进患者，多数患者除了有明显的家族史，发病前或者复发前都有明显的精神诱因，如失恋、离婚、丧偶、下岗失业和亲人离世，这些精神和心理压力通过免疫系统影响到疾病的发病和复发加剧。相信很多免疫科医生也会遇到同样情况，很多自身免疫性疾病患者，都受到不同程度的精神心理因素诱发疾病发生和进展，而维生素D缺乏在这些人群中也非常普遍，如果纠正维生素D缺乏，提高患者的25-羟维生素D水平，是否会有不同的结果呢？Coimbra医生的经验告诉我们，回答是肯定的。

15 历史的启示

维生素D缺乏是世界范围内的流行病，首先其主要原因是光照不足，没有充分意识到通过合理的阳光照射是自然界最安全又廉价的获取维生素D的方法。其次是天然食物中很少含有充足的维生素D，因此即使是健康均衡的饮食也不能提供足够的维生素D。还有是对维生素D中毒的过分担心。历史是一面镜子，重温一下人类对维生素D的认识过程，对于我国的维生素D缺乏防治形势具有很多现实意义。

第一，人类对维生素D缺乏的关注始于工业革命后城市化加速期，狭窄的街道和严重的空气污染，使得婴幼儿光照不足，佝偻病在欧美主要城市流行。中国近40年来的城市快速化发展，城市人口已经超过农村人口，高层住宅的兴起、汽车和地铁的普及、空气污染的加剧和室内空调的普及，使人们户外活动急剧减少，导致阳光照射不足，已经具备维生素D缺乏流行的条件。笔者所在团队对5531例北京市城区居民血清25-羟维生素D水平的研究显示，维生素D缺乏的患病率高达87.1%，北京市城区居民的平均25-羟维生素D水平仅为（12.3±7.5）ng/ml，远低于美国的23～25ng/ml和加拿大的25～31ng/ml。这一形势应该引起卫生行政部门、医务人员和社会公众的重视，有必要在医务人员、社会公众和政府部门中广泛宣传，并采取相应措施，来应对广泛流行的维生素D缺乏的严重形势。

第二，欧美国家公众普遍有晒太阳的习惯，这一习惯的形成有其历史原因。晒太阳对健康有利这一观念深入人心。中国公众对晒太阳的益处还普遍缺乏认识，中国女性以皮肤白皙为美，影视作品中演员普遍皮肤白皙，也对公众产生对健康不利的示范效应。由于白种人皮肤合成维生素D效率要高于黄种人和黑种人，因此多数中国人比白种人需要更多的光照才能合成足量的维生素D。

第三，历史上，光照疗法不仅用来治疗佝偻病，还曾是治疗皮肤结核、肺结核和银屑病等多种非骨骼疾病的有效办法，只是在抗生素和抗结核药物的广泛应用以后才逐渐被忘记。随着维生素D的众多骨外作用的发现，相信光疗和补充维生素D会重新返回很多疾病的防治舞台。

第四，由于维生素D可以通过紫外线照射食物在体外合成，历史上曾经用来增加食物中维生素D含量，用于维生素D缺乏的预防。之后，由于食物中直接添加强化维生素D制剂更方便而被取代。这一现象对于以后的维生素D缺乏的防治仍然具有实际意义。

第五，维生素D强化食品在欧美国家非常普遍，美国和加拿大的国家标准中对乳制品中强制添加维生素D，而我国至今没有把维生素D强化添加列入国家标准。

第六，维生素D的经典作用是促进钙的吸收和改善骨骼健康，但是，越来越多的证据显示维生素D的免疫调节作用，在自身免疫性疾病、感染、肿瘤的预防和治疗中起到越来越关键的作用。国内外的学术界的认识还普遍停留在骨骼健康领域，维生素D缺乏在众多疾病的发病机制中的重要作用普遍被忽视。

第七，在维生素D强化食物被广泛应用后，佝偻病曾在欧美国家基本消失，近几十年来由于推荐剂量的减少，即使是欧美国家，维生素D缺乏也有流行趋势，提示现行的维生素D推荐剂量存在明显不足，迫切需要修订。

第八，维生素D实质上是一种激素原，其作用已经远远超过佝偻病、骨软化和骨质疏松本身，维生素D能够调节人体细胞的增殖、分化和凋亡，调节免疫系统的功能，对于人类疾病的预防和健康的促进作用得到越来越深刻的认识。展望未来，我们有理由相信，随着对于维生素D认识的深入，特别是其骨外作用的进一步认识，尤其是免疫调节作用的进一步研究，对很多疾病的认识和理解，如恶性肿瘤、自身免疫性疾病、感染性疾病、代谢性疾病，维生素D对很多常见疾病的防治，会产生革命性影响。

第三章

维生素D缺乏的评估

❶ 用25-羟维生素D评价维生素D水平

由于有那么多不同形式的维生素D存在，人们自然认为，最好的检测指标应该是活性维生素D——1,25-双羟维生素D_3，这对吗？回答是错误的。

不能用血液中活性维生素D水平，也不能用从皮肤细胞移动到肝的维生素D形式，因为没有生物活性。要准确评价维生素D水平状态，需要应用主要循环形式的25-羟维生素D，它是最重要的维生素D代谢物。该领域的所有专家都建议医生给患者测量25-羟维生素D来确定维生素D的水平。尽管医生们越来越清楚这些指标之间的区别，但无论国内还是国外，仍然有不少医生开错检查单。

❷ 快速自我判断维生素D缺乏

当身体需要某种东西时通常会以某种方式告诉我们，当我们脱水时，大脑发出的口渴信号会鼓励我们喝水；体内能量不足（饥饿）、睡眠不足（困倦），甚至面临严重危险时也是如此。身体面临危险时，会主动选择做出反应，这就是著名的"fight-flight"（战斗或逃跑）应激反应。

事实上，所有的动物都是通过类似的机制生存的，身体感觉到维生素D缺乏怎么办？除了人类以外，依赖太阳获取能量和维生素D的动物本能地知道如何吸收这些射线，它们可能无法通过驾驶考试或阅读健康相关书籍，但至少它们"知道"什么足以满足它们的生存需求。例如，有充分的证据表明，缺乏维生素D的蜥蜴会主动寻找紫外线辐射，就像口渴时喝水一样。另外，人类拥有这种非凡的能力首先要归功于发达的大脑，它使我们有能力批判性地分析和判断我们内心的想法，判断结果是对的还是错的，从而说服我们对任何事情，包括健康或不健康的事情。不过，有时候像蜥蜴一样行动是值得的。

如果你消化了前面的内容，知道了地理位置的影响和我们缺乏阳光照射的生活方式，你可能会感觉到在某种程度上缺乏维生素D，甚至可能有冲动跑出去买一瓶维生素D补充剂，但仅吃了一天就结束了。不幸的是，人体不能像快速获得食物和水一样，通过快速摄入来满足身体对更多维生素D的需求。身体已经缺乏维生素D供应一段时间，需要长期致力日复一日、月复一月的补充，并随着时间的推移慢慢恢复。

本书将提供给你一个保证成功的方案，将你的维生素D水平提升到健康范围并保持住。如果你的维生素D缺乏或不足，你的维生素D库存不足，需要尽快补充，仅仅暴露在阳光下几天，服用几粒非处方补充剂通常是不够的。首先，你需要明确自己是否存在维生素D缺乏。

一、维生素 D 缺乏的自我判断

如果你有下述情况之一，很可能你就有维生素 D 缺乏。

1. 很少在阳光下外出。

2. 在阳光下外出时，会涂防晒霜并遮盖皮肤，尤其是在夏天的几个月里，或者中午在外面的时候。

3. 衣服通常覆盖了大部分皮肤，包括胳膊和腿。

4. 居住在北纬 35°以上（包括中国北方的绝大部分地区，如山东临沂、河南郑州、山西运城、陕西铜川、甘肃天水以北和青海南部，西藏北部以北地区）。

5. 未每日服用复合维生素。

6. 未每日单独服用维生素 D 补充剂。

7. 做不到每周吃 2 ～ 3 次野生油性鱼，如鲑鱼、鲭鱼、鲱鱼、沙丁鱼等（这一点相信绝大多数中国人都做不到）。

8. 没有吃很多的蘑菇。

9. 每日喝不到 10 杯维生素 D 强化牛奶（国内绝大多数牛奶并未强化维生素 D）。

10. 天生皮肤黝黑。

11. 年龄在 60 岁以上。

12. 年龄在 20 岁以下。

13. 超重或肥胖。

14. 用拇指或示指用力按压胸骨（胸骨）时，会感到疼痛。

15. 用力按压小腿时，感到疼痛。

16. 觉得精力不足，肌肉力量弱。

17. 服用抗焦虑抑郁药物、抗病毒药物或抗 HIV 药物。

18. 服用糖皮质激素（如泼尼松）。

19. 长期慢性腹泻，或者有乳糜泻。

20. 做过胃旁路手术。

21. 有焦虑症或抑郁症。

上述情况如果你有任何一个，那么你很有可能患有维生素 D 缺乏，如果你具备几个，那么建议你检测一下血清 25- 羟维生素 D 水平。这些自测问题主要来源于国外文献，但作者认为，单就强化牛奶和食用野生油性鱼这两项，几乎涵盖了 95% 以上的中国人。这里请各位读者不要着急，请你耐心把本书后面的内容继续读下去，你就会意识到，自己和家人十有八九就患有维生素 D 缺乏。这里要声明一下，笔者是一名受过专业训练的资深内分泌医生，这不是在危言耸听。

二、维生素 D 缺乏的测试分层

如果说，上面 21 个问题还没有足够量化你是否具有维生素 D 缺乏风险，请你耐心回答完下面这些问题，你就可以肯定，自己有没有维生素 D 缺乏了。

1. 你的种族背景是一半或一半以上的印度人、非洲人、东南亚人、拉丁美洲或阿拉伯人，或者你的皮肤颜色发深。（3 分）

2. 体重指数（即 BMI，为体重的千克数除以身高米数的平方，正常值为 18.5 ～ 24.9，25.0 ～ 29.9 为超重，超过 30 或以上为肥胖）。（3 分）

3. 母乳喂养的婴儿，没有补充维生素 D。（3 分）

4. 容易疲劳，或经常肌肉、骨骼和关节疼痛。（2分）

5. 年龄在50岁或以上。（2分）

6. 生活在北纬35°（相当于山东临沂－河南郑州－山西运城－陕西铜川连线位置，北京为北纬39.2°～41.0°）以北，或南纬35°以南。（2分）

7. 出门前涂抹防晒指数SPF8或更高的防晒霜。（2分）

8. 很少（每周少于3次）在上午10点到下午3点期间有意识地去户外晒太阳。（2分）

9. 你的皮肤颜色属于下面哪种类型

A. 苍白，与北欧人相近，经常晒伤，从来晒不黑（1型）。（1分）

B. 华人中偏白皮肤，很容易被晒伤，很少晒黑（2型）。（2分）

C. 华人中等皮肤，偶尔晒伤，慢慢晒黑（3型）。（3分）

D. 华人中肤色偏深，很少晒伤，快速晒黑（4型）。（4分）

E. 深黄色、类似印度人和马来西亚人的肤色（5型），或者非洲黑种人（6型），从无晒伤，一直黝黑。（5分）

需要指出的是，北欧白种人肤色属于1型，这种人容易出现面部雀斑；多数白种人属于2型，容易晒红晒黑；绝大多数中国人是黄种人，皮肤类型属于3型，少数皮肤白皙者属于2型；印度人、孟加拉人和巴基斯坦人多数属于4型，美洲人和非洲黑种人属于5型或6型。

以上问题总分0～2分＝低风险；3～5分＝高风险；＞5分＝极高风险。

从以上分层测试的题目可以看出，多数中国人肤色为3型，容易晒黑，偶尔在强烈紫外线下会晒伤，已经是3分了；多数中国成年人存在不同程度的超重和肥胖，又加上3分，总共6分了，已经是极高风险了；如果你生活在中国北方地区，尤其是生活在城市地区，你就已经8分了，更属于极高风险范围；如果你是女性，中国女性以皮肤白皙为美，不仅尽量避免光照，出门还涂抹防晒霜、打遮阳伞，无论生活在南方还是北方，如果你生活在城镇，住楼房，出门坐车，没有从事户外活动，你又加了2分，达到11分了；如果你的孩子是母乳喂养，没有补充维生素D，几乎肯定存在维生素D缺乏；50岁以上的北方人，你已经5分了，属于极高风险范围，如果你生活在城市，又不是从事户外工作，或者没有有意识地晒太阳，你又加了2分，达到7分，已经属于极高风险范围；如果你平时容易疲劳，下班后习惯往沙发上歪坐，或者你有肌肉关节疼痛，你又加了2分，达到11分，在极高危险组也属于高分了，这也就是说，即便不用检查，你肯定也会有维生素D缺乏。

写到这里，笔者想到了一位非洲黑种人朋友，来中国工作十几年了，因为糖尿病找笔者就诊。他身材很好，平时经常进行户外跑步，饮食也很注意。笔者跟他说，你需要查一下维生素D水平，十有八九，你会有维生素D缺乏，后来检查结果证实了这一结论。他很好奇，问为什么不检查就知道他会有维生素D缺乏，笔者跟他说，就是因为你是黑种人生活在北京，笔者就判断你会有维生素D缺乏。

知道吗？美国前总统奥巴马是混血黑种人，尽管肤色不是太黑，只是因为他生活在北美洲，他就必然有维生素D缺乏，尽管奥巴马每日运动3小时，身材保持很好。笔者曾在网络上看到过奥巴马的体检报告，提到过他有维生素D缺乏，他每日都在补充维生素D。

③ 尺桡骨、胸骨柄和胫骨压痛很有诊断价值

如果你是一名医生，除了追问患者的上述病史，在体格检查方面会有哪些线索，来判断患者是否存在维生素D缺乏呢？如果你不是医生，自己该如何通过查体判断是否有维生素D缺乏的表现呢？

这里我给大家介绍一下几个查体可见的阳性体征，分别是尺桡骨压痛、胸骨柄压痛和胫骨压痛（图3-1）。

尺骨和桡骨是前臂部位的两根骨骼，这两根骨头的两端是腕关节和肘关节，当你用拇指和示指用力按压前臂的中间部位时，如果被检查者有轻度疼痛，提示尺桡骨压痛阳性；胸骨柄位于胸部中央，最下端的小尖尖是胸骨柄，如果用力按压胸骨柄时出现疼痛

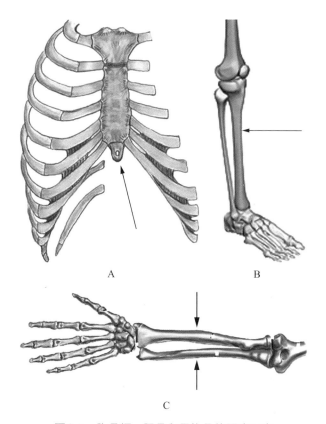

A   B

C

图3-1 胸骨柄、胫骨和尺桡骨的压痛示意

注：A.胸骨柄压痛部位；B.胫骨压痛部位；C.尺桡骨压痛部位。

不适，提示胸骨柄压痛；胫骨位于小腿的前部，检查者用拇指用力按压胫骨部位，如果出现疼痛不适，提示胫骨压痛。

维生素D缺乏时，由于体内钙磷不足，造成骨骼矿化不全，骨骼中的胶原成分吸水膨胀，按压骨骼时，骨骼表面的骨膜感觉神经丰富，骨膜受到牵拉会感觉疼痛不适。这种疼痛通常不是很剧烈，而是钝痛不适。笔者曾有体会，自己按压胸骨柄后感觉不适，按压胫骨时也有轻度不适，但是当时笔者以为骨骼下面是脂肪，按压后都是会有这样感觉，但是后来补充维生素D后，开始意识到这是异常感觉。

医学生都知道，我们在学习诊断学时，教科书上写到，胸骨柄压痛见于白血病，没有提及维生素D缺乏和骨软化症。现在看来很不全面，因为白血病患病率很低，大概1/10万，而成人维生素D缺乏的患病率可达2/3以上。我们在国内首先报道，北京市城区居民维生素D缺乏患病率高达87.1%，所以说，毫无疑问，维生素D缺乏是胸骨柄压痛的最常见原因。笔者体会，只要有胸骨柄压痛，检查25-羟维生素D水平几乎肯定在20ng/ml（50nmol/L）以下。

笔者还发现，胸骨下端突出的小尖尖（剑突），男性和女性明显不一样，男性有明显突出的小尖尖，而女性并没有这部分突出。查阅了解剖学教科书，也没有提过这种说法，所以笔者一直怀疑是不是笔者首先发现了剑突的男女差别。

直到最近（2022年12月），笔者又在网上搜索了一下，发现在2021年4月的 *Int J Anat Var* 杂志，还真有一篇研究剑突大小和性别差异的文章，文章中提到男女之间的剑突确实有差别，研究发现，剑突长度与身高和体表面积在男性中表现出很强的相关性，但在女性中则不然，残留剑突的存在在女性中更为普遍，远远超过体形的影响。

剑突附着在胸骨体的下端，作为腹直肌、腹斜肌和腹横肌腱膜、白线和膈肌的固定点。婴儿软骨剑突在头尾方向逐渐骨化，剑突-胸骨关节在以后的生活中融合。剑突在希腊语中的意思是"像一把剑"，但它的形态表现出广泛的变化，从长而细，到短，甚至退化或消失。它可能是双裂的、偏斜的甚至穿孔的，是变化最大的胸骨组件，这些变化可能具有一定的临床意义。

④

检测25-羟维生素D水平诊断维生素D缺乏

要确定维生素D缺乏程度，唯一可靠的方法是进行25-羟维生素D检测。维生素D检测的收费标准，不同实验室可能会有很大差异，这取决于所在地区和实验室，北京市目前收费是每次60元，属于医保覆盖范围。

25-羟维生素D是肝脏产生的维生素D的循环形式，然后由肾脏激活成为活性维生素D（1,25-双羟维生素D）。

很多医生会问，为什么不检测活性形式，而检测其前体？许多医生选择了错误的检测项目（1,25-双羟维生素D），结果显示活性维生素D水平正常时，他们认为一切都正常。实际上活性维生素D并不能准确描述体内维生素D状态，但是需要知道，即使你的活性维生素D（1,25-双羟维生素D）检测结果正常甚至升高，你也可能患有严重的维生素D缺乏。

活性维生素D的循环浓度比25-羟维生素D低1000倍，25-羟维生素D是人体从补充普通维生素D后经过肝转化生成，在循环中的半衰期为2～3周，但人体接受阳光照射后产生的25-羟维生素D在体内的持续存在时间是通过补充剂途径获得的25-羟维生素D的2倍。半衰期是指身体消除血液中25-羟维生素D和1,25-双羟维生素D总量的一半所需的时间。1,25-双羟维生素D的半衰期只有2～4小时，这意味着血液中1,25-双羟维生素D的浓度每2～4小时减少1/2，维生素D缺乏时，机体会立即做出反应，增加甲状旁腺激素的生成，告诉肾脏激活维生素D，所以当维生素D缺乏或不足时，活性维生素D（1,25-双羟维生素D）水平会正常或升高。

这怎么可能？如果肾产生更多的活性维生素D，你怎么会缺乏维生素D呢？因为即使血液中维生素D水平正常，目标组织即肠道和骨骼，仍然无法获得足够的维生素D。

很多人也会检测钙水平，如果血钙水平在正常范围，就认为体内不缺维生素D和钙，实际上，血钙水平和活性维生素D水平都不能说明是否缺乏维生素D，必须测量25-羟维生素D。

维生素D的单位是ng/ml（纳克每毫升），或者是nmol/L（纳摩尔每升），两者相差2.5倍，1ng/ml＝2.5nmol/L，不同实验室所用单位不同，可以直接换算。

维生素D缺乏的诊断标准如下。

25-羟维生素D＜20ng/ml（50nmol/L）为维生素D缺乏；20～30ng/ml（50～75nmol/L）为维生素D不足；30ng/ml（75nmol/L）以上是维生素D充足。维生素D中毒通常是指血液中的25-羟维生素D＞150ng/ml（375nmol/L），并伴有血钙升高。

需要指出的是，这一定义最早由美国内分泌学会提出，是基于骨骼健康角度，得到国内外的普遍认可。但是基于维生素D对于骨骼外的健康好处，许多专家建议25-羟维生素D水平在40ng/ml（100nmol/L）以上，其原因是，25-羟维生素D水平越高，患癌症、心脏病、自身免疫性疾病等的风险就越低。

例如，户外泳池救生员的25-羟维生素D水平可达100ng/ml（250nmol/L）左右，他们并不是维生素D中毒者，主要是因为他们的大部分维生素D从阳光中获取，这种来源不会造成中毒，因为人体有自动调节的机制。同样，在整个冬季，每周使用一次晒黑床的健美爱好者，通常25-羟维生素D水平保持在40～60ng/ml（100～150nmol/L）。如果你依赖外源性补充维生素D，如果中断补充，大约需要1个月的时间就能降至20ng/ml（50nmol/L）以下。从另一个角度来看：如果你每日补充100U的维生素D，血液中25-羟维生素D水平就会增加1ng/ml

（2.5nmol/L）。这就是为什么儿童和成人每日都需要摄入至少1000U的维生素D，因为他们没有足够的阳光照射来满足身体对维生素D的需求。笔者本人每日补充2500～5000U的维生素D，作为从阳光照射中获得的维生素D的补充，笔者的25-羟维生素D水平常年在50～60ng/ml（125～150nmol/）。

临床上检测人体维生素D水平的方法主要有两种，液相色谱－串联质谱法（liquid chromatography mass spectrometry，LC/MS）是最先进的"金标准"检测方法，它可以分别测定血液中25-羟维生素D_2和25-羟生素D_3的水平。我们要关心的是总25-羟维生素D水平，所以你只需将此检测的结果加起来就可以得出总25-羟维生素D水平。例如，如果你的结果显示25-羟维生素D_2为20ng/ml（50nmol/L），25-羟维生素D_3为15ng/ml（37.5nmol/L），那么你的总25-羟维生素D水平是35ng/ml（87.5nmol/L）。这种检测的好处在于它可以区分两种维生素D。记住，维生素D_2一般作为药物使用，如果你正在使用药物等级维生素D_2治疗维生素D缺乏症，但你的血液维生素D_2水平没有上升，这表明你的身体没有吸收维生素D_2。

另一种检测方法是免疫学分析法，包括放射免疫分析、免疫反射分析、免疫化学发光分析，一般只能测量你的25-羟维生素D总量，不能区分D_2和D_3。如果你无法选择使用哪种分析方法，或者医生坚持使用放射免疫分析法，它仍然是一个可靠的检测方法，可以满足需要。

⑤ 年龄、地理位置、种族与维生素D

年龄越大，身体就越难通过阳光照射制造维生素D，因为身体中维生素D的前体随着年龄的增长而减少。70岁时，人体生产维生素D的能力下降50%～70%，70岁老人要想获得足够的维生素D，需要每周暴露更多的皮肤区域（如胳膊和腿）3～4次，同样的阳光照射皮肤，70岁老年人比20～40岁年轻人产生的维生素D（相当于20 000U的补充量）更少，但能够产生3000～5000U就足够了。不幸的是，老年人尤其容易接受关于过度日晒的危言耸听的警告，当老年人需要更多的阳光来保持健康时，他们通常反而会减少阳光照射量。

个人估计，我国60岁及以上人群中有2/3以上缺乏维生素D，老年人需要更多地关注是因为缺乏维生素D导致髋部骨折的风险，而不是晒太阳导致的皱纹或皮肤癌的风险。

考虑一下这个令人担忧的统计数字：中国65岁以上老年女性骨质疏松患病率为51.6%，男性患病率为10.7%，全国每年大约有130万老年人发生髋部骨折；其中20%的人将在1年内死亡，50%的人将永远无法恢复行动能力。

生活方式也很重要，白天在室内待得时间越长，制造维生素D的机会就越少。随着城市化的进程，我国多数人群的生活方式通常为长时间的室内工作，并且在户外还要避免太阳的紫外线照射，多数儿童和青少年（占整个青年人口的70%）的血液中25-羟维生素 D 水平可能偏低。

除了年龄因素外，所处的地理位置也很重要，如果生活在冬季相对较长的地方，如北纬40°以北地区（由东到西包括丹东、营口、秦皇岛、唐山、北京、大同、鄂尔多斯、乌海、酒泉、阿图什、敦煌以北地区），1年中得到的阳光照射的机会更少，因为在冬季的几个月里，臭氧层吸收了大部分紫外线，紫外线无法以理想的角度照射到地球表面，从而阻碍在皮肤中生成维生素 D。

此外，如果你生活在一个有大量臭氧污染的城市，你的风险也会增加。皮肤颜色较黑的人，比如黑种人，很难从有限的阳光中生产足够的维生素 D，这种皮肤不能有效地将太阳辐射转化为维生素 D。这些人如果生活在非洲和赤道地区就不会有问题，因为有足够的阳光照射，但当非洲人后裔生活在北纬37°以上地区时，他们往往会缺乏维生素 D，因为他们的超级保护皮肤可能无法将足够少的阳光转化为维生素 D。多达80%的老年非裔美国人（65岁以上）缺乏维生素 D。平均而言，40%～60%的非裔美国人缺乏维生素 D，非裔美国人罹患各种维生素 D 缺乏症的风险增加，包括易患2型糖尿病，乳腺癌和前列腺癌的侵袭性更强。非裔美国人的后裔也更有可能患有高血压和心脏病。赤道地区的居民皮肤黝黑，是数百万年来适应该地区紫外线强度较高的结果，如果迁移到其他地方，还需要数百万年才能进化到适应当地紫外线的皮肤类型。

某些文化要求女性完全穿着厚重的衣服躲避阳光，所以在中东和印度，尽管阳光充足，研究发现女性仍然普遍缺乏维生素 D，男性也不例外，因为这些地区的男性和女性通常都会避免阳光照射，有的会使用头巾。

⑥ 甲状旁腺激素与维生素 D 水平

甲状旁腺激素（parathyroid hormone, PTH）是由甲状旁腺分泌的，甲状旁腺位于颈部甲状腺后方。甲状旁腺激素的主要作用是升高血钙及降低血磷，是调节体内血磷、血钙水平的最重要的激素。甲状旁腺激素受血钙水平调节，低血钙可以促进甲状旁腺激素分泌，分别作用于肾、骨骼和小肠。对于肾，甲状旁腺激素能促进钙的重吸收使血钙升高，促进磷的排出，使体内血磷水平降低；对于骨骼，甲状旁腺激素能促进骨钙入血；对于小肠，甲状旁腺激素能促进小肠黏膜对摄入的钙、磷的吸收。

甲状旁腺激素水平升高见于原发性甲状旁腺功能亢进，此时伴有血钙升高，也见于低血钙引起的继发性甲状旁腺功能亢进，如肾功能不全、维生素 D 缺乏，此时血钙偏低。

25-羟维生素 D 与甲状旁腺激素之间存在负相关，这一相关关系在25-羟维生素 D 水平为20～30ng/ml时更明显，但研究显示，25-羟维生素 D 与甲状旁腺激素水平升高并无明显阈值，部分患者存在肾功能不全，影响肾对25-羟维生素D的羟化。由于1,25-双羟维生素D是促进肠道吸收钙的活性激素成分，如25-羟维生素D不足，加之活化减少，导致代偿性甲状旁腺激素水平升高，继发性甲状旁腺功能亢进刺激骨重建，在骨形成正常或减低基础上骨吸收明显增加，使骨转化失偶联，将进一步增加骨质疏松症患者骨折的发生风险。

维生素D缺乏时，甲状旁腺激素水平正常或轻度升高。研究显示，去除维生素D缺乏因素，甲状旁腺激素正常值范围在使用时应注意，<65pg/ml来源于所谓"健康人群"，未考虑维生素D缺乏因素，如去除维生素D缺乏因素，甲状旁腺激素正常值为<45pg/ml，如高于此值，常提示维生素D不足。儿童甲状旁腺激素正常值较成人范围更窄，对1580例25-羟维生素D水平≥30ng/ml的健康儿童和青少年（年龄为2.0～17.2岁）研究显示，血清甲状旁腺激素水平中位数为23pg/ml，四分位数间距为15.0～31.6pg/ml。

很多医生可能会忽略甲状旁腺激素的正常值，记得几年前在北京市骨质疏松年会上，有一个来自一家著名医院的病例报道，提到患者的甲状旁腺激素水平正常，测定结果64pg/ml，参考范围15～65pg/ml。笔者在病例讨论中指出，甲状旁腺激素64pg/ml属于正常范围偏高，因为患者的25-羟维生素D水平偏低，属于维生素D缺乏范围，这个水平的甲状旁腺激素对于骨骼健康是不利的。

笔者经常在临床中同时测定血钙、血磷、碱性磷酸酶、25-羟维生素D和甲状旁腺激素

水平，这样可以全面判断体内的维生素D的状况。

应该检测25-羟维生素D的人群

如果你有与维生素D缺乏症相一致的症状，并且在过去6个月里，你每日服用至少1000～2000U的维生素D补充剂，那么进行测试对你来说是最有利的。如果没有按照后面的要求服用足够量的维生素D，患有以下健康问题或面临更高健康风险的人也应该考虑检测25-羟维生素D水平。

症状如下。

1. 疲劳。
2. 关节痛，关节肿胀。
3. 肌肉痛，肌肉抽筋，肌肉乏力。
4. 慢性疼痛，腰背酸痛。
5. 体重增加。
6. 高血压。
7. 失眠。
8. 记忆力下降，注意力不集中。
9. 头痛。
10. 腹泻，便秘，或者两者都有。
11. 憋不住尿，尿急、尿频。
12. 容易感冒。

疾病如下。

1. 抑郁症。
2. 焦虑症。
3. 纤维肌痛症。
4. 帕金森病。

5.阿尔茨海默病。

6.关节炎（骨关节炎、痛风、假性痛风、肌腱炎、滑囊炎）。

7.骨质疏松症。

8.牙龈炎、牙周炎、牙齿脱落。

9.肥胖。

10.糖尿病。

11.心脏病。

12.代谢综合征（高血压、高血脂、高血糖、肥胖）。

13.自身免疫性疾病（系统性红斑狼疮）。

14.癌症（乳腺癌、结肠癌、前列腺癌、胃癌、结肠癌等）。

你有以上健康问题表现吗？这些问题是否困扰过你？告诉你一个好消息，这些情况都与维生素 D 缺乏有关，只要通过提高维生素 D 水平，症状很可能得到改善，甚至彻底纠正。

多数医生认识不到维生素 D 缺乏的患病率很高，认为检测没有必要，而且不相信他们的患者会有维生素 D 缺乏。通常情况下，一名医生如果发现了一名患者缺乏维生素 D 时，就会对所有患者进行 25-羟维生素 D 水平测定。

第四章

理想的25-羟维生素D
水平

关于血液中25-羟维生素D的实验室参考值范围，至今仍存争议。2011年，基于1000多个研究的详尽回顾，美国医学研究所（IOM）推荐的保守范围为20～50ng/ml，而Vitamin D Council建议更高的范围为40～80ng/ml，目标为50ng/ml。

但医学文献中的大量证据表明，维生素D的最佳水平可能低于这些数字，25-羟维生素D水平高于50ng/ml能否带来益处也有争议，更高水平的25-羟维生素D可能会造成不利影响，包括肾结石、头痛、恶心、呕吐、腹泻、食欲减退、体重减轻和骨密度低。

❶
最佳的维生素D范围影响因素

营养生物化学家Chris Masterjohn在2018年说过，有证据表明，最佳的维生素D水平可能会因人而异，尽管目前只有一个参考范围用于所有的患者。

种族是一个主要考虑因素。例如，美国的黑种人比白种人25-羟维生素D水平低，但骨密度一般较高。此外，非白种人比白种人25-羟维生素D水平低，非白种人比白种人祖先可能会适应较低的最佳25-羟维生素D水平。

另一个因素是营养状况，脂溶性维生素A、维生素D和维生素K之间存在协同作用，充足的维生素A和维生素K可以防止过量维生素D的毒性作用，此外，足够高水平的钾和镁也有防止维生素D中毒的作用，遗憾的是，

现代社会中的大多数人存在微量营养素缺乏，更容易受到维生素D中毒的影响。

从进化的角度来看，维生素D的最佳范围是什么？针对非洲东部一个研究发现，那些仍然过着传统狩猎和采集生活的马赛和哈扎比部落人群，其平均25-羟维生素D浓度分别为48ng/ml和44ng/ml。这些土著居民接受了大量的阳光照射，但也有很高的维生素A和维生素K摄入量，表明这些水平可能是现代世界大多数人的最佳范围的上限。

❷
理想的血清25-羟维生素D水平尚存争议

25-羟维生素D是活性维生素D最主要的贮存和转运形式，其血浆浓度为1,25-双羟维生素D的1000倍，在血液中的半衰期为2～3周，而1,25-双羟维生素D的半衰期很短，仅约4小时。因此，25-羟维生素D能更直接反映可利用的维生素D含量；甲状旁腺激素、钙水平的细微变化均可引起1,25-双羟维生素D的反应，而25-羟维生素D水平减少至4ng/ml左右时，1,25-双羟维生素D水平才会显著降低。此外，1,25-双羟维生素D在许多肾外组织可以产生，25-羟维生素D水平的轻至中度下降，甚至伴有甲状旁腺激素升高时，1,25-双羟维生素D水平仍然正常，因此血清25-羟维生素D水平反映人体维生素D整体水平，是评价人体维生素D营养状况最可靠的指标。

理想的25-羟维生素D水平应使钙的吸

收达到最大，并最大限度地抑制PTH水平，减少骨丢失，降低骨折发生风险。美国内分泌学会于2011年提出，为了骨骼健康，理想血清25-羟维生素D水平应＞30ng/ml，＜20ng/ml为维生素D缺乏，21～29ng/ml为维生素D不足。但众多证据显示，为了骨骼之外的健康，预防慢性病，更高水平的血清25-羟维生素D更有利。维生素D研究领域著名学者Holick认为，如使人群25-羟维生素D水平达到50ng/ml，可使佝偻病和骨软化症减少100%，各种癌症减少75%，1型糖尿病减少80%，2型糖尿病减少50%，各种骨折减少50%，女性跌倒减少72%，心肌梗死减少50%，先兆子痫减少50%，剖宫产减少75%。

维生素D缺乏和不足在老年人群中非常普遍，如将血清25-羟维生素D水平＜30ng/ml作为临界值，国际骨质疏松基金会（International Osteoporosis Foundation，IOF）报道日本和韩国、美国绝经后女性的维生素缺乏或不足患病率分别为90%和75%。国内夏维波教授牵头的PK-VF研究随机收录北京城乡1494例绝经后女性，25-羟维生素D平均水平为（13.2±5.4）ng/ml，冬春季（12月至次年3月）为（12.8±5.2）ng/ml，夏季（6～8月）为（13.7±5.6）ng/ml，维生素D缺乏患病率达89.6%，维生素D不足者占9.8%，由此计算，达到理想维生素D水平（＞30ng/ml）者仅占0.4%。

笔者所在团队通过检测5531例各年龄段北京市城区居民血清25-羟维生素D水平发现，高达97.1%的北京市城区居民维生素D未达到理想水平（＞30ng/ml），维生素D缺乏（＜20ng/ml）者占87.1%，女性较男性更常见，达89%，青少年更严重，老年人更明显，冬春季更易发，而这一结果在临床中远未受到重视。

2005年，美国国家健康和营养调查表明，美国成人平均血清25-羟维生素D水平为23～25ng/ml；加拿大为25～31ng/ml，51～70岁男性为（22.9±0.7）ng/ml，女性为（22.9±0.6）ng/ml，70岁以上男性为（23.6±0.5）ng/ml，女性为（22.6±0.7）ng/ml。而笔者所在团队对5531例北京市城区居民25-羟维生素D水平的调查结果为平均为（12.3±7.5）ng/ml，其中男性为（12.8±7.8）ng/ml，女性为（11.8±7.1）ng/ml，与PK-VF研究结果一致。国内外维生素D缺乏患病率差别应引起注意，更应引起政府和医疗卫生行政部门的重视，有必要采取积极措施改变现状，国内临床医生在骨质疏松的诊治中也应该充分考虑到国内外的维生素D水平差别。

③ 甲状旁腺激素与25-羟维生素D水平

25-羟维生素D实验室范围应根据人口、遗传学和营养状况而有所不同，在没有特定范围的情况下，需要其他生物标志物来帮助阐明维生素D的状态。

维生素D的活性成分水平并不能直接反

映维生素D的状态，因为第二次羟基化步骤受甲状旁腺激素的严格调节。当甲状旁腺感觉到血钙水平下降时，它们分泌甲状旁腺激素，甲状旁腺激素刺激活性维生素D的形成，增加小肠钙吸收和骨骼钙释放，以恢复正常血钙水平。高甲状旁腺激素水平可以导致高1,25-双羟维生素D、骨密度下降，增加骨质疏松症和骨折危险。

使用甲状旁腺激素、钙和活性维生素D_3作为标志物，可以更全面地了解某人的维生素D状态。2018年在美国加州大学旧金山分校举办的IHH-UCSF Symposium on the Paleo论坛上，Masterjohn认为血清甲状旁腺激素高于30pg/ml同时25-羟维生素D水平处于边缘时可以认为维生素D缺乏，相反，如果25-羟维生素D水平处于临界低值或略低于实验室参考范围（如25～30ng/ml），但甲状旁腺激素低于30pg/ml，则患者维生素D缺乏的可能性不大，而且补充维生素D并不必要。关于25-羟维生素D水平，我们真正想要达到的是最大限度地抑制甲状旁腺激素水平，以达到最佳钙稳态和骨骼健康，超过这个水平，更多的维生素D并不一定更好。

有学者根据文献评估和临床经验认为，25-羟维生素D的功能范围在35～60ng/ml。考虑到种族和人群之间的差异，对于那些非白种人来说，最佳范围可能会稍低一些；对于那些患有自身免疫性疾病的人来说，最佳范围可能会更高一点（45～60ng/ml），以最大限度地提高维生素D的免疫调节作用。

需要监测血清25-羟维生素D水平，3～4个月后检查，观察是否已经达到或保持足够水平的维生素D，如果没有则需要调整饮食、生活方式或者补充维生素D，然后3～4个月后再检查。把阳光或紫外线作为主要维生素D来源，除皮肤生成维生素D外，还可以获得阳光的许多好处，并减少达到中毒水平的概率，每次晒太阳15～45分钟，或晒到皮肤变成红色所需时间的一半，阳光直射下，防晒霜不仅阻碍了维生素D的合成，也影响其他阳光的益处。

注意其他微量营养素的摄入可以预防维生素D中毒的发生，鱼肝油是很好的维生素A和维生素D的来源，来源于户外放养的牛羊分泌的乳汁做成的奶油、黄油、酥油含有更高的维生素K，甘薯、香蕉和鳄梨中都含有大量的钾。还要考虑补充镁，因为由于土壤耗竭，很难从食物中获得足够量的镁。大剂量维生素D摄入时限制了钙的摄入，可以有效预防维生素D中毒和高血钙的发生。应告知患者如何服用维生素D补充剂，并确保可靠来源。

第五章

阳光照射影响激素分泌和昼夜节律

笔者于2012—2013年有幸在美国加州大学旧金山分校做过访问学者，美国加州大学是由10所公立大学组成的大学行政系统，也是世界上最具影响力的公立大学系统，被誉为"公立高等教育的典范"，10所分校都是世界著名大学。加州大学系统有个共同的校训：Fiat Lux（拉丁语），英文是"Let There Be Light"，中文的意思是"愿知识之光普照大地"。这个短语来自《圣经》创世纪的第三节，起初神创造天地，地是空虚混沌，渊面黑暗，神的灵运行在水面上。神说，要有光，就有了光，光从黑暗分开。神称光为昼，暗为夜，有晚上，有早晨。

万物生长靠太阳，阳光照射我们赖以生存的地球，才有了生命，从简单的单细胞生物，再进化出更加复杂的多细胞生物，从水生动物、两栖动物，再到哺乳动物，再进化到人类。

阳光对生命健康的益处很多，能维持正常昼夜节律，调节多种激素分泌，有关阳光照射促进维生素D合成，将在后面一章单独论述，这里主要介绍一下阳光对健康的其他影响。

1 阳光光谱的组成

宇宙中绝大多数能量都不是电磁的，宇宙中几乎95%的能量根本看不见！暗物质等能源被认为是宇宙能源的主要组成。

电磁波谱只占可知能量的5%。电磁波谱包括无线电波、红外线、可见光、紫外线、X射线、γ射线，在这一小部分中，更小的一部分是人眼可以感知到的光，称为可见光（图5-1、图5-2）。

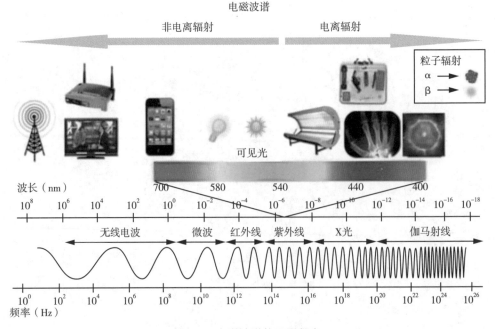

图5-1 电磁波谱的不同频率

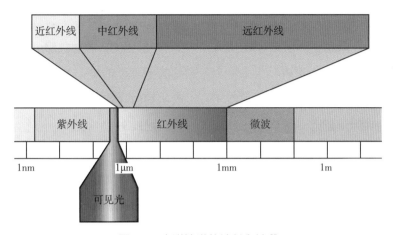

图5-2 电磁波谱的波长和波段

要了解阳光的影响，你需要了解它的成分，因为阳光的不同组成成分会对人体具有不同影响。

太阳光谱分为可见光与不可见光部分，可见光的波长为400～760nm，散射后分为赤、橙、黄、绿、青、蓝、紫7色，集中起来则为白光（表5-1）。不可见光又分为两种：位于红光之外区的称为红外线，波长大于760nm，最长达5300nm；位于紫光之外

区的称为紫外线，波长290～400nm。太阳光具有明显生物效应，植物在太阳光作用下可发生合成作用，动物皮肤在太阳光作用下维生素D发生转换作用；红外线具有巨大的热效应，紫外线有明显杀菌作用等。

一、紫外线

紫外线包括3种波长的光，分别称为UVA、UVB和UVC。UVA是波长最长的紫外线，到达地球的紫外线95%以上是UVA，UVA可以引起皮肤衰老，加重由另一种紫外线UVB引起的皮肤癌，UVB比UVA更能深入深层皮肤，引起细胞核内DNA损伤。UVA常年存在，可以穿透玻璃和一些衣物。防晒霜可以阻止UVA和UVB。

UVB是紫外波谱的中段，既可以产生维生素D，也可以引起皮肤癌，大气层中的臭氧层吸收了大部分的UVB，所以能够到达地球的UVB并不多。UVB只能穿透皮肤的表层，也不能穿透玻璃，所以即使户外阳光很强，隔着玻璃室内仍然不能获得UVB。皮肤颜色

表5-1 可见光波长

颜色	波长（nm）
赤	631～728
橙	590～617
黄	563～656
绿	498～558
青	458～496
蓝	436～456
紫	396～433

较深者皮肤合成维生素D的能力较差，因为皮肤中的黑色素像防晒霜一样阻止UVB进入皮肤。冬天和夏季的早晨和傍晚，太阳照射地球的角度为斜射，UVB被臭氧层吸收，不能到达地球，距离赤道越远，冬季UVB到达地面越少。

UVC波长最短，实际上全部被大气层中的臭氧层吸收，所以对皮肤没有影响。

阳光下暴露时间过长意味着UVA和UVB引起的皮肤损害增加。为了评价紫外线照射强度，临床使用最小红斑剂量来表示，最小红斑剂量是阳光照射皮肤后发生晒伤的最小剂量，一般以皮肤颜色改变来判断，超过这个剂量就会发生晒伤，对皮肤产生远期不利影响。

二、可见光

这是用肉眼可以看到的光，当通过棱镜投射时，墙上会出现七色彩虹。

可见光谱的不同部分作用不同，如蓝光，会影响我们的睡眠周期；在皮肤健康领域，红光、蓝光治疗有促进伤口愈合、减少细纹与皱纹和改善真皮胶原蛋白密度的功效。有研究显示，30次红光和激光技术处理后，皮肤真皮胶原基质随着厚度的增加而显著改善，皱纹和皮肤粗糙度有所改善。

三、红外光

红外光又称红外辐射，波长介于可见光和微波之间，范围为0.76～1000μm。红外光是频率比红光低的不可见光。

在物理学中，凡是高于绝对零度（0K，即-273.15℃）的物质都可以产生红外线（以及其他类型的电磁波）。现代物理学称之为黑体辐射（热辐射）。医用红外线可分为两类：近红外光与远红外光。红外光具有热效应，能够与大多数分子发生共振现象，将光能（电磁波的能量）转化为分子内能（热能），太阳的热量主要就是通过红外光传到地球上的。

红外光是太阳光线众多不可见光线中的一种，由英国科学家Herschel于1800年发现，其热能作用强。Herschel将太阳光用三棱镜分解开，在各种不同颜色的色带位置上放置了温度计，试图测量各种颜色光的加热效应，结果发现，位于红光外侧的那支温度计升温最快，因此得到结论：太阳光谱中，红光的外侧必定存在看不见的光线，这就是红外光，也可以当作热传输媒介。

红外光谱通常分为3个较小的部分：近红外光、中红外光、远红外光。红外光对物质的影响各不相同，并可能对人体产生不同的影响。

（一）近红外光

近红外光（near-infrared therapeutic，NIR），又称IR-A，波长为700～1400nm，是所有红外线中最接近可见光的。20世纪70年代，研究人员意外发现，近红外能量可以加速小鼠的伤口愈合。

更多的最新研究揭示了对近红外光反应的确切细胞类型的更具体的理解。这项研究表明，光生物调节（photobiomodulation，

PBM）技术，如近红外光疗法，实际上可以帮助改善线粒体功能。

（二）中红外光

中红外光（middle-infrared therapeutic, MIR），又称IR-B，波长为1400～3000nm，具有加热和照明特性。MIR治疗已被研究为一种潜在的抗癌治疗和支持良好的线粒体功能。

MIR能量范围似乎属于一个有点尴尬的类别，因为大多数与健康相关的红外线研究都集中在近红外光或远红外光上。

（三）远红外光

远红外光（far-infrared therapeutic, FIR），又称IR-C，波长为3000～10 000nm，是唯一以纯热形式传输能量的红外范围。FIR为低频红外光，能量较低，可被人体很好地吸收，并能迅速引起温度升高。

FIR的医学应用包括通过增加血流量加快伤口愈合，通过相同机制改善皮肤健康，以及血管生成（新血管形成）。

太阳产生大量的能量，包括宇宙射线、γ射线、X射线、UVB和UVA辐射、可见光辐射和红外辐射。所有的高能宇宙射线、γ射线和X射线都被包围我们星球的大气层反射或吸收。所有UVC（200～280nm）辐射都被臭氧层有效吸收，没有到达地球表面，大多数UVB（290～320nm）辐射被臭氧层吸收，大约0.1%在夏季的赤道中午时分到达地球表面，大约5%的UVA（321～400nm）辐射到达地球表面，部分可见辐射（39%）和红外辐射（56%）到达地球表面。

❷ 皮肤的结构

皮肤是身体最大的器官，重约8kg。皮肤为整个身体提供保护，保护你免受阳光、冷热、感染、毒素和伤害。皮肤的其他重要功能是调节体温和保持水分，当然，皮肤可以帮助你将阳光转化为维生素D。

皮肤有两层，外层表皮和内层真皮，这两层完全不同（图5-3）。内层真皮包括血管、淋巴管、神经纤维和神经末梢以及毛囊，它还含有汗腺和皮脂腺，分泌汗液使你保持凉爽。还分泌一种称为皮脂的油性物质，有助于防止皮肤干燥。汗液和皮脂通过称为毛孔的小孔到达皮肤表面。外层表皮比真皮薄，由鳞状细胞（又称角质形成细胞）组成。在这些鳞状细胞下面是称为基底细胞的更饱满的细胞。基底细胞不断分裂，使皮肤恢复活力。它们上升到表皮顶部，在那里它们凋亡，成为皮肤外层的角质层，该层就像一面镜子，将UVA和UVB反射离皮肤。基底细胞下和基底细胞之间散布着黑素细胞，产生黑色素，赋予皮肤和头发颜色的色素，皮肤中的黑色素越多，颜色就越深。例如，非洲人的皮肤中黑色素的含量比挪威人多。黑色素的重要性在于它能吸收太阳的紫外线，从而保护皮肤细胞免受晒伤，因为深色皮肤的人已经适应生活在阳光充足的地区，所以深色皮肤的人一直都会产生黑色素，而浅色皮肤的人只会在阳光照射下产生黑色素。皮肤中产生黑

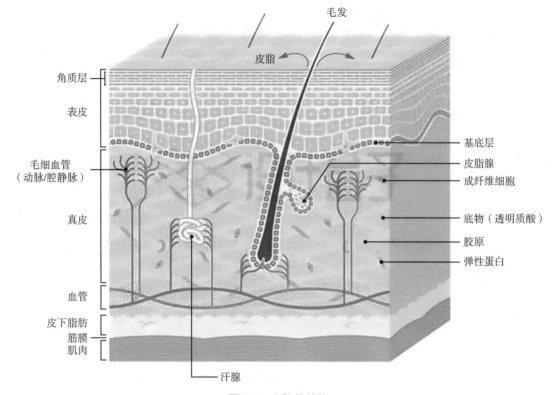

毛发

皮脂

角质层
表皮

基底层
皮脂腺
成纤维细胞

毛细血管
（动脉/腔静脉）

真皮

底物（透明质酸）
胶原
弹性蛋白

血管
皮下脂肪
筋膜
肌肉

汗腺

图 5-3　皮肤的结构

色素的人，拥有抵御太阳辐射的天然屏障，而皮肤白皙的人容易有雀斑。

表皮最重要的工作之一是快速适应，保护皮肤细胞免受太阳辐射，尤其是对于浅肤色的人。皮肤对晒伤的防御机制就是我们所说的晒黑，这是一个巧妙的过程，在阳光照射下，黑素细胞产生黑色素，使皮肤变黑，更多黑色素的产生是通过一种名为酪氨酸酶的活性增加而触发的。黑色素通过吸收紫外线辐射来保护皮肤，即使是短暂的阳光照射也会触发黑素细胞产生更多的黑色素，深色皮肤的人没有更多的黑素细胞，但他们的黑素细胞更活跃，这解释了为什么他们的皮肤总是有黑色素，这也解释了为什么深色皮肤

的人患各种形式皮肤癌的风险较低——黑色素的存在总是能更好地保护皮肤细胞免受 UVB 和 UVA 的伤害，黑色素就像伞一样，保护细胞脆弱的 DNA 和蛋白质免受阳光照射造成的紫外线损伤。黑色素实际上向上迁移，就像一把伞，遮蔽了细胞核，使其免受紫外线的伤害。

晒伤和晒黑很不一样，皮肤晒伤时会变红，有时会起水疱和脱落，这种红斑实际上是由于流入皮肤的血液增加引起的，这一过程大约在日晒后 4 小时开始，在日晒 8～24 小时达到峰值。血液被输送到皮肤，以照顾被阳光损坏的细胞，当严重受损的鳞状细胞和基底细胞无法自我修复时，它们会"自

杀"，这样它们就不会在变异状态下复制并导致癌症，这种形式的细胞自杀被称为凋亡，或程序性细胞死亡。暴晒导致皮肤癌是人们恐惧的主要原因之一，阳光照射与癌症之间的关系并不像大多数人想象得那么简单。

❸

阳光照射影响激素分泌

皮肤是最大的身体器官，与大量关于皮肤作为激素靶点的文献相比，人们对其作为激素来源的作用知之甚少，皮肤能够产生和释放激素，包括维生素D、各种源于阿黑皮素原（pro-opiomelanocortin, POMC）、β-内啡肽和促肾上腺皮质激素释放激素（CRH），类似于下丘脑-垂体-肾上腺轴的中枢调节模式，β-内啡肽释放到循环中与阳光成瘾行为有关。

此外，UVB暴露与应激反应激素CRH的表达增加及下丘脑-垂体-肾上腺（HPA）轴的成分有关，包括皮肤和血浆中的促肾上腺皮质激素（ACTH）和皮质酮；皮质酮产生的刺激是在没有垂体受累的情况下观察到的。这些数据将皮肤定位为调节压力相关行为和阳光成瘾行为的重要组成部分。

UVB、UVA和可见光辐射对皮肤阿黑皮素原、生物钟基因和褪黑素产生影响。光和黑暗会触发大脑中激素的释放。人们认为，暴露在阳光下会增加大脑中一种称为5-羟色胺激素的释放。血清素与提升情绪和帮助人感到平静和专注有关。晚上，较暗的光线会

触发大脑产生另一种称为褪黑素的激素。这种激素有助于睡眠。

如果没有足够的阳光照射，你的5-羟色胺水平会下降，低水平的5-羟色胺与季节性抑郁症（以前称为季节性情感障碍）的高风险相关。这是季节变化引发的一种抑郁。

一、维生素D的产生

维生素D可以通过暴露于UVB辐射引发的光合作用在皮肤中合成。生产效率取决于穿透皮肤的UVB光子的数量，这一过程可以通过衣服、体内多余的脂肪、防晒霜和皮肤色素来减少。对于大多数白种人来说，穿着泳衣在夏日的阳光下活动半小时，可以在暴露后24小时内启动50 000U（1.25mg）维生素D释放到血液循环中；同样的暴露量在晒黑的人群中会产生20 000～30 000U的维生素D，在深色皮肤的人群中会产生8000～10 000U的维生素D。

二、5-羟色胺和褪黑素

作为昼夜生物，我们人类被编程为在阳光明媚的时候在户外活动，晚上回家在床上睡觉，褪黑素在黑暗时间产生并在光学暴露于日光时停止，这种松果体激素是许多人体昼夜节律的关键因子。目前认为，褪黑素不仅在下松果体产生，目前认为，人体所有细胞的线粒体，都可以在红外线照射下产生褪黑素，其数量是松果体分泌的几十倍甚至上百倍。作为线粒体内最强的抗氧化剂，褪黑素在对抗感染、炎症、癌症和自身免疫方面

也发挥着重要作用。此外，褪黑素可抑制紫外线引起的皮肤损伤。

当人们早晨暴露在阳光或非常明亮的人造光下时，他们夜间褪黑素产生得更快，并且在晚上更容易进入睡眠。褪黑素的产生也显示出相对于光照的季节性变化，冬季产生的褪黑素作用时间比夏季长。暴露在明亮的晨光下引起的褪黑素节律相位提前对失眠、经前期综合征和季节性情感障碍有缓解作用。

褪黑素前体5-羟色胺也受到日光照射的影响。通常在白天产生，5-羟色胺只在黑暗中转化为褪黑素。褪黑素水平升高对应于长夜和短日，而在褪黑素存在下的高5-羟色胺水平反映短夜和长日（即较长的紫外线照射）。适度高的5-羟色胺水平会导致更积极的情绪和平静而专注的精神面貌。事实上，季节性情感障碍与白天5-羟色胺水平低及夜间褪黑素产生的相位延迟有关。最近发现哺乳动物的皮肤可以产生5-羟色胺并将其转化为褪黑素，并且许多类型的皮肤细胞都表达5-羟色胺和褪黑素的受体。

由于我们现代人对室内活动的偏好及在熬夜，夜间褪黑素的产生通常不够强劲。我们在夏日户外获得的光线可能比我们在室内看到的要亮1000倍，出于这个原因，在室内工作的人定期外出很重要，而且我们都愿意在完全黑暗的环境中睡觉。这会对褪黑素的节律产生重大的影响，并可以改善情绪、精力和睡眠质量。

三、β-内啡肽

当人们暴露在阳光下时，会有一种幸福的感觉，当体外培养的人角质形成细胞暴露于UVA或UVB和UVA辐射时，与仅暴露于UVA辐射的细胞相比，暴露于UVA和UVB辐射的细胞的β-内啡肽的表达和产生显著增加。暴露于UVB辐射的成人皮肤活检显示角质形成细胞中β-内啡肽的表达增加，据报道，暴露在日光浴床上的健康成年人血清β-内啡肽水平会增加44%。β-内啡肽是一种内源性阿片肽，已被证明不仅可以增加幸福感，还可以缓解疼痛和放松。剥夺阳光会增加抑郁症发生危险，在冬季，可能会导致季节性情感障碍。

四、影响免疫系统

包括间接免疫抑制和直接免疫抑制。给小鼠的背部皮肤暴露于单次$400mJ/cm^2$剂量的UVB，并在照射后30～90分钟测试下丘脑－垂体－肾上腺（HPA）轴与免疫活性的相关参数，可以观察到，UVB使脑和/或血浆促肾上腺皮质激素释放激素（CRH）、β-内啡肽、促肾上腺皮质素和皮质酮水平升高。垂体切除术对UVB诱导的皮质酮增加没有影响。因此，皮肤暴露于UVB会快速刺激全身CRH、ACTH、β-内啡肽和皮质酮的产生，同时在脾细胞中产生快速免疫抑制作用，这似乎与HPA轴无关。

暴露于UVA和UVB辐射可以通过上调细胞因子（TNF-α和IL-10）和增加去除自身反

应性T细胞的T调节细胞的活性而产生直接的免疫抑制作用。这些机制可能有助于预防自身免疫性疾病。

五、生殖系统影响

人类皮肤通常直接与环境接触，特别是与阳光接触，可以想象皮肤在激素相关的社会、性和生殖行为中发挥作用。皮肤作为皮肤内分泌器官，释放影响下丘脑－垂体－性腺轴的激素。其作用机制可能类似于β-内啡肽和CRH，它们从皮肤释放，分别影响阿片类药物系统和轴和/或神经纤维、免疫系统或未知的调节因子。通过问卷调查证明，紫外线治疗增强了男性和女性的浪漫激情，增强了男性的攻击性，并与睾酮水平呈正相关。这项研究表明，紫外线光疗有潜力作为性类固醇相关功能障碍的辅助治疗。紫外线治疗显著增强了男女互动的欲望和女性对男性的吸引力。

在生理变化方面，有研究发现UVB治疗增加了小鼠发情天数，增加了小鼠的卵巢大小，增强了抗米勒管激素（AMH）的表达；从机制上讲，UVB诱导的性行为和激素变化由表皮角质形成细胞中的p53激活通过皮肤－脑－性腺轴介导。通过对小鼠的行为测试报道发现，紫外线治疗显著增强了雌性的性反应性，进而增加了雄性的性唤起和行为。

由于小鼠和人类志愿者的眼没有被覆盖，不能排除太阳/紫外线照射到眼睛会影响观察到的性行为的可能性。通过眼暴露于UVB会激活位于HPA轴和HPG轴上游的下丘脑－垂体前体－阿片黑素系统。然而从皮肤角质形成细胞中去除p53时，观察到UVB诱导的性行为特征受到抑制，HPG轴的激素显著减少，表明即除了眼，皮肤在调节性行为方面也有积极作用。

暴露于太阳辐射的UV成分会增加男性的睾酮水平、鱼类的雌二醇和睾酮水平，以及母鸡对公鸡的吸引力。这表明暴露于紫外线在行为和内分泌水平上对性行为的调节起着重要作用。

六、其他影响

1. α黑素细胞刺激素（melanocyte stimulating hormone α，α-MSH）。暴露在阳光下后，皮肤中的黑素细胞和角质形成细胞会释放α-MSH，这与免疫耐受和接触过敏的抑制有关。正如2005年5月15日 *Cancer Research* 报道，α-MSH还有助于限制由紫外线引起的氧化性DNA损伤并增加基因修复，从而降低黑色素瘤的风险。

2. 降钙素基因相关肽（calcitonin generelated peptide，CGRP）。这种强效神经肽可响应UVA和UVB暴露而释放，可调节多种细胞因子，并与免疫诱导受损和免疫耐受性发展有关。根据2007年9月《光化学和光生物学》报道，肥大细胞（介导超敏反应）在CGRP介导的免疫抑制中起关键作用。这可能有助于解释阳光在治疗银屑病等皮肤病方面的功效。

3. 神经肽物质P。与CGRP一起，这种神经肽在紫外线暴露后从皮肤中的感觉神经纤维中释放出来。这导致淋巴细胞增殖和趋化性（化学介导的运动）增加，但也可能产生局部免疫抑制。

4. 叶酸降解。叶酸是一种对胎儿发育至关重要的营养素，血液中叶酸的含量会因紫外线辐射而降低，这引起了孕妇对阳光照射的担忧。在太阳周期高峰期间出生的个体，寿命和生育能力可能会受到不利影响，这可能是因为胎儿期间与紫外线相关的叶酸缺乏。

5. 对眼的直接影响。长时间暴露在阳光下，特别是强烈的紫外线，可能与皮质性白内障有关，高水平的可见光可能与黄斑变性有关；为了避免近视，儿童可能需要每日大量暴露在强光下；短期过度暴露会导致雪盲症，类似于角膜晒伤，也可能导致太阳视网膜病，即太阳照射造成的长期视网膜损伤和视力损害。

④
阳光照射影响昼夜节律

一、昼夜节律

每个人都有的昼夜节律，其特点是你的身体每日都在经历一个周期性的变化，这种节奏在很大程度上是由一天中激素水平的涨落精心控制的，激素的涨落会影响你的睡眠、食欲和能量水平。

生物钟是根据光线的明亮按24小时的时间表运行的。如果没有阳光和黑暗信号，你的睡眠/醒来时间表将每日向前移动1小时或

"自由奔跑"——就像潜艇、宇航员和其他没有定期暴露在自然阳光下的人一样。

生物钟由一小群细胞组成，称为视上核（supraoptic nucleus, SCN），位于大脑中心附近。阳光照射到你眼睛视网膜中的光感受器，这个信号通过视神经传递到下丘脑，即大脑的情感总部，SCN所在的地方。除了容纳SCN外，下丘脑还负责控制情绪的各种非自主功能，下丘脑最重要的工作之一是向松果体发送信号，松果体是一个豌豆大小的结构，被称为位于大脑两半球之间的第三只眼，看起来像一个小小的松果体。当外面很黑时，松果体会释放一种称为褪黑素的物质，它会使你的系统减速，为你的睡眠做好准备。相反，当SCN接收到周围的光信号时，它会向松果体发送信息，停止褪黑素的产生，增加5-羟色胺的产生，这会让你感到快乐和警觉。

太阳怎么会对人类产生如此生物学的影响？我们的祖先在进化时，人类依据太阳的起落而安排生活，在没有电和夜幕降临后无法工作的情况下，人们会在日落后放慢脚步，休息到第二天。因此，我们进化到这样一种状态：生物钟当黑暗开始时关闭，然后在阳光下启动。受昼夜节律影响的不仅是睡眠-觉醒周期，其他各种心理和生理功能也受到深刻影响。许多患有睡眠问题的人的内部时钟与昼夜周期不同步或不匹配。也就是说，身体生理与社会的24小时时钟不协调。

每个人的生物钟或"起搏器"都以不同的频率运作，一个德国科学家团队在2008年

发现，你可以通过观察你的皮肤细胞基因来确定你是百灵鸟型（入睡早，醒得也早，白天精力充沛，入夜疲倦），还是猫头鹰型（喜欢熬夜的"夜猫子"，爱晚睡晚起）。人类对早起或晚起的偏好编码在我们的基因中，包括那些在皮肤细胞中发现的基因。这些科学家设计了一种观察和测量人类皮肤细胞中个体"时钟"的方法。在从志愿者身上采集皮肤样本后，他们将一种基因插入每个细胞，当细胞代谢最活跃时，这种基因会在紫外线下发光。该基因使科学家们能够跟踪细胞在24小时内的昼夜节律变化。从本质上说，他们能够识别和跟踪皮肤细胞由人体中央生物钟设定的内在计时机制。这是可能的，因为大多数细胞类型都有一个人独特的昼夜生理的遗传印记。

科学家们仍然在试图完全理解我们的生物钟是如何工作的，甚至是弄明白我们有多少个生物钟。除了由白天和黑夜的线索设定的时钟之外，我们还有一个神经时钟，它在大脑中设定了一个内部时间表。当这两个时钟不一致时，我们会感到"不适"，这就是典型的时差反应，如果你的昼夜节律与你的日常生活同步，那么你的情绪状态很可能是充满活力的。

数以百万计的人存在昼夜节律紊乱，他们经历了与情绪相关的问题，如季节性情感障碍和其他形式的抑郁症、经前期综合征，以及以睡眠不足、睡眠过多或无法在正确的时间睡眠为特征的睡眠障碍。例如，你患有所谓的睡眠时相延迟综合征，你的时钟设置

得就晚一些。你可能会发现，直到凌晨（有时是两三点钟）你很难入睡，而且可能要到中午或更晚的时候才会清醒。患有高级睡眠期综合征的人的生物钟设置得比他们的自然环境早。他们往往在下午感到昏昏欲睡和疲倦，在晚上很早就睡着了，然后在半夜醒来，再也无法入睡。有时，简单的昼夜节律失衡的治疗方法是通过光照（最好是明亮的晨光）和活动来点击"重置"按钮。这将有助于白天和夜间的节拍与你的神经时钟同步。例如，当你想保持警觉和清醒，但你的身体不想跟随时，你可以刺激你的身体重新调整自己，只需在室外阳光下照射10分钟或15分钟，或进行一些体力活动，最好是在室外明亮的光线下。昼夜节律紊乱也被认为与身体很多疾病有关，包括心脏病和胃肠道疾病。科学家们现在能够利用人造强光成功地治疗大多数与昼夜节律相关的疾病。

我们的昼夜节律由眼睛中的光感受器吸收的蓝光控制，导致褪黑素产生减少，对于控制和维持强健的昼夜节律很重要。早晨暴露在阳光下尤其有效，它会导致褪黑素在晚上出现得更早，更容易入睡。明亮的晨光已被证明对失眠、经前期综合征和季节性情感障碍有效，对于一些人来说，受季节变化影响的阳光强度降低会阻止褪黑素的抑制，结果人想睡觉，变得无精打采和沮丧。早上用10 000流明进行0.5～1.0小时的强光治疗可以帮助抑制松果体中褪黑素的产生，从而缓解许多与季节性情感障碍相关的症状。

现在认识到所有细胞都表达能够保持细

胞时钟的基因。已经证明，这些时钟基因表达调节基因表达活性的转录因子，从而在各种细胞中保持时钟。一个很好的例子是有报道称果蝇中的大多数细胞都表达这些时钟基因。培养的人类角质形成细胞暴露于UVB辐射时，有两个时钟基因的表达显著增加，而这两个时钟基因在控制细胞昼夜节律活动中起重要作用。

二、阳光与昼夜节律的重要性

阳光除了照射皮肤产生维生素D，对于人体健康的另一个重要作用是调整昼夜节律，并通过这样做来增强人类健康。

阳光研究所（Sunlight Institute）创始人Marc Sorenson指出，当你晚上熬夜睡得太晚时，你可能感觉不到所有系统都在正常工作而未休息。实际上你的昼夜节律需要重新设置，早晨的阳光将是最好的良药，帮助你重新恢复昼夜节律。

昼夜节律是生理和行为的变化，其周期长度接近但不完全是24小时，有必要进行定期调准同步节奏以保持机体正常功能。而这种同步是通过定期暴露在光和黑暗中实现的，这也被称为"重置生物钟"。

昼夜节律包括动物的睡眠和醒来、被子植物的花朵关闭和开放，以及真菌的组织生长和分化。除了光明和黑暗之外，其他因素会影响生物钟的同步或失同步，但作用很小。

哺乳动物的昼夜节律形成了一个完整的生理系统，允许所有代谢过程与每日光明/黑暗周期同步，从而优化其功效。任何对所有代谢过程有深远影响的因素对人体的正常功能都很重要。

因此当昼夜节律被破坏（或失去同步）时，它会扰乱人体的生理。跨多个时区长途飞行的人经常感到"不舒服"，许多人很难适应他们不习惯的时区。我们称之为"时差"，它是一种昼夜节律不同步的常见表现。

另一种是夜班工作。当身体期待着明亮的光线，而不是暴露在昏暗或黑暗中时，它试图进行的重新同步会导致思维混乱、疲劳，甚至对心理和生理造成更大的破坏性损害。

有无数的研究证明了昼夜节律失调对健康的危害。例如，对大鼠的研究表明，昼夜颠倒会导致细胞过早老化，端粒长度是衡量寿命的DNA标志物，端粒越短，寿命越短，研究表明，实验性"时差"的年轻老鼠具有中年老鼠的衰老特征。

此外，昼夜节律的破坏似乎也改变了在癌症中起保护作用的重要蛋白质的结构，从而增加了乳腺癌的风险。其他研究表明，昼夜节奏的破坏可能导致心脏病、代谢综合征和其他癌症的风险大幅增加；即使是牙齿卫生不良和龋齿的风险也会因昼夜节律不同步而增加。

三、盲人是否有昼夜节律

视网膜是一种感觉膜，除在视觉形成中作为感受器外，眼和视网膜还在非成像功能（non-image forming function, NIF）中起到同样重要的作用，NIF系统由一小群光敏感性视网膜神经节细胞（photosensitive retinal ganglion cells, pRGCs）作为感受器，这些细胞表达黑视素，在通过角膜、晶状体和眼介质进行受体前过滤后，以490nm左右的最大灵敏度吸收短波长光，这些光敏感性视网膜神经节细胞约占人视网膜神经节细胞（总数超过107万个细胞）1%，它们直接连接到大脑中的一系列位点，以调节多种功能，最突出的连接是沿着视网膜下丘脑束，延伸至大脑昼夜节律起搏器——视上核（SCN）的单突触通路，它可以使人进入明暗循环。

pRGCs介导的NIF过程，短波长光刺激引起松果体的褪黑素合成受到抑制，也引起觉醒唤起，这一短波长光与黑视素作用波长一致。基因突变导致经典感光细胞退化的盲人和动物，尽管视力丧失，但仍能保留许多NIF，仍然能够感受这种短波长光线，具有光照引起的昼夜节律的功能。因此，如果仅仅是视网膜的视杆细胞和视锥细胞受损，而pRGCs没有受损的盲人，仍然有昼夜节律，如果所有视网膜感光细胞受损，可能就会失去昼夜节律。

这些观察结果支持成像功能和非成像功能系统属于两套不同系统，但是要注意到，视杆细胞和视锥细胞向pRGCs发送输入控制并影响其发射速率。

没有单一的光谱灵敏度可以解释简单的非成像功能过程，如瞳孔收缩（其中时间门控贡献可能导致视杆细胞和视锥细胞启动反应，随后由pRGCs维持）。视杆细胞、视锥细胞和pRGCs在细化其他NIF响应中的相互作

用，如视锥细胞有助于对黎明和黄昏时经历的快速变化的光信息的相应响应，凸显了当考虑复杂的真实世界刺激时视觉和非成像系统的战略互联性。

NIF过程确实表现出与经典视觉过程的惊人程度的分离，并且可能采用动态照明方法来改善睡眠/昼夜健康，同时保持工作相关任务的充足照明。

有多项研究显示，经常熬夜、夜班工作时，夜间照明增加会抑制褪黑素分泌，增加皮质醇的产生，从而增加乳腺癌发生和进展，也增加了结肠癌和前列腺癌的发生危险，而全盲的人由于视觉和NIF的缺失，癌症发生危险反而会降低。

四、夜间光线对健康的破坏性影响

夜间暴露于社区和家庭光线会影响睡眠健康的各个维度，包括基本结构、睡眠时间和持续时间及主观质量。从夜间照明社区搬到缺乏电气化的传统社会环境居住，或者临时从城市环境搬到露营地者，往往比夜间暴露在灯光下的人睡眠时间更长，并且会更早地上床睡觉。

根据美国国防气象卫星计划（作战线扫描系统）、国际空间站和国际图像卫星等航空航天公司的测量表明，全球80%的人口，欧美99%以上的人口夜间通过街道、商业和社区照明暴露在地面照明下。

据预测，夜间的亮度和光线范围将比目前的数字每年增长2%，夜晚的光线在许多人的生活中无处不在，但其强度在地理上存在

差异，并且个体在睡眠或与睡眠有关的心理和身体健康状况方面会发生相应的变化。例如，通过电话进行的家庭睡眠调查发现，夜间户外光线的增加与睡眠时间的延迟和缩短、白天嗜睡的增加及对睡眠质量的不满有关。

美国青少年（13～18岁）中，根据卫星图像数据分析的全国代表性调查表明，夜间户外光线水平较高与工作日晚睡半小时相关，也与过去一年中出现情绪或焦虑障碍的概率增加有关。

居住在夜间户外光线较亮的地区的韩国人中，抑郁症症状和自杀意念的报道也出现了类似的趋势。除心理健康外，几项研究还将夜间户外光照与慢性病的发病率联系起来，尤其是癌症。这种关联可能由光诱导的褪黑素抑制、免疫系统下游变化和促进肿瘤生长引起。对于许多夜间户外光照的研究来说，一个重要的信号是除了夜间照明之外，还可能存在其他变量的混淆，这些变量将大城市中心与郊区和农村地区区分开来（这些变量很难同时控制）。有必要对人类和动物模型进行进一步研究，以区分夜间健康关联的确切光强。

除了夜间社区照明的影响外，人们在夜间可以自由选择在家中使用电灯，用于日常家务、自我护理、工作和休闲。当模拟家用头顶照明（如厨房、浴室盥洗室或床头灯）或典型自发光装置时，对照试验表明，现实生活中夜间家庭照明的强度可以抑制习惯性就寝前几小时（即晚8：00后）褪黑素的分泌，延迟入睡时间，缩短睡眠时间，并降低第二天早上的警觉性。

增加白天光照，减少夜光照射。阳光是最有效的诱发睡眠－觉醒周期的时间因素，也是防止夜间光线暴露的非视觉生理效应的潜在杠杆，与尽量减少夜间光照相比，最大限度地增加日光照射对改善睡眠－觉醒节律和睡眠质量可能更具生理意义。但加强日光照射涉及许多复杂因素，除了天气和一年中的时间等明显因素外，日照还取决于建筑和居住的物理环境，日光分布受周围植被和城市布局的影响，尤其是与高层建筑的高度和楼间距有关。

另一个研究重点是确定成像功能和非成像功能系统的需求是否能够与室内照明相平衡。LED可以帮助实现一天中的这种平衡，但在没有窗户的房间中可能成本过高，在这种情况下，使用桌面光疗设备直接照射眼睛，以补充头顶LED照明，确保白天的光信号。

健康的昼夜照明最终取决于个人选择，在可行的情况下，一个人可以优先选择进行户外活动，以保证暴露在阳光下，也可以选择限制夜间暴露的光照，并调整饮食和锻炼时间表，以便在昼夜循环中保持最佳状态。

五、熬夜与癌

环境照明有力地抑制了褪黑素的生理释放，褪黑素的生理释放通常在半夜达到顶峰。这种减少的褪黑素产生被假设会增加患癌的风险。来自实验研究的证据也支持了褪黑素和肿瘤生长之间的联系。观察性研究提供了相当一致的间接证据，证明褪黑素抑制、夜间工作与乳腺癌风险之间存在关联。

　　光对我们身体的深远影响可能还包括一个不想要的结果，因为新的研究将夜间暴露在光下与癌症联系起来。Eva Schernhammer博士首先观察到了这种联系，她注意到她的两位30多岁的健康女性同事患上了癌症，他们没有任何危险因素或病史。1992—1999年，Schernhammer博士在奥地利维也纳的一家癌症病房轮班工作，除正常工作时间外，她每月还要熬夜10次。3年后，当她来到哈佛医学院时，她好奇地查阅了近79 000名护士的医疗、工作和生活方式记录，发现夜班工作30年或以上的护士患乳腺癌的概率比只上白班的高36%。她继续揭露了令人不安的消息，到2005年底，她发表了一份报道称，一方面"夜猫子"女性同事患乳腺癌的概率增加了48%。另一方面，与视力正常的女性相比，失明女性患乳腺癌的风险降低了50%。Schernhammer医生的研究发表在2001年的*Journal of the National Cancer Institute*上，首次证明了癌症与昼夜节律紊乱之间存在生物学关系。

　　这些发现表明，夜间暴露在光下不仅会增加患乳腺癌的风险，还会增加其他几种癌症的风险。这也证实了光对我们身体的深远影响，尤其是我们对抗癌症等疾病的能力。与其说光本身有害，不如说光对身体的生理反应有什么影响。

　　事实证明，褪黑素具有强大的抗癌能力，包括癌细胞在内的所有细胞都有与褪黑素结合的受体。褪黑素是一种负责在日落后使我们入睡的激素，当褪黑素分子与乳腺癌细胞结合时，它会抵消雌激素激活细胞生长的倾向，褪黑素还会影响生殖激素，这可能解释了为什么褪黑素似乎可以预防与生殖周期有关的癌症——卵巢癌、子宫内膜癌、乳腺癌和睾丸癌。褪黑素抗癌力量的另一个特点是它能够促进机体产生针对癌细胞的免疫细胞。

六、夜班工作综合征

　　许多行业夜班是正常工作日的必要部分，企业通宵营业，以生产尽可能多的产品满足市场需求；在全球范围内，医护人员占轮班工作人员的比例最大，以提供每周7天、每日24小时的全天候紧急医疗服务，但长期从事这些不定期轮班工作的员工可能会受到各种健康问题的困扰。

　　上夜班迫使身体按照违背其自然昼夜节律的时间表工作，大多数时候，违背大自然母亲的立场不是一个好主意，也就是说，可以训练你的身体白天睡觉，晚上保持清醒，但如果这种训练没有正确完成或根本没有完成，可能会开始出现严重的医疗问题。

　　下丘脑视上核是人脑中主要的昼夜节律起搏器，它在休息和活动期间产生昼夜节律，并影响核心体温、神经内分泌和自主系统的功能、记忆和精神运动复合体的表现。视上核受包括昼夜循环在内的环境因素控制。昼夜动物的最佳生理活动是晚上睡觉，白天醒来。因此，那些上夜班的人被迫改变这种心理生理状态，导致生物功能波动的变化，那些通常在白天活跃而在夜间抑制的功能被颠倒了，对相应的调整以每日约1小时的速度发生，但根据夜班的持续时间和时间表可能会有很大差异。

（一）夜班工作对健康的不利影响

1. 干扰自然睡眠节律。睡眠对整体健康极为重要，睡觉时身体会排出毒素、修复损伤、减轻压力，上夜班会干扰这些基本过程，可能导致许多疾病的危险增加。夜班工作对睡眠的质量和数量的影响取决于夜班的性质，即时间长短、频率、夜班之间的休息时间，以及本人的性格和行为。由于白天睡觉，不得不在昼夜节律的正常上升阶段睡觉，这就延长了清醒的时间，照明和噪声等环境条件也会进一步干扰睡眠并延长清醒时间。因此，平均而言，被过早打扰的夜班工人的睡眠时间会减少2～4小时。此外，夜班工人经历的第二阶段快速眼动睡眠较差，这被认为不太安宁，在随后的夜班工作中，睡眠不足的可能性增加；这种情况在清晨轮班的后半段最为严重，导致错误和事故的风险更大，尤其是在驾驶过程中。

2. 增加患乳腺癌的风险。通宵工作的女性比白天工作的女性患乳腺癌的风险要大得多，如果你坚持上夜班，或者1周只上1晚夜班，影响并不大。

3. 增加心脏病发作的风险。有研究得出结论，上夜班会使人患心脏病的可能性增加7%，睡眠习惯的改变会影响血压和血液循环，轮班工人更有可能饮食不规律、吸烟、肥胖。

4. 增加抑郁风险。上夜班也会对心理健康产生负面影响，大量研究表明，夜班工作会使人感到紧张、易怒和焦虑，由于昼夜节律的持续紊乱及睡眠不足，工作中可表现出慢性疲劳、神经质、慢性焦虑和抑郁，以及情绪障碍。此外，夜班工人的旷工率也更高，一些人需要接受包括镇静剂在内的精神药物治疗。

5. 增加工作场所受伤的风险。夜班意味着违背身体的自然倾向，关闭某些关键功能，如意识和行动能力，你当然可以强迫自己保持清醒和活动，但身体仍然想关闭，会导致注意力、生产力和精细运动技能的降低，在某些工作中，当你不能完全关注你的工作时，受伤的风险会急剧增加。

6. 改变新陈代谢。新陈代谢主要取决于激素，如瘦素在调节体重、血糖和胰岛素水平方面起着关键作用。上夜班会干扰这种重要激素的产生和循环，更容易发生肥胖、甘油三酯水平升高、高密度脂蛋白胆固醇降低、空腹血糖升高和高血压共同构成代谢综合征。代谢综合征是2型糖尿病和心血管疾病发展的重要危险因素，会使患缺血性心脏病的风险平均增加40%。

7. 增加肥胖和糖尿病的风险。白天睡觉和晚上工作会增加肥胖和糖尿病的风险。多见于夜班工作情况下，由于激素分泌失衡，即使你饮食健康，仍然会导致肥胖和糖尿病。

8. 增加胃肠道问题的风险。如果长时间上夜班，上面提到的所有影响都会累积起来，导致肠胃问题，如腹泻和溃疡，这会加剧你已经存在的问题，并导致更严重的医疗问题。

9. 抑制褪黑素。阳光透过窗户照射进

来，上夜班时会在一天中的几小时暴露在光线下，而你的身体仍认为是黑暗状态，这种明暗颠倒抑制了褪黑素的产生和释放。褪黑素负责控制睡眠和觉醒周期。褪黑素水平的降低意味着，当你试图在白天睡觉时，不会睡得很深，也不会得到足够的睡眠来让身体自我修复。因此，可能会长期睡眠不足，这对健康极为不利。

10. 剥夺身体必需的维生素D。维生素D对你的健康至关重要，它有助于钙的吸收并促进骨骼生长，维生素D过少会导致骨软化（骨骼畸形）及其他一系列疾病，如乳腺癌、结肠癌、前列腺癌、心脏病、抑郁症，你可以通过摄取奶酪、酸奶、豆腐和三文鱼等食物来获得维生素D。白天你可从阳光中吸收绝大多数维生素D，而你上夜班白天睡觉时，身体得不到正常运转所需的维生素D。

（二）如何避免夜班引起的昼夜节律紊乱

第一是减少连续上夜班的次数，夜班工人比白班工人睡眠少，几天之后，睡眠逐渐减少，如果把夜班次数限制在连续5班或更少，中间休息几天，更有可能从睡眠不足中恢复过来。如果你是12小时轮班而不是通常的8小时轮班，那么将这限制为连续4个轮班，连续几次上夜班后，你最好能休息48小时。第二是避免长时间轮班、过度加班和只休息一会儿。第三是避免长途通勤，因为这会浪费你本可以用来睡觉的时间；尽量避免每周轮班1次以上，因为应付这种变化比长时间轮班更困难；休息日要有充足的睡眠；制订睡眠时间表。如何减小消除夜班影响，以

下有10个简单的方法。

1. 缓慢过渡。管理者应该尽最大努力让员工从白班慢慢过渡到夜班。至少，这让他们的身体有时间适应新的时间表。

2. 寻求同住的人的帮助。如果你希望成功地上夜班，你的家人的合作至关重要。你们都需要共同努力，平衡一下重要家庭活动时间，维护作息时间表，还需要他们的帮助来建立安静的时间，以获得夜间所需的睡眠。

3. 避免咖啡因。上夜班时避免咖啡因，咖啡因是一种兴奋剂，它能让你快速增强能量并保持清醒。咖啡因的问题在于，在你感觉到咖啡因的影响后，它会在你的体内停留数小时，而且它会阻止你在工作后睡得很好。尽可能喝水，以避免咖啡因引起的问题。

4. 避免饮酒。酒精可以让你更快入睡，但也会减少快速眼动睡眠。快速眼动睡眠是你睡眠周期的恢复阶段，所以如果你通过饮酒来干扰睡眠，你就会有效地干扰身体自我修复的能力。

5. 不工作的时候晒晒太阳。当你不工作时，试着在阳光下至少待30分钟，比如去散步，在花园里工作，在户外锻炼，甚至只是坐着看看书，这样做将为你的身体提供保持健康所需的维生素D。

6. 在合适的环境中睡觉。在合适的环境中睡觉会对你的睡眠质量和睡眠时间有很大的影响。以下5种方法可以确保你的睡眠地点不会影响你的睡眠质量：保持房间凉爽（室温低于20℃有利于睡眠），让你的房间尽可能黑暗，让你的环境尽可能安静，考虑戴上睡

眠面罩和耳塞，睡觉前2小时关掉所有电子设备。这些简单的步骤可以让你每次都能获得最佳的夜间睡眠。即使白天睡觉也建议盖厚重的毯子或被子，有研究显示，盖厚重的毯子或被子有利于入睡，并能改善睡眠质量。

7. 睡前避免尼古丁。香烟、烟斗和各种形式的烟草中发现的尼古丁是一种天然兴奋剂。你可能觉得睡前需要抽根烟来放松，当你将尼古丁引入体内时，你的心率会加快，呼吸变得更快、更浅，血压也会升高，这与身体入睡所需的条件恰好相反，睡前吸烟是在破坏睡眠。最后一支烟应至少距离睡前3小时，这会让你的身体有时间处理体内的尼古丁。

8. 睡觉前2小时关掉电子设备。计算机、平板电脑和电视等电子设备发出较短波长的光（朝向可见光谱的蓝色端），这种蓝光会使你的身体产生更少的褪黑素，由于缺乏褪黑素，你的身体将不太倾向于放慢速度并入睡。为了让你的身体做好睡眠准备，尤其是在上夜班后睡觉前至少2小时关掉你的电子设备，如果可能，避免使用荧光灯（白炽灯也可以），在光线昏暗的房间里坐一会儿。

9. 健康饮食。吃健康的饮食以减轻夜班的影响，吃健康的饮食是对抗夜班带来的负面影响的另一种方式，如果你坚持上夜班，尽管你可能想少吃一点，但还是要尽量以白天的方式进食。

经常吃清淡的食物和健康的零食，以避免饱餐后的困倦。同样，选择容易消化的食物（如水果、蔬菜、面包、大米和面），这样你的身体就可以专注于保持清醒，而不是将资源用于保持营养。多喝水，但在睡前几小时需停止，一天结束时避免摄入含糖食物，上夜班时不要吃油炸、辛辣和加工食品，注意推荐的碳水化合物、蛋白质和脂肪的平衡。当你发现最适合你的食谱时，就计划把这些食物带在身边，这样你就会慢慢养成正确的饮食习惯。错误的吃东西的方式会导致你在错误的时间入睡。

10. 休息时小睡。你可能不需要在白班时小睡，但在夜班时小睡对帮助你安全工作至关重要。

短暂的20分钟小睡可以恢复精力，让你整晚保持警觉，小睡时间尽量不要超过45分钟，否则你会有进入深度睡眠周期的风险。如果你强迫自己在深度睡眠周期醒来，你将不会感到神清气爽，你需要更长的时间才能再次感到警觉。

（三）夜班工作者的用餐时间很重要

2021年12月3日《科学进展》发表了德国科隆大学Sarah Chellappa和哈佛医学院Frank A.J.L.Scheer领导的研究小组的研究，他们观察了用餐时间是否可以防止夜班对血糖的不良影响。研究人员随后评估了用餐时间表对昼夜节律和新陈代谢的影响。他们发现，夜间进食会提高血糖水平，平均血糖水平增加了6.4%，是糖尿病的危险因素。将用餐时间限制在白天避免了这种影响，相比之下，白天进食的人血糖没有明显升高。研究小组还发现，在夜间醒来后吃早餐会显著影响夜班期间的胰岛素水平，但在白天吃早餐不会影响胰岛素水平。这项研究首次证明了在夜班工作期间只在白天进食对人体健康的益处。研究人员认为，对葡萄糖的影响可以用"昼夜节律失调"来解释，这是大脑中的中央生物钟与其他周期（如睡眠和清醒、光明和黑暗、禁食和进食）之间的不协调，中央生物钟和全身其他系统（包括代谢系统的控制）之间可能出现失调，中央生物钟和外周生物钟之间更好地对齐可以解释白天进食对夜间工作期间葡萄糖水平的有益影响。Chellappa说："这项研究强化了这样一种观念，进食时间对健康结果（如血糖水平）至关重要，这对夜班工人来说很重要，因为他们通常在晚上轮班时进食。"

七、通过光照调节昼夜节律

你知道吗？早晨阳光照射有利于改善夜间睡眠。

有人请教临床心理学家和睡眠医生Michael Breus，精力充沛和睡得更好的第一要诀是什么。他毫不犹豫地分享了自己的早晨习惯：每日早上6:15起床，喝一大杯水，在等待太阳升起时冥想，然后在早上7:00，他遛着他的两只狗，绕着街区转，确保不戴墨镜。

"每个人都应该在醒来后尽快走出室外，至少获得15分钟的自然光直射。"洛杉矶睡眠医学专家Michael Breus，也是畅销书《30天使你精力充沛》的作者之一。Breus的简单生活方式反映了越来越多的科学证据，这些证据表明，每日清晨充足地暴露在明亮的光线下，可以改善睡眠、清晰思维，改善心理健康，降低肥胖和糖尿病的风险。

在新冠病毒感染疫情大流行高峰期对700人进行的一项研究发现，每日在户外待1～2小时或白天在明亮房间里度过的人，出现睡眠困难或焦虑症的可能性较小。

另一项研究发现，当自然光照进房间持续1周后，与拉窗帘和百叶窗的1周相比，人们会提前22分钟入睡，睡眠更规律，白天更快乐、反应更警觉。

（一）早晨阳光的魔力

华盛顿大学医学院睡眠专家、神经病学教授Nathaniel Watson表示："光线是设定我们的昼夜节律或24小时内在节律的最重要因素，早晨的阳光是关键。"

我们每个人的大脑深处都有一个主时钟，我们的组织中也有一系列其他时钟，它们管理激素何时释放，保持我们的睡眠-觉醒周期、饥饿模式和其他日常节奏可以预测周期的运作。

如果你住在一个完全没有灯光的洞穴里，主时钟上的指针仍然会正常运行，但大约每24.2小时1次，与社会运行的时钟稍微不同步，每一天你都会进一步偏离同步。

纽约伊坎医学院光与健康研究中心主任Mariana Figueiro医生说："今天，你的手表会显示是早上7:00，但你的生物钟可能会显示是早上6:50，明天，你的生物钟可能会显示现在是早上6:40，第3天是早上6:30，你起床会越来越难。"

打开窗帘或走出去，当早晨阳光进入你

的眼睛时，它会以两种关键的方式将你的生物钟与24小时同步：视网膜中的特殊细胞告诉你的大脑停止制造睡眠激素褪黑素；同时你大脑的主时钟设置了内部计时器，指示身体在大约14小时后再次开始制造褪黑素。此外，早晨阳光也会促使身体加快刺激皮质醇的产生，让你的大脑在一天中兴奋起来。

有研究表明，上班族在5天内获得更明亮的早晨阳光，他们发现做决定更容易，在认知测试中得分高出79%；还有研究表明，早晨的阳光也能通过影响瘦素（是一种饱腹激素）和促生长激素释放肽（ghrelin）（饥饿激素），来维持健康的体重，防止肥胖；还有研究发现，在中午之前暴露在强光下的人体重比在晚上暴露在强照下的人体重轻一点，平均为1.4磅（0.64kg）。

斯坦福医学院神经生物学教授Huberman指出，接受早晨的阳光会使人体早晨的皮质醇水平提高50%，这是一件好事（在一天的早些时候），因为它可以增强人体免疫功能和警觉性，并"设置"一个定时器，让你在14～16小时后入睡。建议晴天每日早晨照射阳光5～10分钟，阴天照射20～30分钟，但不要直视太阳。

（二）睡前避免亮光和蓝光

睡前和夜间最好尽量减少明亮的光线，因为强光具有与早晨阳光相同的唤醒效果。光就像咖啡，具有直接和急性影响，无论白天还是晚上都会使人保持警觉。

强光、短波长的光线，或者笔记本电脑或智能手机屏幕发出的蓝光，尤其会扰乱睡眠，因为它最接近我们醒来时太阳发出的自然光。遗憾的是，人们有87%的时间都待在室内，那里的环境比白天要暗、比晚上要亮。

Mariana Figueiro医生说："人们错过了早晨的阳光，这令人担心。"新冠病毒感染疫情大流行促使更多人在家工作，在许多方面使情况变得更糟。很多时候，你可以在通勤时间获得早晨阳光，骑自行车和步行上班很容易提供足够的早晨阳光，即使在阴天，也能让生物钟准时运行，但我们中的许多人现在只是从卧室漫步到电脑前。幸运的是，补救办法很简单。

（三）通过光照调节昼夜节律

第一，每日尽最大努力在户外活动至少1小时。每日户外活动1小时包括早晨的至少15～30分钟，另一个外出散步的好时间是下午1:00～3:00，这时身体会产生另一种短暂的褪黑素。Bruce医生说："当你下午开始感到疲倦时，与其休息喝咖啡，不如出去晒太阳。"但是不要戴太阳镜，以获得最佳效果。

第二，面向窗户。如果你白天大部分时间都待在室内，那就尽量坐在窗前打开窗帘。如果你的房间没有窗户，或者只有一个小窗户，那就增加光线。Figueiro医生建议，在电脑的两侧都安装一盏台灯（每侧1500流明），用浅色灯罩散射光线，一个普通的白色灯泡就可以了，但是为了获得更大的效果，选择蓝光或者把灯放在更靠近眼睛的地方。

第三，获得额外的动力。如果你在黑暗中开车上班，或者经常旅行跨越时区，或者获得自然晨光时遇到困难，那就在早晨使用"黎明模拟器"或"光疗"灯也有帮助，可以提供高达10 000勒克斯（lx）的明亮光线，这一强度是多云天气室外光线亮度的5倍。

第四，睡前2小时不要使用屏幕。为了尽量减少夜间的光线，睡前2小时关闭你的电子设备，至少调暗显示器，并将其设置为黑底白字。如果你真的很难放松，可以考虑在睡前90分钟戴上蓝色遮光眼镜，晚上在卧室和客厅也要使用温暖、低亮度、昏暗的照明。

此外，你还需要保持一致的作息时间表，每晚同一时间睡觉，每日同一时间起床，说起来很简单，但是真正做到并不容易。Breus医生说："睡眠依赖于连贯性和规律性。"作为洛杉矶名人和运动员的睡眠顾问，他知道这有多难，但正如他所说的，如果你想睡得更好，这是值得的。

⑤
被忽视的红光疗法

红光疗法又称光生物调节（photobio-modulation, PBM）、低强度光疗法（low level laser therapy, LLLT）、生物刺激、光子刺激或灯箱疗法。这种疗法使用特定波长的光来治疗皮肤，以实现各种结果。研究表明，不同的波长会以不同的方式影响身体，红光的最有效波长似乎在630～670nm和810～880nm。

红光疗法是如何工作的？这些特定波长的红光在我们的细胞中产生了一种生物化学作用，有助于提高线粒体功能。这可以提高体内腺苷三磷酸（adenosine-5′-triphosphate, ATP）的产生，ATP是身体中每个细胞的能量来源，没有它，我们就根本无法运作，如果没有足够的ATP，我们就无法正常工作。红光穿透皮肤8～10mm。根据使用红光的部位，红光很容易影响所有皮肤层，进入血管、淋巴管、神经和毛囊。

红光疗法不同于桑拿疗法，桑拿的目的是提高身体的温度，这可以通过提高空气温度的简单热暴露来实现，在芬兰及欧洲其他地区很流行。桑拿疗法也可以通过红外曝光来实现，从某种意义上说，桑拿房的红光会从内到外加热身体，据说可以在更短的时间内以更低的热量提供更有益的效果，这两种桑拿方法都能加快心率、增加排汗，并提高热休克蛋白水平，并在其他方面改善身体。与红光疗法不同，桑拿房发出的红外光是看不见的，波长在700～1200nm，可以更深地穿透身体。

红光疗法或光生物调节并不是为了增加汗液或改善心血管功能而设计的，它在细胞水平上影响细胞，增加线粒体功能和ATP的产生，它本质上是"喂养"你的细胞以增加能量。

一、红光疗法的使用历史

1903年，Niels Ryberg Finsen医生因用红光成功治疗天花和狼疮而获得诺贝尔生理学或医学奖。自20世纪70年代以来，俄罗斯在其标准医疗保健中使用低水平激光治疗，几十年来，俄罗斯人还发表了数百项关于红光疗法益处的研究，但这些研究很少被翻译成英语。红光疗法在很大程度上一直被美国及西欧所忽视，直到最近才引起重视，但自20世纪80年代以来，它已在日本、中国、加拿大、北爱尔兰、越南及拉丁美洲和东欧的临床环境中使用，因受到欧美影响较大，也没有引起国内临床医生的重视。

二、红光疗法的好处

尽管西方世界在红光疗法方面落后于时代，但强有力的证据支持其对健康的益处，它被美国FDA批准用于治疗慢性关节疼痛、伤口愈合缓慢、皱纹、脱发和痤疮。许多人已经成功地将其用于其他问题，如治疗银屑病、改善循环和提高免疫功能。

（一）更好的循环和胶原蛋白生产

当光线穿透表皮和真皮层时，它会增加血液循环，帮助形成新的毛细血管。它还能增加胶原蛋白的产生和成纤维细胞的增殖，虽然局部使用胶原蛋白是无用的，但为了指甲、皮肤、头发和关节的健康，有人经常使用它。红光疗法通过触发身体产生更多的胶原蛋白来自然提高胶原蛋白水平。由于胶原蛋白约占我们皮肤蛋白质的70%，这对于机体来说是一件大事！

胶原蛋白的增加不仅能让皮肤焕发光彩、减少皱纹，而且它还有改善关节健康的能力，对关节炎患者非常有益。胶原蛋白可以帮助有各种疼痛的肌肉骨骼问题的人。红光疗法改善循环和抗炎作用也有助于减轻疼痛和改善症状。

（二）促进伤口愈合

皮肤中的成纤维细胞合成胶原蛋白，维持结缔组织，是伤口愈合不可或缺的一部分。红光刺激成纤维细胞发挥作用，增加血液循环，缩短伤口修复时间。

人们将这种疗法用于烧伤、截肢、皮肤移植和感染伤口，已成功用于治疗癌症引起的皮肤损伤。2014年的一项研究发现，红光疗法显著改善了小鼠的结肠炎症状。光疗法有助于黏膜愈合，牙医们还成功地使用红色治疗灯来治疗口腔黏膜中的溃疡和损伤，可以防止口腔周围反复出现的唇疱疹。

（三）治疗脱发

一项为期24周的研究表明，红色治疗光显著改善头发密度和头发厚度，没有任何严重不良反应。参与者戴着一顶发射红色治疗光的头盔来达到这种效果。但有学者认为，可使用更大的设备，有利于应用于身体其他部位的治疗。

（四）缩短机体恢复时间

红光疗法可以增加全身的血液循环和ATP的产生，这可能有助于在患病期间机体加速愈合，还刺激淋巴系统的活动和吞噬作用，即细胞清洁机体的过程。

尽管红光疗法有助于调节免疫系统，但2006年一项针对小鼠的研究发现，过度治疗实际上会导致免疫抑制，由于在这方面没有做太多研究，目前尚不清楚它对免疫系统的益处有多大。

（五）有助于甲状腺疾病的治疗

有几项引人注目的研究着眼于红光和近红外光疗法对桥本甲状腺炎的疗效。2013年的一项随机安慰剂对照临床研究，观察了光照疗法（波长830nm）对慢性自身免疫性甲状腺炎的益处，这项研究表明，红光和近红外光疗法可以全面改善甲状腺健康，许多参与者能够减少或停用左甲状腺素。事实上，在光照治疗后的9个月随访中，47%的参与者不再需要药物治疗，这一结果令人震惊，因为内分泌界普遍认为，甲状腺功能减退患者都需要终身补充甲状腺药物治疗。还有研究针对桥本甲状腺炎发现，甲状腺过氧化物酶抗体（thyroid peroxidase antibody, TPOAb）抗体水平下降，这些抗体表明存在自身免疫性甲状腺疾病，迄今学术界无特效办法使该抗体水平下降。2010年，俄罗斯的一项研究发现，红光疗法有助于38%的参与者减少甲状腺药物剂量（17%的参与者完全停止服药）。2003年一项针对甲状腺术后患者的研究发现，红光疗法可将药物需求减少75%。在瑞士的一家自然医学诊所，医生使用这种疗法治疗甲状腺疾病。

（六）治疗银屑病的一种有前景的方法

发表在《光医学与激光外科》杂志上的一项小规模研究发现，红光疗法对银屑病患者有好处。当用红光疗法和红外光治疗时，皮肤斑块改善了60%～100%，就像在桑拿浴室里使用红外光一样。红光有助于平息炎症，而较短的红色波长有助于愈合皮肤表面。红外光和红光组合光结合了近红外光谱（810～880nm）和可见红光谱（630～670nm）。

（七）有助于治疗痤疮、酒渣鼻和湿疹

红光疗法对胶原蛋白和ATP的刺激作用使其成为治疗痤疮、酒渣鼻和湿疹等皮肤问题的有前途的解决方案。

6 红外光治疗对健康益处多多

1995年，美国国家航空航天局（National Aeronautics and Space Administration, NASA）调查了LED灯促进太空植物生长的能力。在这项研究中，注意到宇航员伤口愈合时间的缩短。然而，这项现代研究并不是第一次研究光疗法的益处。早在20世纪70年代，研究人员就已经研究了特定波长的光对人类健康的影响。

水特别能吸收红外光，这会导致温度迅速升高，考虑到人体大约75%是水，面对这一现实情况，有研究表明，800～1400nm的近红外光波段最适合于被含水物体吸收。这并不是说其他红外光波段就不起作用。

我们的眼睛可以检测到红外光。红外线尽管只占电磁能量总光谱的一小部分，甚至比可见光的范围还要小，但它对我们身体的影响是不可忽视的，人体对红外光的反应应该不会令人惊讶，毕竟自然的阳光充满了它！研究人员仍在探索红外光的潜在健康益处，红外桑拿、加热器和冷激光疗法等产品已经开始了医疗应用。

红外光疗法广泛应用于临床医学、口腔医学、兽医学等领域。该疗法安全且自然，使其能够作为各种健康状况的替代疗法，如肌肉疼痛、关节僵硬和关节炎等。红外光疗法在人体中有许多作用，包括解毒、缓解疼痛、减少肌肉紧张、放松心情、改善循环、减轻体重、净化皮肤和美容、降低糖尿病并发症、增强免疫系统和降低血压。

1. 加速伤口愈合。动物研究表明，近红外光疗法有助于加快伤口愈合。据观察，这一过程通过促进抗炎因子和生长因子的暂时增加而起作用。

某些称为成纤维细胞的细胞与皮肤健康密切相关。它们有助于合成胶原蛋白，帮助愈合伤口，并有助于为其他基本皮肤病的缓解过程创造必要的成分。研究人员表明，近红外光疗法可以提高成纤维细胞浓度。

2. 改善线粒体健康。线粒体就像人类细胞的电池。它们以ATP的形式积极创造能量，并帮助利用它来驱动我们身体的几乎每一个过程。

ATP生成的最后一个阶段称为氧化磷酸化，涉及线粒体利用氧气。这一过程由细胞色素氧化酶促进。这个过程简单地称为细胞呼吸。

在2008年的一篇论文中，Tiina Karu博士发现近红外光能够激活线粒体信号通路。这种应用可能有助于将药物和其他化合物直接输送到线粒体，且不良反应最小。在该报道的结语中，Karu博士指出，最近的实验数据表明，激光光疗可以促进视网膜损伤和其他眼部疾病的康复，其中线粒体功能障碍被认为是其中的一个因素。

3. 促进骨骼健康。动物研究表明，近红外光疗法有助于刺激新骨结构的形成。体外研究也表明，低强度光疗法也可能有助于避免骨质疏松症等骨相关疾病的进展。另一项体外研究表明，近红外光疗法可以帮助骨折愈合更快。这归因于近红外光照射后细胞内ATP水平立即升高。目前，正在进行有限的人体试验来证实近红外光对骨愈合的益处。

4. 促进肌肉损伤修复。红外光疗法改善细胞内线粒体的作用，从而触发新肌肉细胞和组织的生长和修复。换句话说，红外线可以加速肌肉损伤后的修复过程。

5. 改善心血管健康。红外光疗法的主要健康益处之一是改善心血管健康。红外线会增加一氧化氮的产生，一氧化氮是一种重要的信号分子，对血管的健康很重要。这种分子有助于动脉舒张并防止血液在血管中凝结和形成血栓。此外，它还可以对抗自由基以防止氧化应激和调节血压。一氧化氮对于改善血液循环至关重要，它可以为受伤的组织提供更多的氧气和营养。

6. 治疗疼痛和炎症。红外光疗法是治疗疼痛和炎症的有效且安全的疗法。它可以深入皮肤层，到达肌肉和骨骼。由于红外光疗法可以增强和改善皮肤和身体其他部位的血液循环，它可以为受伤的组织带来氧气和营养，促进愈合。它有助于缓解疼痛、减轻炎症并防止氧化应激。

7. 改善认知功能。钙等矿物质在调节

大脑处理信息的方式方面发挥着巨大的作用。它调节神经递质的释放时间，帮助控制神经元的兴奋性，并已被证明在帮助形成长期记忆方面起着关键作用。

近红外光治疗显示了在细胞水平上影响钙流动的能力。这在人类健康方面有许多潜在的应用，特别是在心血管健康方面，尤其是在大脑方面。近红外光疗法可能有一天会有助于刺激大脑的特定区域，用于研究和治疗目的。

值得注意的是，通过近红外光进行的神经元刺激没有完全被理解。穿透力不足可能会限制近红外应用的有效性。理论上，体液的结构性质可能允许通过红外能量进行更大的刺激，从而实现更有效的神经元靶向。研究人员认为，近红外辐射可能会对身体的某些部位，特别是眼睛和大脑产生激素效应。

8. 排毒。红外光疗法可以通过桑拿进行。排毒很重要，因为它们可以增强免疫系统，改善消化。同时，解毒有助于生化过程正常运作。在红外线桑拿中，机体的核心温度升高，可导致细胞水平的排毒。

9. 潜在的癌症治疗作用。红外线疗法是一种潜在可行的癌症治疗方法。研究表明，当纳米粒子暴露于红外线而活化，使其对周围的癌细胞具有高度毒性。光免疫疗法就是一个典型的例子，使用抗体-光吸收剂复合物结合到癌细胞上发挥作用。

第六章

阳光照射与维生素D

万物生长靠太阳，人们对阳光照射对健康的益处认识很久，但直到1921年，两名纽约医生（Hess和Unger）将8名患有佝偻病的儿童放在纽约城市医院的屋顶照射阳光，他们通过X线检查记录每个孩子的骨骼改善情况，最后发现他们的症状都出现缓解。此后，美国政府建议父母给孩子接受合理的阳光照射。在20世纪30～50年代，一些制造商也开始制造紫外线（UV）灯在药店出售。当时人们对紫外线的态度非常狂热，欧洲和美国的很多家医院也建立了日光浴室和阳台，以方便患者接受阳光治疗。波士顿儿童医院则把佝偻病儿童放在船上治疗。光生物学家Niels Ryberg Finsen 1903年获得了诺贝尔生理学或医学奖，其主要成绩是成功揭示阳光照射可以治愈许多疾病，包括寻常红斑狼疮和皮肤结核病。

20世纪初，科学家已经确定是阳光中的紫外线辐射刺激人体产生维生素D，他们推断维生素D对于人体健康很重要，认识到晒太阳产生的维生素D可以改善骨健康。20世纪的前几十年是光生物学和日光浴的鼎盛时期，由此诞生了光生物学，研究自然和人工辐射对所有生命形式的影响，光疗研究太阳光治疗疾病的能力，光生物学家和光疗专家用阳光有效地治疗佝偻病、肺结核和皮肤银屑病。

① 阳光照射皮肤产生维生素D

增加光照可以改善细胞和器官健康，其作用是通过活性维生素D，这些益处包括降低血压、降低癌症和自身免疫性疾病（如1型糖尿病、多发性硬化）的发生危险，这些益处似乎不是由于肾产生的活性维生素D的作用，而实际上我们又相信肾产生活性维生素D是真的，很明显，阳光照射与细胞和器官健康之间存在关联。

一直以来，人们一直徘徊在阳光照射与细胞健康之间的边缘，认识的突破最后终于发生。美国加州大学旧金山分校Daniel Bikle研究小组终于发现，人类的皮肤细胞能够产生活性维生素D。几年以后，波士顿大学医学中心骨研究实验室的Gary Schwartz研究小组也发现，人前列腺细胞也能激活维生素D。至此，人们恍然大悟，人体全身各处都具有产生活性维生素D的能力。

过去我们认为只有肾能够活化维生素D，现在知道各种细胞如乳腺、前列腺、结肠、肺、脑、皮肤和大多数其他组织和细胞具有这种能力，当循环中25-羟维生素D进入这些细胞，被转换成活性维生素D，但不同于肾，25-羟维生素D通过血液到达肠道和骨骼，25-羟维生素D在细胞内局部转化为活性维生素D，活性维生素D在细胞内局部执行完重要功能后诱导自身毁灭。这样活性维生素D就不会离开细胞进入血液，否则会积聚太多导致毒性作用。由于这种维生素D的活化过程开始和结束都在细胞内进行，即使这些细胞产生更多的活性维生素D，也没有证据表明会增加血液中的活性维生素D水平。

目前已知道，通过阳光照射、饮食摄入

或补充维生素D，来增加血液中的25-羟维生素D水平，将有助于降低多种疾病特别是那些引起异常细胞生长的风险（如癌症）。目前已经发现，免疫系统也具有产生活性维生素D的能力，这意味着晒太阳可能会在预防和治疗自身免疫性疾病如类风湿关节炎、克罗恩病和1型糖尿病中发挥作用。

越来越多的研究表明，阳光照射有助于调节昼夜节律，从而防止情绪相关疾病，如季节性情感障碍、经前期综合征和由于褪黑素水平下降所引起的抑郁。这一广泛研究产生了一些有趣的分支，在生理学领域产生了很多意料之外的新鲜见解。一些科学家曾在20世纪80年代发现，不只是大脑会产生使人"感觉良好"的物质β-内啡肽，当暴露于紫外线时，皮肤也能产生β-内啡肽，这也许可以解释为什么人们常常觉得花时间在海滩上或在晒黑床中躺一躺，感觉会这么好。

阳光中的UVB

阳光包含由各种波长的电磁辐射能组成的光子，红、橙、黄、绿、青、蓝、紫，从波长最长、能量最弱的称为红外线，到波长最短、能量最强的称为紫外线。

紫外线简称UV，包括UVA、UVB和UVC，UVC（200～280nm）和部分UVB（281～289nm）被大气中的臭氧完全吸收，从来没有到达地球或人类的皮肤。UVA（320～400nm）和部分UVB（290～319nm）

不同程度到达地球表面，但对身体具有不同影响。比UVB多100倍的UVA到达地球表面，尽管UVA所含能量比UVB少，但它能够渗透到更深层皮肤，影响皮肤弹性结构，增加自由基，从而产生皱纹；同时也影响免疫系统和黑素细胞，这是紫外线照射引起黑色素瘤的主要原因；而UVB辐射能量更高，可以被DNA和蛋白质所吸收，并且穿透性差，UVB是使皮肤变红的主要原因，长期照射可引起非黑色素瘤皮肤癌。如果UVB导致急性晒伤可导致黑色素瘤。

UVB是紫外线辐射刺激皮肤产生维生素D唯一形式，直到最近，大多数防晒产品只能够阻挡UVB辐射，这导致西方国家黑色素瘤患病率上升，因为防晒成分只能阻挡使皮肤发红的UVB，人们无限长时间暴露在阳光下，此时会增加具有穿透性的UVA辐射。而如果没有涂抹防晒霜，人们就不可能在太阳底下待那么长时间，从而减少了可增加黑色素瘤风险的UVA剂量。幸运的是，近来已经开发出广谱防晒霜，可以阻挡大部分UVA和几乎所有UVB（取决于SPF值）辐射。

到达地球表面的紫外线辐射强度取决于几个因素，其中一个因素是平流层中的臭氧层，它吸收了大部分损害性的太阳紫外线辐射，但吸收多少取决于1年中的什么时间和其他自然现象，总体说来，由于工业污染、目前禁止使用的含氟制冷剂和一些消费品如发胶等，都会使臭氧层变薄。下列七大因素影响到达地球的紫外线照射在人身上的强度。

1. 一天中的时刻。正午时分太阳处于最

高点，此时紫外线水平最强。太阳处于最高点时，紫外线辐射穿过大气层到地球的距离最短；与此相反，清晨和傍晚时太阳辐射必须以更倾斜的角度穿过大气层，使得紫外线强度大大降低，因此在清晨或傍晚，太阳照射很难合成维生素D。

2. 一年中的季节。太阳的角度随季节变化，引起紫外线辐射强度的变化，夏季的紫外线强度最大。

3. 纬度。太阳在赤道上空垂直照射，穿过地球臭氧层距离最短。因此太阳辐射在赤道最强，更多太阳的紫外线辐射到达地球表面；而在高纬度地区，太阳在天空中位置较低，紫外线辐射必须穿过更多的臭氧层到达地球表面，距离更长，使得中高纬度地区的紫外线辐射强度较小。比如说，居住在加拿大埃德蒙顿（北纬53°34′）的人一年中有7个月时间（9月到4月）皮肤不能合成任何维生素D，居住在纽约（北纬40°43′）的人一年中有4个月（11月至2月）皮肤不能合成维生素D。北京位于北纬39°26′～41°03′，每年也有4个月皮肤基本不能合成维生素D（11月至2月）。

4. 海拔高度。海拔越高空气越稀薄，紫外线辐射越强，因此高海拔地区过度照射太阳的风险更大，位于西藏的珠峰大本营（北纬27°59′，海拔5200m），人们可以常年合成维生素D，而在更低纬度的低海拔地区附近却不能，如印度泰姬陵（北纬17°10′，海拔171m）在11月人们会出现维生素D缺乏。

5. 天气条件。云层越多，可以穿透云层到达地球表面的紫外线辐射越少，但部分紫外线辐射可以穿过云层，所以在多云或全阴的夏日仍然可以晒红皮肤。

6. 反射。一些物体表面可以反射紫外线，从而增加紫外线强度，甚至在背阴处。这些表面包括雪、砂石或水，可以增加紫外线强度达到双倍水平。

7. 大气污染。越来越多的人生活在存在大气污染的大城市，这些大城市，如北京、上海、洛杉矶，与人口较少的地区相比，风流动模式改变，限制污染空气扩散。由于空气污染可以过滤掉部分到达地球表面的紫外线，洛杉矶和亚特兰大这两个城市所处纬度在1年中理论上获取维生素D相对容易，但仍然有维生素D缺乏症流行。

UVA和UVB之间区别让人困惑，可以这样理解，UVA引起衰老，UVB引起晒伤，UVA辐射过度可以导致皱纹形成。具有讽刺意味的是，婴儿潮时期（1946—1964年）出生的人皮肤皱纹较多，可能是由于20世纪60年代防晒霜出现，这是为什么？因为早期的防晒霜阻止UVB辐射，使得皮肤不容易晒红，使他们在太阳下暴露过长时间，但这些防晒霜不能保护他们免受UVA的损害。

3

阳光照射与口服补充剂并不相同

前面讲过，血液中足够的维生素D水平，不仅对我们的骨骼健康至关重要，也对各种疾病的预防，如各种癌症、糖尿病、高血压具有重要作用。为了获得理想的血清维生素D水平，充足的阳光照射至关重要。让你的皮肤暴露在阳光下一段时间，不用防晒保护，可能对于很多人来讲难以接受，还有些人能够接受阳光照射，但是不清楚如何照射？什么时候？多长时间？还有人不禁要问，为什么不直接口服维生素D而非要晒太阳？

除了补充维生素D，充分的阳光照射仍然很重要。这是因为单纯口服补充维生素D使血清维生素D水平提高到30ng/ml以上的健康范围并不容易。很多文献表明，即使每日口服1000U的维生素D，仍然不会把你的血清维生素D水平提高到30ng/ml以上，Holick的研究小组在波士顿的研究发现，多数健康成年人在冬季即使每日补充1000U的维生素D_2或维生素D_3，仍然不能把血清维生素D水平提高到30ng/ml以上。

④

合理的阳光照射

前面讲过，阳光中不仅有紫外线，还有可见光、红外线，阳光照射的好处不仅仅是维生素D合成，还有利于维持昼夜节律、激素分泌的其他好处，这是补充维生素D所不具备的。

另外，你是喜欢在IMAX影院观看火山喷发的虚拟影像，还是喜欢亲身到火山口附近实地观看熔岩的真实场景？我想大多数人都会选择后者。如果身体能够说话，让它选择更喜欢哪种方法，那么它会毫不犹豫地选择阳光下的维生素D来源，而不是选择一瓶含有维生素D的补充剂。

如果你是大自然的母亲，并且想保证所有脊椎动物和人类都能获得必需的维生素D这种激素，那么还有什么比阳光更好的方法吗？还有一点需要考虑：皮肤中产生的维生素D在血液中的持续时间至少是饮食中摄入维生素D的2倍，当你暴露在阳光下时，不仅可以制造维生素D，还可以制造至少5～10种额外的光产品，这些产品是你从饮食来源或补充剂中永远得不到的。显而易见，如果这些光产品没有生物效应，为什么大自然会制造所有这些光产品？

还有一个事实，阳光是可以免费获取的，不需要花费金钱来换取健康。阳光不仅可以传递在体内制造维生素D的原材料，正如前文说所，阳光还可以提高情绪、控制昼夜节律，帮助晚上睡得安稳，这样我们就可以在第二天恢复精神和体力了。

首先需要清楚地表明，作为研究光与维生素D领域的权威学者，Holick并不提倡晒黑，他建议只接受足够的阳光照射，以建立和维持健康的25-羟维生素D水平，并按照大自然的意图改善你的心理健康。如果你认为紫外线暴露带来的幸福感远远大于危险，他也不会反对你接触超过健康所需的紫外线，只要你知道并接受风险。很显然，对健康有利，并不意味着多多益善，如果阳光过度，就像你吃得太多或运动过量一样，也会导致不良后果，包括非黑色素瘤皮肤癌及皮肤衰老和皱纹。问题的关键是：什么是合适的剂量？应该如何把握？

如果诊断某人患有骨质疏松症或者骨软化症，需要测定25-羟维生素D水平，以明确是否缺乏维生素D（低于30ng/ml）。然后，笔者制订了一个强化计划来恢复其25-羟维生素D水平，通常包括每周50 000U的维生素D，持续8周，这种高剂量方案只能由医生开处方。另一种方法是连续8周每日服用3000～4000U维生素D，患者的25-羟维生素D水平会迅速上升，但与维生素D缺乏相关的症状可能需要几周或几个月才能缓解，需要几个月才能完全消除。

阳光照射是建立一个人的25-羟维生素D水平的有效方法。如果你穿着泳衣在海滩或院子里进行日光浴，当你长时间日光浴后，你会得到10 000～25 000U的维生素D剂量（技术上称为最小红斑剂量，或1MED）。我们不鼓励任何人晒伤，并且总是鼓励保护面部。日光浴时间安排为在阳光下晒黑所需时间的1/4～1/2是最安全的方法，每周3次，这样做可以为你提供相当于每周摄入20 000～30 000U的维生素D剂量。这种阳光照射量通常足以纠正维生素D缺乏症。

如果你白天工作，那么室内晒黑设备也能提供同样的好处。Holick曾做过相关研究，认为要制造2000～4000U的维生素D，需要暴露你的手臂和腿（约占身体面积的25%），时间是你的皮肤在阳光下变色所需时间的1/4～1/2，这个计算是基于他们的发现，

穿着泳衣的大部分皮肤暴露在1MED的环境下，会导致体内维生素D的增加，相当于口服10 000～25 000U的维生素D。但实际上，这相当于服用20 000～50 000U的维生素D，因为你从阳光中获得的维生素D在体内的持续时间是2倍。在此再次强调，并不主张暴露达到1MED。根据皮肤类型和1MED时间，计算出你的合理和健康的阳光照射时间有多长是很重要的。

Holick开发了两种方法来计算正确的阳光照射量（Holick理智日光浴方案，详见Holick的日光浴方案部分），从而保持维生素D的健康。一个通过你的常识来指导，取决于你对阳光的耐受能力；另一个依赖于积累的丰富的科学数据，并将其整合到一系列具体的、用户友好的表格中（表6-1～表6-8）。

防晒霜几乎完全阻止了身体从阳光中生成维生素D，其中防晒系数（SPF）为8的防晒霜减少了约90%的维生素D生成，SPF15则减少了95%的维生素D产生，SPF30减少了约99%。因此，在规定的合理日晒时间内不要使用任何防晒霜，但达到这一时间后一定要涂抹上广谱防晒霜，使用防晒指数至少为SPF15的防晒霜（最好使用SPF30的防晒霜，因为大多数人并没有涂上足够的防晒霜来达到规定的SPF），这样你就既可以享受户外生活，又尽量减少阳光的潜在有害影响。

制别强调，阳光中的UVB辐射不会穿透玻璃，所以通过窗户的阳光不能在皮肤产生维生素D；但UVA可以穿透玻璃。

5

紫外线强度和肤色与维生素D合成

在天气预报网站（www.weather.com）上查找紫外线指数，参考表6-1，在第一行找到当天的紫外线指数，再根据皮肤类型确定阳光照射时间。每周至少3次不涂防晒霜以满足以上阳光照射时间，将为你提供足够的维生素D，这是基于50%～75%的皮肤暴露（穿着短裤、T恤或泳衣）前提。

1. 要制造维生素D，你需要紫外线指数约为4或更大，晒黑床相当于紫外线指数为7～8。

2. 深色皮肤人群制造必需的维生素D，需要的阳光照射量是浅色皮肤人群的7倍。

3. 维生素D缺乏症在女性、有色人种、肥胖者、老年人和母乳喂养的婴儿中更为常见。

4. 维生素D是一种独特的激素，属于类固醇激素家族。它最喜欢的合作伙伴有维生素A、甲状腺激素和生长激素。

5. 加拿大多伦多位于北纬43°39′，跟中国沈阳和长春相近，沈阳为北纬41.8°。长春为北纬43.9°，意味着每年只有4月15日至9月30日这48天能够生产足够维生素D。

6. 防晒系数为8的防晒霜可以阻挡98%的UVB射线，如果你涂防晒霜出门，几乎不可能制造维生素D。

7. 饮食对维生素D水平的波动季节影响很小。

6

Holick的日光浴方案

如何在皮肤癌风险与UVB暴露的获益之间取得平衡？既要获得合理的阳光照射量，并为健康提供足够的维生素D，又要避免晒伤。为此，Holick提出两个解决方案：第一个是根据最小红斑剂量；第二个是根据所在纬度和皮肤类型估计日晒时间。

第一，根据最小红斑剂量。

估计一下在特定条件下，需要多长时间才能晒出轻微的变色（称为最小红斑剂量或

表6-1 不同皮肤类型制造维生素D所需的阳光照射时间　　　　单位：分钟

皮肤类型	紫外线强度				
	UV 0～1	UV 3～5	UV 6～7	UV 8～10	UV 11+
2型	不能合成	15～20	10～15	5～10	2～8
3型	不能合成	20～30	15～20	10～15	5～10
4型	不能合成	30～40	20～30	15～20	10～15
5/6型	不能合成	40～60	30～40	20～30	15～20

1MED)。

然后，在不涂防晒霜的情况下，将手臂和腿部暴露大约最小红斑剂量的25% ～ 50%的时间，每周2 ～ 3天的阳光照射可以使身体产生足够的维生素D来保持健康。

在阳光照射到这个程度后，涂抹防晒指数SPF15以上的广谱防晒霜来保护皮肤，最好使用SPF30，以防止过度暴露，减少皮肤癌和皱纹的风险。

暴露在阳光下的皮肤越多，产生的维生素D就越多。如果穿着泳衣，每次暴露所需的时间小于1个红斑剂量的25% ～ 50%，就能获得健康所需的最低维生素D。记住，身体的哪个部位暴露在阳光下并不重要，只要至少有25%的皮肤暴露出来，不建议把面部全部暴露出来，因为面部只占身体总表面积的9%。

按照防晒霜的说明书，确保使用正确的量。SPF是指使用一种特定产品与没有防护的皮肤相比，皮肤因UVB照射而变红的时间长度的比值。例如，如果你的皮肤在没有保护的情况下暴露在太阳下，需要20分钟才开始变红，那么涂抹防晒指数SPF15的防晒霜后，这一过程大约需要5小时，也就是皮肤变红时间延长了15倍。尽管在阳光照射后可能需要24小时后才能看到红斑。为了保持防晒霜的效果，每4小时重新涂抹一次是很重要的，每次游泳后也需要重新涂抹一次。根据产品说明书，身着泳衣的成年人通常需要使用4盎司（113g）规格瓶装防晒霜的1/4才能遮盖住自己的身体。有研究表明，多数人没有涂抹足够的防晒霜，这也就意味着其没有获得自己所认为的保护。

按照Holick的第一个解决方案，假设你住在美国纽约，经常去长岛的海滩（北纬40.7°，与秦皇岛北戴河的纬度40.7°相近），如果你的皮肤很白皙（2型皮肤），估计7月中午在海滩上晒半小时的太阳，24小时后皮肤就会变成红色（因为你最近没有在阳光下待太久）。那么在涂防晒霜之前，你应该在阳光下待5 ～ 10分钟，最多15分钟，这样就不会让你晒伤了。

如果你穿着泳衣，将75%的身体暴露在阳光下，那么你不用防晒霜的时间可以减少至1/3 ～ 1/2，也就是只需2 ～ 3分钟，最多10分钟。因此，我们为什么不在更少的时间和更多的暴露中制造更多的维生素D呢？

如果是一个皮肤黝黑的非洲裔黑种人，被晒伤需要在长岛海滩上晒几小时，那么他可以在涂防晒霜之前，先在阳光下晒半小时。对介于这两种皮肤类型之间，在长岛海滩上晒上1小时左右皮肤变色的人来说，15 ～ 30分钟的阳光照射就足够了，你不需要花很长时间在海滩上制造维生素D。

你也可以在午休时坐在外面或散会儿步，记住，需要在上午10: 00到下午3: 00之间让皮肤暴露在阳光直射下。而在冬季，在高纬度地区晒太阳也不能生产维生素D。

如果你生活在中国北方地区，并在5 ～ 10月遵循这一指导方针，你将获得足够的维生素D来维持你度过冬天。维生素D储存在你的脂肪中，在冬天需要的时候会释放出来。如果你是肥胖者，这个过程的效率要低得多，因为身体内的脂肪会顽强地留住这些维生素D。

如果你在5～10月之间没有接受充足的阳光，那么在冬季的几个月里，可以考虑服用其他形式的维生素D，如维生素D补充剂，或者使用室内晒黑设备。

我们要始终根据情况调整计算结果。例如，如果你早上10点前或下午4点后在海滩上，太阳就不那么强烈，所以你可以在没有保护的情况下在阳光下待更长的时间。根据你的经验，如果估计你在当时的情况下需要1小时才能达到1MED，那么你可以在阳光下待15～30分钟而不涂防晒霜，记住，并不主张你进行轻微的晒伤，只是简单地估计你需要多长时间才能达到1MED，并据此计算出合理的日照时间。

以上的计算原则也同样适用，你应该尝试每周2～3次晒几分钟太阳，时间长短取决于你的皮肤类型和1年中的时间。确保你充分利用黄金时段：上午10：00至下午3：00。即使在早上7：00，海南的太阳在1年中的某些时候似乎也足够强烈，足以产生维生素D，但此时紫外线UVB并不充足，无法产生充足的维生素D。

第二，根据所在纬度和皮肤类型来计算。

第二种准确、方便的方法是根据研究创建的表格来确定需要多少阳光。这些表格提供了不同地理位置和不同皮肤类型的合理日照时间。在开始之前，你需要知道的最重要的事情是你的皮肤类型和所处地区的纬度。Holick将全世界划分为4个主要气候区域：热带、亚热带、中纬度和高纬度。

你可以使用表6-2至表6-9，根据你的皮肤类型、所处地区和一年中的时间，帮助你确定需要接受多少时间的阳光照射。

表6-2　我国部分热带城市所在纬度

城市	纬度	城市	纬度
海口	20°03′	广州	23°13′
湛江	21°18′	台中	24°15′
北海	21°28′	新竹	24°81′
香港	22°20′	厦门	24°48′
深圳	22°55′	韶关	24°88′
澳门	22°13′	泉州	24°98′
高雄	22°64′	桃园	25°00′
惠州	23°05′		

表6-3 热带纬度（北纬0°～25°）合成维生素D的安全有效的阳光照射时间　　　　单位：分钟

皮肤类型	11～2月	3～5月	6～8月	9～10月
8：00～11：00				
1型	10～15	5～10	3～5	5～10
2型	15～20	10～15	5～10	10～15
3型	20～30	15～20	10～15	15～20
4型	30～45	20～30	15～20	20～30
5/6型	45～60	30～45	20～30	30～45
11：00～15：00				
1型	5～10	3～8	1～5	3～8
2型	10～15	5～10	2～8	5～10
3型	15～20	10～15	5～10	10～15
4型	20～30	15～20	10～15	15～20
5/6型	30～45	20～30	15～20	20～30
15：00～18：00				
1型	10～15	5～10	3～5	5～10
2型	15～20	10～15	5～10	10～15
3型	20～30	15～20	10～15	15～20
4型	30～45	20～30	15～20	20～30
5/6型	45～60	30～45	20～30	30～45

表6-4 我国主要亚热带城市所在纬度

城市	纬度	城市	纬度
泉州	24°98′	安庆	30°52′
桂林	25°30′	武汉	30°62′
赣州	25°88′	宜昌	30°70′
福州	26°08′	上海	31°23′
温州	28°02′	无锡	31°58′
长沙	28°18′	合肥	31°85′
南昌	28°68′	南京	32°03′
常德	29°05′	扬州	32°38′

续 表

城市	纬度	城市	纬度
金华	29°07′	蚌埠	32°56′
岳阳	29°37′	平顶山	33°44′
九江	29°72′	徐州	34°25′
宁波	29°87′	西安	34°27′
襄樊	30°02′	洛阳	34°62′
杭州	30°23′	郑州	34°58′

表6-5 亚热带纬度（北纬25°～35°）合成维生素D的安全的阳光照射时间 　　　　单位：分钟

皮肤类型	11～2月	3～5月	6～8月	9～10月
8：00～11：00				
1型	15～20	10～15	5～10	10～15
2型	20～40	15～20	10～15	15～20
3型	30～60	15～30	10～20	15～30
4型	45～75	30～35	15～30	30～45
5/6型	60～90	45～60	30～45	45～60
11：00～15：00				
1型	10～15	5～10	1～5	5～10
2型	15～30	10～20	5～10	10～20
3型	20～30	15～25	10～15	15～25
4型	30～45	20～30	15～20	20～30
5/6型	40～60	30～40	20～30	30～40
15：00～18：00				
1型	15～20	10～15	5～10	10～15
2型	20～40	15～20	10～15	15～20
3型	30～60	15～30	10～20	15～30
4型	45～75	30～45	15～30	30～45
5/6型	60～90	45～90	30～45	45～60

表6-6 我国主要中纬度城市（区）所在纬度

城市	纬度	城市	纬度
济宁	35°23′	通辽	43°37′
青岛	36°07′	二连浩特	43°38′
济南	36°63′	乌鲁木齐	43°45′
和田	37°09′	伊宁	43°55′
烟台	37°55′	锡林浩特	43°57′
太原	37°87′	长春	43°87′
石家庄	38°03′	吉林	43°87′
大连	38°55′	石河子	44°18′
天津	39°15′	奎屯	44°27′
喀什	39°30′	牡丹江	44°58′
乌海	39°40′	鸡西	45°30′
阿图什	39°42′	霍林郭勒	45°32′
东胜	39°48′	克拉玛依	45°36′
唐山	39°62′	哈尔滨	45°75′
北京	39°90′	乌兰浩特	46°03′
秦皇岛	39°93′	大庆	46°17′
丹东	40°13′	塔城	46°46′
包头	40°39′	绥化	46°63′
呼和浩特	40°82′	双鸭山	46°65′
集宁	41°02′	鹤岗	47°33′
阿克苏	41°09′	伊春	47°42′
锦州	41°12′	阿勒泰	47°50′
库尔勒	41°46′	扎兰屯	48°00′
沈阳	41°83′	海拉尔	49°12′
赤峰	42°17′	牙克石	49°17′
哈密	42°50′	满洲里	49°35′
吐鲁番	42°54′		

表6-7 中纬度地区（北纬35°～50°）合成维生素D的安全有效的阳光照射时间　　　　单位：分钟

皮肤类型	11～2月	3～5月	6～8月	9～10月
		8：00～11：00		
1型	0	15～20	10～15	15～20
2型	0	20～30	15～20	20～30
3型	0	30～40	20～30	30～40
4型	0	40～60	30～40	40～60
5/6型	0	60～75	40～60	60～75
		11：00～15：00		
1型	0	10～15	2～8	10～15
2型	0	15～20	5～10	15～20
3型	0	30～40	15～20	30～40
4型	0	30～40	20～25	30～40
5/6型	0	40～60	25～35	40～60
		15：00～18：00		
1型	0	15～20	10～15	15～20
2型	0	20～30	15～20	20～30
3型	0	30～40	20～30	30～40
4型	0	40～60	30～40	40～60
5/6型	0	60～75	40～60	60～75

表6-8 我国主要高纬度城市（区）所在纬度

城市	纬度
额尔古纳	50°13′
黑河	50°22′
塔河	52°32′
漠河	53°48′
加格达奇	50°42′
呼玛	51°72′

表6-9　我国高纬度（北纬50°～75°）城市合成维生素D的安全有效的阳光照射时间　　单位：分钟

皮肤类型	11～2月	3～5月	6～8月	9～10月
8:00～11:00				
1型	0	20～25	15～20	20～25
2型	0	25～40	20～30	25～50
3型	0	30～50	25～40	30～50
4型	0	45～60	30～50	45～60
5/6型	0	60～90	50～60	60～90
11:00～15:00				
1型	0	10～20	5～10	10～20
2型	0	15～25	10～15	15～25
3型	0	20～30	15～30	20～30
4型	0	30～40	20～30	30～40
5/6型	0	40～60	20～40	40～60
15:00～16:00				
1型	0	20～25	15～20	20～25
2型	0	25～40	20～30	25～40
3型	0	30～50	25～40	30～50
4型	0	45～60	30～50	45～60
5/6型	0	60～90	50～60	60～90

7

紫外线灯晒黑设备

在美国每日大约有100万人光顾室内晒黑设备，以改善外观和个人感受。虽然Holick并不提倡晒黑，但他确实相信UVB暴露对产生健康和精力充沛所需的维生素D的重要性。

如果你没有机会出去晒太阳，或者更喜欢一个私人的受控环境，那么室内晒黑设备是替代自然阳光的可行选择。但世界卫生组织（World Health Organization, WHO）已经正式将晒黑床列为致癌因素，国际癌症研究机构（International Agency for Research on Cancer, IARC）将晒黑床的癌症风险提高到最高的类别。当权威机构实际上已经对晒黑行业宣战时，Holick却在宣扬晒黑床的好处，他认为，自己是一个现实主义者，知道许多人会继续经常使用室内晒黑设备，因为喜欢晒黑后的外观和个人感受。

不过，这种担心确实需要理解，晒黑床可能会被不知道如何安全使用的人滥用，尤其是年轻人，他们一生中皮肤受损的风险很高。如果掌握了所有事实，你有权选择在室内或室外享受紫外线照射，坦率地说，这些机构说晒黑床与砷和芥子气相当是荒谬的，也是不负责任的，饱和脂肪和钠也可以这样说吗？当然不是，我们需要这些物质来生存，就像我们需要适度的UVB一样。这就是需要传达的信息："适度"十分重要。因此，考虑到所有这些，如果你选择在室内使用晒黑床，请确保你负责任地使用这项技术。

值得庆幸的是，通过晒黑协会的努力，晒黑行业正在尽其所能引入质量控制措施，并为其从业人员提供教育和认证。请记住，人工紫外线辐射是不存在的，UVB光子（能量包）是一种光子，无论它是由太阳还是由带荧光灯的晒黑床产生的，事实上，你在室内晒黑设备中所接受的辐射与你从太阳中得到的辐射相同，这意味着你需要采取与在自然阳光下相同的预防措施。

与自然阳光一样，当使用室内晒黑设备时，可能会出现过度暴露，这与非黑色素瘤皮肤癌和皮肤过早老化有关。

最重要的是，确保你使用的室内晒黑设备使用的是适宜的技术。曾有一段时间，室内晒黑设备使用发射高强度UVB辐射的设备，

当舆论认为UVB辐射与基底细胞皮肤癌和鳞状细胞皮肤癌相关时，该行业转而使用UVA专用"高压"灯，因为它们不会引起晒伤，所以被认为是安全的。后来发现，UVA辐射可能导致黑色素瘤和皱纹，以及增加非黑色素瘤皮肤癌的风险，因此，最近的趋势是低压和中压灯，它们发出平衡的UVA和UVB辐射（94.0%～97.5%的UVA，2.5%～6.0%的UVB），以复制自然阳光。在使用室内晒黑设备之前，请确保其使用低压灯（使用的是荧光灯管，而不是圆形灯管）。应该避免使用高压钠灯的设施，不仅因为高压钠灯可能会导致皮肤损伤和某些类型的癌症，还因为高压钠灯不提供任何维生素D益处。如果你需要帮助，请找到已获得行业协会认证的机构的员工，如国际智能晒黑网络，合格的工作人员应做到以下几点：①与你仔细讨论你的皮肤类型和暴露时间图表，并确保你可以随时访问这些信息。②建议一个曝光计划，适度晒黑皮肤，避免出现红斑，尤其是晒伤。③与你讨论任何可能导致你对紫外线暴露产生不良反应的事情（某些药物、避孕药、化妆品或肥皂可能会增加你对阳光的敏感性）。④为你提供美国FDA批准的防护眼镜，并附上使用说明。⑤引导你完成第一次晒黑体验，遵循员工指南和设备制造商的指南，指导你脸上要涂抹防晒霜。⑥不要超过建议的暴露时间。

请注意，通常未暴露在紫外线下的区域仍然会变成粉色，这是考虑减少暴露时间的另一个原因。暴露时间应控制在0.75MED。

室内晒黑暴露时间是根据美国FDA和联邦贸易委员会的指导原则确定的，允许每次紫外线暴露相当于1MED的75%，因为你只需要1MED的25%～50%（同样，你需要花时间来把皮肤晒成粉色）就可以获得足够的维生素D（相当于口服4000～10 000U的维生素D）。

如果你担心UVB辐射的潜在危害，并且对晒黑不感兴趣，那么你可以从1MED的25%（约4000U维生素D）暴露时间中获得UVB照射的所有益处。使用室内晒黑设备的一个最流行的原因是，为了迎接冬季前往加勒比海等热带目的地的旅行，要打造一个"基础晒黑"，这是聪明的做法。

笔者不支持晒黑，但是相信皮肤健康和保护皮肤免受强烈阳光照射的重要性。通过室内晒黑设备增加皮肤中的黑色素含量，将为你提供一定量的自然保护，防止你被阳光晒伤。

在出发去热带旅行前至少1个月进行室内晒黑，每周3次，增加皮肤中的黑色素含量。当你到达热带或亚热带目的地时，再采取适当措施保护自己免受晒伤。根据皮肤类型，你从室内晒黑设备中获得的保护等同于使用SPF2或SPF3的防晒霜，这意味着拥有这种"基础晒黑"后，你在户外停留的时间可以延长2～3倍。

一些人也会选择购买晒黑设备在家中使用。如果你的主要目标是制造维生素D和改善你的心理健康，Holick赞成这样做。遵循在商业设施或自然阳光下暴露时相同指南和预防措施，特别重要的是要避免过度暴露。因为你很容易接触到这个设备，所以过度暴露可能是一种诱惑。

同样，请确保你的设备使用低压或中压灯，这些灯发出的UVA和UVB辐射平衡，最接近于自然阳光。

记住：只发射UVA辐射的晒黑床不会在皮肤中产生任何维生素D。

瑞士工程师Friedrich Wolf被誉为"晒黑工业之父"。几十年前，他在研究紫外线对运动员的有益影响时，注意到了晒黑皮肤的其他影响，并创立了室内晒黑行业。沃尔夫于1978年将他的技术带到了美国，一个行业就此诞生。利用人们的愿望，让他们看起来好像刚刚从热带昂贵的度假中归来，而其中还伴随着维生素D对健康如此重要的新信息。大多数人使用晒黑设备是为了美容，换言之，就是为了看起来和感觉更好。

发射UVB辐射的灯最初是用于治疗疾病的，然而，大众今天所知的晒黑床直到很久以后才站稳了脚跟。

如果你从饮食中吸收维生素D方面有困难，请向医生咨询室内晒黑设备是否有助于纠正维生素D缺乏症。与小肠吸收维生素D困难相关的两种最常见疾病是炎症性肠病（包括克罗恩病和溃疡性结肠炎）和囊性纤维化。

Holick广泛使用这种设备来测试紫外线辐射对健康的影响，在室内晒黑设备用于治疗的最引人注目的例子中，他成功地缓解了一位患有严重克罗恩病的妇女的极度骨痛。该患者患有维生素D缺乏，因为她90%的肠道在手术中被切除，而口服的方式无法使她的肠道吸收足够的维生素D来保持骨骼健康。通过遵循制造商的暴露指南，每周在晒黑床上进行3次治疗，她因骨软化症引起的骨痛症状在1个月内得到缓解。

2007年有报道称，在仅仅暴露于晒黑设备8周后，无法吸收维生素D的囊性纤维化患者能够显著提高其25-羟维生素D水平。

希望你开始把室内晒黑设备视为进行治疗以刺激维生素D生成的方式，而不是为了让自己变成青铜色。有研究显示，在年龄和性别匹配后，使用晒黑床组的血液25-羟维生素D水平约为45ng/ml，可以显著降低各种健康问题的风险，而从未使用晒黑床的对照组25-羟维生素D水平仅为18ng/ml，远远低于最大限度保护健康所需的水平。

下面我们就来了解一下室内晒黑指南：①自我教育。了解紫外线照射的优缺点及如何使用和保护自己。②使用低压或中压灯，寻找具有荧光灯管的床，而不是圆形灯。询问相关服务人员，该设施是否使用低压灯。低压灯管发出平衡的UVA和UVB，而高压钠灯只发射UVA，它会深入皮肤，可能导致皮肤癌和皱纹，并影响免疫系统。根据定义，荧光灯管发射UVB，而圆形高压钠灯发射UVA。③了解你需要多少紫外线照射。请记住，室内晒黑设备释放的紫外线辐射相当于热带纬度地区的阳光，将你的暴露时间限制在制造商建议的暴露时间的50%，或指南规定的时间，以较小者为准。④保护你的脸，涂上唇部防晒霜。⑤了解外用油的后果。将

油擦到皮肤上会使皮肤最顶层变平（角质层，它就像一块反射UVA和UVB的小镜子），并增加大部分UVA和UVB辐射的穿透力，否则这些辐射会从皮肤上反射出来。如果使用这些产品，紫外线暴露时间至少减少30%。⑥戴上护目镜。确保设施提供舒适的护目镜，确保每次使用后对护目镜进行消毒，以防止眼部感染的传播，自己有专用护目镜更好。⑦还需要考虑到病史。如果正在接受狼疮治疗或容易患上唇疱疹，这些症状可以通过暴露于室内晒黑设备的紫外线辐射而激活，就像自然阳光一样。例如，如果你携带水痘－带状疱疹病毒，紫外线照射到受感染的部位，如口唇和生殖器区域，可能会导致病毒活动，从而导致唇疱疹。如果你服用某些药物，如抗生素、抗组胺药、镇静药、利尿药或避孕药，你的皮肤可能对紫外线辐射更敏感。一个运行良好的室内晒黑机构将保存一份文件，其中包含你的病史、药物和治疗信息，并且员工会随时更新记录。

8 皮肤的适应能力

我们应该给予机体更多的信任，人们不会一遇到压力就皱缩、破碎或关闭，相反，人体是按照"超载原理"运作的——当受到外力作用时，它会通过变得更强来适应。

这种现象的例子在人体内比比皆是，如果你经常举重，你的肌肉不易拉断、骨骼也不易断裂，它们会变得更大、更有力，从而

能够承受更重的负荷。如果你每日早上跑步，你的心和肺不易爆炸或崩溃，它们会变得更有效率，你的肺活量也会增加。如果你做伸展运动，你的韧带和肌腱不易断裂，它们会变得更灵活。你的皮肤暴露在阳光下也是如此，如果你的皮肤经常受到适度的阳光照射，它会产生黑色素来吸收太阳辐射，从而保护自己免受可能的烧伤，它还诱导DNA修复酶发挥作用，这是人体对外界压力的自然适应。

当然，长时间不暴露于阳光下，突然和极端暴露于强烈阳光下会导致晒伤，同样，暴露于突然和极端的体力活动会导致肌肉骨骼系统或心脏受损。同样要记住，皮肤的进化不仅仅是为了抵抗阳光的力量——皮肤也是一个管道，身体通过它利用太阳的辐射来创造生存所需的维生素D。

此外，你有一个完整的DNA修复系统，由酶组成，其工作是修复受损的DNA，并用健康的新材料替换它。当皮肤暴露在温和的阳光下时，皮肤的DNA修复程序可能会增强。你的身体是为了适应阳光的影响而设计的，认为阳光对皮肤有害，就是低估了人类物种适应环境的能力。

反日光活动者认为，要区分非黑色素瘤皮肤癌和黑色素瘤的原因，就是混淆了他们坚持的问题，即你需要避免阳光照射，成为一个防晒者。这忽略了一个事实，即一些阳光照射是生存和健康所必需的，应避免过度阳光照射导致潜在致命的黑色素瘤和晒伤，但不应放弃适度、定期的阳光照射，因为阳光照射是维生素D的主要来源。有些人喜欢

在阳光下晒太阳，喜欢使用室内晒黑设备，这样他们就有可能患上非黑色素瘤皮肤癌，同时受益于阳光照射的所有潜在益处。其他人可能会选择只接受建立和维持维生素D水平所需的最低剂量的UVB照射。

这些是只有你才能做出的选择，但必须明白，让自己受到无限量的紫外线照射是有害的，如果你没有从饮食和补充剂中摄取足够的维生素D来满足身体对维生素D的需求，那么抵制所有UVB会导致严重的健康问题。

Holick的理智日光浴方案为保持适当的维生素D水平需要多少阳光照射提供了指南，详细内容见本章第六节。

9

阳光照射的利与弊

人们花了大量的金钱来强调太阳暴露引起的皮肤癌（非黑色素瘤皮肤癌），这一问题实际是小节，而没有花钱来宣传阳光照射的大量好处，忽略了大局。

2002年，美国国家毒理学项目把紫外线辐射列入"已知的人类致癌物名单"，这一举措由美国健康与人类服务部的一个机构宣布，造成了对阳光与健康领域的很多误解。

紫外线辐射致癌的声明令人困惑，说紫外线辐射会致癌而应该避免阳光照射，就好比水会导致溺水，所以不要喝水，吃饭可以噎死人而不要吃饭。这种误导是由于没有强调是过度辐射致癌，没有强调适度和过量的概念，如同过量脂肪和盐对人体有害，但饮

食中需要一些脂肪和盐一样，同样也需要一些阳光和紫外线。

遗憾的是，这些关于致癌物的报告并没有提供安全级别指标，在日常生活中究竟多大程度的紫外线辐射会导致致癌风险并未列出。这使人想起了20世纪80年代的类似情况，人工甜味剂糖精被美国国家毒理学项目报告中列为致癌物，当时在苏打水的标签上警告糖精可以致癌，该产品已被证明能在实验动物身上引起癌症。但是实验室中每只小鼠每日被注射了800罐苏打水，这一剂量过于不切实际，后来把糖精从致癌名单中撤下了。

需要注意的是，自然界中致癌物无处不在，听到这种说法可能令人害怕，已知的大部分食品和饮料中含有致癌物质，包括自来水（氯仿）、粮食产品（二溴化乙烯）、腊肉等加工肉类（亚硝胺）、花生酱（黄曲霉毒素）、芥末（异硫氰酸烯丙酯）、蘑菇（肼）和啤酒（乙醇），正如之前提到的苏打水（糖精）。没有谁的饮食中可以摆脱自然界产生的所有致癌物质或有毒物质。事实上，很难找到哪种食物中不含任何有害化学成分，无论是自然发生的，还是在烹饪过程中或由微生物分解产生的。

既然到处都是致癌物质，包括我们赖以生存的天然物质，天然的并不意味着我们可以无限量地食用，过量的糖、盐、水和氧气都是危险的。尽管报告中把紫外线辐射列为致癌物，无非意味着过度暴晒会增加皮肤癌风险，很少有人会否认这个事实，但是有许多人却忽略了UVB和健康的密切关系。

我们如何在历史上找到一个节点，阳光从令人崇拜变成了令人害怕？

阳光照射治疗从一种流行和成功用于各种疾病的治疗衰落至今，开始于现代医学的重大突破性进展。从1928年青霉素被发现，这种神奇药物的成功预示着药理学时代的开始，挽救了数百万人的生命，但是从此冷落了一些学科如光生物学。通过比较，人们认为这些治疗古怪而又过时，而合成药物要比母亲提供的自然疗法更能有效地预防和治疗人类的疾病，这一信仰在很大程度上至今仍然盛行。

医学界很早就知道，阳光照射对健康的不利影响是引起非黑色素瘤皮肤癌。在20世纪20年代，人们就认识到欧洲农民的皮肤癌常见于阳光暴露最明显的颜面部、耳朵、鼻子和手背。1937年，《美国医学科学杂志》发表了一份纽约大学Sigismud Peeler医生的报道，紫外线辐射尽管可能诱导良性和可治愈的皮肤癌，更可以预防更多的恶性肿瘤的发生，他选择的人群研究对象是美国海军船员，与年龄匹配的对照组相比，这些海军皮肤癌发生率高8倍，而其他癌症死亡总人数比一般人群低60%。1941年，《癌症》杂志第一期从完整的角度来看问题，说明非黑色素瘤皮肤癌风险，是降低前列腺癌、乳腺癌和结肠癌风险要付出的代价，后来的研究重复确认这一结论。在20世纪70～80年代的10年，户外工作者患黑色素瘤风险最低，而室内工作者黑色素瘤的发病率最高。

不幸的是，在过去的二三十年，阳光照

射与皮肤癌之间的关系被夸大了。Holick医生认为，主要原因是医药行业和化妆品行业，以及一些皮肤科医生的无知。在20世纪六七十年代，由于休闲文化的发展，更多人花时间在户外，化妆品行业开发了抗晒红防晒霜，给人们一种虚假的安全感，鼓励过度晒太阳。

防晒产品生产公司投入大量资金用于生产，虽然最初的产品是防止晒伤，但精明的销售策略很快就转为预防皮肤癌。就像要关注需要摄入多少盐、糖和脂肪以及喝多少酒一样，人们应该以同样的方式关注晒多少太阳。然而，化妆品行业宣传"教育"活动，近乎歇斯底里让人们以为日晒一定要在有保护下进行，这对健康是明智之举，非常重要。这些观念有害于我们的健康，将人引入阳光恐惧症。

防晒霜厂家的销售代表会告诉你，如果2月在波士顿，打算到街角商店买一袋牛奶，坐在外面吃午餐，你应该使用防晒霜；一个受欢迎的早间电视台，纽约的皮肤科医生暗示你应该注意防晒，甚至室内荧光灯也会损伤你的皮肤，从而导致癌症。这些都是危言耸听，说什么即使在阳光灿烂的2月，尽管阳光不够强，在新英格兰、纽约或旧金山市仍会显著增加你患皮肤癌的风险，诱导人们常年使用防晒产品，无论是在室内还是室外。

化妆品行业的恐吓战术已经被大多数皮肤科医生所接受，这些团体配合吓唬这些六神无主的人，恐吓人们远离日光。

值得看一些统计，长期日晒可能引起的非黑色素瘤皮肤癌死亡率极低，患非黑色素瘤皮肤癌患者死亡率低于0.5%；全美国每年有1200例死于非黑色素瘤皮肤癌，与经常阳光照射可以预防的疾病相比微乎其微，如结肠癌和乳腺癌是最常见的肿瘤，经常阳光照射可能得到预防，死亡率为20%～65%，每年杀死近100 000名美国人。骨质疏松症是一种流行性骨骼疾病，定期阳光照射可以缓解，影响2500万名美国人。每年有150万名美国人患有骨质疏松症，这可能是致命的，尤其是老年人，其中30万为髋部骨折，20%患者（即6万人）在第1年内死亡。由此想到，增加光照带来的负面影响，与维生素D缺乏相关的医疗费用相比，以及由此带来的情感和心理付出，简直可以忽略不计。

虽然罕见，恶性黑色素瘤是目前皮肤癌中最危险的一种，如果不及时治疗往往致命。80%死亡的皮肤癌患者是由于这种类型的癌症。然而，没有科学证据表明温和的阳光照射会造成黑色素瘤，阳光照射和皮肤癌之间的关系谜团，媒体似乎不能够解开，而防晒产品团体在维护其既得利益。

防晒产品团体也唤起了人们对皱纹越来越多的恐惧，在这个崇尚年轻的文化氛围下，太阳暴晒确实会导致皮肤过早老化，但人们完全可以利用太阳的好处，同时最大限度地减少皱纹。

阳光照射的优缺点好比运动，运动有利有弊，每个人都知道锻炼有利，可预防各种慢性病，使你看起来感觉更好，但如果运动过多，或者如果你有某些危险因素（如扁平足，过度运动会导致跟腱炎或肱骨外上髁炎

（网球肘）。每年都有跑步或举重死于心脏病发作的事件发生，但是，没有哪个医生会说，运动锻炼是不健康的，大多数医生会告诉你在锻炼时采取一定的预防措施，但没有人会建议不要运动。

阳光照射也是一样，阳光本身并非不健康，采取预防措施也确实需要，但常规适度的无保护的阳光照射对健康绝对必要，这一点你会从这本书中经常读到。

总的说来，维生素D的产生速度取决于许多因素，包括皮肤类型、体表照射面积、阳光照射人体的角度（站立或平卧）、年龄（随着年龄的增加，维生素D生成效率降低）。只有在紫外线指数是3以上时才能产生维生素D，在春天或夏天，合成维生素D的最好时间在上午10: 00和下午2: 00，所以日光照射最好在每日上午10: 00到下午2: 00之间，此时紫外线直射，身高高于影子时，每次持续10～30分钟，年轻人在夏天全身暴露情况下几分钟就可以合成1000U以上维生素D_3。

太阳高度角在45°以上时维生素D产生效率最高，这些季节和时刻是合成维生素D的最佳时间。装有紫外线灯的商用晒黑床可以发射2%～6%的UVB用来照射皮肤，效果与阳光相当，国外有用于维生素D缺乏的预防和治疗。

10
安全地享受阳光照射

1. 切勿晒伤，在皮肤变红之前停止阳光暴露，如果你不想晒黑，在皮肤变红前几分钟内就停止暴露。第一次出现变色迹象时，立即寻求遮阳保护。

2. 如果你在夏天开始晒太阳，一定要从几分钟开始，随着皮肤的调整适应，逐渐增加时间。

3. 当你的皮肤有感到不舒服的发热感时，立即遮阳保护。记住即使是在凉爽的春天，你仍可能会在感到不舒服之前就晒伤，皮肤变红意味着你暴露过多。

4. 皮肤已经晒黑后，你仍然可以享受阳光，在你感到不舒服或者晒黑后开始发红前停止继续暴露。

5. 即使是深色皮肤的人也应小心，逐渐增加阳光照射时间。

6. 对于大多数人，最好在中午将身体的大部分短时间暴露在阳光下，上午10: 00之前和下午2: 00之后的UVA与UVB的比率比中午高得多，此时，过多UVA不仅意味着增加黑色素瘤发生危险，也需要比中午多50%的时间来产生同等剂量的维生素D。短时间（浅色皮肤者20～40分钟）的阳光照射将产生身体一天内所能产生的所有维生素D。如果一个人只依赖于面部、手和手臂的随意暴露，那么产生的维生素D将不足，也无法储存。此外，如果停留足够长的时间，只暴露面部、手臂和手也可以产生所需的维生素D剂量，但这可能会导致这些部位过度暴露和晒伤。对于那些时间有限的人来说，中午（可能是午休时间）日光浴是有意义的，英国的Ann Weber博士建议，这是生产维生素D的最有效方法。对于肤色很浅、容易晒伤，或者紫外线过敏的人，即使是中午坐在室外的阴凉处，避免紫外线直接照射，周围物体反射的UVB光也足以刺激维生素D的产生，关键是避免晒伤。

7. 要知道，防晒霜可能会使你的皮肤过度地暴露在UVA下，更容易增加黑色素瘤的发生。

8. 记住，在夏日直射的阳光下连续晒几小时既不谨慎，也不健康。不同的季节允许或多或少的阳光照射，皮肤越黑，你在阳光下可以暴露的时间越多。

9. 饮食也很重要，少吃脂肪，尤其是加工过的多不饱和脂肪酸，多吃大量绿色蔬菜和五颜六色的水果，以增加皮肤中的类胡萝卜素抗氧化剂。可以试着每日吃250g深绿色蔬菜和500g新鲜多彩的水果，如橘子、樱桃、蓝莓和覆盆子。可以每日至少吃2个西红柿，并在低脂菜肴中加入一些番茄酱，通过连续10周每日摄入40g番茄酱，可以使你增加40%的抗晒伤时间。食用其他以番茄为原料的产品也被证明可以显著减少晒伤，局部涂抹番茄红素（番茄中发现的一种强大抗氧化剂）可以有效防止紫外线对皮肤的伤害。

11
阳光照射与非黑色素瘤皮肤癌

有人说，任何阳光照射都会导致皮肤癌，这一说法并无科学依据。由于UVB暴露是提高25-羟维生素D水平的最简单方法，而人类离不开这种维生素D。虽然来自阳光的UVB辐射，尤其是长期过度暴露在阳光下，是非黑色素瘤皮肤癌的原因之一，但事实上，所有非黑色素瘤皮肤癌在早期发现时都是可以治疗和治愈的，并且阳光被证明对更致命的内脏癌具有保护作用，如基底细胞癌和乳腺癌，这种潜在的益处不能被低估。

没有证据表明合理的阳光照射会增加非黑色素瘤皮肤癌的风险。阳光照射是黑色素瘤的主要原因，但没有科学证据表明，经常、适度的阳光照射会导致黑色素瘤。正如美国FDA在1995年关于黑色素瘤的会议中所提出，黑色素瘤与阳光之间的关系令人困惑，与那些经常在阳光下停留的人相比，没有定期、适度阳光照射的人更容易患黑色素瘤。

大多数黑色素瘤也发生在身体很少或没有接受阳光照射的部位，这表明遗传因素在皮肤癌的发生和发展过程中起着比常规、适度的阳光照射更重要的作用。也有证据表明，只有UVB防护的防晒霜可能会改变穿透皮肤的UVB/UVA比例，从而导致黑色素瘤的形成。请记住，UVA比UVB渗透得更深，会攻击黑素细胞和免疫细胞，儿童或年轻人晒伤会增加患黑色素瘤的风险，尤其是在阳光照射最少的地区。一个可能的解释是，晒伤可能会损害一些黑素细胞。通常，这会触发免疫系统采取行动，攻击并杀死有缺陷的黑素细胞，这被称为免疫监视。免疫监视对消灭那些出现缺陷的细胞是一件非常好的事情，这样它们就不会导致癌症，然而，如果免疫系统也受到过度UVB或UVA照射的影响，这个免疫监视系统可能会受到损害，它可能不再识别受损的黑素细胞，而防止失控黑素细胞生长为致命癌症的主要机制几乎消失。

西方国家自20世纪初以来，皮肤癌的发病率一直在稳步上升，人们认为其仅仅是因为越来越多的人过度日光浴。但事实是直到20世纪60年代，晒黑皮肤才开始流行起来。事实上，今天的人们在户外的时间比我们的祖先要少，他们中的大多数人在工业革命之前在户外的农田里工作，全年在户外工作可能有助于前几代人建立起抗晒伤能力。

在20世纪70年代和80年代，当严重晒伤被认为是最终晒黑的先决条件时，人们更容易被晒伤。更糟糕的是，仅使用UVB防护防晒霜可能会导致黑色素瘤的增加，因为使用这种防晒霜使人们大量暴露于穿透性极强的UVA中。阳光中的UVA比UVB多100～1000倍。更重要的是，非黑色素瘤皮肤癌的死亡率极低，在美国每年约有1200人死于该病。如果你经常、适度地暴露在阳光下，你患恶性黑色素瘤的概率就会降低。新近的研究表明，黑色素瘤在欧洲和北美洲比在赤道地区更为普遍，这再次表明，定期晒太阳可能会预防黑色素瘤。至少，适度的阳光照射不会增加患黑色素瘤的风险。

晒黑的皮肤可以防止晒伤，晒伤被认为是黑色素瘤的主要原因。此外，完全避免阳光照射比常规、适度的阳光照射更危险。如果你避免晒伤，阳光照射的好处将远远超过可能的危险。有研究表明，如果你生活在阳光充足的地区，或者如果你生活的地区阳光

不太充足，但你却经常暴露在阳光下，那么由于UVB辐射而增加的维生素D产量将有助于降低患多种衰弱和致命疾病的风险。结肠癌、前列腺癌和乳腺癌每年夺去11.5万人的生命，在某些情况下，定期、适度的阳光照射可以预防这些疾病。经常、适度阳光照射的人患恶性黑色素瘤的可能性低于不经常阳光照射的人群。别忘了所有支持阳光对多种常见疾病（包括癌症）影响的研究，晒伤就像对皮肤吸烟，晒黑是一种自然现象，是身体防治晒伤的天然屏障。吸烟是一种非自然习惯，会使身体生病，因此要拒绝吸烟。

⑫ 皮肤癌及其自我检查

皮肤癌有多种形式，可以分为两大类：非黑色素瘤皮肤癌和黑色素瘤。

一、非黑色素瘤皮肤癌

截至目前，非黑色素瘤皮肤癌最常见的形式是基底细胞癌和鳞状细胞癌。

基底细胞癌（basal cell carcinoma, BCC）影响表皮的基底细胞，是最常见的非黑色素瘤皮肤癌。基底细胞癌通常发生在皮肤最容易受到阳光照射和最容易被晒伤的部位，如鼻子、脸、耳朵顶部和手背。通常，基底细胞癌表现为一个小的凸起肿块，具有平滑的"珍珠"外观，有时基底细胞癌看起来像一个瘢痕，按压时会感觉很硬。基底细胞癌可能会扩大并扩散到周围组织，但很少扩散到身

体的其他部位。

鳞状细胞癌（squamous cell carcinoma, SCC）也发生在表皮最常暴露于过量阳光下的区域。鳞状细胞癌通常表现为坚固的红色肿块，局部可能感觉干燥、发痒、有鳞，可能出血，或可能形成硬皮。鳞状细胞癌偶尔会扩散到附近的淋巴结（淋巴结产生并储存抗感染和抗癌免疫细胞）。鳞状细胞癌也可能出现在烧伤、接触化学物质或接受X线治疗的皮肤部位。

这两种类型的非黑色素瘤皮肤癌都被认为是长期暴露在阳光下所引起，多年的暴露可能会对皮肤细胞本身造成损害，从而最终开始失控复制。多年的阳光照射也可能使皮肤免疫系统失去敏感性，从而无法识别和对抗癌变皮肤细胞。研究人员一直在研究p53基因，这是一种"质量控制"基因，负责修复受损细胞或使其自行凋亡。越来越多的证据表明，p53基因系统可能会因过度、长期的阳光照射而受损。每个人都有两个p53基因，分别来自父亲和母亲。当一个p53基因受损时，皮肤细胞就会生病，并异常增殖，形成癌前鳞状病变，称为光化性角化病。当两个p53基因都受损并且不能正常工作时，皮肤细胞可能会开始失控复制，并成为非黑色素瘤皮肤癌。p53基因非常重要，1993年被《科学》杂志的编辑宣布为年度最佳分子，并出现在《新闻周刊》的封面上。如果你在儿童、青少年或年轻时期就开始接触阳光，那么你患非黑色素瘤皮肤癌的可能性更大。

婴幼儿的皮肤特别容易被晒伤。皮肤细胞在生命早期受损，它们以变异状态复制的概率越高，还有更多的时间来破坏第二个p53基因。记住，并不是每个从小暴露在强烈阳光下的人都会患上非黑色素瘤皮肤癌。

有些人在遗传上易患这种疾病，这就解释了为什么某些人会患上非黑色素瘤皮肤癌，而其他人则不会，即使他们有相同的皮肤类型，并且暴露在差不多相同的阳光下。人们还认为，富脂肪饮食可能使你容易患各种癌症，包括非黑色素瘤皮肤癌。患有DNA修复酶疾病，如着色性干皮病（xeroderma pigmentosum，XP）的人患皮肤癌的风险也更高。XP是一种极为罕见的皮肤病，患者对阳光照射高度敏感。XP的原因是由于DNA修复系统缺陷，导致皮肤细胞对紫外线辐射过敏。XP患者经历皮肤过早老化和多发性皮肤癌，患有XP的儿童若出现严重的皮肤问题，包括皮肤发红、脱屑和雀斑，通常早在婴儿期诊断出该病。皮肤癌通常出现在儿童早期，慢性眼病也是如此。这种疾病没有治愈方法，唯一的办法就是远离阳光。

二、黑色素瘤

黑色素瘤占所有皮肤癌的不到5%，是皮肤癌死亡的主要原因。虽然罕见，但黑色素瘤比非黑色素瘤皮肤癌更致命，每年约有8600名美国人死于黑色素瘤，近年来美国新发黑色素瘤病例的数量变化不大。总体而言，白种人患黑色素瘤的风险要远高于黑种人和西班牙裔，黑色素瘤发生在真皮和表皮之间的深层色素生成细胞，即黑素细胞。当黑素细胞癌变或恶性时，这些细胞会不受控制地生长，并侵袭周围的健康组织，黑色素瘤可能局限于皮肤上，但更常见的是通过血液或淋巴系统扩散或转移到骨骼和器官，包括大脑、肺和肝。

黑色素瘤有时发生在现有的痣或其他皮肤病变中，如发育不良痣，但通常发生在其他无痣的皮肤中。黑色素瘤可发生于任何部位，男性黑色素瘤最常发生在上背部，女性黑色素瘤通常发生在腿部。尽管黑色素瘤可影响所有种族的人，但最常见于皮肤白皙的人和有大量痣的人。黑色素瘤通常类似于扁平的棕色或黑色痣，边界不规则、不均匀，通常是不对称的。

黑色素瘤病灶直径通常为6mm或更大，痣的形状、大小或颜色的任何变化都可能是黑色素瘤的表现。黑色素瘤可能呈块状或圆形，颜色改变，结痂，渗出或出血。黑色素瘤有许多危险因素，过度暴露在阳光下只不过是其中之一。但正如前面所说的那样，黑色素瘤多发生在缺乏阳光下生活的人身上，并且经常出现在身体不太暴露于阳光下的部位。

一些非辐射风险因素如下：①遗传。如果你的两个或两个以上的家庭成员患有黑色素瘤，你更有可能患上其中一种。②发育不良的痣。这些痣比正常痣更容易形成黑色素瘤。③许多正常的痣。如果你的身体上有超过50个痣，这会增加你患黑色素瘤的机会，因为黑色素瘤通常始于正常痣的黑素细胞。④免疫系统减弱。免疫系统被某些其他形式的癌症、器官移植后服用的某些药物（如环孢素）或艾滋病削弱的人，患黑色素瘤的风险更大。⑤既往黑色素瘤。已经患有黑色素瘤的人很有可能患上另一种黑色素瘤。⑥DNA修复系统有缺陷。如上所述，患有极为罕见的皮肤病着色性干皮病的人往往存在DNA修复系统缺陷，患黑色素瘤的风险较高。

在这里我们可以审视一下阳光照射和黑色素瘤之间的关系，正常的阳光照射会使皮肤变黑，这似乎与黑色素瘤无关。有多项研究表明，在室外工作的人比在室内工作的人患黑色素瘤的概率低。尽管几个世纪以来，美国人大部分时间在户外工作，但黑色素瘤在当时属罕见，直到20世纪50年代才对这种疾病进行单独统计。那么这之间发生了什么？

为什么黑色素瘤发病率迅速上升，并且在30多年来一直以每年2%的速度增长？答案令人惊讶，这可能是因为人们在工作时间暴露在阳光下较少。现在的年轻人和老年人在户外工作的时间比前几代人少，因此经常暴露在阳光下的次数也减少，所以当他们在阳光下外出时，晒伤的风险比晒黑的风险更大，而晒伤是黑色素瘤的危险因素。

黑素瘤发病率上升的另一种解释可能会让你更加惊讶，防晒霜的使用始于20世纪50年代，是防晒霜导致黑色素瘤发病率增加。20世纪40年代到90年代末防晒霜只能抵御UVB，直到近些年这种防晒霜才被淘汰，取而代之的是可以同时抵御UVB和UVA辐射的防晒霜。回想一下，当我解释说防晒霜最初是为了让人们避免晒伤，从而在阳光下度过更多的时间，虽然这些早期的防晒霜可以抵御UVB，但它们不能抵御UVA。

当时，UVA辐射并不被认为是有害的，因为它不会引起明显的晒伤症状。黑色素瘤发病率增加的部分原因可能是，使用UVB防晒霜使人们接受大量UVA，UVA渗透到表皮和真皮深处，破坏黑素细胞并导致免疫耐受。

我们现在知道，UVA是黑色素瘤的部分原因，药妆行业已经推出了可以同时防护UVB和UVA辐射的防晒霜，即广谱防晒霜。当你试图防止晒伤时，你应该使用广谱防晒霜，并且应该选择明确声明可以同时抵御UVA和UVB的防晒霜，这一点在各类产品中还存在差异。还要注意，没有防晒霜能完全保护你。重要的是要重申，黑色素瘤通常发生在身体不暴露于阳光下的部位，并且见于不常在阳光下的人，这两个因素表明，阳光照射可能不是这种严重疾病的风险因素。

过去几年的研究终于逐渐揭开黑色素瘤如此具有侵袭性的神秘面纱，与其他癌细胞不同，黑色素瘤扩散需要时间。通常，癌细胞从一个地方转移到另一个地方，这一过程称为转移，是一个非常低效的多步骤过程，需要癌细胞跨越许多障碍。首先，细胞必须侵入附近的组织，找到通往血液或淋巴系统的途径，搭乘便车前往遥远的地方，然后下车建立新的集落。事实证明，当黑素细胞变为癌细胞时，它们会立即激活一个休眠的细胞过程，让它们在体内快速移动。这个觉醒过程的关键是一种被称为*Slug*的基因。

这些黑素细胞开始于发育中的胚胎的中脑，并在胚胎发育过程中迁移到遥远的部位（包括皮肤）。一旦黑素细胞到达目的地，*Slug*基因就会永久关闭。2005年，研究人员发现，当黑素细胞变为恶性时，黑素细胞会重新激活*Slug*基因。这使细胞能够立即扩散，尤其是向大脑扩散。它的目标是"回家"——回到它原来的地方。这个基因实际上是命令细胞回家，它也给癌细胞一个这样做的路线图。这就是黑色素瘤如此致命的原因。这种机制能使*Slug*基因重新活跃起来，使黑色素瘤在全身扩散方面具有巨大优势。

黑色素保护皮肤细胞免受阳光的伤害，因此某些人患皮肤癌的风险比其他人高。皮肤较浅（色素较少，保护较少）的人比皮肤较深（色素较多，保护较多）的人患皮肤癌的概率更高。

根据黑色素含量不同将皮肤分为6种类型。1型皮肤的人患皮肤癌的风险最高，6型皮肤的人风险最低。如果你有1型或2型皮肤，并且在儿童、青少年或成人时期暴露在过多的阳光下，包括多次严重晒伤，那么你是皮肤癌的最高风险人群，应该接受筛查。有些人永远不会晒黑，但容易晒伤主要是那些皮肤非常白皙、头发红润、有雀斑的人，他们是1型皮肤。1型皮肤的人不会晒黑的原因是他们皮肤中的黑素细胞无法产生保护性黑色素。因为他们的皮肤不能抵御太阳辐射，这些人很容易受到太阳伤害（包括晒伤），因此他们患皮肤癌的风险最高。

三、皮肤癌的自我检查

与所有其他癌症不同，皮肤癌的特征之一是它是可见的。如果每个人都对通过自我检查发现早期皮肤癌并保持警惕，那么非黑色素瘤皮肤癌的死亡率将降到几乎为零。我们知道如何在早期治愈皮肤癌，这是降低其严重程度的关键。因此，早期发现和治疗皮肤癌的关键就在你的手中。没有必要惊慌失措或反应过度，但你需要留心，知道该找什么。正如女性应该定期进行乳房自我检查一样，每个人都应该定期检查自己的皮肤是否有皮肤癌的早期迹象。

自我检查的频率取决于你的风险因素，如果你或你的近亲有皮肤癌病史，或者其他危险因素，如你的皮肤白皙、容易晒伤，并且在儿童时期经常暴露在阳光下，每个月检查一次你的皮肤。否则，每6个月检查一次可能就足够了。

每日检查自己会适得其反，因为你可能没有注意到可能是皮肤癌迹象的细微变化。皮肤癌的危险信号是皮肤外观的变化，如新的肿物或无法愈合的疼痛，寻找这些可能患有非黑色素瘤皮肤癌的警告信号：①小而光滑、有光泽且看起来"蜡质"的肿块。②坚硬的红色肿块。③出血或形成硬皮表面的肿块。④粗糙、干燥、发痒或有鳞的平坦红色区域。⑤逐渐变大的瘢痕样痕迹。

如果你在皮肤上看到任何这些变化，请立即咨询医生以确定其原因。

黑色素瘤的症状如何？这种罕见但危险的皮肤癌通常开始于形状不规则的扁平病变，颜色为斑驳的浅棕色到黑色。黑色素瘤通常至少有6mm宽，病变可能在表面结痂并出血。黑色素瘤通常出现在上背部、躯干、肚脐、大腿后部、小腿、头部或颈部，在生殖器区域也可以检测到。对大小、形状或颜色发生变化的痣寻求医疗帮助；新出现的痣，或者看起来奇怪、难看或开始生长的痣也是如此。

请记住，疼痛不是皮肤癌的指标，皮肤癌在发展到相当晚期之前不会造成伤害或刺痛，如果你定期检查皮肤，你就会熟悉你身体上的正常情况，如果在检查过程中发现任何可疑的东西，请立即去看医生。

记住，皮肤癌发现得越早，治疗方案越简单，成功治愈的机会越大。如果医生认为组织可疑会要求活检。操作很简单：给予局部麻醉，切除所有或部分可疑组织并在显微镜下检查。

如果诊断皮肤癌，有多种治疗方法可供选择。医生的目标是彻底切除或消灭癌症，同时留下尽可能小的瘢痕。手术类型包括冷冻手术（用液氮冷冻破坏）、激光手术（用激光束消除生长物）、刮除术和电干燥（用勺子状刀片铲除生长物，然后用电针破坏周围组织）。有时还包括其他治疗（如放疗或化疗），可以单独或联合使用。非黑色素瘤皮肤癌和黑色素瘤的精确治疗和随访取决于多种因素，包括肿瘤的位置和大小、瘢痕的风险，以及患者的年龄、健康状况和病史。

如何寻找皮肤癌呢？

淋浴或洗澡后是进行自我检查的好时机。在一个光线充足的房间里，用全身镜和手持式镜子检查自己。如果你没有全身镜，可以在服装店光线充足的私人更衣室里使用三面镜。从了解你的胎记、痣在哪里及它们看起来是什么样子开始。检查是否有任何新的情况——痣的大小、质地或颜色的变化，或无法愈合的疼痛。以下是一些关于自我检查的小提示：①检查所有部位，包括背部、脐部、臀部之间和生殖器（记住，黑色素瘤通常发生在身体的非阳光照射部位）。②在镜子中检查身体的前后，然后抬起手臂，看左右两侧。③弯曲肘部，仔细观察手掌、手和前臂的顶部和底部及上臂。④看看你的腿的前后。⑤坐下来仔细检查双足，包括足趾之间。⑥检查面部、颈部和头皮。如有必要，使用梳子或吹风机来移动头发，这样你可以看得更清楚。

四、皮肤癌与年龄

令人遗憾的是，几乎所有的皮肤损伤都发生在儿童期和成年早期，如果你超过30岁，大部分可能导致你患非黑色素瘤皮肤癌和黑色素瘤风险的阳光伤害已经发生。尽管如此，你还是可以在一定程度上降低患皮肤癌的风险，方法是对未来的阳光照射量保持谨慎。虽然在生命早期暴露在阳光下和晒伤并不意味着一定会患皮肤癌，概率更高。因此，从30岁起，应该注重早期检测。教育年轻的家庭成员了解长期日晒和间歇性晒伤对皮肤的危害也很重要，向他们解释安全地获得阳光照射的好处。

70岁以上的人不必担心通过远离阳光来预防皮肤癌。对于这个年龄段的人来说，他们已经在阳光下待了很长时间，几乎可以肯定的是，他们已经受到了伤害。除了在皮肤癌检测方面保持警惕外，老年人还应关注是否获得足够的阳光来达到并保持健康的25-羟维生素D水平，与皮肤癌相比，老年人更容易死于维生素D缺乏相关的骨质疏松性髋部骨折。

如果你还不到30岁，并且在生活中经常暴露在无保护的阳光下，那么你应该避免接触到比保持健康所必需的更多的紫外线。尤其重要的是，你要防止晒伤，并保持在前文提及的合理阳光照射时间的范围内。

13
紫外线暴露的学术之争的背后

William B. Grant也是国际知名的维生素D专家之一，他曾接受过一个访谈，专门谈紫外线暴露与维生素D被学术界妖魔化的问题，提出紫外线暴露和维生素D必须同时解决，这似乎是紫外线照射不良影响专家和维生素D专家唯一能达成一致的事情。

紫外线暴露和维生素D的两难境地，是因为第一组人主导了世界卫生组织（WHO）内的紫外线指数工作组，该工作组的任务是提出紫外线暴露的新建议。考虑到与其他癌症相比，皮肤癌的数量少得可怜，这一小众群体怎么可能在6年多的时间里阻止这可能是人类健康史上最大的突破？

越来越多真实和公正的科学家开始明白，在他们展示关于维生素D益处的众多发现时，他们遇到的激烈抵抗背后，肯定还有其他原因，Willam B. Grant是研究维生素D益处的顶尖专家之一，通过他的环境研究方法，他能够将紫外线暴露与不同类型癌症和其他致命人类疾病的发生"联系起来"。他的发现证实了大多数人们内心深处已经知道的事情（至少我们的祖先知道），即一些紫外线照射是好的、健康的，甚至是必要的，只要不太多。

《晒日光浴博客》（The Tanning Blog）的Göran Olson对Grant进行独家采访，在采访中他进一步解释了6年多来，WHO的这个小组是如何以及为什么如此悲剧性地成功地阻止了在解决维生素D和紫外线暴露困境方面取得的任何进展。下面是他们这次采访中的一些主要内容。

Olson：你能简要介绍一下你自己和你的工作吗？

Grant：我拥有物理学博士学位，随后从事了30年的使用激光遥感大气层的工作，我参加了美国国家航空航天局的许多实地任务，研究臭氧和气溶胶，从1996年开始，我将注意力转向了健康研究，写了第一篇关于饮食因素在阿尔茨海默病和痴呆风险中的作用的论文，然后我研究了饮食和癌症。1999年，当美国癌症死亡率的新地图出版时，我开始研究紫外线和维生素D在降低癌症风险中的作用，并确定了紫外线可以降低风险的10种癌症。

我于2004年从美国国家航空航天局退休，从那以后我一直在研究健康问题，主要是紫外线辐射和维生素D在降低多种慢性病和传染病风险方面的作用，我发表了170篇文章，包括PubMed上列出的关于维生素D的文章和给编辑的信，所以我认为这是维生素D研究的黄金时代，我很高兴能参与这项研究工作。

Olson：谢谢你，你真的做得很好。还为我们通俗地解释了紫外线的实际应用，如何以正确的方式产生维生素D，就像大自然想要的那样。今天我们应该触及的是——你对卫生当局采纳你和你的同事关于维生素D的新发现的速度有点失望，在最近的一篇博客文章中，你实际上让我们对WHO和WHO的亚组工作有了独特的见解，它的任务是向世界各地的卫生当局提出建议，说明如何处理紫外线照射过多和过少之间的微妙平衡，用一些通俗的语言尽可能地告诉我们一些关于这项工作的信息。这种情况持续了多久？到目前为止结果如何？

Grant：好的。我们可以追溯到对皮肤癌、紫外线辐射的担忧。我认为公众意识到紫外线的作用和皮肤癌的风险因素可能是在20世纪70年代中期，当时首次宣布氟氯化碳或氟氯化碳正在破坏平流层的臭氧层，臭氧层是我们抵御太阳紫外线照射的屏障。事实证明，声称臭氧层的丧失将大大增加皮肤肿瘤的风险，是一个简单的信息，可以让公众参与停止生产氟氯化碳的运动，大约在那时或不久之后，防晒霜的销售开始迅速增长。

例如，在20世纪80年代初的澳大利亚，他们推出了"Slip，Slap，Slop"计划，鼓励每个人涂上防晒霜，尽量避免阳光照射。有趣的是，很明显，鳞状细胞癌的发病率下降了，但黑色素瘤的发病率上升了，出现这种不同趋势的原因，是防晒霜可以阻断UVB，UVB既是鳞状细胞癌的重要因素，也是维生素D的来源，但防晒霜对UVA几乎没有影响，UVA是黑色素瘤的重要危险因素。使用防晒霜可以让人们在阳光下停留更长时间而不会被晒伤，反而获得更多的紫外线辐射。

因此，黑色素瘤发病率增加得越多，皮肤科医生发出的远离阳光和涂防晒霜的信息越强烈。这就是早期的历史。2005年，国际非电离辐射防护委员会（International Commission on Non-Ionized Radiation Protection，ICNIRP）举办了一次关于紫外线暴露指南的国际研讨会——"紫外线和维生素D的健康风险与健康益处之间的平衡方法"。他们邀请了许多领先的维生素D研究人员与那些对保护免受皮肤癌和黑色素瘤危害感兴趣的人一起参加。我也参加了那次会议，觉得很有价值。这次研讨会发表了许多好论文。

2011年该组织召开了另一次研讨会，但没有邀请维生素D研究人员。尽管2011年研讨会参与者的脑海中增加了最佳健康所需的UVB和维生素D证据，但根据国际研究与癌症机构和美国医学研究所的两项审查，证据的强度有所下降，而他们提到的审查是那些试图保护皮肤癌或保护大制药公司利益的人所做的。

Olson：大型制药公司或大型化妆品公司也许是一样的。那么，你的意思是，在工作的第6年里，尽管有堆积如山的证据表明阳光对维生素D有好处，但这个工作组还没能改变这样的立场，即阳光只对我们有害，对我们没有任何好处。

Grant：是的。

Olson：你在博客文章中提到，工作组的大多数参与者都是20多年来积极收集阳光对人体有害而不是有益证据的人，这会有什么影响？

Grant：他们在研究紫外线的不良影响方面投入了大量的时间和精力，因此，他们的心态是很容易接受UVA、UVB的危害证据，但通常会忽视健康益处的证据，这对他们来说很容易做到，因为几乎关于健康益处的研究都有一些缺陷，然而，总的来说，证据是非常有力的。

Olson：当然是这样，你知道这方面的一切。但有趣的是，他们给你的答复中写到，他们声称你和同事在维生素D方面的方式，是通过病例对照研究，是不可接受的。

Grant：我研究气象学，更强调生态学方法，即癌症的地理分布和太阳紫外线UVB剂量的地理分布，我们可以看到这些相关性，医疗健康机构并不看好这种做法，但是与单个人相比，你看到的整体人群的情况或可能发挥作用的复合因素，我说这是最有力的证据。此外，其实也有来自病例对照研究、队列研究、随机试验研究等的其他证据。

健康领域最有力的证据是随机对照试验，

但使用紫外线辐射的随机对照试验是不道德的，因此必须进行观察性研究、病例对照研究或队列研究。因此，实际上他们采用了两种标准，他们希望有一个关于益处的标准，另一个关于不良影响的标准。

Olson：是的，工作组中的人为了既得利益而把我们从阳光下吓跑吗？实际上正如你所言，他们中的一些人由一家大型防晒化妆品制造商提供资金支持，你认为这会阻止或推迟卫生当局的发言吗？我想你会在一些文章中看到，如果提高最低维生素D水平，每年至少可以挽救40万人免于死于癌症。

Grant：是的。我认为提高维生素D水平可以挽救美国每年40万人的全因死亡，包括心血管疾病和传染病。

Olson：还有所有的癌症，但这只是在美国的数据吗？

Grant：是的，在欧洲这个数字会更大。我的研究表明，如果全球人口中维生素D水平翻了一番，那么死亡率将下降约15%，预期患者寿命将延长约2年。当然，就既得利益而言，无论这些试图保护世界免受皮肤癌之害的人是否获得商业利益的支持，他们在研究事业上肯定有大量个人投资。他们已经表明了他们的目标是降低皮肤癌的风险。

不幸的是，他们中的大多数人只关心皮肤，而不关心身体的内部运作、癌症、心血管疾病等。事实上，我很高兴地向大家展示的一件事是，丹麦患基底细胞癌的人的死亡率比没有患基底细胞癌的人低9%。我在西班牙的研究表明，非黑色素瘤皮肤癌死亡率较

高的省份有15种癌症的死亡率降低。这对皮肤科医生来说不值得一提，因为他们不知道如何处理自己领域之外的事情。

Olson：是的。看到卫生当局的申请范围非常狭窄，许多人真的很惊讶，还需要政界人士的参与来改变世界卫生组织在紫外线暴露和维生素D方面的立场吗？

Grant：可能吧，我只想提一下，我10月去波兰华沙参加了维生素D会议，该会议吸引了550人参加，会议的结果是，他们正在中欧国家提出将维生素D水平维持在30～50ng/ml的建议，这比大多数人的维生素D水平要高很多，这个会议是由大学赞助的，我认为要达到政府层面还需要一段时间，但这可能是很关键的，是让事情有所改变的努力的一部分。

Olson：还有最后一个问题。我现在身处北欧，是非常黑暗的地方，大约3个月前，给我带来紫外线的太阳就已经消失了，很多生活在北纬40°、45°以北的人也是如此。当然，晒黑床在今天几乎就像是一句脏话，在比利时公交车上的广告，声称晒黑床是制造癌症的机器等，你怎么看待在没有自然阳光紫外线照射的情况下，晒黑床补充维生素D水平的可能性呢？

Grant：好的。晒黑床上的灯通常具有与正午、中纬度地区太阳照射到地球表面相同的紫外线光谱，如在佛罗里达州或地中海一样。其中包括3%～5%的UVB，它会促进机体合成维生素D。有许多论文表明，晒黑床确实会使人体产生大量的维生素D，一次典型疗程会产生10 000～20 000U。我们认为每日需

求量可能是2000～4000U，一般每周1～2次就可以产生足够需要的维生素D。

事实证明，合成维生素D所需的时间可能在1～2分钟，这比晒黑所需时间要短得多，室内晒黑设备对健康有很多好处，这些好处包括更高的维生素D浓度、增加骨骼强度、降低子宫内膜癌和血栓形成的风险，我认为最近的研究证明这些好处中还包括糖尿病。就风险而言，黑色素瘤或皮肤癌的风险可能稍有增加，但我认为这与阳光下发生的情况非常相似。我们知道，在阳光下对健康的益处要比不良影响大得多。

重要的是，皮肤非常非常白皙的人，也就是所谓的1型皮肤，应该避免在室内晒黑，因为他们就是不能晒黑，如果他们一定要使用，必须只进去很短的时间，这样也会减少维生素D的产生。另一件事是，人们永远不应该在晒黑床上待得太久，以至于皮肤开始变成粉红色和晒伤，基底细胞癌和黑色素瘤的主要危险因素是过多的紫外线灼伤。因此，在北欧这样一个1年中有6个月不能从阳光中产生维生素D的地方，室内晒黑设备是有意义的。

Olson：是的，我想北美北部也是。所以我认为这是一个很好的建议，1周几次的短期治疗应该是风险最小、益处最大的，我们可以慢慢来，并且在晒黑床上尽可能多地使用紫外线。

Grant博士，非常感谢你今晚抽出时间来回答这些问题，我认为所有健康的晒黑者，那些真正想通过晒黑以获得维生素D的人是真正地支持你的工作，并认为你和你的同事正在做的事情非常重要，这样才能使更多的人获得维生素D的好处，不仅是通过服用药片，还可以通过紫外线照射。所以非常感谢。

第七章

维生素D的补充

全世界维生素D缺乏症的发病率和患病率都在增加。个人估计，在中国有超过80%的人口维生素D含量低于正常水平（血清25-羟维生素D水平低于30ng/ml）。维生素D缺乏时，人体生理系统工作效率低下。人类80%的维生素D在阳光的紫外线照射下合成，如果阳光暴露不足，无法在皮肤中有效生成维生素D；饮食中维生素D摄入不足，或者慢性腹泻导致肠道吸收减少，或维生素D分解代谢增加的情况时，都需要补充维生素D。

有关维生素D缺乏的话题，笔者在各种会议上、网络上和个人公众号（宁志伟讲维生素D）上面讲过几十次了，每次讲座之后，都有很多医生和公众意识到维生素D缺乏的普遍性和补充维生素D的重要性，马上给自己和家人购买了维生素D补充剂。

许多医生无法理解，简单的维生素是否能够带来那么多的健康益处；很多患者找到医生，主动要求检测25-羟维生素D水平；一些医生主动测定了患者的25-羟维生素D水平，惊讶地发现几乎所有患者都存在维生素D缺乏，于是才意识到维生素D缺乏是一个很重要的健康问题。

在传播有关维生素D的信息方面，我们还有很长的路要走，尽管我们坚决主张阳光是大多数人维生素D的主要来源，但遗憾的是，在中国多数人不能达到充足的阳光照射，所以补充维生素D以弥补因阳光照射不足导致的维生素D不足，是一个备用选择。

如果你生活在高纬度地区，夏季有大量时间在户外，冬季补充维生素D可能并非必要，夏季的户外活动确保你全年（尤其是11月至2月的4个月）保持健康的25-羟维生素D水平。为确定是否具有足够的25-羟维生素D，可以通过血液检查，要跟医生确认一下，检测的是25-羟维生素D水平，而不是活性维生素D（1,25-双羟维生素D）水平，因为有些医生并不清楚。

正常25-羟维生素D水平在30～100ng/ml，低于20ng/ml属于缺乏，低于10ng/ml属于严重缺乏，20～30ng/ml属于不足。

① 维生素D的膳食参考摄入量

谈到膳食中营养素的参考摄入量，需要明确几个概念，否则很容易被误读，现实生活中，不仅大量公共卫生人员、营养医生、临床医生误读误用，公众的误解更不奇怪。

一、膳食营养素参考摄入量

膳食营养素参考摄入量（dietary reference intake, DRI）通常使用几种参考值来确定。估算平均需要量（estimated average requirement, EAR），是预计将满足该年龄段50%人群的需要，维生素D的EAR（400U/d）是针对所有个体，包括儿童和成人，一些学会发布新的指南，特别针对骨质疏松症患者和高危人群，推荐的摄入量高于IOM和IOF的推荐剂量，25-羟维生素D的目标水平为30ng/ml，老年人要达到这一目标的

EAR为800～1000U/d，50～70岁和＞70岁者至少分别需要600U/d和800U/d的维生素D。

二、膳食营养素推荐供给量

膳食营养素推荐供给量（recommended dietary allowance, RDA recommended dietary intake, RDI），又称推荐营养素摄入量（recommended nutrients intake, RNI），是足以满足各年龄段和性别几乎所有（97.5%）健康人要求的每日膳食摄入量，其目标不是要满足所有人。根据定义，低于RDA，对于2.5%的人群意味着不足，＜70岁人群维生素D的RDA为600U/d，70岁以上人群为800U/d。600～800U/d维生素D的摄入量是维持人群中97.5%的人冬季血清25-羟维生素D水平＞20ng/ml的剂量。

适宜摄入量（adequate intake, AI）是尚未建立RDA的特殊人群的推荐摄入量，AI通常用于特定要求的婴幼儿。

三、可耐受最高摄入量

可耐受最高摄入量（tolerable upper intake level, UL）反映最高水平的每日摄入量，如超过该水平，造成不良影响的潜在风险可能增加。成人10 000U/d的维生素D摄入量不会引起相关的高钙血症，因此用于UL。但考虑婴幼儿和儿童等因素，维生素D在全年龄段的UL为4000U/d。UL常在临床对照试验中被误用为允许的最高水平，UL定义的目的并非如此，为了推动进步，采取监测及其他安全措施，更高水平的对照研究是必要的，也是可以接受的。2005年美国国家健康和营养调查表明，尽管美国人群从食物摄入的维生素D低于EAR（400U/d），更少于DRI（600～800U/d），但美国成人血清25-羟维生素D平均水平为23～25ng/ml，加拿大为25～31ng/ml，许多人通过日晒获得部分维生素D。尽管我国缺少全国性的饮食和维生素D营养状况调查，但笔者在研究中发现，我国人群血清25-羟维生素D水平普遍偏低，不仅饮食中维生素D摄入不足，且普遍光照不足，尤其是年轻女性以皮肤白皙为美，担心皮肤晒黑，有意应用防晒化妆品。

四、国内外膳食营养素参考摄入量

我国人群维生素D参考值是由中国营养学会制定，中国营养学会《中国居民膳食营养素参考摄入量（2000版）》提出，中国居民膳食维生素D的推荐摄入量为0～10岁为400U/d（10μg/d），11～50岁为200U/d（5μg/d），50岁以上为400U/d（10μg/d）；可耐受最高摄入量（UL）4岁以下无，4岁以上800U/d（20μg/d）。

2013年进行了修订，0～2.9岁，估算平均需要量EAR北方552U/d（13.8μg/d），南方352U/d（8.8μg/d）；0～1岁适宜摄入量AI 400U/d（10μg/d），1～65岁推荐摄入量RNI为400U/d（10μg/d），65岁以上600U/d（15μg/d）；最高摄入量UL 1～4岁800U/d（20μg/d），4～7岁1200U/d（30μg/d），7～11岁，1800U/d（45μg/d），11岁以上2000U/d

(50μg/d)。

人们期待已久的《中国居民膳食营养素参考摄入量（2023版）》于2023年10月底公布，所有年龄组，从0岁到80岁以上，估算平均需要量EAR 320U/d（8μg/d），妊娠期、哺乳期妇女均无增加；0～1岁适宜摄入量AI 400U/d（10μg/d）；1～65岁推荐摄入量RNI 400U/d（10μg/d），65岁以上600U/d（15μg/d），妊娠期、哺乳期妇女均无增加；最高摄入量UL 0～4岁800U/d

（20μg/d），4～7岁1200U/d（30μg/d），7～12岁1800U/d（45μg/d），12岁以上2000U/d（50μg/d）。

2011年，美国医学研究所（IOM）发布了《钙和维生素D的膳食参考摄入量》推荐剂量（表7-1），同年美国内分泌学会维生素D缺乏高危者委员会也建议（表7-1），从骨骼健康角度，正常血清25-羟维生素D水平约为30ng/ml（75nmol/L），最佳范围在30～60ng/ml（75～150nmol/L）。

表7-1　IOM和美国内分泌学会维生素D缺乏高危者委员会维生素D的推荐剂量

生命阶段	IOM建议				美国内分泌学会维生素D缺乏高危者委员会建议	
	AI	EAR	RDA	UL	日需要量（U/d）	UL
婴儿						
0～6月龄	400U/d（10μg/d）	—	—	1000U/d（25μg/d）	400～1000	2000
6～12月龄	400U/d（10μg/d）	—	—	1500U/d（37.5μg/d）	400～1000	2000
儿童						
1～3岁	—	400U/d（10μg/d）	600U/d（15μg/d）	2500U/d（62.5μg/d）	400～1000	4000
4～8岁	—	400U/d（10μg/d）	600U（15μg）	3000U/d（75μg/d）	400～1000	4000
男性						
9～13岁	—	400U/d（10μg/d）	600U/d（15μg/d）	4000U/d（10μg/d）	400～2000	4000
14～18岁	—	400U/d（10μg/d）	600U/d（15μg/d）	4000U/d（10μg/d）	400～2000	4000

	IOM建议				美国内分泌学会 维生素D缺乏高危者委员会建议	
生命阶段	AI	EAR	RDA	UL	日需要量（U/d）	UL
19～30岁	—	400U/d （10μg/d）	600U/d （15μg/d）	4000U/d （10μg/d）	1500～2000	10 000
31～50岁	—	400U/d （10μg/d）	600U/d （15μg/d）	4000U/d （10μg/d）	1500～2000	10 000
51～70岁	—	400U/d （10μg/d）	600U/d （15μg/d）	4000U/d （10μg/d）	1500～2000	10 000
>70岁	—	400U/d （10μg/d）	800U/d （20μg/d）	4000U/d （10μg/d）	1500～2000	10 000
女性						
9～13岁	—	400U/d （10μg/d）	600U/d （15μg/d）	4000U/d （10μg/d）	400～2000	4000
14～18岁	—	400U/d （10μg/d）	600U/d （15μg/d）	4000U/d （10μg/d）	400～2000	4000
19～30岁	—	400U/d （10μg/d）	600U/d （15μg/d）	4000U/d （10μg/d）	1500～2000	10 000
31～50岁	—	400U/d （10μg/d）	600U/d （15μg/d）	4000U/d （10μg/d）	1500～2000	10 000
51～70岁	—	400U/d （10μg/d）	600U/d （15μg/d）	4000U/d （10μg/d）	1500～2000	10 000
>70岁	—	400U/d （10μg/d）	800U/d （20μg/d）	4000U/d （10μg/d）	1500～2000	10 000
妊娠期女性						
14～18岁	—	400U/d （10μg/d）	600U/d （15μg/d）	4000U/d （10μg/d）	1500～2000	10 000
19～30岁	—	400U/d （10μg/d）	600U/d （15μg/d）	4000U/d （10μg/d）	1500～2000	10 000

续　表

| | IOM建议 | | | | 美国内分泌学会
维生素D缺乏高危者委员会建议 | |
生命阶段	AI	EAR	RDA	UL	日需要量（U/d）	UL
31～50岁	—	400U/d （10μg/d）	600U/d （15μg/d）	4000U/d （10μg/d）	1500～2000	10 000
			哺乳期女性			
14～18岁	—	400U/d （10μg/d）	600U/d （15μg/d）	4000U/d （10μg/d）	1500～2000	10 000
19～30岁	—	400U/d （10μg/d）	600U/d （15μg/d）	4000U/d （10μg/d）	1500～2000	10 000
31～50岁	—	400U/d （10μg/d）	600U/d （15μg/d）	4000U/d （10μg/d）	1500～2000	10 000

根据IOM建议对于71岁以下未受阳光照射的人来说，600U的维生素D是足够的，虽然这可能与非卧床健康白种人达到血清25-羟维生素D水平20ng/ml有关，但对其他民族（如黑种人、黄种人）来说是不够的。此外，国际移民组织的建议不适合居住在北美以外的人。在青春期、妊娠期和哺乳期及许多其他疾病人群中，维生素D的需求量较高，大多数临床医生认为30ng/ml作为维持健康所需的最低血清浓度25-羟维生素D。在没有阳光照射和每日口服600U维生素D的情况下，很少有人的血清25-羟维生素D水平达到30ng/ml以上。肤色较浅的人、肤色较深的人和老年人每日需要额外摄入1000U的维生素D，而维持血清25-羟维生素D水平在30ng/ml以上至少需要2000U/d；每日补充5000U被视为每日补充的安全上限。某些

群体，如残疾人和/或住家、肥胖、胃肠道异常和/或吸收不良综合征、收容人员（如疗养院、监狱等），以及妊娠期和哺乳期女性，每日需要大约4000U才能进行最佳生理活动。

随机对照试验表明，北欧或南极的冬季，日光照射获得的内源性维生素D合成最小，每日膳食摄入600～800U（1μg＝40U）维生素D对应的25-羟维生素D水平＞20ng/ml。考虑通过日光照射获得的维生素D水平变化较大，以及日光暴露的潜在健康风险，IOM提出的饮食建议是在假设没有阳光照射这一途径的基础上。

2002—2022年，世界各国，包括中国在内，共制定了24项关于维生素D的指南和专家共识。对于不同年龄儿童的建议钙摄入量差异很大（400～1150mg/d），婴儿维生素D预防剂量400U/d通常被认为是安全的，

25-羟维生素D水平低于20ng/ml（50nmol/L）或20～30ng/ml（50～75nmol/L）表明维生素D缺乏或不足，但是不同年龄组和风险层儿童的维生素D推荐量差异很大（400～4000U/d或10～100μg/d）。在这些指南和专家共识中，推荐的补充剂和阳光照射方案也有所不同，说明医学同行之间的认识差异非常之大，这也就难怪公众无所适从，因为即使医生都无所适从。笔者看来，短期内也很难统一起来，前沿学者与传统保守派之间的争论，笔者更倾向于前沿学者。

表7-2是2011年IOM关于钙和维生素D的膳食摄入参考报告。

表7-2　按生命阶段划分的钙和维生素D膳食参考摄入量

年龄和性别	钙			维生素D	
	RDA（mg/d）	UL（mg/d）①	RDA(U/d)	RDA对应的25(OH)D水平（ng/ml）②	UL（U/d）③
1～3岁（男+女）	700	2500	600	20	2500
4～8岁（男+女）	1000	2500	600	20	3000
9～13岁（男+女）	1300	3000	600	20	4000
14～18岁（男+女）	1300	3000	600	20	4000
19～30岁（男+女）	1000	2500	600	20	4000
31～50岁（男+女）	1000	2500	600	20	4000
51～70岁（男）	1000	2000	600	20	4000
51～70岁（女）	1200	2000	600	20	4000
71+岁（男+女）	1200	2000	800	20	4000
妊娠期和哺乳期（女）					
14～18岁	1300	3000	600	20	4000
19～50岁	1000	2500	600	20	4000
婴儿					
0～6月龄（男+女）	200c	1000	400c	20	1000
6～12月龄（男+女）	260c	1500	400c	20	1500

注：AI，适宜的摄入量；DRI，膳食营养素参考摄入量；EAR，估计平均需求；RDA，膳食营养素推荐供给量；UL，可耐受最高摄入量。1～3岁儿童的钙EAR为500mg/d；4～8岁和19～50岁为800mg/d；51～70岁（男性）；1000mg/d，（女性）51～70岁；71+岁（男+女）；9～18岁（男+女）为1100mg/d。所有生命阶段组维生素D的EAR为400U/d。①UL表示存在不良事件风险的水平。UL不是目标摄入量（没有一致的证据表明摄入水平高于RDA会带来更大的益处）。②血清25(OH)D水平的测量与RDA相对应，并满足至少97.5%人群的需求。③反映AI参考值，而不是RDA。尚未为婴儿制定RDA。

②

口服补充维生素D与阳光照射并不相同

口服补充剂比阳光照射更好，这是许多人听到有关维生素D益处的新发现时的态度。他们的理由是，通过服用维生素D补充剂，可以避免阳光照射带来的健康风险，同时仍然可以享受维生素D的所有健康益处。不幸的是，并不是那么简单。一方面，口服维生素D（无论是食物中的还是补充剂中的）的益处可能远不如你从阳光中获得的维生素D。

你从阳光中获得的维生素D在体内停留的时间更长，因此能提供更持久的益处。此外，阳光使你的身体不仅产生维生素D本身，还产生与维生素D有关的物质，称为光异构体。这些光异构体在皮肤中制造，可以提供健康益处，但不存在于补充剂中。请记住，富含维生素D的食物或补充剂都不会使你的身体产生感觉良好的物质，如β-内啡肽，这些物质会让你在阳光下或使用室内晒黑设备后产生幸福感。

只有太阳才能调节你的昼夜节律，保持健康的睡眠−觉醒周期，最后，与维生素D补充剂不同，阳光照射或晒黑床都不会导致维生素D中毒。虽然很难做到，除非你服用的补充剂错误地含有足以产生毒性的维生素D水平，但如果你过度使用维生素D补充剂，你就有维生素D中毒的风险，而在阳光下或晒黑床上花费再多的时间也不会造成维生素D中毒。

维生素D中毒会导致一些严重症状，包括恶心、呕吐、食欲减退、便秘、口渴、尿频、抑郁和体重减轻。这种情况引起的钙水平升高会导致各种身体状况，如肾钙化导致肾衰竭，大动脉钙化，以及精神神经系统症状。维生素D中毒是指25-羟维生素D水平高于150ng/ml，且血钙过高。但维生素D中毒罕见。

在这里要传达的主要信息是，让阳光照进你的生活，这是大自然的本意，同时通过全年每日补充维生素D来维持你的维生素D水平。通过合理的阳光照射和补充维生素D，将维生素D的摄入量"加倍"是无害的。双重麻烦：不要为了获得更多的维生素D而加倍服用复合维生素D补充剂，这可能是危险的，因为其他维生素也会加倍摄入，并且在高水平下可能有毒。例如，过量的维生素A与出生缺陷和骨质疏松症有关。

③

维生素D$_2$与维生素D$_3$的异同

维生素D$_3$是皮肤产生的维生素D，而维生素D$_2$由酵母产生，用于强化食品和补充剂已经超过60年。有人认为，维生素D$_2$在保持25-羟维生素D水平方面不如维生素D$_3$有效，人们更倾向于补充维生素D$_3$而不是维生素D$_2$。2008年Holick报道，当健康的年轻人和中年人分别摄入1000U的维生素D$_2$和D$_3$，测定他们的25-羟维生素D水平，结果显示两组25-羟维生素D水平升高程度一致，没有差别。

为了进一步确定维生素D_2不会促进维生素D_3的灭活，Holick设计了在同一维生素D胶囊中加入500U维生素D_2和500U维生素D_3的研究，对照组为摄入1000U维生素D_2或1000U的维生素D_3，研究发现，3组血液中25-羟维生素D水平都提高了10ng/ml。换句话说，维生素D_2与维生素D_3一样有效。需要指出的是，Holick的研究是测定总25-羟维生素D水平，没有测定维生素D的作用效应，如血钙变化，只能说明维生素D_2与维生素D_3一样可以提高维生素D水平，但不能说明二者活性一致。

此外，维生素D为脂溶性，不同制剂之间维生素D活性可能不一致。有研究报道，维生素D的油制剂，如软胶囊、滴液制剂的活性要好于片剂。因为维生素D_2补充剂主要来源于动物（绵羊），素食者往往避免补充或认为维生素D_2不够好。一些医院会分别测定25-羟维生素D_2和25-羟维生素D_3，这样也可以，你只需要将二者相加，就是总25-羟维生素D水平。

今天大多数补充剂是维生素D_3，但补充维生素D_2也无妨，这对不愿意选择任何动物来源制剂的纯素食者有利，对严重的维生素D缺乏需要高剂量维生素D治疗的患者（每次50 000U）可以使用接受维生素D_2，在美国维生素D_2是目前唯一获得FDA批准的提供给医生来治疗和预防的制剂。国内市场维生素D_2和维生素D_3制剂都有，均可使用，但是需要注意，维生素D_2和维生素D_3检测要与治疗所用维生素D制剂一致，检测的25-羟维生素D要识别维生素D_2和维生素D_3。

有研究显示，3组各10名健康志愿者分别服用50 000U维生素D_2、50 000U维生素D_3和安慰剂，维生素D_2组和维生素D_3组3天后25-羟维生素D水平升高程度相等，但到第14天，维生素D_2组较基线水平下降，而维生素D_3组却继续升高达到峰值，因此认为，维生素D_2比维生素D_3的半衰期更短，与维生素D受体结合的能力也较弱，效力是维生素D_3的1/9～1/3。尽管如此，如果给予足够剂量维生素D_2，用药间隔足够短（每日或者每周1次口服），完全可以有效预防和治疗佝偻病和骨软化症。

Robert Heaney曾指出："维生素D_2和维生素D_3之间有两个差别。第一，维生素D_2是衍生的合成产物，维生素D_3是一种天然产物，所有动物暴露在阳光下都会产生维生素D_3；第二，维生素D_2在体内代谢得更快，也就是说，半衰期更短，容易被代谢掉，没有被有效利用，而维生素D_3被身体保存并长期使用。因此，如果使用维生素D_3，效果会更好。尽管这两种维生素D都相对便宜，但维生素D_3比维生素D_2便宜一些，维生素D_2不适合作为食物强化和营养补充剂。"

需要指出，无论国际上还是国内，大剂量（20万U以上）的维生素D制剂多数还在使用维生素D_2，国内市场上曾经有过7.5mg的维生素D_3注射液，后来厂家停产。目前（2023年6月）国内市场上仅有维生素D_2注射液，规格是5mg（20万U）1支，维生素D_2

口服制剂有5000U一粒的软胶囊。

④

维生素D的服用剂量和时间

维生素D补充不必担心何时服用或如何服用，可以与食物、牛奶服用，或空腹服用，也不需要将它们与高脂肪食物一起摄入，这与流行的观点相反。

如果每周服用50 000U维生素D，持续8周（相当于每日约7000U），可以纠正维生素D缺乏；也可以每2周口服50 000U，相当于每日约3500U。很多人补充的复合维生素里面含有维生素D，但是剂量偏小，多数复合维生素中维生素D的含量为400U，可以每日再加服一粒维生素D制剂。可以每日服用1000U维生素D，如果哪一天忘记了，可以在第二天吃2粒，没有必要每日多次小剂量服用。衰老不会影响身体从饮食或补充剂中吸收维生素D的能力。

⑤

维生素D缺乏的一般治疗

对维生素D缺乏的治疗包括纠正缺乏和维持两个阶段，维生素D缺乏的治疗量远大于预防量。

按照美国内分泌学会建议，维生素D缺乏的成人可给予维生素D2或D3每周50 000U，持续8周，或每日给予6000U维生素D2或维生素D3，持续8周，使血清25-羟维生素D水平

>30ng/ml。然后维持剂量1500～2000U/d。对于久居室内很少户外活动的老年人，可给予50 000U维生素D2，每周3次，持续1个月，或100 000U维生素D，每4个月1次；肥胖者剂量增加2～3倍。

选择维生素D2还是维生素D3尚存争议，尽管有证据表明，维生素D2较维生素D3半衰期更短。口服维生素D几乎100%由肠道吸收，除非伴有吸收不良，口服用药是首选，双膦酸盐类药物治疗开始前，建议把25-羟维生素D水平提高到30ng/ml以上，然后再给予双膦酸盐类药物治疗。

纠正维生素D缺乏需要时间。你不会在一夜之间看到血药浓度升高。根据经验，每日摄入1000U维生素D的健康成年人可以在5～6周内达到血液中的最高水平。在治疗严重缺乏维生素D的患者时，每周服用50 000U维生素D 1次，持续8周，他的血液维生素D水平在第1周开始升高，在治疗的第4～6周趋于稳定。每摄入100U的维生素D2或维生素D3，血液中的25-羟维生素D水平就会升高1ng/ml。

研究表明，每日剂量可以累积至每周1次，如1000U每日1次可改为7000U每周1次。每日1000U的补充剂量持续6～12周，25-羟维生素D水平预期可增加10ng/ml。许多临床医生使用更大剂量，如50 000U，每周1次，12周后评估血清25-羟维生素D水平。由于国内市场上很难找到合适的维生素D制剂，我们曾用大剂量（15mg，60万U）维生素D3单次口服，可以很快纠正维生素D缺

乏状态，用药3～4天后，血清25-羟维生素D水平达50～70ng/ml，3个月后逐渐降至30ng/ml以下，未见高钙血症和肾结石发生，临床症状明显改善。这一治疗方案可以很快纠正维生素D缺乏状态，但不能长期持续维持血清25-羟维生素D水平稳定。

已有研究发现，每日摄入10 000U的维生素D，持续至少5个月而不会产生不良影响，如果每日摄入30 000～50 000U的维生素D，持续很长一段时间，几个月或几年才能发生维生素D中毒。典型的维生素D中毒事件多数是无意的，通常在较长时间内每日摄入的维生素D超过数十万至数百万。

Holick曾经还建议每月摄入20万U的维生素D，连续2～3个月纠正维生素D缺乏，然后维持剂量为10万U维生素D每月1次，相当于每日3000U的维生素D，维持血清25-羟维生素D水平超过30ng/ml。他们发现，1000U/d的维生素D通常不足以维持血清25-羟维生素D水平超过30ng/ml。

需指出，上述剂量目标是30ng/ml，而对于骨骼外健康，需要更高水平。25-羟维生素D水平达到50ng/ml（125nmol/L）以上，可以明显提高免疫水平，预防各种感染的发生，包括新冠病毒感染。前线新冠危重症监护联盟（FLCCC）指南中特别提到，把25-羟维生素D水平提高到50ng/ml（125nmol/L）以上。据笔者的经验，在中国北方地区要达到这一水平，需要每日补充5000U，这一剂量足够安全，所以不要担心中毒，肥胖者和体重在90kg以上者，需要每日10 000U或更高剂量（表7-3、表7-4）。5岁以上儿童，建议每日2000U，这一剂量也足够安全，不用担心过量。

表7-3　根据年龄的维生素D剂量方案

年龄	体重（kg）	剂量[U/（kg·d）]	每日剂量（U）	每周剂量（U）
1～5岁	5～13	70	350～900	3000～5000
6～12岁	14～40	70	1000～2000	7000～28 000
13～18岁	40～50	70	2800～3500	2.0万～2.5万

注：目标25-羟维生素D为50ng/ml（125nmol/L）以上。

表7-4　根据体重指数的维生素D剂量方案

体重指数（kg/m²）	体重（kg）	剂量[U/（kg·d）]	每日剂量（U）	每周剂量（U）
≤19	50～60	60～80	3500～5000	2.5万～3.5万
<29	70～90	70～90	5000～8000	3.5万～5.0万
30～39	90～120	90～130	8000～15 000	5万～10万
≥40	130～170	140～180	18 000～30 000	12.5万～20.0万

注：目标25-羟维生素D为50ng/ml（125nmol/L）以上。

第八章

钙和镁与维生素D

1

血钙正常不能说明不缺钙

太多的人不知道钙的作用及其日常职能，钙是骨骼肌和心肌收缩、血管舒张和收缩、激素和酶的分泌，以及在整个神经系统信号传递所必需的物质。人体力求在血液、肌肉、组织和细胞间保持恒定水平的钙，用于实现这些功能的钙元素只占总钙的1%左右，其余99%储存于骨骼和牙齿，作为支撑结构。骨本身需要不断重建，不断吸收旧骨，并将钙沉积在新形成的骨胶原基质中形成新骨。骨吸收与沉积之间的平衡随年龄变化，年轻时骨形成超过骨吸收，而成年后早期和中期相对平衡，老年后，特别是在绝经后妇女和男性超过60岁后，骨吸收超过骨形成，导致骨质流失，骨质疏松症的风险随着时间推移而增加。

我们都需要钙才能生存，正如需要水一样，但有一定的动态平衡。事实上，可以认为体内钙平衡是众多生理过程的中心，如果血液中钙太少（低钙血症），全身组织细胞，特别是神经和肌肉，这些依赖于钙才能运转的系统就会出现功能异常，神经系统会变得异常，引发自发性兴奋和冲动，引起肌肉痉挛；胃肠平滑肌兴奋性增高，引起肠痉挛；呼吸系统会无法控制地收缩，人体不能呼吸可导致死亡；心脏也有赖于钙才能搏动，低血钙会导致心律失常，引起致命后果。反之，如果血液中有太多的钙（高钙血症），器官钙化并最终停止工作，肾尤其如此；而血管钙化则引起弹性下降，增加心肌梗死和脑卒中的危险；高血钙也影响神经系统，不正常的抑制则导致抑郁症、便秘和意识错乱。高血钙和低血钙一样对人体造成危险。

由此可以看出，人体内正常血钙水平对身体健康有多重要，维生素D通过保持足够的血清钙和磷来间接促进骨骼矿化。维生素D控制血液中钙的含量，如果饮食中没有足够的钙，就会从骨骼中抽出储存的钙，此时如果没有足够的钙和高水平的维生素D（从饮食或阳光中获取的）促进胃肠道吸收钙和磷，会使骨骼脱钙，从而骨软化，引起骨骼畸形、疼痛。

我们知道，如果维生素D缺乏，机体会从骨骼中窃取钙，导致骨量减少或骨质疏松，严重的低骨密度与骨折风险增加。但维生素D缺乏也能防止钙进入骨骼，结果只剩下像果冻一样的胶原基质吸水膨胀，引起骨骼疼痛。

不幸的是，即使身体缺钙，通常也没有任何明显的钙缺乏症状，化验血钙水平也常在正常范围，在缺钙状态持续数年内没有任何表现，只有在血钙低时才会表现出症状，因为身体会动员骨骼中的钙来维持血钙平衡，付出的代价是骨骼变得脆弱，骨骼强度降低。大多数人在骨骼明显变弱和骨折之前不会有任何症状。

常有患者主诉全身骨骼关节疼痛，如手指关节痛、腰痛、背痛、腿痛，医生按压患者的骨骼，患者会感到疼痛严重，甚至会痛得抽搐。这是因为医生按压的部位骨骼表面没有充分矿化，仅仅是一些果冻样物质导致明显的不适，由于骨骼表面覆盖神经末梢，如果没有矿化骨保护，医生按压时，会刺激骨骼表面的神经末梢，从而导致疼痛。骨膜下的胶原基质像果冻一样吸水扩张，引起酸痛、骨痛，当人们坐着时会感觉臀部疼痛，躺在床上时会感觉跳痛、骨骼酸痛。通过这些症状，医生很难立即想到维生素D缺乏，但通常这才是导致问题的根本原因。

类似情况也见于临床其他科室，甲状旁腺功能异常或肾病患者，不能很好地调节血液中钙的水平。这种情况下使用合成的活性维生素D和钙，可避免痛苦的肌肉痉挛、抽搐和慢性骨疾病。

充足的钙对健康的好处远远超出血钙正常和维持骨骼健康，对神经功能、血液凝固、肌肉健康等领域也有重要作用。相关研究显示，补钙的女性月经期的腹痛等症状会减少50%，充足的钙摄入和维生素D可明显降低更年期综合征患者的症状，还有利于降低体重、血压、血脂，还能降低结肠癌的发生危险。充足的钙和维生素D的摄入，对于牙齿健康也十分重要。

② 钙是维生素D与骨健康的桥梁

为了发现阳光中预防和治疗佝偻病的神秘成分，需弄明白为什么单一UVB射线会对人体健康产生影响，科学家们花了好几十年时间才发现皮肤产生的维生素D会带来健康益处。

研究进展缓慢的主要原因是无法定量，无法梳理出维生素D的复杂生物途径和影响其他生理功能的过程，直到20世纪60年代中期新的实验室技术的出现，使用放射性核素标志物，才进一步发现维生素D通过在体中转换为主要循环形式的25-羟维生素D，再经过肾转换为活性维生素D，即1,25-双羟维生素D。

分离和确定所有这些维生素D代谢物的分子结构，有助于帮助科学家揭示维生素D领域困扰了人们几十年的奥秘——维生素D如何影响钙沉积以达到强壮骨骼的目的。在20世纪50年代早期，令人惊讶的是，瑞典研究员Arvid Carlsson发现维生素D可以从骨中去除人体需要的钙。与此同时，挪威生物化学家Ragnar Nicolaysen通过动物实验发现，不同饮食中钙的吸收被一些未知的"内生因素"控制，他认为这一内生因素给肠道发送信号，告知肠道体内需要钙，这一信号就是活化的维生素D。维生素D的身份得到解决后，下一步就是如何在实验中跟踪活化维生素D。

一旦我们注意到活化维生素D，以及它是如何通过一系列复杂的器官转换再进入血液（很明显，没有任何一种已知维生素是这样的），我们很快意识到它属于激素。1,25-双羟维生素D是维生素D的活性形式，是一种控制钙代谢的激素，这就能够理解维生素D不仅关系到人体的内分泌系统和钙调节，也影响各种生物过程，包括调节免疫系统、抑制导致皮肤病（如银屑病）的皮肤细胞的生长。

激素（hormone）是人体内产生的一种独特物质。"hormone"一词来源于希腊语，意为"捣乱"。作为内部信号，激素不仅控制代谢的不同方面，还有许多其他功能，包括细胞和组织生长，调控血糖、心率、血压，甚至调节生殖系统活动。根据定义，激素由一个器官产生，然后通过血液输送到靶器官，在那里发生特定的生物作用。

1,25-双羟维生素D由肾脏产生和分泌，然后进入血液，运行到小肠，作用于小肠组织的细胞核，影响膳食中钙的吸收效率，活性维生素D的作用形式符合激素特点，一切变得日趋明朗。1975年，美国亚利桑那大学的Haussler研究证实了维生素D的活性代谢产物可以结合肠壁细胞的细胞核蛋白受体。

维生素D与肠相关。有研究指出，由于饮食后钙水平升高，机体内的活性维生素D含量下降，反之亦然。这种反馈回路模式进一步证实活性维生素D是一种激素，是一种钙调节激素。

下一步是寻找这种特殊激素与身体内分泌系统其他部分如何联系。进一步研究发现甲状旁腺产生的甲状旁腺激素是维持血液中活性维生素D水平的关键，当需要钙时，甲状旁腺会将这种激素运送到肾脏引发活性维生素D的产生，反过来，促使肠道把食物的钙转移到血液。当钙的摄入量太低时，为了维护正常功能，触发维生素D与甲状旁腺激素动员骨骼存储的钙，正如Arvid Carlsson

50年前的发现，它通过信号转导到成骨细胞，使其表面表达一种蛋白质核因子-κB受体活化因子配体（receptor activator of nuclear factor-κ B ligand，RANKL），作为一个"磁铁"吸附骨髓中的单核细胞（一种白细胞），这种紧密联系导致巨细胞与多个细胞核释放酸和酶溶解骨骼，并将其储存的钙释放到血液中。

③
钙的生理需要量

钙是人体组成的重要矿物质，35岁以后由于钙和维生素D摄入不足，多数男性和女性开始从骨骼中流失钙质，但绝经期妇女的钙损失率迅速增加。因此，钙必须通过饮食来满足，才不会从骨骼中流失，如果要避免严重的骨骼问题，保持足够的钙至关重要。

大众不甚清楚的是，成人骨质疏松症的程度在很大程度上取决于成年早期达到的峰值骨量，为了强健骨骼，需要定期摄取钙，这应该从童年起就做好。到80岁时，25%的男性会发生髋部骨折，这就是为什么男性应该同样关注骨骼健康，男性比女性具有更高的骨密度，因为肌肉质量较高，但他们也会失去骨量。事实上，12%的男性一生中会有骨质疏松性骨折。

人出生后，会有一个"骨骼储蓄账户"，这是身体储存钙的地方，生命的前30～50年，你可以把存款存入这个账户，当身体需要钙时，尤其是当骨骼重塑时，可以从你的饮食来源摄取钙，也可以从"骨骼储蓄账户"中获取，显然，你会希望这个账户是满的，身体尽可能少地动用，只把这个账户作为应急基金，主要依靠饮食和补充剂来获得需要的钙。但如果到中年时这个账户中存款不多，你的骨骼会付出代价。

如果缺乏足够的钙质，骨骼会变得越来越薄，形成微小的洞或毛孔（称为疏松状态），这些多孔骨是导致骨质疏松症的原因。目前有7000万的中国人患有骨质疏松症，骨量减少是骨质疏松症的早期形式，骨质疏松症会增加髋部、脊柱、腕部和肋骨骨折的风险。骨质疏松症曾经被认为是老年妇女的问题，但无论男女，任何年龄都会发生，甚至在12岁儿童中就有报道。

哪些人群容易缺钙呢？

1. 绝经后妇女。由于低雌激素水平，抑制钙代谢和调节。

2. 素食者。由于拒绝乳制品，主要进食蔬菜，一些蔬菜含有抑制钙吸收成分，如植酸和草酸。

3. 高蛋白和高钠饮食者。增加尿钙流失。

4. 乳糖不耐受者。由于乳制品消化异常而少吃奶制品，容易发生钙缺乏和低骨密度。

儿童和青少年时期由于骨骼生长需要更多的钙，饮食中钙的吸收率将近60%，所以鼓励青少年每日摄入1200～1300mg的钙（表8-1、表8-2），到了成年，钙的吸收率下降到30%～40%。

表8-1　美国医学研究所按年龄和性别划分的钙和维生素D摄入量指南

年龄（岁）	钙				维生素D			
	女性		男性		女性		男性	
	RDA（mg/d）	摄入上限（mg/d）	RDA（mg/d）	摄入上限（mg/d）	RDA（U/d）	摄入上限（U/d）	RDA（U/d）	摄入上限（U/d）
19～50	1000	2500	1000	2500	600	4000	600	4000
51～70	1200	2000	1000	2000	600	4000	600	4000
＞71	1200	2000	1200	2000	800	4000	800	4000

注：RDA，膳食营养素推荐供给量。

表8-2　不同年龄和性别需要的钙量

年龄	需要钙量（mg/d）
儿童和青少年	
1～3岁	500
4～8岁	800
9～18岁	1300
成人	
19～50岁	1000
50岁以上女性	1200
70岁以下男性	1000
70岁以上男性	1200
妊娠期和哺乳期女性	
19岁及以下	1300
20岁及以上	1000

④

中国人的钙摄入量明显不足

中国人的钙摄入量远低于世界公认的理想水平，应该引起我们的重视。Bess Dawson-Hughes教授2016年在北京的讲座中介绍，她负责的一个项目就是制定全世界各国钙摄入地图。她指出，中国人不仅存在钙摄入不足，还有植酸、草酸摄入较高影响钙的吸收，钠盐摄入较多增加尿钙排泄等问题，这些因素加在一起，对中国人的健康不利。

据她的项目组统计，中国和部分东南亚国家每日钙摄入量不足400mg，印度、巴基斯坦、南非、埃及、阿根廷等国家每日钙摄入量400～500mg，俄罗斯和加拿大在700～800mg，美国和英国在900～1000mg，我们的邻国日本为500～600mg。

全世界的钙摄入量建议差异很大。美国医学研究所（IOM）的建议是最高的。国际移民组织推荐的钙摄入量：1～3岁，500mg/d；4～8岁，800mg/d；9～18岁，1100mg/d；19～50岁，800mg/d；51～70岁，男性800mg/d、女性1000mg/d；70岁以上，1000mg/d。对于盐和蛋白质摄入量较低的人群，较低钙摄入量可能就足够了，盐和蛋白质是促进尿中钙排泄的两种饮食成分。

在美国，通过饮食满足钙需求的女性不到1/4；考虑到补充剂和食物来源的钙，大约一半的美国女性钙摄入量符合要求，男性从食物中摄入的钙略高于女性，从补充剂中摄入的钙略低于女性。因此，考虑到钙的综合来源，大约一半的美国男性钙摄入量符合要求。碳酸钙是最常用的补充剂，与膳食一起服用时，吸收效果更好。所有钙补充剂的吸收限度在每次500mg以下，因此，每日需要服用500mg以上钙剂的人应该分次服用。

Bess Dawson-Hughes 教授认为，尽可能从食物中获取钙质，并仅在需要时使用补充剂，以使总摄入量达到推荐水平。美国 IOM 和其他研究人员发现，血清25-羟维生素D水平升高至125nmol/L（50ng/ml）不会出现相关风险。IOM确定的钙摄入量安全上限：1～8岁，2500mg/d；9～18岁，3000mg/d；19～50岁，2500mg/d；50岁以上，2000mg/d。

中国疾病预防控制中心2002年全国调查显示，城市人口钙摄入量为439mg，农村人口为370mg，平均为389mg。时隔10年之后，2012年再次进行全国调查发现我国人群的钙摄入量不仅没有改善，还下降了23mg，平均每日钙摄入量为366mg，城市人口平均为412mg，农村人口为321mg。中国人饮食中的钙摄入量不到美国人的一半，也远低于推荐的1000～1200mg。

钙的需求受饮食中几个成分的影响，饮食中过多植酸和草酸会使肠道对钙的吸收明显下降，蛋白质（主要是芳香族氨基酸）、葡萄糖会明显增加肠道对钙的吸收，食物中钠盐、咖啡因和蛋白质会增加钙的排泄，使尿钙增加，所以蛋白质具有双重作用，促进肠道对钙的吸收，又促进肾对钙的排泄。中国人饮食中植酸和草酸摄入较多，不利于钙的吸收；中国人的食盐摄入量（每日钠盐6664mg）普遍高于日本（每日钠盐4606mg）和美国（每日钠盐4346mg），钠盐摄入过多会增加尿中钙的排出。

成年人每日需要摄入1000mg的钙，儿童和青少年时期由于骨骼生长需要更多原料，饮食中钙的吸收率将近60%，所以鼓励青少年每日摄入1200～1300mg的钙，到了成年，钙的吸收率下降到30%～40%。

⑤ 钙的饮食来源

幸运的是，钙很容易从饮食中获得（表8-3），丰富的钙源包括乳制品（牛奶、酸奶、奶酪），绿叶蔬菜（包括羽衣甘蓝、生菜、苦苣、白菜、油菜），大豆制品（包括豆腐），坚果（尤其是杏仁和开心果），种子和钙强化果汁。钙强化果汁在国外很常见，国内少见。需要注意的是，虽然菠菜钙含量高，但因为菠菜中含有大量的草酸，这种物质紧密结合钙，使其不能被吸收到体内（菠菜能提供其他营养益处）。如果你通过饮食能够摄入足够

表8-3　常见食品中的钙含量

食物种类	分量	钙含量（mg）
乳制品		
低脂干酪	140g	138
切达奶酪	28g	201
3.25%全脂牛奶	140g	276
2%低脂牛奶	140g	295
1%低脂牛奶	140g	305
纯低脂酸奶	227g	311
非乳制代乳品		
豆浆	1杯	301
杏仁奶	1杯	516
水果和蔬菜		
菠菜（生）	140g	30
西兰花（煮熟）	140g	62
羽衣甘蓝（生）	140g	94
甜菜（煮熟）	140g	102
菠菜（煮熟）	140g	245
羽衣甘蓝（煮熟）	140g	268
钙强化橙汁	140g	348
豆类		
海军豆（白腰豆、菜豆）	140g	123
白豆	140g	191
鱼		
三文鱼罐头	85g	241

钙，可能不需要额外补钙，但如果饮食中钙摄入不足，那就要平时补充钙制剂。

6
钙的补充很重要

如果你通过饮食能够摄入足够的钙，那么你可能不需要额外补钙，但如果你通过饮食摄入的钙不足，那就要平时补充钙。前面讲过，理想钙摄入量在每日800～1000mg，而中国人平均钙摄入量不足400mg。因此，从这一角度说，绝大多数中国人需要饮食外补充钙制剂。

关于补钙的话题，应该不是一个新话题，无论是学术界，还是民间，时至今日争论依然很多，支持和反对声都不少。

在一次关于骨质疏松的学术会议时，笔者做了一次简单调查，请参会的医生中，自己和家人在补充钙片的举手。笔者吃惊地发现，举手者竟然寥寥无几，绝大多数医生认为补钙是骨质疏松症患者的事，作为医生，没有骨质疏松，补什么钙！笔者意识到问题的普遍性，所以专门谈谈补钙的事，希望能够影响各位医生，然后影响他们的家人、周围人群和社会公众的行为。

一、钙补充剂

作为补充剂的钙片主要有两种：碳酸钙和柠檬酸钙。碳酸钙最常用，既便宜又方便。碳酸盐和柠檬酸盐同样好吸收，对于胃酸缺乏者，如服用质子泵抑制剂者，最好补充钙剂与饭同服。

柠檬酸钙作为补充剂具有一定的优势。碳酸钙需要胃酸才能被吸收，因此，随餐服用可更好地吸收。然而，柠檬酸钙在空腹或进食状态下同样可以很好地吸收，因此可以在不考虑胃酸缺乏或进餐时间的情况下服用。

柠檬酸钙的另一个潜在优势是它从未被证明会像碳酸钙那样增加患肾结石的风险。此外，柠檬酸钾可用于治疗某些类型的肾结石，当钙以柠檬酸盐的形式给予时，肾结石的风险可能会降低。由于这些原因，我们通常推荐柠檬酸钙而不是其他形式的钙。

有些服用钙补充剂的人会出现排气、腹胀、便秘症状，并且年龄越大，胃酸越少，越容易出现上述症状，因此，通过膳食补充钙最好。

补充剂或钙强化食品中的其他钙形式包括葡萄糖酸钙、乳酸钙和磷酸钙。柠檬酸苹果酸钙是一些强化果汁中钙的良好吸收形式。

然而，如果你把钙补充剂和饭一起吃，钙片与食物在胃中被消化，而无须额外的胃酸，所以建议钙片与饭同服。通常可以将每日钙剂量分开与饭同服。

二、钙补充剂和便秘

便秘是补钙的常见不良反应，许多人报告说他们因为便秘而无法服用钙补充剂，或者询问是否有更少导致便秘的钙补充剂。

有一些方法可以克服钙补充剂的便秘影响。渗透性泻药和大便软化剂（如聚乙二醇、柠檬酸镁和多库酯钠）安全有效，尽管大家往往不愿意服用一种药物来对抗另一种药物的不良反应。

在这种情况下，大家通常愿意服用钙和镁等组合产品，因为镁的导泻作用很好地抵消了钙的便秘作用。这个想法在抗酸剂中得到了利用，如碳酸钙和氧化镁的组合，通常对粪便稠度没有影响。许多人认为钙必须与镁结合才能被吸收。尽管没有数据支持这一观点，但已经怀有这种误解的人可能更愿意服用钙镁组合来避免便秘。

如果无法找到推荐剂量的钙补充剂，我们通常建议从非常小的剂量开始补充2周，然后每2周调整1次剂量，直到达到患者可以耐受的最大剂量。即使远低于推荐剂量，钙的大部分益处也可以通过每日总摄入量超过500mg来获得，因此，即使无法维持最佳目标，也应鼓励继续使用。

对于不能耐受足够钙水平的患者，我们建议确保维生素D水平，因为有研究表明，如果维生素D水平不足，继发性甲状旁腺功能亢进症主要发生在钙摄入量低的状态下。

如果患者尽了最大努力补充钙和维生素D，但仍患有继发性甲状旁腺功能亢进，请考虑给予患者骨化三醇（活性维生素D），以刺激肠道吸收所服用的所有钙。如果给予骨化三醇，患者必须接受烦琐的高钙血症和高钙尿症监测。幸运的是，除非患者有明显的胃肠道结构异常，如胃旁路术或克罗恩病，否则很少需要给予骨化三醇。

钙补充剂在每次500mg以下时的吸收率最高，因此理想做法是分次服用。对于服用

质子泵抑制剂如奥美拉唑或雷尼替丁来控制酸反流患者需要格外小心，因为降低胃酸水平会阻止钙的吸收，长期使用（超过1年）大剂量质子泵抑制剂，会使髋部骨折的风险增加245%，在已经患骨质疏松症的人群中，这种影响尤其会被放大。

钙和维生素D联合补充是一种更好的选择，因为维生素D一旦在肝脏和肾脏中被激活，就会增加钙的吸收并提供其他的健康益处。维生素D对饮食中钙的摄取是必不可少的，帮助钙更容易被血液和骨骼吸收。

对于一般成年人，最好饮食中增加钙的摄入，包括奶制品，如牛奶、酸奶和奶酪，豆制品、绿叶青菜以及干果制品。由于多数人饮食中钙摄入不足，建议每日补充钙剂，如果按每日饮食摄入钙400mg计算，需要补充600mg的钙，对于青少年和绝经后妇女，钙需求明显高于一般人，建议每日补充钙600～900mg。国外普遍使用碳酸钙或者柠檬酸钙补充剂，价格都很便宜，至于品牌，似乎不太重要。在这一范围，根本无须担心补钙过量的问题。

Bess Dawson-Hughes教授表示，在满足钙摄入量要求范围内，没有任何已知的风险。最近的报道提出了与钙补充剂过量使用相关的潜在风险问题。Bolland及其同事报道称，在不联合服用维生素D的情况下补充钙会增加心肌梗死的风险，在另一个早期的荟萃分析中没有观察到该风险增加。妇女健康倡议的一份详细报告显示，与服用安慰剂的女性相比，服用钙和维生素D的女性的肾结

石增加了17%，从食物中摄入高钙的个体并不具有这种风险，事实上可能降低了患肾结石的风险。

7

补钙的其他益处

据估计，有44%～87%的美国人包括儿童，体内钙水平不足，这种矿物质严重短缺。不幸的是，通常没有任何明显的钙缺乏症状，人们可以在缺钙状态下持续数年才会出现明显的问题，可能是由于钙缺乏出现的大多数症状只有在血液中钙含量低时才会看到。机体可以很好地保持血钙水平稳定（通常以牺牲骨强度为代价），所以大多数人在骨骼明显变弱和骨折之前不会有任何症状。

一些研究表明，在一系列的条件下，钙摄入量增加和特定的健康益处之间存在联系。

经前期综合征（premenstrual syndrome, PMS）：PMS妇女补充钙后，症状减少了50%，而安慰剂组则减少了30%。有医生认为"没有其他药物能有效地解决所有这些症状"，另一份报道基于对2000多名女性的流行病学研究，发现钙和维生素D摄入与PMS的风险有着密切的联系，摄入高钙和维生素D可能会降低PMS的风险。

体重减轻：有研究表明，钙摄入量增加和体重下降之间存在联系，钙在与肥胖相关的代谢紊乱中起着关键作用，而且高钙饮食导致释放激素，导致身体脂肪细胞的重量减轻，这是国外牛奶行业声称其产品有助于减少腰围的基础。

高血压：临床试验发现，低钙水平与高血压存在关联。研究表明，妊娠期服用钙的妇女可能会降低孩子将来血压问题的风险，钙补充剂在妊娠期对母亲和婴儿都有普遍益处。

此外，还有研究发现，补钙可以降低结肠癌、脑卒中发生风险，也有利于降低低密度脂蛋白胆固醇。

8

补充维生素D可以不补钙吗

补充维生素D可以不补钙吗？这个问题回答起来比较复杂。

维生素D促进钙磷在肠道吸收，如果没有维生素D，摄入足够高的钙和磷，是否能满足机体对钙和磷的需要呢？回答是肯定的。

维生素D受体（VDR）基因敲除的小鼠是揭示维生素D作用的良好模型，笔者2012—2013年在美国加州大学旧金山分校做访问学者期间，曾用这种小鼠做过研究。这种小鼠由于敲除了维生素D的基因，即使服用维生素D，也不会起作用。应用这种小鼠研究发现，喂食高剂量的钙和磷饮食（2%，甚至3%～4%的钙，1.25%的磷，而一般小鼠饲料只需0.3%的钙和0.3%的磷），为了促进钙磷的吸收，饲料中还加入了其他成分（20%酪蛋白、20%蔗糖、20%乳糖、13%淀粉、5%纤维素、7%大豆油），喂食高钙高磷饲料后，这种小鼠可以维持血钙正常，也不发生继发性甲状旁腺激素升高，这一结果说明，如果有充足的钙和磷摄入，即使不补充维生素D，仍能使血钙维持在正常水平，这是一种极端情况。

另一种极端情况是，如果给予超大剂量的维生素D，是否会减少钙的需求呢？回答也是肯定的。这里列举另一种极端情况。

神经科医生和免疫科医生都知道一种称为多发性硬化的疾病，它属于自身免疫性疾病。笔者曾咨询过几位神经科专家，学术界公认多发性硬化没有很好的治疗方法，预后很差。但是，在巴西圣保罗联邦大学的神经科专家Cicero Coimbra教授，自2001年以来，应用极高剂量的维生素D（每日4万～30万U）治愈了4000多例多发性硬化患者，这个剂量足以造成维生素D中毒，表现为高血钙，但是他的研究方案中，嘱患者严格低钙饮食，并大量饮水、配合镁和维生素K制剂，避免高血钙的发生。从这一方案我们可以得出结论，如果严格限制钙的摄入，超大剂量的维生素D足以维持正常血钙水平，并抑制甲状旁腺激素水平。

从这两个极端例子可以得出结论，没有维生素D，足够的钙和磷仍能维持正常血钙、血磷水平，相反地，足够高剂量的维生素D，即使极少量的钙磷也能维持正常的血钙、血磷水平，并且把甲状旁腺激素抑制在合理水平。

遗憾的是，无论国内国外，有关钙剂和维生素D的推荐摄入量，都是彼此独立的，前面所讲钙的理想摄入量时没有涉及在不同维生素D水平下的钙摄入量，推荐维生素D的摄入量时没有考虑不同的钙摄入量。为此，笔者查阅了很多文献，花费了好多时间也没有找到相关说法，但是笔者确信，钙和维生素D，还有镁的摄入一定是互相影响，如果把维生素D水平提得很高，如70ng/ml以上时，需要考虑减少钙的摄入量。

迄今，国际上对钙和维生素D的推荐摄入量，可以看出，两者是相互独立的，完全没有考虑到另一种营养素的摄入和水平。

⑨ 镁也很重要

镁的功能对我们来说非常重要。镁的功能包括维持骨骼功能、神经和肌肉放松等。我们身体中大约2/3的镁存在于骨骼中。研究人员发现，骨镁在健康中扮演着两个截然不同的角色——赋予骨骼的物理结构和留在骨骼表面。这种骨骼表面的镁似乎不参与骨骼结构，而是作为镁的储存场所，在饮食供应不足时，身体可以利用这里的镁。人体每日需要100～400mg的镁（元素，而不是化合物），需要足够的镁来维持血清25-羟维生素D水平为50ng/ml。维生素D似乎至少以两种方式消耗镁：维生素D的增加能增强骨骼，消耗镁；维生素D的合成需要8个分子的镁离子。

镁调节身体的神经和肌肉张力。在许多神经细胞中，镁起到化学门阻断剂的作用——只要周围有足够的镁，钙就不会冲进神经细胞并激活神经，神经保持放松，如果我们的饮食中镁太少，这种门控可能会失败，神经细胞可能会过度激活。因此，神经细胞向肌肉传递信息以激活它们，肌肉也会过度激活。这解释了镁缺乏如何引发肌肉紧张、肌肉痉挛和肌肉疲劳。

体内的许多化学反应都由酶引起。它们是有助于引发化学反应的特殊蛋白质。体内300多种不同的酶需要镁才能发挥作用，这是镁的另一个重要功能——参与蛋白质、碳水化合物和脂肪的代谢。它有助于基因正常发挥作用，镁的代谢作用是如此多样，以至于很难找到一个不受镁缺乏影响的身体系统，我们的心血管系统、神经系统、肌肉、肾、内分泌腺、肝和大脑都依赖镁来实现代谢功能。

镁是人体中仅次于钙、钾和钠的第四大丰富矿物质。这种元素激活了数百种参与重要生物反应的酶，包括在维生素D代谢中发挥作用的酶。人们正在服用维生素D补充剂，但没有意识到它是如何代谢的，没有镁，维生素D就无法真正起作用，摄入镁可以降低维生素D缺乏的风险。2013年的一项研究发现，与没有摄入足够镁的人相比，摄入相对较高镁的人维生素D水平较低的可能性较小。一些研究还发现，与镁摄入量较低的人相比，镁摄入量较高的人骨矿物质密度较高，骨质疏松的风险较低。但美国国立卫生研究院（NIH）提出，需要更多的研究来观察服用镁补充剂是否能预防或治疗骨质疏松症。

与没有摄入足够的镁相比，摄入足够镁的人需要更少的维生素D补充就能达到足够

的维生素D水平，通过摄入适量的镁，可以降低维生素D缺乏的风险。

2005—2006年的一项美国全国性调查发现，大约一半的美国人没有摄入足够的镁。根据NIH的数据，男性每日的镁摄入量建议为400～420mg，女性每日为310～320mg。

镁是叶绿素分子的核心，这就是为什么绿色蔬菜是很好的镁来源。其他高镁含量的食物包括杏仁、香蕉、豆类、糙米、腰果、蛋黄、鱼油、亚麻籽、绿色蔬菜、牛奶、蘑菇、燕麦、南瓜子、芝麻、葵花籽、甜玉米、豆腐和全谷物。以每克镁含量计，最丰富的来源是干种子，如南瓜、向日葵和芝麻，每100g含有340～535mg镁。高镁食物可能是旧石器时代人类的主食。

镁对人们的健康也非常重要，它是人体内300多种生化反应所必需的，镁离子对生命的基本核酸化学必不可少，因此对所有已知生物体的所有细胞都必不可少，许多酶需要镁离子的催化作用，特别是利用ATP的酶，或利用其他核苷酸合成DNA和RNA的酶。

镁在体内分布广泛，它仅次于钾，是细胞内最丰富的阳离子，在所有器官和组织中都有一定程度的存在。镁必须与钙、钠和钾平衡，以适当调节神经冲动传导和肌肉收缩。

70kg体重的人体内含镁19g，有65%存在于人的骨骼、牙齿和血液中，人类每日通过食物和饮用水来补充镁，当然，低水平或高水平的镁可以改变人体的健康状况，所以必须保持和关注这种矿物质。镁在很多方面帮助人们调节血糖水平，保持心脏节律和免

疫系统，保持骨骼强壮，镁缺乏可引起哮喘、心律失常、癌症、糖尿病等疾病。

一、镁与维生素D抵抗性佝偻病

美国克莱顿大学的Robert Heaney教授说，镁是一种被遗忘的矿物质，是个"孤儿"，它是人体内仅次于钙、钾、钠的第四大丰富的矿物质，参与300多种生化反应。所有代谢维生素D的酶都需要镁，在与遗传信息的复制、转录和翻译有关的每一个步骤中都需要它，因此，维生素D的遗传作用机制也需要它。

任何对维生素D和免疫系统感兴趣的研究者，都应该了解镁和维生素D之间的相互作用。

1974年，《柳叶刀》上报道了两个有趣的镁依赖性维生素D抵抗性佝偻病病例。两名儿童年龄分别为2岁和5岁，都患有典型的佝偻病。每日采用了60万U的维生素D治疗10天，6周内无论是X线表现还是碱性磷酸酶都没有改善，因此医生诊断为维生素D抵抗性佝偻病。几乎是偶然的机会才发现，两名儿童的血清镁含量都很低。服用镁治疗后，佝偻病迅速消退。

这是什么意思呢？镁能治疗佝偻病吗？记住，这两名儿童在10天内总共用了600万U的维生素D（注射使用的，所以知道孩子们确实用了）。因此，他们体内有大量的维生素D，此时维生素D需要镁才能发挥作用。

1976年，华盛顿大学医学院的Ramon Medalle博士和他的同事报道了5名镁缺乏和血钙低的患者，他们的血钙水平在维生素D治疗后无法恢复正常，这种情况被称为维生素D抵抗。然而，在接受镁治疗后，所有5名患者的血清钙迅速恢复正常，这也增加了这种维生素D抵抗可能是由简单但严重的镁缺乏引起的可能性。

目前尚不清楚的是，轻至中度镁缺乏（像大多数美国人一样）如何影响维生素D代谢。安全的做法是每日吃绿叶蔬菜和一把葵花籽，如果你做不到这一点，那么就服用添加了镁的维生素D补充剂。

事实上，现在市场上有一些补充剂含有维生素D正常工作所需的所有辅助因素（包括镁）：锌（维生素D受体的锌是指部分含有锌原子、维生素K_2（维生素K_2有助于维生素D使适当的器官钙化，防止不适当的异位钙化）、硼（硼参与维生素D在细胞壁上的快速非基因组作用）、少量有助于激活的维生素D在受体部位停留更长时间的基因蛋白（约为日本人平均每日消耗量的一半）和少量维生素A，最明智的做法是每日吃绿叶蔬菜和一把种子，因为这种组合含有维生素D起作用所需的共同因素。

如果你发现自己在想，"我是否摄入了足够的维生素D？"你还应该问自己另一个问题："我得到了足够的镁吗？"2018年3月的《美国骨病协会杂志》在一篇新的综述文章中，研究人员强调了获得足够的这种矿物质的重要性，这种矿物质有助于维生素D的代谢或"活化"，从而使其能够被身体使用。

二、镁与代谢综合征

如果你已经缺乏镁，并且坚持限制热量的饮食，你很可能会变得更加缺乏镁，这会使你的胰岛素抵抗更加严重，还会增加你每日血糖和平均胰岛素水平，将使减肥变得非常困难，强烈建议节食者考虑补充镁。

镁如何帮助改善糖尿病、高血压、心血管疾病和许多其他炎症或代谢综合征相关疾病？

镁是4种最重要的膳食补充剂之一（鱼油、硼砂籽油、绿茶和镁）。在美国，多数人都需要这些补充剂来纠正饮食中的严重不足。许多已发表的研究表明，镁缺乏非常常见，有学者报道，多达80%的现代美国人缺乏维持良好健康的最佳镁水平，这种缺乏与许多炎症、胰岛素抵抗状况及主要疾病有关，包括糖尿病、心脏病、高血压、偏头痛和丛集性头痛等。镁对葡萄糖代谢尤其重要，它参与了人体300多种不同的化学过程，几十年来，科学家们一直在寻找糖尿病、心脏病、高血压、高胆固醇和高凝血因子（高纤维蛋白原）之间的隐藏联系，许多研究人员目前认为，镁在合并许多相关的胰岛素抵抗疾病中发挥着核心作用，建议糖尿病患者、高血压患者和大多数患有代谢综合征的人补充镁。

周围神经病变是糖尿病的常见并发症。研究表明，高血糖可能有助于其发展，但这种并发症的确切病理生理学机制尚不完全清楚。由于口服镁补充剂可以使糖尿病诱导的大鼠高血糖正常化，有研究检测口服镁对链脲佐菌素诱导的糖尿病大鼠热痛觉过敏的影响，结果显示，糖尿病诱导8周后，糖尿病大鼠的热痛阈值和血浆镁水平显著降低（$P < 0.001$），血糖水平升高（$P < 0.01$）。口服镁8周后，热痛觉过敏恢复正常，血浆镁和葡萄糖水平恢复正常。结论：糖尿病诱导时口服镁可能能够恢复糖尿病大鼠的热痛觉过敏、镁缺乏和高血糖。

三、镁治疗严重抑郁症

病例研究显示，每次用餐和就寝时使用125～300mg镁（甘氨酸盐和牛磺酸盐）可从严重抑郁症中快速恢复（不到7天）。这些病例中的相关和伴随的精神疾病也从中受益，包括创伤性脑损伤、头痛、自杀意念、焦虑、易怒、失眠、产后抑郁、可卡因成瘾、酗酒和吸烟、对钙过敏、短期记忆丧失和智力下降。饮食中镁的缺乏，再加上钙的过量和压力，可能会导致许多其他相关症状，包括烦躁、焦虑、易怒、意识模糊、乏力、失眠、头痛、谵妄、幻觉和过度兴奋，这些症状之前都有记录，镁缺乏可能是大多数严重抑郁症和相关心理健康问题的原因，包括智力下降和成瘾，这对公共健康非常重要，建议立即进行进一步的研究。另外，还建议用生物有效镁强化精制谷物和饮用水，使其达到20世纪前的水平。

四、镁缺乏的原因

镁缺乏的原因有很多。下面列出的26个镁缺乏的主要原因是一个很好的总结，值得重复阅读，这样你就可以真正了解我们在缺镁的世界中所面临的问题。

1. 运动导致镁随汗水流失。

2. 酒精具有利尿作用，导致镁耗竭。

3. 抗酸药中和胃酸，减少镁的吸收。

4. 酸雨中的硝酸含量很高，它会从土壤中吸收钙和镁以试图中和酸度，从而耗尽土壤中的这些矿物质。

5. 咖啡因具有利尿作用，可导致镁消耗。它还刺激肾上腺，导致肾上腺素分泌激增和镁流失。

6. 大多数药物会导致镁消耗，对于含有氟原子的药物尤其如此。

7. 肥料不能替代必需的矿物质，但磷、钾和氮含量很高。过量的钾和磷优先被植物吸收，抑制镁的吸收。

8. 水中、牙科手术、牙膏和药物中的氟化物与镁结合，使其无法被人体吸收。氟化镁（MgF_2）称为硅藻土，是一种不溶性化合物，可将骨骼和软骨中的镁替换为易碎、不稳定的结晶物质。

9. 食品加工和烹饪会降低镁含量。

10. 除草剂与镁结合，除草剂可残留几十年，使植物无法利用镁。

11. 农药杀死蠕虫和细菌，从而失去了它们处理土壤和分解矿物质的功能，这意味着植物吸收的矿物质更少。

12. 肠道疾病，包括肠易激综合征、肠瘘、麦胶性肠病和酪蛋白过敏、真菌和寄生虫感染，会干扰镁的吸收。

13. 垃圾食品，尤其是糖制品，会消耗镁。肝需要28个镁离子来处理一个葡萄糖分子，果糖需要56个镁离子。

14. 吃缺镁的动物肉——缺镁的食物中镁含量低。

15. 草酸（存在于大黄、菠菜和甜菜中）和植酸（存在于谷物和大豆中）会阻碍镁的吸收。

16. 低钾水平会增加尿镁流失。

17. 高蛋白饮食会降低镁的吸收，所以此时需要摄入更多的镁。

18. 精制谷物，尤其是大米和小麦，会使镁减少。

19. 用于减肥、排毒或保持健康的桑拿疗法可能会通过出汗导致足够的矿物质流失，从而产生缺镁症状。

20. 农田的土壤中的镁元素严重枯竭。

21. 水土流失使大雨或灌溉更容易冲走土壤，导致包括镁在内的矿物质流失。

22. 任何类型的压力或创伤——身体的、精神的、情绪的、环境的——都会导致镁缺乏。

23. 压力导致的胃酸不足引起镁的吸收减少。

24. 茶中的鞣酸结合并去除矿物质，包括镁。

25. 反式脂肪酸和矿物质缺乏会改变细胞壁的完整性，使细胞壁更加坚硬，从而影响受体部位的功能并阻止营养物质流入或流出细胞。

26. 水软化处理降低镁。

五、镁的补充

补哪种镁？有人认为，购买更"生物可用"的镁，如柠檬酸盐、马来酸盐、甘氨酸镁、门冬氨酸盐或其他各种酸的镁盐，而有人推荐柠檬酸镁。事实证明，它们比普通的氧化物类产品更能被身体吸收，氧化镁可能只会将大约4%的元素镁带入你的血液中，螯合的柠檬酸盐或马来酸盐类产品通常会将高达50%或更多的镁进入需要的组织。

氯化镁也是一种令人印象深刻的战胜感染的有力武器，氯化镁作为保持体内充足的镁的补充剂，最早研究镁的抗菌作用的是法国的一位外科医生Pierre Delbet，他在1915年寻找一个解决方案来清洗士兵的伤口，发现传统使用的防腐剂实际上会损伤组织，并加重感染，而不是预防感染。在所有的试验中，氯化镁溶液是最好的，不仅对组织无害，而且能显著提高白细胞的活性和吞噬作用，利于破坏微生物。后来Delbet教授也进行了试验来验证氯化镁的内服应用方案和外用方案。

在服用氯化镁之前，请告诉医生你是否有其他疾病、过敏史，或者正在服用其他药物或其他草药/保健品。如果你患有肾病，要先告知医生。如果妊娠或计划妊娠，或者正在哺乳期首先要告知医生。

含水氯化镁每克含镁约120mg，每茶匙含镁600mg，有轻微的通便作用。你可以每日服用一茶匙的剂量，分次与饭同服，最好用它代替食盐，因为它有点咸味。如果有血压高和镁缺乏症状，你可以暂时增加到每日2茶匙分次与饭同服，可能会导致"大便稀"，但通常是有益的。如果有血压低，可能需要额外的钙，再加上约300mg的镁补充剂。

味蕾敏感的人可以开始用强烈味道的食物混合少量氯化镁服用，并且逐渐增加剂量。急性感染可在1L水中溶解40g，制成4%的氯化镁溶液服用。儿童通常每日一小杯或125ml，每6小时服用1次，成人可以每3小时1次或每次服用更大的剂量，直到发生腹泻，提示镁缺乏已经纠正，改为低于腹泻水平的维持摄入量，直至感染被清除。

在日常生活中，将氯化镁溶解在水中更为方便。你可以把10茶匙的圆形晶体加入一杯水中，更准确地说，把50g氯化镁加入150ml水中，制成每100ml含33.3g氯化镁的溶液，丢弃不溶残渣，每日3次，每次1茶匙溶液，也可以与食物或饮料混合稀释后服用。

镁可以通过皮肤吸收，因此这种33.3%或更浓缩的氯化镁溶液也可用于肿瘤和感染、疼痛、关节僵硬或钙化的关节、肌肉、粘连或瘢痕组织，还可以用于背部按摩和任何部位放松紧张的肌肉，甚至用于滋润老化皮肤。皮肤敏感者可使用更加稀释的溶液。在伤口上，常用于4%溶液，即4g（1水平茶匙）氯化镁加入100ml（一杯）水中制成。

对于皮肤不敏感者可以摩擦按摩皮肤，这样效果更快，用力揉搓可使皮肤变红、变热，只需用稀释过的氯化镁溶液轻轻地润湿皮肤，或用维生素E油胶囊的成分来舒缓皮肤。待皮肤愈合后，必要时可重复摩擦。

对于一般的皮肤松弛、背部疼痛、关节炎、肌肉疼痛和僵硬患者，可以应用便宜的含有结晶水的氯化镁盐，加入约1kg的氯化镁盐，泡一个极好的热水澡，加热的氯化镁盐包对于缓解肌肉和关节的僵硬或疼痛有一定作用。

如果使用无水氯化镁，镁含量增加2倍，只需将上述剂量降为一半即可。

你可以用海盐生产的盐水代替氯化镁，其优点是含有比工业氯化镁更多的微量矿物质，但由于硫酸镁含量高，味道会更苦。在澳大利亚，它被称为"海洋矿物"。虽然较高的镁摄入量对大多数人有益，但血压低的人通常还需要更多的钙。正常血压约为120/80mmHg，血压越低，钙的需要摄入量越高，高血压患者摄入2倍钙量的镁有利，低血压患者更需要补充钙，钙摄入量可能应该是镁的2倍，但两种矿物质都相对剂量较高。有低血压和炎症倾向的患者也应该显著减少磷的摄入，血液中磷含量高往往导致镁和钙的含量低。

单次服用400mg以上的镁会使许多人发生腹泻，每日剂量分2次服用有帮助，就像不能一次摄入一天中所有的食物或水，镁也需要分次补充。

对研究的回顾支持补充镁的建议，总剂量约为400mg，早上200mg、晚上200mg。除了吃高镁食物外，还应该补充这一剂量，如多吃蔬菜、全谷物、豆类和坚果。体形较大的人、进行大量运动的人、正在补钙治疗骨质疏松的人、糖尿病患者和其他炎症程度较高的人，应该考虑每日服用更大剂量600mg，早上300mg、晚上300mg。

第九章

维生素D中毒

对于任何推荐的营养补充剂，安全性是一个重要的考虑因素，要避免矫枉过正。维生素D摄入过量累积又称维生素D过多，习惯称为维生素D中毒。维生素D中毒是多数医生所关注的问题，但如何界定维生素D中毒是一个问题，维生素D主要作用是促进肠道钙吸收，其中毒的主要症状和体征源于过高水平的血钙，即高血钙。

① Williams综合征与维生素D中毒的发现

早在20世纪50年代之前，维生素D强化的食物就在欧美各国被广泛推广，除了牛奶和乳制品添加之外，英国的乳蛋饼、美国的啤酒、德国的剃须膏和肥皂等都富含这种脂溶性维生素，当时认为维生素D是对治疗很多慢性病，从结核病到风湿性关节炎都很有用的营养物质。

20世纪50年代初，英国报道了几例面部畸形婴儿，伴有主动脉瓣狭窄、精神发育迟滞和高钙血症，此后也有几例婴儿患有高钙血症的报道，该疾病后来被称为Williams综合征，是一种特发性婴儿型高钙血症，与晚期精神运动发育迟缓、选择性精神缺陷和主动脉瓣狭窄相关。据报道，高钙血症的范围广泛，为3.0～4.75mmol/L（12～19mg/dl），但通常在4岁时会消退。有研究表明，Williams综合征是由于内源性25-羟维生素D的产生过多引起。

英国皇家内科医师学会和英国儿科协会负责寻找病因，通过对文献和膳食摄入量的调查，他们得出结论：可能的原因是由于牛奶中未按规定，过量强化了维生素D，婴儿过量摄入维生素D强化食物。英国皇家内科医师学会未能提供有力的证据，他们主要是根据文献报道，给予妊娠的老鼠高剂量的维生素D会导致鼠崽畸形、主动脉瓣狭窄及高钙血症；英国儿科协会有记录高钙血症患儿仅见于每日摄入1500～1725U的维生素D的情况下，但是他们可能额外摄入其他补充剂而没有记录到。此外，当时还没有可靠的测定维生素D水平的方法，也没有可靠的膳食维生素D摄入量的估计，所以这些摄入量是粗略估计，这些散发婴儿病例可能患有Williams综合征，表现为精灵脸、主动脉瓣狭窄、精神发育迟缓和对维生素D过于敏感的高钙血症。尽管英国皇家内科医师学会和英国儿科协会都没有提供有力证据，但结果导致政府部门出台了政策，严格管制维生素D强化食品和一般人群的维生素D补充剂，因此至今在一些国家，儿童和成人补充维生素D必须在医疗人员的处方下进行。

1985—1991年，波士顿的33 000户家庭存在维生素D中毒的危险，原因是牛奶公司的一名员工粗心大意，在牛奶中加入过量强化维生素D，要求的是维生素D每夸脱（约0.95L）400U，实际上加入的维生素D为每夸脱高达300 000～35 000U，从而造成了一名健康的76岁妇女死于维生素D中毒。维生素D中毒可以引起高血钙、高血磷及血管和肾钙化，该事件还造成一名儿童发生肾衰竭。《新英格兰医学杂志》上的这篇病例报道，揭开了爆发的源头，并停止了该批牛奶的配送。这一经历启发人们要关注牛奶和婴儿配方奶粉的制备工作，牛奶中标签上注明的维生素D含量很少是非常精确的，虽然大多数情况下不会造成强化过度和强化不足，但我们需要更好地监控强化过程。目前的婴儿配方奶粉中维生素D含量已经在标签上注明。

维生素D中毒非常少见，多数情况下是由于维生素D强化过程中剂量错误，导致超大剂量的维生素D摄入。Holick曾经谈到自己的一次经历，一位患者按照他的建议，每日服用2000U维生素D，结果发生中毒，经过检查所用的维生素D制剂发现，由于生产商的疏忽和错误，每日2茶匙的粉末，实际含有100万U维生素D，他每日服用100万U很多天之后才导致了维生素D中毒。

❷ 高血钙是维生素D中毒的诊断标志

2010年美国内分泌学会发表了《维生素D缺乏的预防和治疗指南》，该指南规定，维生素D缺乏症被定义25-羟维生素D水平低于20ng/ml；10ng/ml以下为严重缺乏；20～29ng/ml为维生素D不足；而理想水平应该是30～100ng/ml。20ng/ml的血液水平可防止甲状旁腺激素（parathyroid hormone，PTH）水平升高。该指南认为，

维生素D中毒不仅极为罕见，且25-羟维生素D水平至少在150ng/ml（375nmol/L）以上，才会考虑维生素D中毒。目前人们普遍认为，血清25-羟维生素D浓度在100ng/ml（250nmol/L）以下对于儿童和成年人是安全的，除非那些对维生素D过于敏感者，后者包括特发性婴儿高钙血症、儿童和成人Williams综合征、肉芽肿性疾病和某些恶性淋巴瘤患者。

过量维生素D的首先表现是尿钙排泄增加，因为肾小管的钙吸收减少，其次是低水平的PTH，在肾排泄较少的情况下，若肾不能再次处理饮食和骨骼动员进入循环的钙量，血清钙才开始上升，PTH的减少也可导致肾磷酸盐的排泄减少，升高的25-羟维生素D浓度与肠道内的维生素D受体（VDR）直接相互作用，进一步增加肠道钙和磷酸盐的吸收，导致血钙和血磷增加，过多的钙磷沉积在软组织（如肾），导致肾钙化和粥样硬化的血管钙化。高钙血症也可导致血管收缩引起高血压，出现其他一些非特异性症状，包括便秘、抑郁、谵妄、多尿、烦渴和心律失常。

因此，维生素D中毒的诊断需要有以下依据：①肯定或疑似的大剂量维生素D摄入史。②必须有高血钙，以及25-羟维生素D水平明显升高，一般在150ng/ml（375nmol/L）以上。③有或没有相关的高钙血症的表现，包括肾钙化、动脉硬化、肾结石、高血压、便秘、抑郁、谵妄、多尿、烦渴和心律失常等表现。

3

维生素D中毒十分罕见

为了说明维生素D中毒非常少见，在一次讲座中笔者提到，维生素D中毒其实十分罕见，各位临床医生如果在临床中遇到一例维生素D中毒患者，建议你写成病例报道，投稿到《中华骨质疏松和骨矿盐疾病杂志》。

Holick医生曾经讲过这么一件亲身经历的事情，一名律师补充了维生素D后严重过量，他打电话给Holick医生，表示他将对Holick医生提起渎职诉讼，Holick医生让律师把他服用的胶囊寄给他，他对胶囊进行了彻底的测试，结果发现，由于生产厂家的制造错误，律师实际上每日服用100万U维生素D，超过一般补充剂量的100倍。Holick医生因此不仅没有面临一场痛苦的诉讼，反而是获得了大量重要的数据，因为维生素D过量的情况极为罕见，诉讼被撤销，律师也很快康复。

有大量的研究表明，维生素D是脂溶性维生素，毒性很小。Dudenkov等于2002—2011年在梅奥诊所评价了20 000余例血清25-羟维生素D的测量结果，评估潜在的维生素D毒性（以出现高钙血症作为诊断标准）。他们观察到，近10年来，血清25-羟维生素D水平＞50ng/ml（75nmol/L）的人数增加了20倍，但在这个水平的血钙浓度几乎均在正常范围，仅发现一例血清25-羟维生素D浓度为364ng/ml（910nmol/L）患者出现高血钙。

Pietras等报道，健康成人在临床环境中每隔2周服用一次50 000U维生素D_2（相当于服用约3300U/d长达6年），25-羟维生素D浓度维持在所期望的40～60ng/ml（100～150nmol/L），没有任何证据表明出现维生素D中毒。Ekwaru等报道结果一致，很多加拿大成年人每日摄入20 000U维生素D_3，血清25-羟维生素D已经大幅显著增加，高达60ng/ml（150nmol/L），但没有任何证据表明会发生维生素D中毒。与美国内分泌学会的指南一致，他们还证实，肥胖的成年人需要补充正常体重者2.5倍的维生素D，才能获得相同范围的25-羟维生素D浓度。

美国国家中毒数据系统（National Poison Data System，NPDS）登记所有中毒数据，对其进行回顾性分析发现，2000年1月1日至2014年6月30日的15.5年时间里，有25 397例报道维生素D过量，从2000年全年196例，到2013的每年4535例，平均年龄为23.4岁，年龄中位数为10岁。5例涉及维生素D中毒的严重后果中，2例为婴儿应用维生素D滴剂误吸进入气管而行气管穿刺，只有3例为维生素D中毒引起严重不良反应，没有一例发生死亡。这3例成年人严重的病例包括一例为55岁男性，长期慢性摄入造成焦虑、困倦、电解质紊乱、肾衰竭和癫痫发作；第二例为78岁男性，长期慢性摄入引起嗜睡、电解质紊乱、肾衰竭和呼吸抑制；第三例为53岁女性，长期摄入引起肌酐升高、肾衰竭、电解质异常和高血压。这3例都没有说明服用剂量。

　　至于服用维生素D自杀的报道，有106例试图大量使用维生素D自杀，但是没有一例自杀成功。因此认为，尽管维生素D的使用者大量增加，但是引起严重医疗后果的情况并未明显增加，维生素D中毒属于罕见事件。由此看来，如果想自杀，大量服用维生素D并非明智选择。

　　综合数据显示，全美国3亿人口有61个中毒控制中心，2006年报道只有516例事件涉及维生素D。通过比较分析，这是维生素C的1/4，仅占所有维生素产品的0.8%，约1/5发生于6岁以下的儿童，只有13%需要到医疗机构治疗，几乎所有患者（92%）都没有不良症状或体征，只有5例（8%）有明显维生素D的中毒症状，但都没有生命威胁，也未出现严重的不良反应报道。

　　John J. Cannell是维生素D理事会的创始人、执业医生，也是治疗维生素D缺乏症和该领域的领先研究者之一。他根据当局提供的指导方针，以及他所知道的关于维生素D的影响和可能的毒性的真相，为了说服同行和公众对于维生素D中毒的偏见，纠正网上和教科书上过分夸大高剂量维生素D_3引起的毒性反应的描述，他拿自己做试验，观察维生素D中毒。下面是这个试验的结果。

　　2012年Cannell决定自己做一项毒性研究来回答几个问题，他在2012年6月开始了每日服用100 000U维生素D，并每周测量25-羟维生素D和尿钙与肌酐比值（Ca/Cr）。为了减少不同25-羟维生素D检测方法的差别影响，他应用了两种不同的方法进行25-羟生素D检测，同时还测定了1,25-双羟维生素D和24,25-双羟维生素D的水平。

　　在试验开始4个月左右，25-羟维生素D缓慢上升至300ng/ml，血清钙和尿Ca/Cr比值保持正常。他想看看阳光照射是否会影响维生素D水平，于是每日开始日光浴1小时，持续2周，并继续每日服用100 000U维生素D，25-羟维生素D水平下降到250ng/ml，这似乎表明，阳光照射有助于降低25-羟生素D水平的升高。试验开始6个月时，他的25-羟维生素D水平为350ng/ml，但血清钙、24小时尿钙和尿Ca/Cr比值保持正常。

　　但当他的25-羟维生素D水平达到350ng/ml时，他开始有食欲减退和恶心（一些维生素D中毒的症状）的表现，于是他停止了服用维生素D，他的25-羟维生素D大约用了6个月才降至100ng/ml。测量25-羟生素D水平的不同方法显示出约25%的偏差。他的1,25-双羟维生素D从来没有超过正常，但24,25-双羟维生素D水平升高。试验结束3个月后，假定维生素D中毒源于高钙血症，他猜想自己的食欲减退和恶心可能是心理性的，因为当他的25-羟维生素D超过200ng/ml时，使他变得非常紧张。

❹
维生素D中毒事件回顾

　　为了进一步了解维生素D中毒，笔者对文献进行了复习，收集到维生素D中毒的文献报道，如表9-1所示。

表9-1　国内外维生素D中毒的文献报道

作者及发表年份	维生素D中毒的相关描述
吕芳等，2017	57岁女性，甲状腺癌术后甲状旁腺功能减退。服用骨化三醇0.25μg，隔日1次，钙0.6～0.9g，胆维丁乳30万U，每5天一次（胆维丁乳含维生素D 15mg/30万U，相当于平均每日6万U），左甲状腺素钠125～150μg/d。10年后25-羟维生素D水平367.9ng/ml、血钙4.01mmol/L、TSH 0.014mU/L（伴有轻度甲状腺功能亢进）
Jacobsen等，2015	70岁女性，由于分装错误，误服50 000U/d，3个月后出现意识错乱、言语不清、步态不稳和易于疲劳，高血钙、急性肾衰竭，停药5个月后血钙和维生素D水平恢复
Libório等，2014	22岁巴西健美者，每日注射兽用维生素D_3油50ml（含维生素D 50 000U）持续2年，出现恶心、呕吐、腹痛、高血钙、高酯酶
Jacobsen RB，2011	70岁男性，医生建议每日补充1000U维生素D，实际每日补充50 000U维生素D_3，3个月后出现高血钙
Klontz等，2007	58岁女性，因为饮食添加过量住院，补充维生素D_3 188 640U/d 2个月，25-羟维生素D水平468ng/ml，血钙和PTH均升高
Barrueto等，2005	2岁男孩，4天内错误地被补充2 400 000U维生素D，造成高血钙（14.4mg/dl）和高血压，入院后第3天25-羟维生素D最高达470ng/ml。起因为孩子母亲网购3瓶600 000维生素D，没按要求每日1～2滴服用（2500～5000U），而给予整瓶服用
Vieth等，2002	孤立性事件，不是故意投毒，误把维生素D_3结晶混入餐桌糖中，造成父亲和未成年儿子服用，导致维生素D_3摄入量为1 680 000U/d达数月。中毒症状包括高钙血症、疼痛、结膜炎、食欲减退、发热、寒战、口渴、呕吐和体重下降。入院时父亲25-羟维生素D水平为622ng/ml，儿子为1480ng/ml。两患者均有严重的肾结石，治疗后17月龄儿子的25-羟维生素D水平为100ng/ml，父亲在21个月随访时为72ng/ml
Koutkia等，2001	42岁男性，服用维生素D_3粉，每日156 000～2 604 000U，2年后住院治疗高钙血症。该粉末为生产时标记的推荐剂量（2000U）的430倍，入院时血清25-羟维生素D为487ng/ml；1,25-双羟维生素D和PTH均正常。治疗后，停止补充维生素D，并避免阳光照射，住院期间血钙迅速下降到正常水平，但25-羟维生素D水平在30个月后才恢复到正常水平（47ng/ml）
Adams等，1997	4位骨质疏松症患者服用几种非处方膳食补充剂，包括一些未公开具含有高水平维生素D的补充剂至少6个月，出现高尿钙，2名妇女服用动物提取物制剂，但是后来发现含有维生素D_2，最高25-羟维生素D为80ng/ml和89ng/ml，患者无高钙血症，1,25-双羟维生素D水平也不高

续 表

作者及发表年份	维生素D中毒的相关描述
Blank等，1995	1985—1991年，波士顿一家乳品公司为33 000名顾客提供添加维生素D的强化奶，因为测量牛奶中维生素D含量的设备问题，导致牛奶中维生素D的剂量每夸脱（约0.95L）为30 0000～350 000U，而不是允许的400U。这段时间有56人确定中毒，25-羟维生素D水平平均为224ng/ml，血钙平均为13.1mg/dl。两位老年人死亡：一名86岁男性死于致死性心律失常；一名72岁妇女为治疗高钙血症给予免疫抑制剂，死于机会性感染
Pettifor等，1995	误把兽药浓缩维生素D油（每克含200万U维生素D_3）作为食用油烹饪，11例患者（8～69岁）因为中毒住院治疗，所有患者均有高钙血症，血清25-羟维生素D水平在339～661ng/ml，总1,25-双羟维生素D升高3例，但多数有游离1,25-双羟维生素D浓度升高，4例患者治疗高钙血症时因为并发症死亡
Todd等，1987	72岁男性，因为恶心、呕吐和体重下降10天住院，住院前1个月有口渴、多尿和注意力下降，此前服用维生素D_2 600 000U/d，连续服用几周

在这些事件中，服用维生素D的时间从几天到几年，每日的剂量从16万U到令人震惊的260万U，很少有引起死亡的报道。通过产品生产过程中良好的质量控制，患者使用中进行合理教育，这些都是可以避免的。

文献中关于单次大剂量过量维生素D_2或维生素D_3中毒或死亡报道很少，并且，似乎大剂量每日重复给药，持续一段时间才会产生中毒水平的25-羟维生素D和高血钙。由于完全暴露在阳光下可以提供相当于高达20 000U/d维生素D_3，人体可以明显地耐受和安全处理相对大的每日剂量，每日重复阳光暴露也未见中毒报道。在每日阳光暴露的极端情况，如救生员、农民的25-羟维生素D水平可高达94ng/ml，也没有引起高血钙或其他毒性反应。不过，商业化生产的维生素D补充剂，规避了人体皮肤通过日晒防止维生素D_3生产和聚集过量的自然机制，因此会造成累积和中毒。

维生素D中毒的处理

明确过量维生素D摄入史对于诊断维生素D中毒至关重要，也是鉴别其他原因引起的高钙血症的主要线索。高血钙、高血清25-羟维生素D水平是诊断维生素D中毒的重要线索，血清25-羟维生素D水平通常高于150ng/ml，此时1,25-双羟维生素D浓度可能正常，因此1,25-双羟维生素D测定并非必需。除了高钙血症，维生素D中毒可能还包括高尿钙、高血磷、肾结石和肾钙化，钙化也可发生于肌肉、软骨或心脏组织。

血清25-羟维生素D达到毒性水平的患者也可能无临床症状，曾有一成年女性因为发药差错，其血清25-羟维生素D水平高达

746ng/ml，但患者没有任何症状，血钙水平正常。

提示高血钙的血钙值范围可以是轻度高钙血症（2.6～3.0mmol/L）、中度高钙血症（3.0～3.5mmol/L）和重度高钙血症（＞3.0mmol/L）。高钙血症还可与某些癌（如淋巴瘤）、肉芽肿性疾病（如肺结核或结节病）、罕见的遗传性疾病和某些药物（如锂、噻嗪类利尿药）有关，这些患者可能在一般正常耐受剂量下发生维生素D中毒。50岁以上对血钙异常升高更敏感，维生素D高敏感也见于原发性甲状旁腺功能亢进患者，这可能会刺激25-羟维生素D产生过多1,25-双羟维生素D，从而促进高钙血症的发生。

一旦证实为维生素D中毒导致的高钙血症，应该立即停药，通常需要住院治疗。处理关键是补水，促进尿钙排泄，包括静脉输液和氯化钠、袢利尿药、双膦酸盐、降钙素、糖皮质激素，以促进尿钙排泄，有的可以给予血液透析。血钙水平可快速控制，但25-羟维生素D可能需要几个月才能下降到正常水平，这是由于储存在人体组织内的维生素D逐渐释放，这种积累持续多久取决于摄入的维生素D剂量。

6

维生素D中毒的预防

一、最佳维生素D水平取决于许多因素

2018年营养生物化学家Chris Master-

johnzai在旧金山的一次会议上指出，有证据表明，最佳的维生素D水平可能会因为人群不同而有所不同，尽管目前只有一个参考范围用于所有的患者。

种族是一个主要考虑因素。例如，美国黑种人的25-羟维生素D水平比白种人低，但他们的骨密度一般较高，此外，非白种人比白种人25-羟维生素D水平低，即使在他们的祖先生活在高纬度地区。有人认为，非白种人的祖先比白种人的祖先可能更适应较低的25-羟维生素D水平。

另一个因素是营养状况，脂溶性维生素A、维生素D和维生素K之间存在协同作用，充足的维生素A和维生素K可以防止过量维生素D的毒性作用。此外，足够高水平的钾和镁也有防止维生素D中毒的作用，遗憾的是，大多数发达国家的人们存在一些微量营养素缺乏，使他们更容易受到维生素D中毒的影响。

从进化的角度来看维生素D的最佳水平是什么？针对非洲东部一个研究发现，那些仍然过着传统狩猎和采集生活的马赛和哈扎比部落人群，其平均25-羟维生素D浓度分别为48ng/ml和44ng/ml，这些土著居民拥有大量的阳光照射，但也有很高的维生素A和维生素K的摄入量，表明这一25-羟维生素D水平可能是现代世界大多数人的最佳水平的上限。

二、维生素D的可耐受最高摄入量

关于口服维生素D₃的可耐受最高摄入量

（即UL），是指长期应用预计不会观察到的不良影响的剂量。目前美国IOM定义为1岁以下为1000U/d，其他年龄为2000U/d。然而许多专家断言，剂量2000U/d实在太低，关于青少年临床试验结果显示2000U/d维生素D$_3$（给予14 000 U每周1次）不仅安全，而且很少能获得足够的25-羟维生素D水平。华盛顿的营养负责委员会建议，维生素D的UL应至少为2400U/d，而且，有学者应用风险评估技术得出结论，成人摄入维生素D而没有高钙血症或肾结石形成风险的维生素D$_3$ UL实际上可能高达10 000U/d。高维生素D摄入的持续时间可能是更重要的因素，每日服用10 000U的维生素D$_3$持续6个月被认为可能中毒。但Holick医生指出，10 000U/d这一剂量，成年人在5个月内耐受很好，而且一项维生素D对缓解背部疼痛的研究显示，3个月连续应用很安全。

Vieth等证明每日4000U的维生素D$_3$治疗15个月耐受性良好，更多人的25-羟维生素D浓度增加到理想水平，甲状旁腺激素降低，而钙水平保持正常。一些研究人员认为每日40 000U维生素D长期应用才会引起高钙血症。美国膳食补充剂办公室指出，50 000 U/d或更高剂量长期应用才可导致高钙血症。

非常大剂量的维生素D并没有产生不利影响，包括100 000U维生素D$_3$每4个月1次，或者300 000U维生素D$_2$每年1次。然而，一些病例报道在补充极端高剂量的维生素D后发生中毒，包括6个死亡病例。

半衰期是指一定量物质减少到原来的一半所需要的时间，推测20ng/ml维生素D的半衰期为1～6周。维生素D的半衰期受很多因素影响，包括维生素D水平（＞50ng/ml半衰期缩短）、维生素D的来源（阳光和紫外线来源的维生素D半衰期为6周，维生素D$_3$补充的半衰期为3周，维生素D$_2$补充的半衰期为1周），创伤和手术时半衰期为1～2天。此外，半衰期还受下列因素影响，疾病（尤其是炎症）、血钙水平、种族、肥胖、食品类型和UVA/UVB比值。根据半衰期推算并结合相关文献，有学者认为下列剂量是安全的，每日200万U服用1周，或者每日20万U服用10天，每日15万U连续服用2周，每日8.5万U连续用4周，每日5万U连续用5周。文献报道的维生素D单次中毒总剂量都在200万U以上；镁和维生素K$_2$会使曲线右移；合用镁和维生素K$_2$者，发生中毒的单药剂量也会增加很多（图9-1）。

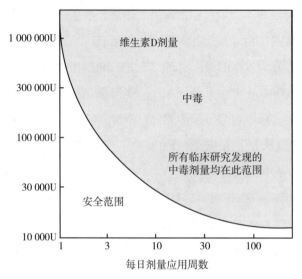

图9-1　每日维生素D摄入量与持续摄入时间的安全范围

7

专家们谈维生素D中毒

Medcam Seheult在一次《增强你的免疫系统，对抗病毒，不再生病》的系列讲座中，专门谈到维生素D中毒，题目是《维生素D毒性：一种不应有的恐惧，正在削弱我们的免疫力》。

因为维生素D不仅仅是一种补充剂，或被用作纠正缺陷症的替代品。它确实具有治疗潜力，尤其是作为自身免疫性疾病的免疫调节剂，当然，要在适当的医疗监督下。

Holick说：维生素D并不像以前想象的那样有毒，20世纪初，当骨软骨病出现时，有一项政策是在牛奶中添加维生素D来弥补这种不足。在20世纪三四十年代，给予大量的维生素D，这里说的是真正的大剂量，每日60 000～300 000U用于治疗类风湿关节炎、

银屑病、哮喘和肺结核等疾病。在20世纪50年代，有报道称维生素D中毒会引起的高钙血症，他们发现中毒的原因是不受监管的牛奶强化，因此，强化奶被停止，维生素D被标记为有毒，这就是"维生素D中毒"这个词的由来。显然维生素D在治疗疾病方面的用途也停止了。

针对4700名患者随访7年的研究，这些患者分别服用了3种不同剂量的维生素D，每日5000U、每日10000U或每日20 000～50 000U，用于治疗某些疾病。研究发现，这些患者的维生素D水平在74～384ng/ml，没有发现高钙血症、肾结石或任何其他不良反应，相反，他们发现那些服用高剂量的人，在哮喘和银屑病等疾病方面取得了良好的效果。这里让我们简明扼要地了解一下安全范围，每日服用30 000U的维生素D肯定没有毒性，当血液水平低于200ng/ml（500nmol/L）时，就不用担心维生素D中毒，低于200ng/ml很

少会观察到维生素D中毒。

与此同时，我们看到有的报道称维生素D超过80ng/ml可能中毒，一些实验室称超过100ng/ml可能中毒，而另一些实验室说超过100ng/ml是过量，但并没有毒性。这些不统一的说法，对于去做检查的患者来说，是非常令人困惑的。

人们意识到，推荐的20ng/ml和每日600～800U的摄入量是不够的，他们犯了一个很大的错误，仅仅是保持骨骼健康所需的最低剂量也是40ng/ml，而这永远无法通过推荐的摄入量来实现。一个人需要服用推荐摄入量的10倍，每日9000U，才能达到40ng/ml的水平，而40ng/ml只是最低要求。著名的美国内分泌学会提出建议，血液中维生素D范围在30～100ng/ml比较合适，维生素D委员会也提出了类似的建议。那么，他们提到的毒性水平是多少？150ng/ml！这里需要明确强调一下美国内分泌学会关于维生素D的建议，直到血清水平超过150ng/ml才会观察到维生素D中毒，这一观点可以在论文中看到。那为什么需要害怕80ng/ml或者100ng/ml的水平呢？

达到良好水平的剂量是多少？作为户外人士，我们的祖先过去每日合成10 000～25 000U的维生素D。现在我们通过补充剂，每日摄入高达10 000U的剂量是安全的，并具有良好的生理益处。

当维生素D以每日10 000U的速度补充时，就不用担心会产生毒性，我们的目标水平是高于40ng/ml，比如40～60ng/ml，这与毒性水平相去甚远，而这一目标可以通过每日服用10 000U维生素D来实现。或者如果没有这种制剂，比如在印度，有种每片含60 000U的片剂，可以在3个月内每周服用1次，之后有一个维持剂量，否则所取得的成就将归零，维持剂量通常为一半，因此，人们可以在15天内服用60 000U作为维持剂量。为什么我们需要维持剂量？因为食物中的素食不含有维生素D，其他来源也不足以满足维生素D的全部需求。

那么维生素D的毒性和恐惧是什么？维生素D本身是无毒的，但因为它能从肠道吸收钙，如果体内钙过量，那么高钙会导致所谓的维生素D毒性的表现，而且我们从饮食中获得的钙通常不会导致高钙血症，如果补充钙过量，就会产生问题。人们可以在不担心毒性的情况下补充钙，但是，如果有人摄入了高钙，这也是说维生素D有毒的唯一标准，所以高钙血症是维生素D的危险标准，人们仍然害怕服用维生素D，但他们说："哦，这会导致肾结石、肾病和心脏钙化。"这是真的吗？2020年一篇关于维生素D和肾结石的最新论文称，"治疗剂量的维生素D并不会真正增加结石或肾结石形成能力的风险"。但事实并非如此。事实上，维生素D水平低，维生素D缺乏与冠状动脉或心脏血管钙化呈正相关。

维生素D缺乏会增加慢性肾脏疾病，所有的机制都存在，不仅会导致肾脏疾病的进展，甚至会导致心血管疾病的进展。因此，人们并不担心维生素D本身会导致问题，事实上，肾内科医生也在给患有肾脏疾病的患者服用维生素D。

说到维生素D的最高水平，我们所说的替代疗法的剂量从来没有达到这些水平，他们发现维生素D水平超过240ng/ml是导致临床上显著的高钙血症所必需的，另一个是维生素D毒性的药代动力学，尽管目前的数据支持生物标志物的观点，但维生素D的血液浓度必须上升到多少以上？300ng/ml产生所谓的维生素D毒性，但更谨慎的上限是100ng/ml，已经设定了150ng/ml，可以保留，以确保宽的安全阈值。

美国梅奥诊所的一篇论文指出，维生素D并不像人们曾经认为的那样有毒。有足够的证据表明，维生素D中毒是最罕见的疾病之一，通常是由于故意或无意摄入极高剂量的维生素D，通常每日摄入50 000～100 000U，持续数月至数年，而且未监测高钙血症，因此，对维生素D毒性的恐惧实际上是不应该的，因为它们的好处太多了，而我们错过了这一点，恐惧实际上是因为高血钙，仅维生素D水平升高与临床维生素D毒性无关，因此，如果血清水平高于80ng/ml、100ng/ml甚至150ng/ml，这并不意味着维生素D中毒，只有当血清水平超过200ng/ml时，才会发生临床或症状性维生素D中毒，同时伴有高钙血症和高钙尿症，以及甲状旁腺激素水平低于正常水平。因此，如果某人的维生素D水平很高，但钙水平很低或在正常范围内，PTH在正常范围之内，就没有什么比症状或临床维生素D毒性更严重的了。

这里引用John Cannell博士的一段话，"担心维生素D的毒性就像担心口渴时溺水一样。"我们的维生素D含量太低，我们渴望维生素D，但我们仍然没有服用，因为我们担心自己会被淹死。因此，维生素D的毒性其实并不值得担心，为了健康，我们需要维生素D。

巴西著名神经学家Coimbra博士正在用维生素D治疗自身免疫性疾病，他说："维生素D不仅仅是一种药丸或任何其他传统药物，它实际上是太阳给我们的礼物，没有它就不可能有生命，也不可能有健康。"制药行业在这个问题上即使花费400年的时间，他们也不会制造出什么其他东西来达到类似的益处，因为它无法提供维生素D所能提供的好处。

⑧ 服用维生素D不太容易中毒

经常有人问我，服用维生素D会中毒吗？我的回答是肯定的，维生素D有可能服用过量，但维生素D摄入太少的风险大于摄入太多的风险！医生们似乎害怕推荐任何剂量的维生素D，因为担心会导致维生素D中毒。

尽管维生素D中毒确实存在，但维生素D中毒却是罕见现象，有趣的是，似乎每个人都总是担心摄入过量的维生素D，而几乎没有人意识到，甚至有点担心硒过量或镁过量，然而，硒的毒性比过量服用维生素D更为常见，虽然硒的过量服用可能发生在自然界中，但食品中天然存在的维生素D或阳光下的维生素D永远不会出现过量服用维生素D的情况。

哪些人具有服用维生素D过量的风险？

任何服用维生素D补充剂的人都可能摄入过多的维生素D。但大多数记录在案的维生素D过量来自：父母不小心给他们的孩子大量服用；老年人错误地大量服用；长期每日摄入超过10 000U的成年人（超过1年）；"工业事故"，大量维生素D被错误地添加到强化食品中。这些类别几乎包括所有过量服用维生素D的人。

大多数政府都为维生素D补充剂设定了"耐受上限"，又称"安全上限"剂量，这是健康人可以长期服用的剂量，几乎没有维生素D过量症状。目前，可耐受的上限是每日2000U的维生素D。维生素D的研究表明，每日2000U的维生素D"上限"应该是维生素D治疗的建议每日摄入量，而不是可耐受的上限，而且这个剂量肯定不会让你摄入过量的维生素D。

研究人员表示，2000U的可容忍上限对于儿童维生素D治疗来说是一个很好的每日剂量，但对于成年人来说，这一上限在科学上都没有任何依据，也不是过量，因为维生素D过量症状所需的水平至少是这个水平的5倍。

事实上，维生素D科学家们已经发出了这封"行动呼吁"信，以促使北美政府将维生素D 2000U的使用作为所有健康成年人的最低基线要求。

结论是，成年人维生素D补充的UL（安全上限）应为10 000 U/d。

这表明成年人维生素D摄入的安全边际是目前任何推荐摄入量的10倍以上。Vieth等也认为，"迫切需要建议摄入有效的维生素D"。

其他研究一致认为，目前的指导方针并非基于事实。研究文章《维生素D的药理学，包括强化策略》指出，"没有证据表明每日摄入10 000U的维生素D会产生不良反应"。

他们还说："……已知25-羟维生素D浓度和维生素D剂量的维生素D中毒伴高钙血症的病例，都涉及≥40 000U/d的摄入量。"

这相当于每日4万U，才能产生真正的维生素D过量，同时还需要提高钙水平！这不是医生和政府告诉我们的，所以医生给我们的维生素D量不足，以防止维生素D过量的可能性几乎是虚构的！

另一项研究给孕妇在整个妊娠期每日10万U的剂量，该研究得出结论：没有证据表明，即使妊娠期长时间服用100 000U/d的维生素D会产生任何有害影响。

在另一项标题为"维生素D毒性、政策和科学"的研究中，研究者表示，长期摄入250μg/d（10 000U/d）的维生素D₃可能不会对普通人群中的几乎所有人造成不良影响的风险；这符合可容忍高摄入量标准。

维生素D过量的症状是什么？

请确保你明白，服用维生素D后感觉不好几乎肯定不是过量，而是维生素D的副作用，它们不是同一个东西，尽管它们经常被混淆，如果你服用维生素D后感觉不好，请阅读维生素D副作用页面，因为有很多方法可以解决这个问题。

但是，如果你一直在服用大剂量的维生素D，那么维生素D过量的症状可能会让你寻求医疗护理，包括腹部痉挛、恶心、尿频、身体虚弱。

血液中存在高维生素D水平和高钙确实是维生素D过量的唯一有用测试，因为人们对维生素D血液测试上限的耐受程度存在很大差异，如果你的钙水平已经很高了，这是为数不多的维生素D禁忌证之一，除非医生特别告诉你，否则你不能服用维生素D补充剂。

过量服用维生素D需要多少时间？

虽然高血钙水平有助于确定维生素D过量，但确实需要摄入大量的维生素D才能导致其过量。事实上，在20世纪40～60年代的民主德国，儿童在出生至18月龄大之间通常会摄入6剂的60万U维生素D，这使这些儿童在18个月内获得了令人难以置信的3 600 000U的维生素D。作为几十年来的常规医院操作，这是在18个月内对幼儿进行的360万U的治疗！

一项名为"婴儿期间歇性高剂量维生素D"的研究对这种做法的安全性提出了质疑，该研究指出，尽管许多儿童出现了短暂的血钙高水平，但"……所有婴儿看起来都很健康，反复询问……由于预防计划，未能确定维生素D的临床毒性……"。

此外，世界各地的医生普遍使用一种治疗婴儿和儿童骨软骨病的方法，即一种名为"Stoss therapy"的维生素D疗法，为这些患有骨软骨病的儿童一次性注射60万U的维生素D。

同样，维生素D毒性和维生素D过量症状极为罕见，因此在绝大多数情况下，如果你正在服用维生素D补充剂，即使不小心一次服用一整瓶也不会导致维生素D过量，然而，由于维生素D过量可能会发生，始终坚持建议的剂量，并检查你的维生素D水平，以使你的水平达到维生素D毒性和维生素D治疗的最新研究建议的"最佳"维生素D水平。

阳光照射会造成维生素D中毒吗？

据报道，过多的阳光导致维生素D中毒的发生率为零。机体似乎有一个反馈机制，可以防止过多的维生素D通过皮肤产生，即使一次暴露可以给你一次全身暴露高达20 000U的维生素D！

9

高血钙和甲状旁腺功能亢进患者能否补充维生素D

高血钙是维生素D中毒的主要标志表现，而对于已经存在高血钙的患者，是否还需要补充维生素D呢？补充维生素D后会不会进一步升高血钙？

首先需要明确引起高血钙的原因，引起血钙升高的原因很多，需要明确原因，区别对待。

在笔者看来，引起血钙升高的最常见原因是脱水，首先常见于甲亢患者和更年期妇女，以及大量运动后出汗者，由于多汗脱水，造成血钙升高；其次，很多患者在服用钙片，化验前早晨或者先一天晚上口服钙片，都会影响血钙水平；再次，才是多数医生想到的甲状旁腺功能亢进；少见情况下，包括癌症骨转移、结节病、特发性低尿钙性高血钙等疾病，需要区别。

一般维生素 D 缺乏者常有血钙正常范围偏低，部分患者伴有甲状旁腺激素水平升高，属于继发性甲状旁腺功能亢进，补充钙和维生素 D 后，甲状旁腺激素水平下降，这种情况属于继发性甲状旁腺功能亢进。

原发性甲状旁腺功能亢进临床表现为高血钙，伴有甲状旁腺激素水平升高，常伴有 25-羟维生素 D 水平降低，对于这些患者，既然存在维生素 D 缺乏，如果补充了维生素 D，会不会进一步升高血钙呢？

有文献报道，给原发性甲状旁腺功能亢进症患者服用维生素 D 不会显著增加血钙水平，笔者用维生素 D 治疗所有的原发性甲状旁腺功能亢进症患者，这也有助于患者在甲状旁腺手术后保持正常的血钙，患者通常患有慢性维生素 D 缺乏，并患有三发性甲状旁腺功能亢进症，即由于慢性维生素 D 不足，开始血钙偏低刺激甲状旁腺激素分泌，逐渐发展出自主性甲状旁腺，这会不断刺激甲状旁腺，使其变大，并以不受调节的方式产生甲状旁腺激素。当维生素 D 缺乏得到纠正时，这些患者的血钙和 PTH 水平通常会降低，但对于这些患者，由于血钙本身偏高，因此不宜补钙，待患者接受甲状旁腺手术切除腺瘤或者增生后，甲状旁腺激素水平会下降。

10
维生素 D 用作杀鼠剂

看到这个题目，可能会引起更多的医生和公众对维生素 D 中毒的担心，请读者一定要把这部分内容看完，关注一下剂量。

袋地鼠在美国中部和太平洋北部的草原地带密度较大，它们在地下成片地挖洞，啃食针叶树木的根，尤其是栽种幼树的根部，造成树木成片死亡和幼树难以成活，令农场主们十分头痛。传统的杀鼠剂是含有士的宁的诱饵，已被用作限制袋鼠种群的标准工具，但这些诱饵相关的负面认知和潜在危险可能会危及未来的使用，需要不断探索减少囊袋鼠种群的替代方法。

利用过高剂量的维生素 D 可以中毒的作用，美国有应用超高剂量的维生素 D 作为杀鼠剂，与传统的急性杀鼠剂不同，因为食用时不容易产生饵料的二次污染，对控制共生啮齿动物（包括抗凝血大鼠）具有独特作用，可以急性（单次喂食）和/或慢性（多次喂食）应用，用于急性诱饵的剂量非常高，饵料中维生素 D 的含量一般是维生素 D_3 为 0.075%（3 000 000U/g），维生素 D_2 的剂量为 0.01%（4 000 000U/g），口服致死剂量会导致血清钙水平不受控制地升高，由此产生的高钙血症导致肾衰竭和心肺衰竭，继发于肾、心脏和肺的软组织矿化，摄入后一般3～4天会出现死亡。

为了避免各位医生和非医务人员对维生素D毒性的过分担心，笔者需要特别解释一下用于杀鼠剂的维生素D的剂量，每克饵料中维生素D_3的含量为300万U，或者维生素D_2含量为400万U。如果一个袋地鼠体重500g，食用了50g的饵料，相当于摄入了1500万U的维生素D_3，或者2000万U的维生素D_2，这一剂量远超过人类的维生素D补充剂的含量，换算成人类每日补充的大剂量的2000U，或者5000U一粒规格的维生素D_3，需要2000U的7500粒，需要5000U一粒规格的600粒；如果使用维生素D_2制剂，需要2000U一粒规格的维生素D_2 2000粒，5000U一粒的维生素D_2 800粒，实际上袋地鼠需要多次进食，食用剂量还要超过这些数字几倍，

而人类补剂的规格一般是100～360粒一瓶的包装。美国的国家中毒数据库的资料显示，多个试图服用整瓶维生素D试图自杀的人，没有一个能够自杀成功。人的体重远远高于袋地鼠，所以人类的致死剂量还要远远高于这个数字。

2001—2002年的一项研究表明，胆钙化醇似乎在控制囊袋鼠数量方面有一定的应用，这是因为在投饵2～4周后，囊袋鼠的数量有所减少，胆钙化醇对某些非目标物种，特别是鸟类，可能具有相对较低的二次毒性风险，但是研究结果也令人喜忧参半，袋地鼠的冬季死亡率很高，幼鼠的损失率最高，并且上述剂量的灭鼠效果，不如更高2倍剂量的0.15%胆钙化醇诱饵更有效，提示更高剂量才更有效，尽管上述剂量已经很大，更高剂量才会有更好效果。

第十章

维生素D与婴幼儿和青少年健康

新生儿、婴幼儿、青少年时期补充足够的维生素D是非常重要的，这样孩子的骨骼才能长得强壮，免疫系统才能抵御疾病，还对成年后健康产生巨大影响。

❶
与儿科医生谈维生素D

人类对于维生素D的认识起源于工业革命开始，城市化的进展和儿童佝偻病流行，由于佝偻病见于婴幼儿和儿童，理论上讲，对于维生素D的认识最深的群体应该是儿科医生，但遗憾的是，据笔者所知，中国的儿科医生普遍对于维生素D缺乏认识不足，补充的维生素D剂量普遍偏低。

记得2018年中华医学会骨质疏松和骨矿盐疾病学分会年会在山西太原举行，笔者应邀参加一个分会场讲座，会上我曾经问过一个问题，"在座的有没有儿科医生，你们所诊断的佝偻病患儿的25-羟维生素D水平有多少？"其中一个高年资医生站起来回答道："我们所见的佝偻病患儿，25-羟维生素D水平个个都是低于3ng/ml"，这一回答笔者非常印象深刻，要知道，理想的骨骼健康的25-羟维生素D水平是30ng/ml以上，＜3ng/ml意思是低于25-羟维生素D的检测限，这个水平对于成年人，足够引起继发性甲状旁腺激素水平升高，几乎所有患者都会有各种不同的症状，如腰背酸痛、多汗、抽筋、关节疼痛，甚至骨质疏松，女性患者常会引起痛经、月经不规律和不孕。

儿科的最常见疾病谱除了佝偻病外，就是感染性疾病和过敏性疾病。临床常见的儿科疾病谱包括如下。

1. 呼吸系统疾病最常见，高居第一位，包括急性上呼吸道感染、急性支气管炎、支气管肺炎、哮喘、咳嗽变异性哮喘、肺结核等。

2. 消化系统疾病，高居第二位，常见的有急性胃肠炎、病毒性肠炎、细菌性肠炎、便秘等。

3. 泌尿系统疾病，常见的有急性泌尿系统感染、泌尿系结石、泌尿系肿瘤等。

4. 内分泌系统疾病，常见的有性早熟、先天性甲状腺功能减退、先天性肾上腺皮质增生等。

5. 神经系统疾病，常见的有脑炎、癫痫等。

6. 免疫系统疾病，如特应性皮炎、过敏性紫癜等。

在笔者看来，几乎所有的儿科疾病，除了先天性遗传性疾病，绝大多数儿科疾病都与维生素D缺乏有关，如果能够纠正维生素D缺乏，可以明显降低这些疾病的患病率，甚至预防疾病发生。

想想自己的孩子小时候，经常出现发热，扁桃体肿大，每年都要发热几次，作为医生和家长，为此也曾非常苦恼和困扰。扁桃体Ⅲ度肿大，耳鼻喉科同事还曾建议进行扁桃体切除术，以预防反复感染和发热。到如今笔者认识到，如果当时给予孩子补充维生素D和钙，完全可以预防反复感染的发生。

笔者还注意到，儿科学界对于维生素D的正常值范围也有不同意见，多数人认为是20ng/ml以上，明显低于成年人的30ng/ml以上；对于维生素D缺乏的诊断，有人认为是12ng/ml以下，有人认为是20ng/ml以下；儿科学界普遍使用的维生素D制剂，多数是维生素AD（含维生素A 1400U和维生素D 700U），或者400U一粒的维生素D_3。由于婴幼儿采血不方便，多数儿科医生很少检测儿童的25-羟维生素D水平，更很少有医生会主动检测甲状旁腺激素水平。

② 父母们须知的常识

维生素D通过吸收阳光和摄入食物进入人体，有人说，每年的4～10月期间，只要每日在户外待上15～30分钟，手和面部都暴露在外，就可以刺激皮肤，让你的孩子获得所需的所有维生素D。事实上，在阳光明媚的夏日，一个穿着泳衣的孩子在15～30分钟后可以产生10 000～20 000U的维生素D，通过阳光照射，人体不会发生维生素D过量。

鲑鱼、沙丁鱼、金枪鱼、鱼肝油、蛋黄和香菇等食物含有丰富的维生素D，许多孩子似乎不喜欢这些维生素D超级食品，欧美国家的牛奶通常含有维生素D强化剂，许多早餐麦片甚至橙汁也有维生素D强化。遗憾的是，国内的牛奶制品中，多数乳制品都没有添加维生素D，因此请务必阅读标签。

在秋季和冬季，当太阳光线没有在皮肤中产生维生素D的角度时，最好给你的孩子补充维生素D。大多数非处方儿童维生素含有600U维生素D，这是美国FDA为1岁及以上儿童设定的推荐每日摄入量。

肥胖、皮肤黝黑、很少外出或穿着覆盖大部分皮肤的衣服的儿童可能需要补充剂，以确保他们全年都有足够的维生素D水平。一些药物，如抗惊厥药等非处方保健品，会干扰身体代谢维生素D。某些疾病如乳糜泻，也会干扰维生素D的吸收。告诉医生孩子的病史和生活方式，并确保让他们了解你的孩子服用的任何药物或草药补充剂，然后，医生可以确定你的孩子的每日维生素D需求量。

下列情况需要更多的维生素D才能达到理想水平：①缺乏维生素D，如早产儿、双胞胎、黝黑皮肤，母亲缺乏阳光照射。②获得少量维生素D，如黝黑皮肤，很少接触太阳。③生病，维生素D消耗得比正常人快；超重或肥胖。④没有从配方（母乳）或强化牛奶中得到任何维生素D，实际上，甚至配方奶粉每日提供不到400U的维生素D。

如果孩子从补充剂和食物中摄入过多的维生素D，就会存在风险，包括增加患肾结石的风险。父母需要计算孩子从强化牛奶、其他食物和维生素补充剂中获得的维生素D量，以确保总量不超标：婴儿每日1000～2000U；1～8岁儿童每日2500～3000U；9岁以上儿童每日4000U。1934年美国政府甚至认为婴儿应该照射阳光；婴儿每日<2500U维生素D没有发现任何问题。世界上有一个国家推荐每日2000U已经几十年了，没有发现任何

问题。成人、婴儿和儿童可以给予负荷剂量，而很少需要化验检测。

此外，父母应该知道，使用防晒霜保护孩子的皮肤免受危险的晒伤，但防晒霜可以将维生素D的产生减少95%（SPF 8）～99%（SPF 15）。

实际上，从维生素D的角度来看，这并不是什么大问题，我们通常建议父母在涂抹防晒霜之前让孩子有10～15分钟的晒太阳时间，使他们能够有足够的阳光照射，来满足他们对维生素D的需求，即使在涂抹了防晒霜之后，孩子们仍会继续制造一些维生素D，因为大多数孩子，包括成人，在外出之前实际上并没有涂抹足够量的防晒霜。许多人忘记了在几小时后或入水后按照指示重新涂抹防晒霜。因此，在大多数情况下，使用防晒霜确实不会影响获得足够的维生素D。

一、婴儿维生素D的补充

典型母亲的母乳喂养不能为宝宝提供足够的维生素D，因此母乳喂养的宝宝需要补充维生素D，可以直接每日给婴儿滴600U，或者母亲可以每日服用5000U（安全阈值的一半），这将为婴儿提供足够的维生素D来强化她的母乳。我们称之为"超级乳汁"！尽管所有标准婴儿配方奶粉都添加了维生素D，但也建议配方奶喂养的婴儿补充维生素D，因为婴儿每日需要喝1L配方奶粉，才能获得推荐量的维生素D，而年幼的婴儿可能不会摄入那么多。

维生素D每日1次补充似乎最好，但也可以把每日的剂量集中在每周1次，或者每月1次；给婴儿补充通常用滴剂，因为片剂、软胶囊制剂有可能引起婴幼儿的误吸，呛入气管，避免不必要的抗生素使用，特别是在2岁以前，否则可能会导致多种健康问题。

二、维生素D检测

维生素D状态可以通过简单的血液测试轻松确定，测量维生素D的主要循环形式，称为25-羟维生素D。尽管一些实验室报道低于30ng/ml的为低水平，但多数儿科专家相对保守，他们认为，多数儿童高于20ng/ml的25-羟维生素D水平就足够，作为内分泌科医生和全科医生，这里需要说明的是，儿科医生关注的是佝偻病的预防，从佝偻病的预防角度，20ng/ml的25-羟维生素D水平确实足够，但是更高的水平对于感染的预防很重要，相关证据也越来越多。由于儿童、婴幼儿静脉采血很不方便，市场上有末梢血标本检测，其检测方法也足够可靠，但是用纸片法采血时要严格按照采血规则，否则采血不足容易引起较大误差。

三、充足维生素D的长期益处

有迹象表明，维生素D实际上可能有助于预防某些疾病，几乎所有这些研究都是在成人中进行的，因此结果可能无法推广到儿童，在大多数情况下，确定疾病风险与低水平维生素D之间关联的研究尚未得到精心设计的临床试验的证实。有研究证明维生素D状态与患1型糖尿病的风险之间的关系，这种糖尿病在儿童中最常见。芬兰儿童在出生后第1年每日服用2000U，31年后患1型糖尿病的风险降低了78%，建议1～12岁的儿童每日至少摄入1000U的维生素D。此外，维生素D补充可以预防2型糖尿病的观点，在大龄儿童和成人中常见的糖尿病形式，高剂量补充剂（≥1000U/d）的试验时，与安慰剂对比，风险降低了12%。

强健骨骼仍然是维生素D最显著的好处，然而，维生素还可以支持神经系统健康，加强对感染的防御，还可以改善肺部和心脏健康。具有良好的水平的维生素D可以使哮喘、慢性病、过敏、内耳感染、呼吸道感染、生长痛、遗尿的患病率减半，能使因病就诊次数减少一半。

3

佝偻病

佝偻病是小儿软骨病，是儿童骨骼发育中出现的悲剧，通常不能及早发现，造成一些终身不良影响。在成年人，无论疼痛程度有多重，骨软化没有明显的临床表现，而儿童骨骼仍在增长，由于骨骼不硬，重力作用使得孩子开始站立和行走时造成不适当弯曲。佝偻病的最突出标志是腿向内或向外弯曲、胸部下陷，两侧肋骨铆钉样凸起（串珠肋），手臂和腿末端骨骼通常比正常人更宽。除了这些看得见的畸形，小儿佝偻病常有骨骼疼痛和肌肉无力，但由于患儿年幼，可能无法正确表达痛苦。

佝偻病是最早17世纪中期出现在欧洲，此时正值工业革命时期，这个时期的医生们发现在欧洲城市里很多孩子骨骼变形，而农村孩子，甚至亚洲和非洲的最贫穷地区的儿童很少见，波兰医生Jedrzej Sniadecki确定佝偻病是缺乏阳光造成的，当时欧洲城市迷宫般的黑暗小巷里，太阳无法穿透，头顶的天空上蒙着一层厚厚的污染空气，此外，这一时期的许多孩子被迫整天在工厂工作。

直到1920年，Alfred Hess和Lester Unger医生的研究终于得到了人们的关注，他们在纽约证明，阳光是治疗佝偻病的灵丹妙药，尽管几十年前一些科学家和医生就已经意识到，来自太阳的紫外线辐射对健康很重要，可以治疗佝偻病，但长期以来一直没有被广泛接受。此后不久，阳光照射成为佝偻病的标准治疗，汞弧灯造成的人工日光也开始使用。科学家发现，在牛奶中加入维生素D强化被欧洲和北美各国政府认可，维生素D强化牛奶和其他食品（顺便说一句，威斯康星大学麦迪逊Harry Steenboch医生还证明通过紫外线照射食物可以获得抗佝偻病活性），从此以后，佝偻病被有效根除。

但是在20世纪50年代，英国不少婴儿出现高血钙导致永久性脑损伤。政府官员不公正地把它归因于牛奶维生素D过度强化导致，当时牛奶强化并无章可循，尽管并未证明牛奶过度强化是其原因，欧洲各国政府迅速采取行动，通过法律禁止牛奶或其他食品中维生素强化，佝偻病再次成为居住在拥挤的欧洲城市如伦敦、格拉斯哥和巴黎地区儿童的重大健康问题，然而，瑞典和芬兰现在仍然进行强化牛奶、黄油和谷物，而其他欧洲国家只有强化人造黄油和谷物。

在美国已消失多年后又重新出现佝偻病，这促使美国儿科学会发出声音，关注和重新考虑其建议的儿童和青少年每日摄入维生素D量，因为这种疾病已经罕见，医生不需要通过法律来报告，所以没有国家统计数据，这一时期接受培训的医生多数没有见过佝偻病，也没有普遍注意发现和处理，不久的将来可能会有所改变。美国近年出现佝偻病的主要原因是母乳喂养婴儿的增加，人乳中几乎不含有维生素D，婴幼儿接受自然阳光照射的减少，母乳喂养对孩子的健康很重要，但重要的是，婴儿和母亲都需要补充维生素D。虽然美国儿童佝偻病的发病率仍然很低，但已经成为一个日益严重的问题。父母需要警惕孩子的饮食和生活方式。

佝偻病治疗的基础是恢复孩子的维生素D状态，纠正已经发生的骨骼畸形，有时手术可能是必要的。一旦孩子患有佝偻病，许多已经发生的骨骼畸形无法逆转，可能永远不会成长为又高又壮的体格，其他疾病如某些癌症、1型糖尿病、多发性硬化的风险也显著增加。

开始长期健康的人生之路，特别是鉴于这样事实，这种疾病是完全可以预防的，只要有足够的维生素D和钙。即使是维生素D缺乏不严重，也会影响孩子的全面发展和峰值骨量减少。如果孩子维生素D不足状态继续到成年，可能会影响激素分泌失调，称为继发性甲状旁腺功能亢进，从而加速骨转换和进行性骨丢失，这一切导致骨软骨病和骨质疏松症风险进一步增加。骨质疏松症，可以开始于"老年"前几十年，很多二十几岁的年轻人就已经诊断为这种衰老性疾病（2002年阿肯色大学的一项研究显示，2%的女大学生就已经有骨质疏松症，并进一步研究发现15%的女大学生已经存在明显的骨密度降低）。

由于佝偻病的复现，有关美国儿童长期骨健康的研究正在进行，和研究人员担心的一样，广泛流行的骨质疏松症可能正在等待这一代年轻人成年，一些研究人员也关注到低维生素D水平可能对这些孩子在成年后所产生的其他影响。Cedric Garland研究维生素D超过20年，他估计，如果我们可以把每个人血液中25-羟维生素D水平提高到理想水平，则可以预防75%的癌症发生。

没有足够的维生素D，没有摄入足够的钙，又没有足够的锻炼，整天宅在室内，除了电脑就是电视，远离制造维生素D的阳光，很少做跑步和跳跃等有利于提高骨密度的负重锻炼，是当代年轻人非常普遍的现象。一些研究表明，今天的儿童和青少年摄入的钙仅为最低推荐量的20%，儿童肥胖的不断增加，过多加工食品和含糖饮料难辞其咎。不幸的是，50多年来儿童和成人的维生素D每日摄入量没有变化，新一代年轻人将会成为人类历史上遭受维生素D缺乏带来的一系列健康后果的一代人。

4

儿童骨折与维生素D缺乏有关

维生素D通过调节钙吸收参与骨矿化和骨骼稳态的调节，如果维生素D含量低，儿童发生低能量骨折的可能性增加4.6倍，2023年2月发表在《小儿骨科杂志》的一项研究显示，37例病例［30名男性，7名女性，（7.4±3.7）岁］和70名对照者［42名男性，28名女性，（7.8±4.6）岁］，骨折儿童的维生素D水平较低［（21.87±8.40）ng/ml vs.（25.89±7.62）ng/ml］（$P=0.01$）维生素D对低能量骨折具有保护作用（OR=1.08，95%CI 1.01～1.14，$P=0.02$），男孩的骨折风险是女孩的3倍（OR=3.00，95%CI 1.12～8.07，$P=0.03$），维生素D缺乏与儿童低能量骨折风险增加近5倍相关（OR=4.63，95%CI 1.92～11.18，$P=0.001$）。研究结果显示了维生素D对儿童骨骼的保护作用，可能有助于医生预防儿童发病率及其家庭和社会经济卫生系统的成本。

前臂是儿童最常见的骨折部位，占儿童骨折的1/4，为了观察25-羟基维生素D水平对儿童前臂骨折跌倒的影响。2022年9月来自塞尔维亚的一项研究评估了50名符合条件的3～12岁前臂骨折儿童，并根据能量影响，将患者分为低能量骨折（LEF）组和高能量骨折（HEF）组，分析了25-羟维生素D、甲状旁腺激素（PTH）、钙、镁、磷酸盐、C反应蛋白（CRP）水平和体重指数（BMI）。结果显示：LEF和HEF之间的25-羟维生素D水平分布（$P<0.001$）和甲状旁腺激素水平（$P=0.002$）存在显著差异。对于镁水平、钙水平、磷酸盐水平和CRP水平，其频率分布无显著差异。对于LEF患者组，25-羟维生素D与钙水平呈显著正相关（$P=0.019$），25-羟维生素D与镁水平呈临界正相关（$P=0.050$）。对于HEF患者组而言，25-羟维生素D与甲状旁腺激素水平仅呈显著正相关（$P<0.001$）。结论：与HEF儿童相比，LEF儿童更常见的是25-羟维生素D水平不足，但钙水平正常。这些发现表明，儿童LEF和HEF可能在一定程度上具有不同的病理生理机制。

5

儿童肥胖与维生素D缺乏有关

维生素D缺乏在肥胖儿童和青少年中特别常见，不幸的是，多数人没有被发现和治疗。维生素D缺乏儿童容易出现慢性疲劳、体力下降、骨强度下降、全身肌肉疼痛、经常感冒、哮喘发作。因此造成不经常锻炼，从而导致体重进一步增加，形成恶性循环。

肥胖的大多数不良影响，如糖尿病前期、糖尿病和高血压都是通过胰岛素抵抗介导的，维生素D缺乏会加重胰岛素抵抗，并加重由此引起的所有后果。肥胖儿童受双重影响，更容易胰岛素抵抗，一是肥胖本身，另一个是维生素D缺乏，所以受胰岛素抵抗的影响，更容易出现糖尿病前期、糖尿病和高血压。

《维生素D的力量》一书的作者内分泌专家Sarfra Zaidi指出，缺乏维生素D可能对肥胖儿童存在有害影响。没有任何地方、任何种族的儿童能够免于维生素D缺乏，以下因素促使儿童和青少年更易发生维生素D缺乏症。

1. 父母有阳光恐惧、文化习俗和高纬度地区。

2. 母乳喂养的婴儿，因为母乳中只含有少量的维生素D。

3. 皮肤色素沉着会降低皮肤合成维生素D的能力，因此皮肤颜色越深，维生素D的合成效率越低。

4. 肥胖是导致维生素D缺乏的重要因素，因为维生素D为脂溶性，并且被困在脂肪细胞里，因此可用于身体其他部分的维生素D就更少了。

维生素D缺乏和肥胖两者都大范围流行，2008年发表的一项研究报道中，威斯康星州肥胖儿童和青少年中74%有维生素D缺乏。随着将维生素D缺乏与严重的医疗问题联系的新发现，非常迫切地需要教育孩子们应该在年轻时候就知道如何保持健康。

美国前第一夫人Obama Michelle所在的儿童肥胖任务组也曾经关注过儿童维生素D缺乏与肥胖，希望引起全社会关注。美国约有32%的儿童和青少年，全美国有2500万青少年肥胖或超重。工作小组的目标是试图解决儿童一代的肥胖，争取到2030年把儿童肥胖率降低至5%以下。

尽管工作组仍处于早期阶段，Zaidi医生希望专责小组对儿童维生素D缺乏使用新的知识和研究结果，以提高其整体健康，并推动更多的维生素D检测。

"肥胖和维生素D缺乏相互交织，对待其中一个，则另一个也得到治疗，例如，治疗了维生素D缺乏，会提高体力、消除疲劳和身体疼痛，自然会提高运动水平，这样大大有助于治疗肥胖。"Zaidi医生解释说。

联邦扭转儿童肥胖工作队建议，包括但不限于如下：①餐馆应该对儿童提供健康的菜单选择。②食品及饮料行业应对儿童投放有营养的食物，而不是垃圾食品。③学校需要确保小学生得到休息。④联邦政府需要改善向学校提供的食物的营养品质。

此外，Zaidi医生建议儿童和青少年的父母专注于负重运动，如步行、慢跑和跑步。保持多活动，将有助于从脂肪细胞中释放出维生素D，并让它被人体所利用，这样，孩子们也会更加健康，并控制体重，还建议多晒太阳、合理的钙摄入，并对2个月以上的婴幼儿每日口服补充维生素D，保持健康的维生素D水平。

维生素D的角色在生命的不同时期有所差别，营养状况和健康情况，在胎儿发育期和儿童期，维生素D与生长激素、性激素和甲状腺激素共同参与造骨。成年后，维生素D调节骨形成和骨吸收，在儿童发育期，维生素D是骨骼形成促进剂，但成年后，维生素D是骨转换调节剂，你需要维生素D来增加肌肉量、肌肉强度和协调性；你的牙齿正常发育和维持健康需要维生素D；充足维生素D将减少钙的需要量。

6
母乳喂养婴儿可以不补充维生素D吗

各位读者想过没有，为什么牛奶中含有丰富维生素D，而人类母乳中维生素D的含量不足？其实，真实的原因是哺乳期母亲的维生素D水平不够高，如果把母亲的25-羟维生素D水平提高到50ng/ml以上，其哺乳婴儿可以不额外补充维生素D，但学术界，尤其是儿科学界对此尚无明确建议。

长期以来，母乳一直被认为是人类新生儿的"完美"食物，但有一点需要注意，母乳中的维生素D不足，哺乳期新生儿无法维持前提激素25-羟维生素D，从而保持骨骼健康。事实上，与配方奶粉喂养的婴儿相比，纯母乳喂养的婴儿患佝偻病的风险更高。

已知"正常"哺乳期妇女乳汁中的维生素D活性范围为5～80 U/L，就是说每升母乳中含有5～80U的维生素D，然而，母乳中的维生素D含量可以通过母亲口服维生素D补充和/或增加母亲的日光照射而显著增加，单纯母乳喂养的婴儿，如果母亲每日补充维生素D 400～600U，其循环中的25-羟维生素D浓度通常在轻微不足（20ng/ml）至严重缺乏（＜10ng/ml）的范围内。

因此，为了解决这种缺陷风险，美国儿科学会（AAP）和美国医学研究所（IOM）都建议在出生几天内开始补充所有母乳喂养的婴儿。尽管这是几十年来的建议，但由于

各种原因很少遵循，依从性低（2%～19%），哺乳期婴儿维生素D缺乏的风险很大。

哺乳期妇女为使自身维生素D状态正常，并确保母乳中的维生素D浓度足以满足哺乳期婴儿的需要，所需的维生素D量可通过已知的维生素D转移到母乳中的药代动力学来预测。美国南卡罗来纳州大学的Bruce W. Hollis研究小组进行了一项介入性研究，在6个月的时间里，每日为哺乳期母亲补充6400U的维生素D₃，这使得母乳中维生素D和婴儿循环中25-羟维生素D的浓度显著增加，这项试点研究的结果成了这项规模更大的国家儿童健康与人类发展研究所的基础。

他们认为，哺乳期妇女所需的膳食维生素D远高于母亲每日补充400～600U的量，母体补充剂的剂量：每日摄入1000U维生素D₃，母乳中抗佝偻病活性则增加80U/L，他们对产后4～6周的哺乳期妇女随机接受每日400U、2400U或6400U维生素D₃的治疗，为期6个月。400U组的母乳喂养婴儿每日口服400U维生素D₃；2400U和6400U组的婴儿每日接受0U（安慰剂），结果显示，母亲补充6400U/d的维生素D可以安全地为母乳提供足够的维生素D，足以满足哺乳期婴儿的需求，母亲补充6400U/d维生素D₃优于2400U/d或400U/d，可以安全地实现母亲维生素D的充足性。

本研究开始时，IOM的维生素D上限为每日2000U，此后IOM已将上限提高到每日4000U，美国内分泌学会将上限设定为10 000 U/d，每日补充2000～6400U剂量的维生素

D的哺乳期妇女，没有一例出现不良反应。

众所周知，维生素D过多与高钙尿症、高钙血症和肾结石风险有关。有研究涉及数千名受试者，每日摄入维生素D高达10 000U，观察1.5年，未发现一例与维生素D摄入量或25-羟维生素D循环水平相关的高尿钙事件。

维生素D大多数从母体循环转移到母乳中，这是一个重要但几乎被普遍误解的事实，我们不能假设，哺乳期母亲的循环25-羟维生素D水平足够，乳汁维生素D活性足够。这一点在我们的基线数据中得到证实，在这些数据中，母亲已经给婴儿哺乳了1个月。母体基线循环25-羟维生素D水平相当高，为80～90nmol/L；婴儿循环25-羟维生素D水平处于非常低的范围内，为35nmol/L，其中许多表现出严重缺乏，<2.5nmol/L。这是因为母亲体内的循环维生素D_3含量低，在许多情况下无法检测到（<4nmol/L），这使得母亲的乳汁缺乏维生素D活性。为什么？因为25-羟维生素D的循环半衰期为3～4周，而维生素D的半衰期则为12～24小时，反映了它们对维生素D结合蛋白的结合亲和力。这种维生素D_3亲和力的降低允许未结合的维生素D_3从血液扩散穿过细胞膜进入乳汁。因此，需要每日剂量的维生素D来维持哺乳期妇女的循环和乳汁维生素D水平。

从自然界的角度来看，母乳中维生素D含量低是一种奇怪的情况。大自然会允许母乳中的维生素D如此之少，以至于哺乳期婴儿会因摄入维生素D而患佝偻病吗？不太可能，我们认为母乳缺乏维生素D，这完全是因

为缺少阳光照射和近几十年来提出的维生素D饮食建议。美国医学研究所目前对哺乳期维生素D摄入量的建议是400～600U/d，但历史数据表明，这种水平的母亲补充不会增加乳汁中的维生素D含量和/或维持哺乳期婴儿的充足营养维生素D状态。这正是美国儿科学会建议每个哺乳期婴儿每日补充400U维生素D的原因。然而，最后一项建议只针对婴儿，并没有解决母乳中维生素D浓度如此低的核心问题。此外，对母乳喂养婴儿的基线输入数据表明，很少遵循美国儿科学会建议，只有12%的婴儿在基线时服用了补充剂，这反映在以下婴儿的基础循环25-羟维生素D水平中：母乳喂养第1个月后为35nmol/L，低于补充母乳喂养婴儿的一半。仅这一事实就凸显了美国儿科学会建议是如何被忽视而对婴儿造成损害的。

医学界已经接受了这样一个事实，即低浓度的维生素D是母乳中固有的缺陷，这促使建议母乳喂养婴儿在出生后的前几天内开始补充维生素D，目前的研究清楚地驳斥了这种误解，固有的缺陷不是母乳的设计，而是关于哺乳期母亲的膳食维生素D建议。目前建议这些人每日服用400U，这对维持母体维生素D化合物的血液浓度几乎没有帮助，这种维生素D化合物是从母体循环进入母乳的形式，因此极少的维生素D被转移到母乳中。结果显示：母乳喂养的婴儿，尤其是肤色较深的婴儿，严重缺乏维生素D。该研究清楚地表明，只要摄入适当的维生素D，哺乳期母亲就可以将维持哺乳期婴儿最佳维生素D营

养所需的维生素D从血液完全转移到乳汁中，而无须为婴儿补充额外的维生素D。

7 儿童青少年生长痛并非生理现象

遇到过好几个患儿家属提到，孩子因为腿痛就诊，医生认为是生长痛，属于生理现象。笔者认为，他们忽略了是维生素D的作用，维生素D缺乏是生长痛的最常见原因，补充钙剂和维生素D会有非常好的治疗效果。

回想起自己十几岁时也曾有过腿痛的痛苦经历，常在活动或者受凉后诱发，单侧小腿深部疼痛，为了缓解疼痛，曾尝试过用火烤和热敷，但是效果并不明显，不知不觉疼痛消失，又不知不觉再次发作。

生长痛是指儿童的膝关节周围或小腿前侧疼痛，这些部位没有任何外伤史，活动也正常，局部组织无红肿、压痛。生长痛大多是因儿童活动量相对较大、长骨生长较快、与局部肌肉和肌腱的生长发育不协调等而导致的生理性疼痛。临床表现多为下肢肌肉疼痛，且多发生于夜间。

生长痛其实很常见，经常性腿部疼痛，也是儿科门诊的常见就诊原因，"成长的烦恼"在全球范围估计患病率为3%～37%，主要影响年龄4～12岁的儿童，并以这些4～6岁的儿童最为普遍。这种疼痛通常发生在晚上或夜间，但从来没有在早晨，它可能会使孩子从睡眠中唤醒，而且强度会非常严重，以至于孩子会被哭声唤醒。典型表现为

非关节部位间歇性疼痛，单侧或双侧主要累及大腿、小腿和膝盖部位。疼痛可以被运动所诱发，并持续数分钟至数小时。

体格检查并没有发现客观体征的炎症，而实验室检查结果一般正常。越来越多的疼痛不进展为器官疾病，通常由青春期解决。虽然"成长的烦恼"已经在医学文献中被应用了190多年，但这种疼痛的病因和治疗方法尚不清楚。

生长痛与维生素D缺乏症的疗效有关，纠正维生素D缺乏后，生长痛明显减轻甚至消失。有研究显示，在120例生长痛患儿中，有104例（86.6%）存在维生素D不足，口服维生素D后平均25-羟维生素D的含量从13.4ng/ml增加到（44.5±7.2±16.4）ng/ml，疼痛明显下降。

因此，遇到孩子腿痛，要注意查一下血钙、血磷、血碱性磷酸酶、25-羟维生素D、甲状旁腺激素水平，如果发现有维生素D缺乏，需积极补充钙剂、维生素D，只要积极治疗，可以很快消除腿痛。

8 青少年脊柱侧凸与维生素D缺乏有关

笔者对青少年特发性脊柱侧凸的关注始于2011年，一位朋友读高一的女儿在学校体检时发现了脊柱侧凸，曾让她查一下25-羟维生素D，结果是＜3ng/ml，很显然，属于严重维生素D缺乏，送了她一瓶5000U的维生素D_3，等到2～3个月后暑假结束开学时，同

学们都说她身高明显增高了。

后来笔者查阅了一些关于脊柱侧凸的相关文献，惊奇地发现，国内外文献中，竟然没有维生素D缺乏与脊柱侧凸的相关性一说，普遍认为原因不明，有的有家族聚集性，甚至还有国外研究者在手术中分别取了侧凸的脊柱两侧肌肉，然后提取RNA，比较两侧肌肉组织的基因表达有何区别，结果是没有区别。

脊柱侧凸与肥胖、心理健康、近视一起，构成了影响青少年健康成长的四大问题。但至今尚未引起家庭、学校及社会的高度重视。近些年由国内权威医疗机构做出的调查数据越来越清晰地显示：我国中小学生脊柱侧凸的发病率呈明显上升趋势。据统计，北京市城区、近郊区20 418名7～15岁中小学生，发现脊柱侧凸患病率达1.04%，而且有越来越高的增长趋势，不仅影响美观，还会影响青少年的一生健康。近年来，青少年脊柱侧凸有增加趋势，笔者曾专门到北京市朝阳区疾控中心学生科了解到，这些年来平均每年都会发现十几例脊柱侧凸的中小学生，而在此几年前基本上每年也就只有1～2例，朝阳区有380万常住人口，中小学生有将近30万，笔者跟他们讲到维生素D缺乏和脊柱侧凸，此后他们联系有脊柱问题的学生和家长，让他们到北京朝阳医院内分泌科，笔者前后接诊了20几个孩子，通过化验了解到，几乎所有孩子都存在程度不同的维生素D缺乏，很多孩子还伴有继发性甲状旁腺激素升高，给予钙片和维生素D治疗后，随诊这些孩子都

很稳定或有所改善。后来，笔者在好大夫在线上发表了一篇文章，标题为"青少年脊柱侧凸需要关注维生素D缺乏"，以后又陆续在网上和门诊接待了十多名脊柱侧凸的患儿和家长的咨询，迄今已经诊治了50余例青少年特发性脊柱侧凸患儿。

由此注意到，这些患儿，都处在生长加速期，由于维生素D缺乏，不仅骨骼软化，还会造成肌肉乏力，由于两侧肌肉力量不均衡，引起脊柱扭曲，还有的患儿伴有甲状旁腺功能亢进，这也加剧了维生素D的代谢和缺乏，并常伴有营养不足，尤其是钙、蛋白和总热量摄入相对不足。

青少年特发性脊柱侧凸（adolescent idiopathic scoliosis，AIS）是发生于青少年青春发育期的脊柱畸形，主要表现为脊柱的结构性弯曲和椎体旋转。脊柱侧凸是指背部的脊柱向一侧或双侧偏移躯干中轴线，形成"S"形弯曲。如果X线片上的弯曲角度（Cobb角）大于10°，称之为脊柱侧凸；如果Cobb角小于10°而没有任何功能性问题，则称之为脊柱不对称。

造成脊柱侧凸的原因有很多，脊柱侧凸主要出现在人体的生长发育阶段，一般从出生至18岁骨骼发育成熟期间皆可能发生。其中以青少年最常见，占70%～80%，具体原因目前仍不清楚，少数有家族聚集性，但是家族聚集性并不一定是遗传，也可能与生活习惯有关。

脊柱侧凸患者的外观常有以下特点：①两侧肩膀不一样高。②一侧肩胛骨比另

一侧突出。③两侧髋部不一样高。④双侧乳房发育不对称。⑤双腿不等长。⑥双手自然下垂时，腰部至两手间的距离不一致。⑦躯干和胸廓向一侧偏移。⑧身体向前屈曲时，背部或腰部不对称，一侧明显高于另一侧。

截至2017年，未见AIS与维生素D缺乏的相关报道和研究。我们研究观察了AIS患者的维生素D和甲状旁腺激素（PTH）水平变化，对20例AIS患者进行研究发现，就诊年龄10～23岁，平均（15.4±4.9）岁，发现时间在3个月至10年，25-羟维生素D水平在4.0～17.4ng/ml，平均（10.5±6.1）ng/ml，对照组平均（15.6±5.3）ng/ml，男性（16.6±6.7）ng/ml，女性（14.±4.9）ng/ml，AIS组显著低于对照组；AIS组PTH为（62.5±29.3）pg/ml，对照组为（33.3±12.7）pg/ml（$P < 0.001$）。所有患者均给予碳酸钙1500mg，维生素D每日2000～10 000U治疗后，随诊3个月至6年，几乎所有患者的X线检查均表现为稳定或有所改善。

因此，笔者认为，AIS患者普遍存在严重维生素D缺乏和继发性甲状旁腺功能亢进，充分的钙剂和维生素D补充，纠正严重的维生素D缺乏和继发性甲状旁腺功能亢进可以改善病情。笔者把观察结果摘要投稿到2018年全国骨质疏松年会，这是国内外首次报道维生素D缺乏和继发性甲状旁腺功能亢进在AIS发病中的重要作用，为AIS的病因和防治提供新的方法。

因此，作为家长，应该对孩子的脊柱进行密切观察，如果发现孩子有高低肩、走路姿势难看，就要小心，很可能是脊柱有问题，要及时就诊。一般就诊骨科，一定要跟医生说，要查一下血钙、血磷、血碱性磷酸酶、25-羟维生素D、甲状旁腺激素水平，绝大多数骨科医生并不知道脊柱侧凸与维生素D缺乏有关，如果发现维生素D缺乏，伴或不伴甲状旁腺激素升高，积极补充钙剂、维生素D，配合运动，强化肌肉力量。笔者认为，只要积极治疗早期脊柱侧凸，一般都能够得到逆转和恢复。

如何发现青少年特发性脊柱侧凸？所有学生都应询问是否有脊柱侧凸的家族史，每个学生都应在直立和弯腰两个体位下进行筛查。男孩应该赤膊，将裤子退到双侧髂骨以下或穿短内裤，女孩在检查时应穿可轻易退去的衣物，鼓励穿运动型文胸或仅有上半身的泳衣。

学生先直立位，背对筛查者，脱鞋，两脚并拢，双膝伸直，体重均匀分布在两只脚上。手臂放松置于躯干双侧。背面观：筛查者应坐在距离筛查标志1.5～2.4m处；正常：头部在臀部正中线上，双肩平衡对称，肩胛骨水平、等高，臀部水平对称，手臂和身体的间距相等；可能侧凸：头部在臀部正中线一侧，一侧肩高，一侧肩胛骨高伴有隆起，一侧臀部隆起或一侧腰折痕更深，手臂和躯干间的距离不等。侧面观：正常时头部平衡，颈部直立，中胸段轻度后凸，腰段轻度前凹；可能后凸或前凸：胸段明显圆形隆起，头及下颌前伸，颈部前倾，腰段前凹明显，常伴腹部隆起。

检查的第二步是做前屈试验。学生应面对筛查者站立，下颌抵住胸部，双手对掌，直腿弯腰90°。检查者分别从前后侧方评估。背面观：筛查者保持坐立，学生仍然保持直立弯腰位，背朝向筛查者；正常：上、下背的双侧对称，臀部水平对称，头部位于双脚之间；可能侧凸：一侧胸廓和/或下背部不对称，棘突排列呈弯曲状，如果突出明显，应用脊柱侧凸尺测量。左/右侧面观：筛查者保持坐立，学生仍保持直立弯腰位，左/右侧朝向筛查者；正常：背部光滑、对称，脊柱柔韧性较好；可能后凸：脊柱隆起，后凸部位脊柱较僵硬，腰背部下凹（站立位）。前面观：筛查者保持坐立，学生转身面对筛查者并进行重复的前屈试验，正常上背部和下背部对称；可能侧凸：上背部、下背部或两者皆不对称，头部位置不在双脚之间，如果发现，则应采用脊柱侧凸尺测量。

第十一章

维生素 D 与生殖健康、妊娠和哺乳

关于25-羟维生素D的最佳水平存在争议，25-羟维生素D水平＜20ng/ml被认为是维生素D缺乏的迹象，尽管内分泌学会和其他专家组认为维生素D缺乏，25-羟维生素D 20～29ng/ml为不足，≥30ng/ml为充足水平，对于非经典作用，一些作者建议达到＞40ng/ml的水平。

近年来，有关维生素D相关性的证据越来越多，不仅在妊娠期，而且在妊娠前，因为维生素D在生育方面具有潜在作用。此外，几项研究表明，在世界各地的孕妇中，在妊娠期，维生素D缺乏症的患病率都很高。

在孕妇25-羟维生素D浓度的决定因素中，描述了以下因素：皮肤色素沉着、紫外线辐射、因宗教或文化原因的广泛皮肤覆盖，冬季妊娠和肥胖（体重指数＞30）孕妇意味着严重赤字的特殊风险。

一些研究发现，25-羟维生素D低水平增加先兆子痫、妊娠糖尿病、剖宫产指征、早产、低出生体重和小于胎龄风险。

孕妇的维生素D状态对胎儿也至关重要，在妊娠早期，25-羟维生素D从母亲穿过胎盘到达胎儿，出生时脐血中测得的水平取决于母亲的状态，平均为母亲值的80%，如果母亲有缺乏，胎儿也会出现同样情况，胎盘和胎儿组织表达1α-羟化酶，从而在胎儿循环中产生具有生物活性的维生素D。

妊娠期和新生儿维生素D缺乏的典型影响是妊娠晚期低钙血症和营养性软骨病，维生素D可以通过调节抗微生物肽的产生来增强先天免疫力。几项研究表明，产前维生素D状态在后代日后患哮喘的易感性中发挥作用。由于其在1型辅助淋巴细胞和细胞因子中的作用，它也可能有助于胰岛B细胞的破坏。维生素D缺乏母亲的妊娠也可能是成年后多发性硬化的危险因素，因为它影响早期大脑发育，在神经元分化和突触功能中发挥相关作用。

1993年在阿根廷，Oliveri等研究了乌斯怀亚和布宜诺斯艾利斯孕妇的问题严重程度；25-羟维生素D水平分别为6.3ng/ml和14.4ng/ml。其他一些国家的研究发现，在妊娠期维生素D缺乏症的患病率都很高。

本文的目的是回顾维生素D缺乏对生育能力、妊娠、后代和婴儿结局影响的观察和干预研究，还讨论了维生素D在每种结果中的一些潜在机制。

最近的研究将维生素D与生育能力和25-羟维生素D与妊娠期的几种临床状况联系起来：先兆子痫、妊娠糖尿病、剖宫产和早产的发病率较高，而在婴儿中，临床状况是低出生体重、低骨量，并可能与细支气管炎、哮喘、1型糖尿病等疾病的发展有关，多发性硬化和孤独症被列为维生素D非经典行为。补充维生素D并达到最佳水平可以减少母婴和新生儿并发症。维生素D缺乏症儿童的补充剂可降低呼吸道感染、可能的自身免疫性疾病和孤独症的风险。这篇综述强调了维生素D缺乏症的作用及从先入为主到婴儿期干预的后果。

①

维生素D与月经失调关系密切

维生素D因其在骨骼健康中的作用而闻名，但其在生殖中的作用是一个新的、活跃的研究领域。维生素D受体在卵巢、胎盘和子宫中表达。维生素D较低与经前期综合征、子宫肌瘤、痛经和初潮早期有关。

饮食诱导的维生素D缺乏导致大鼠和小鼠的生育能力显著降低，妊娠概率降低45%～70%，存活幼崽数量减少67%～100%。缺失将维生素D转化为活性形式的酶的敲除小鼠表现出发情周期紊乱，包括卵泡发育受阻、发情周期延长和无排卵。编码抗米勒管激素（AMH）基因的启动子区域包含维生素D反应元件的结构域，表明维生素D可以调节AMH的表达。AMH反过来调节卵泡募集，这为维生素D影响卵巢功能和月经周期规律提供了机制。

有关维生素D和月经周期的人类研究，2021年12月Vinita Singh在一项横断面研究中，对2166名月经异常女性（$n=83$）的血清维生素D水平进行了测定，并将其与除月经异常外的其他主诉相似的女性进行了比较。结果显示，维生素D水平降低与13.3倍的不规则周期发生率相关（OR = 13.30, 95%CI 5.79～30.60, $P<0.001$）。笔者认为，维生素D在特定于月经周期和排卵的生殖生理学中发挥作用。如果维生素D含量低，月经周期不规则的可能性增加13.3倍。

2015年3月的一项横断面研究显示，血浆25-羟维生素D水平降低与月经周期不规律有关。方法：从华盛顿特区健康计划中随机选择35～44岁的女性，包括636名女性（57%为非裔美国人）。结果显示: 25-羟维生素D水平的中位数为12.0ng/ml（四分位数范围: 7.6～19.7ng/ml）。在控制年龄、种族、BMI、教育程度、月经初潮年龄、当前吸烟、饮酒和体育活动后，25-羟维生素D减少10ng/ml与不规则周期发生概率的1.9倍相关（OR = 1.9, 95%CI 1.0～3.4, $P=0.04$）。结论：低水平的25-羟维生素D与不规则周期有关，如果维生素D低于10ng/ml，月经周期不规律的可能性增加1.9倍。

2018年11月的一项研究显示，如果维生素D不足30ng/ml，青少年月经周期紊乱的可能性将增加5倍。该研究对84名平均年龄21岁学生，根据25-羟维生素D测试水平25-羟维生素D，将女性分为两个亚组，其中60名女性的25-羟维生素D水平较低（LD＜30ng/ml），17名女性的水平正常（ND 30～80ng/ml），结果显示: 在LD组中，40%的参与者报告有长周期，27%为月经过少，13%闭经。ND组中，仅12%月经周期紊乱，6%月经过少，6%闭经。未达到推荐的30ng/ml 25-羟维生素D水平的女性患月经周期紊乱的概率几乎是高于推荐维生素D水平的女性的5倍。笔者认为，月经紊乱的频率与维生素D水平低之间存在关系。维生素D水平较低的女性需要补充维生素D，以弥补这种不足，并评估其调节月经紊乱的效果。

2021年的一项研究，观察了25-羟维生素D与月经周期特征（包括周期长短和周期不规则）的关系，166名因月经不规则而门诊就诊的女性（n＝83）的血清维生素D水平，将其与除月经不规则外有类似症状的女性（n＝83）进行了比较。结果显示：维生素D水平下降与不规则周期的13.3倍概率有关（OR＝13.30，95%CI 5.79～30.60，P＜0.001）。25-羟维生素D与年龄或体重指数无关。结论：维生素D在生殖生理中起着特定于月经周期和排卵的作用。

生理上对维生素D_3需求最大的人群、孕妇、新生儿、儿童和青少年的维生素D_3缺乏风险最高。对人类和啮齿类动物的研究表明，维生素D_3可能对正常的生殖生理学很重要，但维生素D_3缺乏对女性生育能力和生殖生理学产生不利影响的机制尚不清楚。Cyp27b1和VDR在性腺、下丘脑和垂体中被发现，表明生殖轴可能受到1,25-双羟维生素D_3的旁分泌和/或自分泌活动的调节。

膳食维生素D_3缺乏和低钙血症的雌性大鼠生育能力严重受损。雄性啮齿类动物中维生素D_3缺乏相关的低钙血症或VDR突变通过损害精子发生、获能和顶体反应导致生育能力低下和不孕。尽管低钙血症是雄性生殖功能障碍的原因，但雌性恢复钙稳态并不能常规逆转雌性生殖异常。

针对小鼠的研究表明，雌性VDR和Cyp27b1缺失小鼠的表型包括性腺功能减退、卵巢卵泡发育受阻和子宫发育不良。青春期维生素D_3缺乏会延迟青春期，并导致发情周期延长，其特征是发情期延长，发情前期和发情期频率降低。纠正维生素D_3缺乏，发情周期可以正常化。维生素D_3缺乏最有可能通过诱导下丘脑功能障碍而损害雌性生殖功能，而下丘脑功能障碍又会影响垂体和卵巢生理。

维生素D治疗痛经疗效很好

作为一家综合性医院的内分泌科男医生，笔者迄今已经治疗了上百例痛经患者，有趣的是，没有一例患者是因为痛经来主动看病的。

2013年，一位32岁女性甲状腺功能亢进患者，自诉心悸、多汗，笔者告诉她，尽管她的甲状腺Ⅲ度肿大，但甲状腺功能属于正常范围，目前服用抗甲状腺药物，理论上不应该有症状，建议查一下维生素D，结果显示25-羟维生素D水平仅有5.2ng/ml，而化验单的正常值范围是20～100ng/ml，甲状旁腺激素（PTH）83pg/ml（参考范围是12～65pg/ml）。该患者属于严重的维生素D缺乏，继发性甲状旁腺功能亢进范围。问诊"有无腰背酸痛？"，回答"有"；问诊"平时是否容易疲劳？"，回答"确实容易疲劳"；问诊"月经是否正常？"（对于每一个女性，都会问月经史的），回答"月经规律"；问诊"有无痛经？严重的维生素D缺乏是可以引起痛经的"提醒了她一下。她拍了一下大腿说："我就有痛经，每月都有痛经，有时会影响工作，有时甚至要休班。"于是笔者回答

"你可以注意一下，我给你纠正维生素 D 后痛经有没有改善"。给她开具了处方，钙片和维生素 D₃ 60 万 U 注射剂，嘱咐她一次口服。2 个月以后复诊，她的 25-羟维生素 D 水平由 5.2ng/ml 升高到 40ng/ml，PTH 由 83pg/ml 降至 23pg/ml，并且高兴地反馈，这 2 个月再也没有痛经，心悸、多汗症状也完全消失，并且睡眠也较前明显改善。

笔者也很高兴，说明维生素 D 治疗痛经确实有效。在笔者看过的上百例痛经患者中，几乎所有的患者都是因为其他原因就诊，比如桥本甲状腺炎、甲状腺功能亢进、糖尿病，给很多患者检测了 25-羟维生素 D 和甲状旁腺激素，如果发现存在严重的维生素 D 缺乏，笔者就会主动提醒患者，维生素 D 缺乏可以引起痛经，患者常主动告诉笔者她有痛经，经过治疗后几乎都有明显的改善。此外，笔者还经常主动告诉患者，维生素 D 缺乏可以引起腰背酸痛、容易疲劳、关节疼痛甚至肿胀、肢体抽筋、偏头痛、腹痛和肠绞痛，由此经常会诱导患者说出自己的不适表现。有意思的是，笔者曾在微博上发表过评论，提到过纠正维生素 D 缺乏可以治疗痛经，不久也有人公开反馈说效果很好。

痛经又称经前期综合征，是指与女性每月月经周期同时发生的一系列症状，这些症状往往发生在月经开始前 5～11 天，到月经开始时就停止了，多数生育期女性在某个时候都会受到痛经的困扰。30%～40% 的女性有严重到足以干扰日常生活的经前期综合征症状，10% 的女性有严重到使人虚弱的症状。

痛经会给女性与朋友、家人和同事的关系带来极大的困扰，其发病多在 20～40 岁、至少有一个孩子、有严重抑郁症家族史的人，以及既往有产后抑郁或其他情感障碍病史的人中较高。

过去人们认为，经前期综合征的症状由月经周期中发生的激素失衡引起，现在人们知道，经前期综合征是 5-羟色胺不足的结果，5-羟色胺是一种在神经之间传递信息的化学物质，使我们感到平静、快乐和警觉，在女性月经来潮之前，5-羟色胺水平自然下降，然后在月经来潮时又回升，如果她天生 5-羟色胺水平较低，当 5-羟色胺水平下降到维持良好心理健康所需的水平以下时，经前期综合征症状可能会出现。

一些研究人员已经证明，经前期综合征对强光治疗反应良好。强光可以减轻经前期综合征症状的原因很简单：人体内的 5-羟色胺水平在强光下会增加；还要记住，维生素 D 有助于调节大脑中多巴胺的产生，多巴胺是另一种有利于情绪的激素。

关于如何利用强光治疗经前期综合征的一项最重要的研究由 D. J. Anderson 博士领导，并发表在 *Journal of Obstetrics and Gynecology* 杂志上，Anderson 博士为期 6 个月的研究涉及 20 名女性，她们曾尝试过多种方法来缓解严重的经前期综合征问题，但均未成功。这些妇女连续 4 个月经周期中每日接受 15～29 分钟的强光治疗。研究发现，强光疗法使经前期综合征症状的严重程度降低了 76%，如抑郁、焦虑、易怒、注意力不集中、疲劳、贪吃、腹胀和胸痛，也可能与维生素D有关。由于卵巢分泌的雌激素和孕激素影响钙、镁和维生素D的代谢，科学家们长期以来一直认为，经前期综合征的部分原因是这些微量营养素水平低。哥伦比亚大学的Susan Thys Jacobs博士在2000年发表了一项研究，为钙提供了有力的证据，他强调不仅要补充钙，还要包括镁和维生素D，这些可以完全逆转经前期综合征。

如果有5种或5种以上的经前期综合征症状与经期有关，则表明你患有经前期综合征：感到悲伤或绝望，可能的自杀想法；紧张或焦虑情绪；以哭泣为特征的情绪波动；持续易怒或愤怒影响他人；对日常活动和人际关系不感兴趣；注意力不集中；疲劳或精力不足；渴望食物或暴饮暴食；睡眠障碍；身体不适感控制；身体症状，如腹胀、乳房压痛、头痛和关节或肌肉疼痛。

③ 维生素D使子宫肌瘤缩小了

笔者曾遇见过更年期综合征伴有子宫肌瘤的患者，经过补充每日600mg的钙和5000U的维生素D后9个月，体检时子宫肌瘤从9cm大小缩小到5cm，较前明显缩小，患者主动问笔者，维生素D是否有缩小子宫肌瘤的效果。

子宫肌瘤全称子宫平滑肌瘤，是最常见的子宫肿瘤，子宫肌瘤是一种良性、单克隆、激素敏感平滑肌肿瘤，是女性生殖道

的最常见肿瘤，35～55岁的女性患病率达20%～77%，在美国高达77%的在更年期女性发病。引起大出血、贫血、腹部压力、疼痛、尿频，在美国每年有60万例子宫切除术。

子宫肌瘤是女性常见的妇科疾病，也是美国女性进行子宫切除术的主要原因。在她们的一生中，约有80%的黑种人女性和70%的白种人女性会患上子宫肌瘤，黑种人女性因子宫肌瘤住院的比例是白种人女性的3倍。研究发现，美国子宫肌瘤患者的症状负担与自我报告的劳动力损失之间存在联系。

根据实验和流行病学证据，维生素D已成为治疗子宫肌瘤的一种潜在疗法。临床前研究表明，类纤维细胞中的维生素D受体减少。维生素D对纤维细胞的治疗降低了增殖、细胞外基质蛋白表达和Wnt/β-catenin信号转导，14项临床研究（$n = 3535$）评估了患有超声证实的子宫肌瘤的女性的血清维生素D水平，所有人都发现血清维生素D含量与子宫肌瘤的存在呈负相关。5项临床研究（$n = 472$）评估了维生素D对纤维瘤的治疗，有4项表明维生素D显著抑制纤维瘤的生长，一项试点研究（$n = 109$）的维生素D用于纤维瘤的二级预防，在治疗组中复发率较小，这些研究为维生素D治疗子宫肌瘤提供了证据，并强调了精心设计、随机、安慰剂对照的临床试验的必要性。

有研究评估患有和不患有子宫肌瘤的女性的25-羟维生素D_3水平。90名受试者（45名病例和45名对照）被纳入研究。病例为至少有1例子宫肌瘤≥10mm，而对照组是没有

任何子宫病理的患者，病例中25-羟维生素D_3水平显著降低[分别为（15.10±6.09）ng/ml和（26.09±7.90）ng/ml，$P < 0.001$]，病例组和对照组中患有25-羟维生素D_3缺乏症的女性人数分别为9人（20%）和3人（6.67%），（$P < 0.001$）。子宫肌瘤大小随着25-羟维生素D_3水平的降低而成比例增加（$P = 0.014$）。结论：维生素D_3缺乏与子宫肌瘤的发生显著相关。

除了维生素D，还有研究提示，天然抗氧化剂白藜芦醇可在体外和体内抑制子宫肌瘤细胞生长和细胞外基质形成。

④ 维生素D与子宫内膜异位症

子宫内的子宫内膜组织扩张，然后在月经期间脱落，有时，子宫内膜组织会附着在子宫外或身体其他部位，随着每个月经周期，其大小继续循环。正常情况下，自身免疫系统会破坏这些附着物，有学者试图将子宫内膜异位症称为自身免疫性疾病。

子宫内膜异位症占生育期女性患病率的5%，估计25%～40%的不孕症源于子宫内膜异位症，71%～87%的女性患有慢性生殖道盆腔疼痛，53%的青少年患有痛经，很多女性未经诊断，手术治疗后复发率高。

子宫内膜异位症是一种系统性疾病，诊断为子宫内膜异位的部位可以多个部位，对来自27个国家的651名妇女的研究发现，其中生殖系统最多见，占96%，泌尿系统占49%，消化系统占55%，胸部占14%，因此需要多学科合作治疗。

体征和症状的周期性为子宫内膜异位症的诊断提供有用线索信息。2017年的一份针对子宫内膜异位症患者的在线调查发现，患者的症状非常广泛、复杂。全身和胸部表现76人，痛经35人，胸痛70人，乳腺疼痛36人，偏头痛29人，心悸76人，焦虑34人，疼痛95人，疲劳46人，头晕63人，失眠57人，感觉寒冷3人，咯血81人，免疫系统50人，季节性过敏52人。

近几十年来，子宫内膜异位症与几种慢性病的风险相关：癌症、自身免疫性疾病、哮喘或过敏性表现和心血管疾病。子宫内膜异位症与这些慢性病相关的潜在机制尚不清楚，需要更深入地了解，因为这可能会导致对子宫内膜异位症的疗效或后果的新发现。

子宫内膜异位症的风险可能受膳食维生素D摄入量和血浆羟基维生素D浓度的影响，维生素D受体和维生素D代谢酶，24-羟化酶和1α-羟化酶，存在于正常周期的子宫内膜中，也存在于子宫内膜异位症妇女的在位和异位子宫内膜中，子宫内膜是1,25-双羟维生素D作用的靶点，通过调节特定基因和免疫调节，子宫内膜异位症的子宫内膜表达一些维生素D酶和受体的失调，如果维生素D及其代谢产物与子宫内膜异位症相关不孕有关，可能是通过干扰HOXA10基因表达，维生素D结合蛋白的Gc2表型在子宫内膜异位症妇女中普遍存在，并可能与其发病机制有关。在小鼠模型中，VDR激动剂艾洛骨化醇被证明可以减少子宫内膜异位病变的发展和复发。

有的作者提出了维生素D作为一种免疫调节剂和抗炎剂在子宫内膜异位症的发病机制和治疗中作用的生物学合理性。

2015年12月的一项针对单个卵巢子宫内膜异位症的育龄妇女的观察性研究，排除了被诊断为多发性卵巢子宫内膜异位症或卵巢外子宫内膜异位症的女性，结果显示：49名25-羟维生素D_3血清水平的平均值为（22.0±8.9）ng/ml，其中42人（85.7%）被诊断为维生素D缺乏，卵巢子宫内膜瘤直径为（40.2±22.6）mm，而在"正常维生素D血清水平的女性"中为（26.7±12.1）mm，25-羟维生素D_3血清水平与卵巢子宫内膜瘤直径之间存在显著的线性相关性（$r = -0.3$，$P = 0.03$）。结论显示：患有卵巢子宫内膜异位症和维生素D缺乏症的女性比例相对较高。有趣的是，25-羟维生素D_3血清水平与卵巢子宫内膜瘤直径之间存在显著的线性相关。

另一项随机、双盲、安慰剂对照试验在60名子宫内膜异位症患者（年龄为18～40岁）中进行，参与者被随机分为两组（每组各30名参与者），每2周接受50 000U维生素D或安慰剂治疗，共持续12周。结果显示：补充维生素D对子宫内膜异位症患者，可显著改善骨盆疼痛、总胆固醇/高密度脂蛋白胆固醇比值、超敏C反应蛋白和总抗氧化能力水平，但不会影响其他临床症状和代谢状况。

有关子宫内膜异位症的自然疗法，包括孕酮、ω-3多不饱和脂肪酸、生姜茶、白藜芦醇、槲皮素、姜黄素、锌和镁的治疗，这些干预很多都具有免疫调节作用和抗炎作用。还有维生素D受体活性的激活剂，有学者声称，高剂量维生素D+镁+ω-3可以治疗95%的自身免疫性疾病。

槲皮素：4周后，22名患者中有21名报告比试验前至少有一些改善，无不良反应的报告，槲皮素在体外和体内抑制子宫内膜异位症调节细胞周期蛋白D1及其靶微小RNA的增殖。

镁："女性在月经期间可能会失去多达一半的镁供应，镁缺乏和雌激素占优势是相辅相成的，这使得低镁成为潜在子宫内膜异位症的又一个迹象，雌激素会吞噬镁，耗尽体内的镁。子宫内膜异位症在不同的女性身上生长在不同的地方，可以附着在卵巢、子宫外壁、盆腔壁、阑尾、肺、大脑等部位，镁治疗子宫内膜异位症有4种方法，镁减轻了子宫内膜异位症症状等"。

ω-3多不饱和脂肪酸：可引起子宫内膜异位植入物的明显消退，维生素D对子宫内膜异位症的疗效不如ω-3多不饱和脂肪酸。

2019年11月随机对照试验发现，"生姜粉……500mg，每日2～4次，已被证明可以减轻疼痛，与布洛芬的效果相当"，提示生姜能显著减少痛经，只给予患者1000U的维生素D对痛经也有所帮助。

维生素D与多囊卵巢综合征

多囊卵巢综合征是一种女性激素失衡

的疾病，通常会导致月经周期中断和不孕。Thys Jacobs博士检查了13名有异常排卵史和相关月经问题的绝经前妇女。他们的平均25-羟维生素D水平为11.2ng/ml（属于维生素D缺乏），给予钙剂治疗，并将维生素D提高到足够水平后，其中7人在2个月内月经周期恢复正常，2人先前的功能失调性出血改善，其中2人妊娠，另外4人月经周期保持正常。一些女性月经周期偏头痛也与维生素D和钙水平低有关。回想一下，我们之前看到维生素D缺乏在慢性偏头痛患者中是如何常见的；这不包括月经因素，也包括男性。

几项研究的累积证据表明，维生素D可能与多囊卵巢综合征的几个特征有关，如不孕、多毛症、胰岛素抵抗和心血管疾病风险。据报道，排卵正常的女性比多囊卵巢综合征的女性维生素D水平更高。此外，还发现25-羟维生素D缺乏与多囊卵巢综合征妇女刺激后卵泡发育和妊娠率降低有关。补充维生素D可以通过恢复正常月经周期来改善多囊卵巢综合征患者的生殖功能。多囊卵巢综合征和多毛症患者的25-羟维生素D水平低于BMI匹配的对照组，这可以通过维生素D与雄激素或性激素结合蛋白的相关性来解释，根据胰岛素抵抗指数（HOMA-IR）的评估，维生素D缺乏似乎也会影响多囊卵巢综合征女性的胰岛素敏感性。但是通过高信号正常血糖钳夹对多囊卵巢综合征患者的胰岛素敏感性进行更准确的评估并未证实这种关联。

除胰岛素抵抗外，多囊卵巢综合征患者的维生素D缺乏与心血管疾病风险因素有关，如高总胆固醇、收缩压和舒张压、C反应蛋白和甘油三酯，以及低高密度脂蛋白胆固醇。对多囊卵巢综合征患者补充维生素D的小规模无控制干预研究表明，空腹血糖、刺激性血糖和血脂异常（甘油三酯和高密度脂蛋白）均有改善。据报道，多囊卵巢综合征患者维生素D状态与代谢和激素紊乱之间存在负相关。然而，由于多囊卵巢综合征表型的变异性和现有研究的异质性，很难得出任何结论。在明确人群中进行的随机试验将有助于确定多囊卵巢综合征中维生素D的作用。

有研究表明，多囊卵巢综合征也可以通过补充维生素D和钙来纠正。

6 维生素D与生育能力

维生素D缺乏症的高发病率在全世界都是众所周知的，它影响着任何年龄段的人群，甚至是处于生育期的年轻人。年轻人维生素D的低流行率具有很高的季节变异性，包括25-羟维生素D＜20ng/ml的男性和女性比例较高，尤其是在冬春季节。几项研究评估了维生素D及其缺乏对生育能力的作用。

VDR及其激活和代谢所涉及的酶在两性生殖系统中高度分布，在卵巢水平上，维生素D有助于卵泡成熟，而在子宫内膜水平上，类固醇生成会促进着床，这可能是生育的主要影响因素。关于维生素D辅助生殖治疗和促排卵，需要进一步的证据来证明。

在卵巢水平上，维生素D刺激芳香化酶

的活性和表达，并诱导雌激素和孕酮的合成，它还增加脱氢表雄酮磺基转移酶的转录，而在子宫内膜细胞上，它调节Homeobox-A10蛋白（HOXA10）的表达，该蛋白与子宫和子宫内膜的发育有关，有利于着床抗米勒管激素（AMH）抑制原始卵泡向初级卵泡的过渡；这种对颗粒细胞的退行性作用是由AMH介导的受体（AMHR-Ⅱ）。因此，较高水平的AMH是抑制卵巢成熟的原因。在体外，维生素D降低AMH mRNA的表达，抑制AMHR-Ⅱ的表达，并增加FSH受体基因的表达，从而表明维生素D在卵泡发育和排卵选择中发挥着积极作用。

但是，评估25-羟维生素D和AMH血浆水平之间关系的研究结果不一致，如大多数维生素D作用，血浆水平的测量可能不能反映组织中固有的情况。一项评估53名不孕症妇女血液和卵泡液中25-羟维生素D水平的研究显示，这些数值（尤其是25-羟维生素D＞30ng/ml水平）与AMH水平之间存在强烈的负相关。

维生素D在调节免疫反应中的作用众所周知。在子宫内膜细胞中，它减少了IL-1β和TNF-α诱导的炎症反应及IL-6和IFN-γ等毒素的产生，同时增加了IL-8和TGF-β的作用。这种作用可以刺激维生素D的植入，并在子宫内膜异位症中发挥作用。一项研究观察到25-羟维生素D水平较低且子宫内膜异位症严重程度较高的女性与患子宫内膜异位症的风险较低之间存在关系。

1,25-双羟维生素D_3在子宫内膜水平上的另一个重要结果是诱导HOXA10的表达，这是一种参与植入机制的蛋白质。各种研究已经评估了维生素D与人类生育能力之间的关系。

各种研究表明，血浆和/或卵泡液中25-羟维生素D含量较高的不孕妇女更有可能在卵胞质内单精子注射（intracytoplasmic sperm injection, ICSI）或体外受精（in vitro fertilization, IVF）辅助的生殖程序后妊娠。

关于卵子捐赠治疗的研究发现，25-羟维生素D＜20ng/ml水平的女性受者的妊娠率较低，而25-羟维生素D＞30ng/ml的女性受者则较低。

在最近发表的一项荟萃分析中，纳入11项不孕妇女的研究（n = 2455），她们采用ICSI/IVF方式，并进行了血浆和/或卵泡液中25-羟维生素D的测定。结果显示：25-羟维生素D水平＞30ng/ml的妇女获得了更高的临床妊娠率（OR = 1.46, 95%CI 1.05～2.02）和更好的生育新生儿机会（OR = 1.33, 95%CI 1.08～1.65）。这种结果可能是由于维生素D对子宫内膜的作用，从而促进其着床。

在一项对85名25-羟维生素D＜30ng/ml的女性（平均年龄32岁）进行ICSI手术前，与安慰剂组相比，在6周内每周补充50 000U维生素D_3的研究中，观察到接受补充治疗的女性的子宫内膜质量和临床妊娠率更好（38.1% vs. 20.9%）。研究还发现了卵母细胞反应、受精卵母细胞百分比或胚胎质量方面的差异，这再次表明维生素D最重要的作用是在子宫内膜水平促进植入。

7

维生素D与不孕症

这里笔者先讲几个故事，大概2016年，在"二孩政策"刚要放开时，有一次到眼科去会诊，有2名女医生问，目前"二孩政策"已经放开，但是一直不怀孕怎么办。她们一个44岁，一个45岁，孩子已经高中毕业，都想要二胎，笔者提到维生素D缺乏与不孕有关，纠正维生素D缺乏可以提高受孕率，并给出了具体的干预方案，几个月后再去眼科时她们说，感谢这次的建议。这两位女医生听了建议后，同时补充维生素D，在1个月内同时怀孕。

还是几年以前，笔者和医院生殖医学中心的李媛主任一同去位于燕郊的河北燕达医院出门诊，每周五乘坐医院班车往返，她也曾跟我反馈到，她的一名不孕症患者，在计划人工授精时，第1、第2个月都因为卵子质量差没有成功，按照建议，第3个月给予补充大剂量维生素D₃后成功怀孕。

笔者一个同学的孩子，婚后4年，有过一次异位妊娠病史，此后一直未孕，曾经行输卵管造影检查，生殖中心的医生指出，她自然怀孕的概率小于30%，计划行体外人工授精，小两口刚工作不久，也刚贷款买了房，经济条件也比较紧张，打听到做试管婴儿大概需要3万元，也开始准备钱，当时注意到她的25-羟维生素D水平只有9ng/ml，属于严

重缺乏，就建议她补充维生素D₃和钙片，2个月后她的25-羟维生素D水平达到41ng/ml，第3个月自然怀孕，后来也生出了健康的孩子，没有做试管婴儿，省了几万块钱，孩子出生后10天就能抬头，而一般孩子是2～3个月会抬头。

类似的例子有很多，笔者迄今已经为20多名习惯性流产和胎停育女性通过补充维生素D和钙剂治疗，成功正常怀孕，生出健康的孩子。笔者注意到，很多不孕女性合并有桥本甲状腺炎，存在抗甲状腺球蛋白抗体和甲状腺过氧化物酶抗体升高，有的甲状腺功能正常，有的存在亚临床甲状腺功能减退，几乎都有维生素D缺乏。

实际上，维生素D与不孕不育的关系不仅仅限于人类，在动物园和养殖场，兽医们为了提高动物的产崽数量，也会主动在饲料中添加维生素D，以提高受孕率和繁殖能力。养鸡场的饲料中为了提高产蛋率，还会加入钙剂和维生素D制剂。人类尽管自诩为高级动物，但是在维生素D这一方面，与动物相比并无优势，自然状态下的动物整天生活在充足的阳光照射之下，很少发生维生素D缺乏，人类的生活方式越来越远离自然，更容易罹患维生素D缺乏，这不仅会影响身体健康，还会影响到生殖能力。

早在2015年10月19日笔者曾经在工作医院官网的患者教育栏目中发了一个帖子"孕妇应该关注维生素D缺乏"，很多人看到了，后来由于医院官网改版，这些内容丢失。2016年6月7日，又在好大夫网站在线上贴出

该帖子。笔者坚定地认为，所有孕妇和准备怀孕的妇女，以及产科医生看一下这个帖子，这对妊娠期保健会有很大的好处。

2017年以来，我曾在好医生继续教育网站上实施了一个国家级继续教育项目——关注维生素D缺乏，其中专门有一节讲的是妊娠期和哺乳期的维生素D缺乏及其影响，很多医生都听过这个讲座。

有学者预测，通过治疗维生素D缺乏，可以使流产发生率降低2倍，妊娠糖尿病发生率减少5倍，阴道炎和高血压（子痫前期）的发生危险减少2倍，妊娠期间和产后抑郁危险降低2倍；早产危险降低2倍，维生素D与ω-3脂肪酸合用，剖宫产危险降低1.6倍，死产发生危险降低4倍。此外，对产后新生儿和儿童期健康问题（包括常见的感冒、腹泻、呼吸困难、内耳感染）也有影响，可以减少儿童残疾（多动症、孤独症）的发生危险，降低0～5岁早产儿的死亡率。

此外，作为成功受孕的另一面，男性也需要有充足的维生素D，维生素D缺乏者精子数量低，精子运动和形态质量下降，提高维生素D水平可改善精子活力和质量。

总之，尽管妊娠期间维生素D缺乏非常普遍，但是有足够的证据来支持这一观点，那就是无论母亲还是胎儿，维生素D缺乏都对健康不利，纠正维生素D缺乏可以提高受孕率，改善妊娠预后，对胎儿的生长和后续发育具有重要作用。

为了下一代的健康，建议国内的孕妇们关注维生素D缺乏，把维生素D水平提高到40ng/ml以上。据我们观察，大多数（90%）北京地区孕妇维生素D水平在20ng/ml以下，即使你每日补充400U的维生素D，也只能提高4ng/ml，需要检测血清25-羟维生素D水平。临床诊疗过程中见到太多的孕妇，在补充维生素D后，抽筋消失，多汗好转，下肢有力气，不再疲乏无力，有习惯性流产病史的患者顺利分娩，有胎停育病史的患者成功分娩，有不孕症的患者顺利怀孕。在此，作为维生素D领域的专家（请允许笔者这样称呼自己），笔者强力呼吁：为了顺利怀孕，为了下一代的健康，请务必关注维生素D缺乏。

⑧ 从4次习惯性流产到顺利怀孕分娩

这里分享一下John夫妇的故事，John妻子经历了4次习惯性流产后补充维生素D顺利分娩3个健康孩子（2011年7月），他们的经历颠覆了现有的一些医学认知，资料来源于网络的自我陈述，因此仍然使用第一人称。

John的妻子有过4次习惯性流产，专家们告诉他们，永远不能有男孩，因为染色体测试提示她的两个X染色体都有问题，但是他们后来却有了1个女孩和双胞胎男孩，让遗传学家大跌眼镜。

事情经过是这样的，妻子从2005开始有过4次不明原因的自然流产，都发生在妊娠开始的第7～10周，遗传学家曾告诉他们，他们永远不会有男孩，因为她的两个X染色体都有异常，女孩是可行的，因为可以利用我的X

染色体来代替她的丢失或损坏的DNA，但是我的Y染色体不能填补X染色体的相关信息，4次流产的染色体鉴定是男孩（46XY）。

一时心血来潮，我决定增加维生素D，我们没有其他选择，因为流产原因不明，她喜欢晒太阳，她也使用防晒霜，她从来没有晒黑过，也没有补充过维生素D，所以我认为她是维生素D缺乏，于是她停止使用防晒霜，去海边度假，经常晒太阳，还用室内日光浴沙龙增加维生素D，她补充20 000U～150 000U的维生素D₃，以增加血清维生素D水平，还补充了镁、维生素K₂和磷虾油，到2006年底妊娠试验显示阳性，我们感到兴奋和恐惧，她继续补充维生素D₃、维生素K₂和磷虾油，还补充了叶酸，她继续尽可能多地进行紫外线照射，但注意不要晒伤，她继续频繁地在室内晒黑灯，每次时间限定在7分钟（这使她从来不会变得太热）。于是她怀孕过程很顺利，这种方法很受欢迎。她冬季的维生素D水平测试是60.02ng/ml，这个季节通常是1年内的最低水平。

2007年7月她生出了一个漂亮的女孩，体重4900g（8磅11盎司），身长54cm（21.5英寸）！几年过去她继续服用维生素D补充剂，并使用紫外线照射，很少用防晒霜，2010年妊娠试验再次阳性，这一次为双胞胎，两个都是男孩，我们被吓坏了，因为她以前有男孩流产史，她不断补充维生素D，在海滩上晒日光浴，并继续使用紫外线灯室内晒黑灯，后来她被诊断为妊娠糖尿病，并使用低剂量胰岛素注射，此外，整个怀孕过程也平安无事。

2010年12月，在妊娠39周时她经过阴道分娩了两名健康的男孩，两个孩子出生时Apgar评分都是满分10分，两个孩子都很强壮，都是身长51cm（20英寸），体重一个是3000g（6.5磅），另一个是3200g（7磅），对于双胞胎来说，属于大个子，母亲也没有出现产伤，产后第二天母亲和婴儿顺利出院。

我相信，越来越多的维生素D对这些婴儿的健康有着深远的影响。任何与生育有问题的人都应该考虑在妊娠前和妊娠期间进行维生素D测定和优化维生素D水平。

习惯性流产是指20周以内流产3次以上，其原因很多，包括解剖性、内分泌性、遗传性、感染性、免疫性、血栓性等，其中不明病因免疫性炎症和血栓形成是两个主要原因。

有研究显示，约20%的习惯性流产妇女患有自身免疫性疾病，如抗磷脂抗体（APA）、抗核抗体（ANA）、抗甲状腺过氧化物酶抗体和抗甲状腺球蛋白抗体阳性，这些自身抗体可能与母胎交界处的免疫炎症改变有关，并引起流产。此外，超过50%的习惯性流产APA阳性孕妇伴有外周血自然杀伤细胞增多。

抗过氧化物酶和抗甲状腺球蛋白抗体阳性者自然杀伤细胞水平增加，细胞毒和/或T辅助细胞（Th）1/Th2细胞比例，已被报道Th17免疫与RPL自身免疫和女性相关的Th17/Treg细胞比例增加。自身免疫性疾病如APA或抗凝血酶原抗体存在可能导致母胎交界处的血栓变化。因此，自身免疫是免疫炎症和血栓形成与习惯性流产存在强烈相关，有报道维生素D在固有免疫和细胞免疫反应起主要作用，与正常维生素D水平妇女相比，伴有维生素D缺乏的习惯性流产患者主动免疫和细胞免疫异常患病率增加，维生素D对细胞免疫有影响吗？

来自国外的研究显示，25-羟维生素D<20ng/ml、20～30ng/ml和≥30ng/ml，早产风险分别为11.3%、8.6%和7.3%，调整种族、孕前BMI、产次、教育、婚姻状况、年龄、吸烟、采血季节和胎次等因素后，25-羟维生素D<20ng/ml、20～30ng/ml两组与理想的≥30ng/ml相比，妊娠37周前早产风险分别是1.8倍和1.4倍。荟萃分析显示，25-羟维生素D水平达到38ng/ml，可以使习惯性流产发生率减少51%。根据经验公式推测，理论上，如果把25-羟维生素D水平提高到60ng/ml，可以使习惯性流产发生率降低100%，而这一范围实际上非常安全，因此在临床上是可行的。

迄今，笔者已经成功地使十余位习惯性流产妇女正常怀孕分娩。笔者体会，维生素D对于正常受孕和维持正常妊娠，其重要性要超过甲状腺激素，因此对于每一个备孕和已经怀孕的妇女来说，都要非常关注足量维生素D的补充。

9

孕妇营养状态影响孩子成年后的健康

非传染性疾病（包括心血管疾病、代谢性疾病、癌症等）是致残和死亡的主要原因。WHO也认识到，导致非传染性疾病风险的一个关键驱动因素是营养不足和超重与肥胖这两个极端。

越来越多的证据表明，早期发育不良会对以后患非传染性疾病的风险产生深远影响，早期生长不良以及营养不良与非传染性疾病风险增加之间的关系，无论是低出生体重，还是高出生体重，都会增加后代罹患一系列疾病的风险，包括心血管疾病、代谢性疾病、骨质疏松症和精神疾病，早期胎儿和新生儿的发育是可塑的，受环境因素的影响，其中主要是营养。事实上，营养状况在受孕前可能也是重要的，因为有证据表明营养状况影响女性的卵泡募集和卵母细胞成熟及男性的精子发生，改变配子的代谢能力，并影响随后的孕体发育。

在胎儿发育过程中，不适当的发育或对不平衡饮食的适应使个体在成年后对能量密集型饮食缺乏准备，认识到平衡的营养供应，从受孕到老年，是健康的关键决定因素。

David Barker在1986年首次描述了巴克假说的既定理论，指出新生儿生长受限和胎龄较小状态与成年后心脏病风险之间的联系已成为主流思想，在成年期出现的疾病实际上开始于围生期，营养和环境的好坏影响我们预防甚至对抗疾病的能力，这一理论认为早期的生活接触会如何影响后期健康。

多数产科医生和内分泌科医生都知道，围生期甲状腺功能减退，甚至亚临床甲状腺功能减退，会影响胎儿的神经系统发育，从而影响孩子出生后的智商评分，另一个例子是妊娠期碘缺乏，支持巴克假说的疾病的一个关键特征是营养不可逆性；在发育级联的特定关键点之外，即使营养充分可用和充足，也不能减轻早期营养变化或缺乏的影响。

还有一个典型的例子是围生期叶酸缺乏，围生期叶酸缺乏可以导致婴儿脊柱裂，这是一种神经管缺陷，可能是灾难性的，当然是终身后遗症。20世纪60年代，Hibbard和Smith建立了英国利物浦出生的畸形婴儿登记册，其中包括脊柱裂婴儿。通过对婴儿家庭的仔细研究，这些研究者能够在脊柱裂和营养不良饮食之间建立联系。Smithhells等进一步定义了叶酸的缺乏，特别是在围生期早期，是脊柱裂发展的一个重要因素，这是一个真正显著的关联。妊娠期神经管形成期以外的叶酸供应不能纠正缺陷；对于叶酸缺乏且具有一定遗传风险因素的患者，必须在神经管形成的关键期提供足够的叶酸。

维生素D缺乏与叶酸缺乏相似，因为在维生素D缺乏更有害的关键时期，例如，胎盘形成可以改变，导致不良妊娠结局。

在过去，只有表型结果可以观察到任何给定的营养缺乏，包括甲状腺激素和叶酸缺乏的后果。其他营养不足，可能影响胎儿和儿童的长期健康状况，不容易从表型变化中辨别出来。

维生素D缺乏长期以来被认为与骨矿化和佝偻病的极端发展有关，直到最近才知道它不仅影响骨代谢，还影响免疫功能。我们对营养物质与基因相互作用的理解才刚刚开始被破译。产前和围生期维生素D水平对于母婴疾病的潜在影响，包括但不限于自身免疫性疾病、妊娠并发症、免疫功能和呼吸系统疾病。

维生素D作为一种激素原，不同于任何已知维生素，它修饰2000多个基因的转录，妊娠期和哺乳期维生素D缺乏可能会影响胎儿的免疫系统发育，从而增加出生后婴幼儿感染性疾病的发生危险，有证据显示，妊娠期理想25-羟维生素D水平在40ng/ml以上，但不同民族、不同人群之间不仅存在观念、饮食、生活方式和维生素D水平的差别，更存在维生素D受体等基因多态性之间明显差别，充足的维生素D通过影响表观基因学表达、影响婴幼儿抗感染免疫。

生活在高纬度地区已被证明会增加患精神分裂症的风险，精神分裂症的根源可能在婴儿发育中的大脑中长期存在，而在年轻成人期症状出现之前。事实上，精神分裂症与维生素D之间的因果关系之一是基于子宫内维生素D缺乏改变大脑发育的理论，这有助于解释精神分裂症的奇怪特征，即在冬季或早春出生的人更容易发生精神分裂症。南卡罗来纳医科大学儿科、生物化学和分子生物学教授John Ugrath博士说，妊娠期维生素D缺乏不仅与母亲的骨骼保护和婴儿的骨骼形成有关，而且对胎儿"印迹"也至关重要。这可能会影响生命后期及出生后不久的慢性病易感性。也就是说，孕妇的维生素D状况直接影响其孩子是否患有某些疾病，从青少年时期的糖尿病到老年时期的骨质疏松症和痴呆。John Ugrath博士认为产前维生素D决定了我们一生的骨骼健康，甚至决定了我们患癌症和自身免疫性疾病的风险，以及一系列其他疾病，这是令人惊讶的。这种联系通常不会突然出现在你身上，但越来越多的证据是明确和有说服力的。

即使是孩子的肺也会受到母亲维生素D水平的影响，哮喘是一种常见的儿童问题，与母亲缺乏维生素D有关。2009年《临床与实验过敏》杂志发表了一篇"儿童哮喘是一种脂溶性维生素缺乏症"的文章，普通人和医生都注意到了这一点。这篇论文概述了维生素D与儿童哮喘之间的密切联系。鉴于大量的新信息，人们在一生中经常患有不止一种维生素D抵抗相关性疾病也就不足为奇了。你现在可能会问自己，你的缺陷有多严重。

10

妊娠期维生素D水平对婴幼儿发育的影响

最佳的胎儿发育对于长期健康很重要，并且有明确的证据表明，母体膳食中的宏量和微量营养素的供应与胎儿序贯发育相互作用，存在多种潜在机制，包括内分泌程序，器官发育的变化和基因表达的表观遗传编程，快速发展的干细胞代谢领域正在为开发过程中细胞分化打开一扇新窗口。

儿童早期生长和后期疾病出生时体形小的影响受儿童生长模式的调节。1934—1944年出生于赫尔辛基的儿童，成年后发展为冠心病、高血压和糖尿病危险明显增加，出生时通常又矮又瘦，在出生的第1年生长不良，但在儿童后期体重增加加快。因此，出生前生长发育不良的个体，成年后罹患这些疾病的风险似乎会因出生后第1年的生长发育不良和儿童期体重快速增加而加剧。然而，目前尚不清楚在这两个时期进行干预是否会改变这些结果。

对于母体代谢，妊娠可分为两个时期，一个最初的合成代谢阶段，接着是第二个分解代谢阶段。合成代谢阶段覆盖了妊娠期的前2/3。在这一时期，胎儿组织是母亲身体的一个非常小的部分，可用的营养物质被引导到关键胎儿器官的生长，如肝和脂肪组织。储存在合成代谢阶段的营养储备随后可在妊娠分解代谢阶段（从人类受试者大约20周起）被调动，补充饮食的营养不足。例如，妊娠晚期脂肪组织中脂肪分解大量增加，为胎儿和准备哺乳的乳腺提供了脂肪酸，在母亲饮食有限或不平衡的情况下，这些母体蛋白质和脂质的储备在支持胎儿新陈代谢方面尤为重要。

母亲的微量营养素储备也被调动起来，以满足日益增长的怀孕需求，在许多情况下，优先分配给胎儿。如果这些储备在妊娠期耗尽，赤字会继续进入哺乳期，影响母亲和婴儿的新陈代谢。例如，据估计整个妊娠期需要大约740mg的额外铁。然而，由于理想的饮食每日只能提供大约5mg的铁，如果妇女要有足够的铁以避免在孩子出生时出现缺铁，则必须在妊娠期间储存至少300mg的铁。许多妇女，特别是发展中国家的妇女，铁储备不足，到婴儿出生时铁就不足了。

胎儿和产后缺铁会对母亲和婴儿造成一系列的不良后果，包括出生体重低、认知发育受损和免疫功能低下。铁是氧化代谢酶的关键组成部分，由于铁缺乏，铁依赖酶的电子承载能力降低，葡萄糖越来越多地被用作代谢底物，取代脂质。在怀孕动物中也是如此，因为葡萄糖与极性脂质结合的增加表明脂肪向葡萄糖转变，成为氧化代谢的首选底物。随着妊娠的进展，脂质代谢有更显著的变化，最终导致母乳中脂肪酸含量和成分发生显著变化。

其他必需的维生素或矿物质也有类似的模式，它们都在主要代谢途径的酶中作为辅助因子发挥重要作用。在发展中国家，以及较低程度上在发达国家，存在多种微量营养素缺乏，导致一系列复杂的潜在营养相互作用，目前才开始采用高级代谢组学方法进行研究。这些复杂的相互作用也使得评估干预的结果变得困难。与多种微量营养素补充剂相比，含有一种或两种成分的补充剂通常无效。

在总结从随机对照试验中获得的关于维生素D补充的现有证据时，妊娠期补充维生素D是安全的，可以改善维生素D和钙的状况，从而保护骨骼健康。随机对照试验的数据和随机对照试验的荟萃分析表明还有一些其他的益处。

但对补充维生素D是否改善临床新生儿或母亲结局，如小于胎龄儿、胎儿/婴儿生长发育迟缓、婴儿/新生儿死亡率、哮喘/喘息、先兆子痫或妊娠糖尿病。

众所周知，妊娠前几周对叶酸等其他微量营养素缺乏或甲状腺功能减退等激素缺乏非常重要和敏感。因此，需要受孕前后补充维生素D的随机对照试验。

妊娠期间母亲和胎儿发生着巨大的生长和生理变化，这些变化对孩子产生终身影响，母亲不排斥胎儿组织，自身免疫系统必然发生实质性变化，母亲对这些来源于父系的外来蛋白质的耐受性，以及免疫监测和功能之间必须有很好的平衡，这样母亲就不会受到免疫损害。如果这个过程出错，母亲可能会经历诸如先兆子痫和感染等妊娠并发症。维生素D缺乏也会影响这些过程，关于维生素D的最佳每日摄入量，何时应考虑阳光照射，以及如何定义在这种脆弱和关键发展时期的充分性，目前仍存在争议。妊娠期补充维生素D对预防母亲和胎儿健康风险的重要性似乎与达到25-羟维生素D浓度＞40ng/ml有关，此时维生素D代谢物25-羟维生素D（前激素）转化为1,25-双羟维生素D（活性激素）是最佳的。在整个妊娠期间，需要通过阳光或补充物提供足够的维生素D基质，以保护母亲和胎儿，并且当供应充足时，有利于影响胎儿的表观基因组，进而影响长期健康。

人们越来越需要未来的研究工作，不仅关注从备孕到妊娠的关键时期，而且关注整个生命周期，以防止某些表观遗传变化对健康产生不利影响。在新兴研究的基础上，纠正缺陷并保持最佳维生素D状态迫在眉睫。

维生素D及其代谢产物对母亲和胎儿妊娠期遗传信号的影响是一个非常活跃的领域，仍处于早期阶段，虽然妊娠期维生素D的补充可将某些不良后果（如早产、哮喘、子痫前期和妊娠糖尿病）的风险降至最低，但这些过程如何发生的机制尚不完全清楚。

一、骨骼发育

维生素D在胎儿骨骼生长和矿化中起着重要作用。骨骼形成始于胚胎期，但骨骼矿化的主要时期（80%）是在妊娠晚期，宫内骨骼矿化主要由胎儿血浆离子钙（Ca^{2+}）浓度决定，这取决于胎盘Ca^{2+}转移和胎儿促钙激素，Ca^{2+}通过胎盘的转运水平受到质膜钙依赖性ATP酶（PMCA 1～4）基因表达的强烈调节，PMCA3 mRNA的表达可预测新生儿出生时全身骨矿物质含量（WB-BMC），有一些实验证据表明，PMCA基因的表达可能受到1,25-双羟维生素D的影响。维生素D对骨骼发育的影响可能至少部分通过胎盘钙转运和钙对胎儿的生物利用度介导。

在过去的几十年里研究发现，妊娠或脐带血中的维生素D营养状况与后代的骨量、质量和大小参数之间存在关系，这些参数通过不同的技术进行研究：双能X线吸收测定法（DXA）、超声和外周定量计算机体层扫描（pQCT），妊娠34周时进行的股骨形态三维超声显示，25-羟维生素D水平与股骨体积呈正相关，在25-羟维生素D＜13.2ng/ml的新生儿和25-羟维生素D＜15ng/ml的母亲所生的15天婴儿中，与较高水平的婴儿相比，观察到通过DXA调整体重的BMC，胫骨pQCT研究发现胫骨骨密度较高，25-羟维生素D浓度为20.8ng/ml的新生儿的骨密度（BMD）、骨矿物质含量（BMC）和横截面积均高于25-羟维生素D浓度低于14.5ng/ml的婴儿。

另一个感兴趣的话题是，宫内矿化的这种差异是否可以在整个儿童和青少年时期保持，并有利于骨量的更高峰值，这可能与余生骨折风险的降低有关。Javaid等在198对母子中发现，妊娠晚期维生素D缺乏（25-羟维生素D＜11ng/ml）妇女的后代（9岁时）的WB-BMC显著低于25-羟维生素D＞20ng/ml的妇女之后代。

Zhu等报道，341对母子中，妊娠中期维生素D缺乏症（25-羟维生素D＜20ng/ml）妇女的后代WB-BMC和WB-BMD较低，相比之下，涉及大量参与者的研究发现，妊娠期的25-羟维生素D水平和儿童期的骨量测量无关。

总之，在妊娠期补充维生素D_3 2800U/d或1000U/d对后代骨量显示出积极的结果，然而，很明显，1000U/d并不能结束妊娠晚期25-羟维生素D的季节性变化，因为大约22%的补充妇女（在冬季至早春）的25-羟维生素D水平仍＜20ng/ml。关于安全性，这些药物未发现不良反应，甚至在高达4000U/d的维生素D_3的更高剂量下。

补充维生素D对妊娠和后代骨量影响的一个可能机制是胎儿编程，它是指早期发育关键时期的环境影响导致结构和功能持续变化的机制，这可能由调节胎儿和胎盘生长的印记基因的表观遗传机制介导。

已经描述了脐带DNA中两个基因座甲基化的变化：CDKN2A（可能在骨骼生长和骨细胞活性中发挥作用）和与VDR形成异二聚体的类视黄醇受体α（RXRA）基因与4岁婴儿的体重调节BMC呈负相关。

另外，维生素D可以诱导参与维生素D代谢的几个基因的表观遗传学变化，尽管这在其他研究中没有得到证实。

二、支气管肺炎

下呼吸道感染（lower respiratory tract infection, LRTI）主要是肺炎和细支气管炎，是儿童早期发病率和死亡率的主要原因，维生素D可以通过调节抗微生物肽的产生增强先天免疫力。此外，维生素D的活性形式骨化三醇在肺泡上皮局部产生，其免疫调节产物已被证明在宿主防御呼吸道病原体方面发挥作用。

一项针对荷兰156名新生儿的前瞻性研究报道称，25-羟维生素D＜20ng/ml的新生儿，比25-羟维生素D＞30ng/ml的新生儿呼吸道合胞病毒相关的LRTI增加。另一项针对沙特婴儿的研究表明，低25-羟维生素D与出生前2年LRTI风险增加有关，与之相比，发生呼吸道感染的婴儿25-羟维生素D水平为（13.5±1.16）ng/ml，低于健康对照组（28.5±1.08）ng/ml（$P＜0.0001$）。

有研究对89名毛细支气管炎婴儿进行了一项双盲随机临床试验。患儿被随机分配接受维生素D_3（100U/kg，剂量范围为500～1300U）每日补充或安慰剂。与安慰剂组相比，干预组在恢复的平均时间、改善口服喂养所需时间和住院时间3个参数上有显著改善。

三、哮喘

Brehm等的观察研究表明，妊娠期补充维生素D可降低儿童哮喘发病率，这导致在美国进行了一项双盲多中心随机对照试验。在该试验中，孕妇从妊娠10周到分娩18周，在美国3个主要种族/民族中被随机分为400U/d或4400U/d维生素D_3（VDAART研究），婴儿/儿童在出生后1年、2年、3年和6年通过在母亲妊娠期间补充维生素D预防哮喘/喘息为主要终点，涉及近900名高危受试者。本研究结果很清楚，根据母体循环25-羟维生素D浓度，妊娠期补充维生素D会降低哮喘或反复喘息的发生率，然而，这一阳性发现取决于妊娠时循环25-羟维生素D浓度至少为100nmol/L（40ng/ml）。

在丹麦进行的随机对照研究中，Wolsk等还研究了母体妊娠期补充维生素D对后代后期哮喘风险的影响，发现了类似于VDAART研究的结果。结合VDAART数据和丹麦数据，两个研究小组发现，给孕妇服用维生素D_3可降低其后代以后哮喘/喘息的风险。VDAART研究中的大量数据导致了额外的事后分析。那些进入妊娠期循环25-羟维生素D浓度≥75nmol/L（30ng/ml）的妇女，从妊娠10～18周开始服用4000U/d维生素

D_3，她们的婴儿在出生后获得了最大的哮喘预防保护。

此外，这些数据表明，维生素D与胎儿宫内早期肺发育密切相关，在妊娠早期开始补充维生素D不能降低肺发育不良的所占比例。如前所述，维生素D相关基因在肺发育早期与哮喘发病机制有关。

这些来自美国、伊朗及欧洲的研究数据是否适用于世界其他地区？这些国家的妇女有什么独特之处吗？如果她们在生活地点或生活方式受到的阳光照射有限，那么这些结果是否可以推广到世界所有地区的妇女身上？基于维生素D代谢和维生素D的药代动力学，我们认为妊娠期4000U/d的建议应该是普遍的，但需要注意的是，体重指数较高的妇女可能需要更高的剂量才能达到至少100nmol/L（40ng/ml）的最佳25-羟维生素D浓度。

几项研究表明，在妊娠期间补充维生素D可以降低儿童哮喘发病率。Camargo等发现，母亲在妊娠期间摄入更多的维生素D可以降低3岁儿童反复哮喘的风险。在VDAART研究中，孕妇在妊娠10～18周至分娩期间每日补充4400U的维生素D_3，以评估其对出生后1年、2年、3年和6年的婴儿/儿童哮喘/喘息的预防作用，3岁儿童的哮喘和复发性喘息的发生率降低了6.1%，尽管这并不显著，但一项事后分析表明，在循环25-羟维生素D＞30ng/ml的妊娠妇女中，从妊娠10～18周开始服用4000U/d的维生素D_3与25-羟维生素D＜20ng/ml并接受安慰剂的患儿相比，3岁时哮喘/复发性喘息的风险最低。

这些数据表明，维生素D与胎儿早期子宫内肺发育密切相关，而在孕早期开始补充维生素D并不能减少这种发育不良，早期肺发育中的维生素D相关基因与哮喘发病机制有关。

3岁前患有哮喘的母亲生下患有哮喘的孩子的风险是没有哮喘的母亲的2倍，然而，如果在妊娠早期和晚期摄入足够的维生素D，哮喘母亲的这种风险会显著降低。因此，患有哮喘的女性，如果在妊娠初期维生素D水平较高，并且在整个妊娠期间维生素D充足，那么她们的孩子在3岁前患哮喘或复发性喘息的风险可能会降低。

Grant等证明，在妊娠期和儿童期补充维生素D_3可以减少空气变应原致敏，他们用安慰剂或1剂或2剂每日口服维生素D_3、安慰剂/安慰剂、1000U/400U或2000U/800U补充了从妊娠27周到出生的母婴对比，并在18月龄的婴儿中测定了特异性IgE，发现维生素D_3降低了18月龄大时对螨虫敏感的婴儿比例。

四、1型糖尿病

早期高剂量的维生素D有助于预防1型糖尿病。Hyppönen等对芬兰的2000名儿童出生的第1年补充了2000U/d的维生素D_3，在30年的随访中，1型糖尿病的发病率有所下降。Makinen等表明，在芬兰自2003年以来观察到的25-羟维生素D浓度增加的趋势与儿童 1 型糖尿病患病率下降趋势存在延迟的时间关联。

分娩时母体维生素 D 结合蛋白水平较高可能会降低后代患 1 型糖尿病的风险，据报道，维生素 D 结合蛋白通过调节 25-羟维生素 D 的生物利用度，在单核细胞中产生抗菌肽组织蛋白酶中发挥重要作用，妊娠结束可能会影响母亲的抗菌反应和炎症，这可能会使后代产生自身免疫。

关于 25-羟维生素 D 水平和 1 型糖尿病风险的不一致结果，可以部分通过遗传原因来解释，并且已经描述了与 VDR 多态性的关系，特别是与 rs11568820 的关系。相反，一项大型研究没有发现这种关联，尽管这些数据可能取决于 25-羟维生素 D 水平，这些发现将支持这样一个前提，即在胎儿生命中保持足够水平的维生素 D 可以具有预防 1 型糖尿病的潜力。

五、多发性硬化

多发性硬化（multiple sclerosis，MS）的风险是多因素的，包括遗传因素和环境因素。多发性硬化随着纬度的增加而患病率升高，患者更有可能在春季出生。

2016 年，Munger 等研究了妊娠早期血清 25-羟维生素 D 水平是否与后代患多发性硬化的风险相关，妊娠期母体 25-羟维生素 D 水平不足（＜12ng/ml）成年后患多发性硬化的风险增加 90%（RR＝1.90，95%CI 1.20～3.01），母体 25-羟维生素 D 水平每增加 4ng/ml，患多发性硬化的风险降低 43%

（RR＝0.57，95%CI 0.28～1.18）。多发性硬化平均诊断年龄为 19.8 岁，诊断时年龄最大的为 27 岁，与 25-羟维生素 D 水平≥20 ng/ml 的妇女相比，维生素 D 缺乏孕妇的多发性硬化风险高 43%（RR＝1.43，95%CI 1.02～1.99）。

六、孤独症

孤独症是一组以人际交往中的持续干扰为特征的障碍，表现为限制性或重复性的行为模式及言语和非言语交流障碍，发病机制尚不清楚。有证据表明，遗传因素在其发生中起作用，但非遗传因素可能参与其发病机制。据估计，患病率为 1.5%，其患病率正在不断增加，这就提出了一个问题，这种增加是真实的还是由于更高的诊断率。

1995 年和 1996 年，瑞典的一项研究指出，与瑞典人相比，乌干达移民社区儿童的孤独症发病率要高得多，2008 年瑞典儿童的患病率为 0.19%，而来自同一国家瑞典的索马里社区儿童的患病率为 0.70%，人们认为 25-羟维生素 D 水平的降低可能是这种疾病的危险因素。

2008 年有综述概述了维生素 D 缺乏在这种疾病中起重要因果作用的假设。研究表明，在北欧和美国，更多的孤独症儿童在冬季和春季出生，但在加利福尼亚和以色列等全年阳光照射良好的地区或国家却没有。

许多关联研究证实孤独症患者的 25-羟维生素 D 水平低于其兄弟姐妹，一项包含 11 项研究的荟萃分析显示，患者的 25-羟维生素

D低于对照组，这些数据排除了"生活方式"是发生缺陷的原因。

有几种机制可以解释这种关系：首先，维生素D影响儿童早期大脑发育，它在神经元分化、神经传递和突触功能中发挥作用；其次，维生素D缺乏可能会改变T细胞活化谱，影响适应性免疫，并导致孤独症的优势；再次，氧化应激可能通过与遗传易感基因的致命相互作用而增加孤独症的易感性；5-羟色胺控制情绪，维生素D通过刺激2型色氨酸羟化酶来增加大脑5-羟色胺（但不是外周5-羟色胺）的合成；最后，维生素D缺乏会通过抑制早期突变的DNA修复来增加基因突变的风险，从而可能导致孤独症的发生。

关于孤独症儿童补充维生素D的研究很少，Feng等对37名完成3个月维生素D补充的儿童进行了研究，并用孤独症行为检查表和儿童期评估，根据孤独症评定量表得分，尤其是在3岁以下儿童亚组中发现有改善。

最近的一项干预性研究回顾了在妊娠期补充维生素D对降低后代孤独症发病率的益处，有孤独症病史的孕妇每日补充5000U维生素D_3，新生儿在出生后的前3年每日补充1000U维生素D_3，这些婴儿在18月龄和36月龄大时接受了随访，结果令人鼓舞，19名儿童中只有1名患有孤独症（5%），而一般复发风险为20%。这项研究表明，在妊娠期间补充维生素D_3可以降低儿童患孤独症的风险，但有必要进行更多的研究来证实这一结论。

11

妊娠期维生素D缺乏的相关研究

在世界范围内，低维生素D的患病率在妊娠前、妊娠期和妊娠后都很高，冬季月份，加上高体重指数，由于维生素D在生育方面的潜在作用，在妊娠前维生素D很重要。

截至目前，在妊娠期间，不同的研究表明低维生素血症之间的关系，维生素D与先兆子痫、剖宫产指征、早产、低出生体重、低胎龄体重和妊娠糖尿病的发病干预的效果显示，新生儿的骨量发生了积极变化，并在预防呼吸道感染方面取得了较好的结果，如细支气管炎、哮喘、1型糖尿病、多发性硬化和孤独症的发病。

建议在妊娠前和整个妊娠期使用不同的剂量达到30ng/ml或更高的最佳水平，避免低于20ng/ml，从分析的综述中我们发现，对于维生素D的非经典作用，＞40ng/ml的值被证明可以预防传染病，主要是呼吸道疾病，以及影响自身免疫性疾病，干预有利于预防。

尽管需要更多的观察性和介入性研究，包括在妊娠前、妊娠期和婴儿期的大量受试者，但有证据表明，从妊娠前、妊娠期和生命的最初几个月起就可以进行维生素D替代。

一、维生素D影响胎盘功能

观察研究表明，维生素D缺乏与人类先

兆子痫有关。先兆子痫可使高达10%的妊娠复杂化，3%可危及生命；其特征是母亲的异常胎盘形成和血管炎，导致高血压、蛋白尿，以及影响生长和发育的肝功能异常，是早产的主要原因，可发展为子痫或母亲癫痫，显著增加了孕妇死亡率。迄今，除了娩出胎儿外，没有针对这种情况的预防或治疗措施。

虽然这种严重的妊娠疾病的病因尚不清楚，而且除了胎儿的分娩外，没有明确的治疗方法，但有研究表明，妊娠早期的胎盘形成和胎盘功能紊乱通常表现为妊娠数周后。

有研究用妊娠小鼠先兆子痫模型，研究低维生素 D 状态对先兆子痫风险的影响。以维生素 D 充足或缺乏的饮食喂养的雌性 BL6 小鼠与维生素 D 充足的 BL6 雄性小鼠交配。结果怀孕的小鼠被允许分娩并监测血压，或在分娩前被安乐死以分析血清、胎盘/肾组织和胎鼠。维生素 D 缺乏的怀孕小鼠表现出收缩压和动脉压升高，持续到怀孕7天，产后14天恢复到基线水平。对母体肾脏样本的分析显示，肾素增加与血管紧张素 II 受体的 mRNA 表达和维生素 D 缺乏有关。对缺乏胎盘的组织学分析显示迷路区血管直径减小。怀孕后补充维生素 D 部分逆转了维生素 D 缺乏的影响。总的来说，这些数据提供了证据，低维生素 D 状态可能会使孕妇容易发生胎盘发育失调和血压升高。

研究者对人类健康孕妇进行了一项维生素 D 补充试验，分析了参与维生素 D 补充试验的43名妇女的胎盘组织，妊娠期间被随机分为每日400U或4400U的维生素 D$_3$，在分娩后1小时内，分离胎盘 mRNA，并通过定量 PCR 分析与血管生成和维生素 D 代谢相关的 mRNA 表达。在25-羟维生素 D 浓度至少为100nmol/L（40ng/ml）的情况下，将25-羟维生素 D 转化为1,25-双羟维生素 D，根据在分娩后1个月内达到这一阈值的妇女与未达到这一阈值的妇女分析了 mRNA 表达。与浓度＜100nmol/L的女性相比，循环25-羟维生素 D≥100nmol/L女性的可溶性 fms 样酪氨酸激酶1（SFLT-1）和血管内皮生长因子（VEGF）基因表达显著下调。这一新发现表明，早期维生素 D 状态在胎盘形成中起作用，这是一个关键营养素阈值浓度。似乎母体维生素 D$_3$ 补充对胎盘基因转录和胎盘形成本身的影响可能是通过这些抗血管生成因子的平衡。

与早期胎盘发育和胎盘生长和功能紊乱的前提一致的是，发现人类绒毛外滋养层不完全侵入先兆子痫胎盘的蜕膜和母体螺旋动脉。假设维生素 D 对胎盘组织的作用不理想，导致绒毛外浸润和胎盘形成改变，表明维生素 D 显著增加绒毛外滋养层侵袭。这是通过增加基质金属蛋白酶（MMP）来实现的，支持维生素 D 在绒毛外滋养层侵袭和子痫前期中的作用，进一步的研究表明，维生素 D 是妊娠期胎盘抗炎免疫反应的重要组成部分。维生素 D 的补充可通过下调胎盘可溶性 fms 样酪氨酸激酶-1（与先兆子痫状态有关）以预防胎盘缺血诱导的内皮功能障碍。

二、维生素D影响肺成熟和功能

维生素D缺乏症过去几十年中在全球范围内不断增多，随着发病率的上升，自身免疫性疾病和哮喘的发病率也随之上升，维生素D会影响正在发育的肺中被上调的某些基因的表达，这些基因（如基质mellolloxptidase 9、B细胞抑制剂中的NF-K轻多肽基因增强器、表皮生长因子受体、E1A结合蛋白p300）与哮喘的后期发展有关。

Zosky等使用相关的维生素D缺乏BALB/C小鼠模型，研究了2周龄时的体细胞生长、肺功能和肺结构。经测定，维生素D缺乏改变了肺力学的体积依赖性，提示组织结构发生了改变。在这个模型中，维生素D缺乏组和充满组的原始组织学差异表现为肺容量的差异，支持了维生素D缺乏与肺发育之间的联系。这些数据表明妊娠期维生素D缺乏状态与肺结构和功能的改变及炎症的增加有关，这导致了出生后发生哮喘，并进一步表明维生素D的作用的表观遗传机制。

Yurt等研究了维生素D补充对肺形态的影响。研究者使用活体大鼠模型，确定围生期维生素D缺乏对整体肺功能和气管收缩的影响，作为气道收缩性的功能性标志。在妊娠前1个月，大鼠被随机分为两组：一组是不添加胆钙化醇，另一组是250U/kg、500U/kg或1000U/kg的胆钙化醇，在整个妊娠期和哺乳期一直持续。在出生后第21天，测定子代血浆25-羟维生素D浓度和肺功能（通过全身体积描记术和对乙酰胆碱的气管收缩反应测定）。在剂量依赖性方面，与250U/kg和500U/kg维生素D补充组相比，无胆钙化醇补充组在甲胆碱激发后气道阻力显著增加。特别有趣的是，维生素D缺乏引起的气管收缩力增加仅被母体剂量高达500U/kg的胆钙化醇所阻断。因此，除了改变肺泡上皮间充质信号外，围生期维生素D缺乏与气道收缩性改变有关。研究结果提供了一些关于哮喘发病机制和维生素D在围生期维生素D缺乏后代中机制的见解，并进一步表明可以通过围生期补充维生素D来预防儿童哮喘。

三、妊娠期维生素D缺乏：人类观察性研究

几十年来，维生素D被认为对孕妇及发育中的胎儿很重要，只是为了维持钙的平衡和骨骼的完整性，其间的研究目的是回答这样一个问题：预防低钙血症和母亲及其新生儿的骨质流失或发育不全需要什么？无论是偶然发现还是某些医生和科学家已经意识到维生素D与其他生理过程有关，研究开始出现将维生素D缺乏与长潜伏期疾病和免疫失调联系起来的现象。

这一新的研究方法延伸到了这样一个问题，即先兆子痫是否与维生素D缺乏有某种联系，这是世界许多地区早产的主要原因。于是报道开始出现，发现孕妇膳食维生素D_3摄入量与子痫前期有关。回顾历史研究，有趣的是，半个多世纪前，Olsen和Sanche在对孕妇服用富含维生素D_3的鱼肝油的研究中发现，这种补充与早产和子痫前期的减少有

关，笔者将其归因于海洋ω-3脂肪酸，未提及维生素D及其潜在影响，这一观点在20世纪40年代初是基于当时未知的维生素D对钙和骨以外的各种系统的影响。

近来研究已经认识到维生素D的骨骼外和免疫作用，这使妊娠期间维生素D的重要性得到了新的认识。早期观察研究表明，母亲循环浓度25-羟维生素D与先兆子痫、胎盘血管病理改变、剖宫产率、糖耐量异常、种族和种族导致的不良出生结局、脑功能障碍和呼吸困难之间存在一致的关系。

1980年以来的研究表明，母体维生素D缺乏是一系列不良健康结果，包括异常胎儿生长模式（极低发育可能导致生长改变）、不良出生结局（如早产）、生殖衰竭以及进一步的链球菌感染。增加了维生素D在导致先兆子痫的疾病表现和进展中的作用。最近的分析发现，母体维生素D缺乏与早产风险之间存在正相关关系。

四、随机临床试验

循证医学（evidence-based medicine，EBM）和随机临床试验，作为金标准，长期以来被认为是促进健康干预和实践的关键。这一方法和具体的方法已被应用于评估营养效果。如前所述，在推进营养研究的原因时，Heaney指出，将循证医学应用于营养研究时，虽然在药物评价中是适当的，但却缺乏循证医学。例如，在一项旨在研究给定药物疗效的临床试验中，安慰剂组不会接触该药物，也不会接受任何相关药物。营养研究，

包括维生素D研究，并非如此。为了对维生素D进行真正的随机对照试验，研究设计将确保所有受试者在研究开始时都缺乏维生素D，并且在研究期间，所有受试者都必须待在室内以避免阳光照射。事实上，中东等地区由于文化和宗教原因，妇女受到的阳光照射有限，且不太可能接受维生素D补充，存在严重的维生素D缺乏，当这些妇女被随机分为维生素D治疗组时，会产生深远的影响。在世界上其他向孕妇补充维生素D的地区，一种真正的安慰剂被认为是不道德的，因此，存在围绕营养研究设计和数据解释的困境。

Heaney提出的5条严格的营养研究规则包括：①必须测量基础营养状况，作为进入研究的纳入标准，并记录在试验报告中。②干预必须足够大以改变营养状况，并且必须通过适当的分析进行量化。③必须测量和报告试验报告中所列人员的营养状况变化。④要测试的假设必须是营养状况的变化会产生寻求的效果。⑤必须优化其他营养状况，以确保所研究的营养是唯一的营养。我们还增加了一个额外的必要条件：被调查的营养素必须遵循与被调查的生理系统相匹配的给药计划，如维生素D，每日、每周和每月的给药之间存在显著的生理差异。截至目前，大多数维生素D临床试验至少会基于其中两个标准而失败。因此，我们不得不研究具有营养研究"缺陷"的观测和随机对照试验数据，但这些数据对维生素D在健康中的作用提供了重要的见解。

20世纪80年代初，首次对孕妇补充维生

素D的研究主要在欧洲进行。这些早期研究受到样本量小、终点无意义或有效治疗/剂量浓度的困扰，无法有效评估维生素D在某些疾病状态如先兆子痫、哮喘、早产和自身免疫性疾病发展中的作用。因此，研究结果的变异性导致了混乱，与普通人群的相关性有限，这导致该领域至少停滞了20年。

作为辨别25-羟维生素D的合理健康浓度的第一步，有学者在2001年设计了一个大型随机对照试验来评估妊娠期间维生素D的需求量。这项研究与先前的研究有根本性的不同，提出了一项随机临床试验，在妊娠16周以下的孕妇在分娩前补充高达4000U/d的维生素D_3。高剂量治疗组是1997年IOM规定的上限的2倍。本研究旨在确定妊娠晚期将循环母体25-羟维生素D浓度提高到至少80nmol/L（32ng/ml）所需的每日维生素D剂量，根据先前研究的数学计算，这是预防继发性甲状旁腺功能亢进所需的量。

已经发表了一些其他的随机对照试验，主要发现每日服用4000U的维生素D可以安全地提高循环25-羟维生素D浓度，无论种族如何，孕妇的维生素D代谢和钙稳态能够完全和安全的正常化。通过重复测量，研究队列中完全标准化的1,25-双羟维生素D的25-羟维生素D浓度在每个受试者身上测定，并绘制图以确定一阶动力学变为零阶的点，即100nmol/L（40ng/ml），即1,25-双羟维生素D产生的高原起点。

以上研究和其他研究的安全性表明，治疗组之间的血清钙和尿钙/肌酐比值没有差异。因此，4000U/d维生素D被认为是安全的。

随着维生素D对钙稳态意外妊娠结局有利作用的观察性研究的出现，我们分析了妊娠队列中的健康结局测量。维生素D水平的改善与妊娠并发症的减少和剖宫产率的降低有关。Merewood等曾在波士顿的一组妇女（55岁）中显示了维生素D和分娩方式之间的相似关系。此外，我们小组和世界各地的其他人的随机对照试验数据及分析清楚地表明，妊娠期间服用较高剂量的维生素D可改善出生结局数据。

将维生素D缺乏与妊娠并发症联系起来的研究越来越多，发现维生素D状态与妊娠糖尿病、空气变应原致敏和调节性免疫标志物有关。也许这些研究中最具深远意义的一项是由Sablok等进行的。在他们的研究中，生活在印度德里的维生素D缺乏的孕妇，其循环25-羟维生素D浓度＜25nmol/L（10ng/ml），随机接受大量的维生素D治疗，从妊娠20周或安慰剂开始。值得注意的是，安慰剂组在整个妊娠期间仍然严重缺乏维生素D。在随机接受维生素D治疗的妇女中，依从性为100%，导致妊娠并发症的发生率显著下降。在世界上其他所有妇女每日至少摄入400U维生素D的地区，维生素D缺乏较少，临床结果的差异也不那么显著。因此，维生素D缺乏的影响似乎在严重缺乏的情况下被放大，这是没有补充维生素D的最终结果（安慰剂）。

五、妊娠期补充维生素 D 引起基因组改变

使用循环 25-羟维生素 D 浓度作为维生素 D 状态的生物标志物，维生素 D 补充对早产的真正影响将变得明显。VDAART 试验的相同关联也适用于预防子痫前期。维生素 D 对基因调控有作用，妊娠期间补充维生素 D 似乎会改变与全身炎症和免疫反应相关的基因。这些基因和过程的异常表明，与维生素 D 缺乏相关的特定免疫级联事件在妊娠早期发生于注定会发展为先兆子痫的妇女。同样，在其他妊娠并发症状态，如妊娠糖尿病和感染。

对 VDAART 随机对照试验研究的事后分析中，发现了强有力的证据，证明了维生素 D 对妊娠期间基因组变化的影响，这是此类研究的首次报道。作为妊娠 10～18 周时补充维生素 D 的母体随机对照试验的一部分，将妇女随机分为每天 400U 和 4400U 维生素 D_3，以降低儿童哮喘风险。此外，研究者还收集了一组血液样本，用于在妊娠前 3 个月和妊娠后 3 个月进行基因表达的 RNA 分析，以供比较。利用微阵列分析和聚集加权基因共表达网络分析的意义来确定妊娠前 3 个月和妊娠后 3 个月的主要生物学转录谱，这组研究人员鉴定出 5839 个表达显著差异的基因。这些基因的转录产物聚集在 14 个共表达模块中，其中 2 个与母体 25-羟维生素 D 浓度显著相关。两个模块识别了富含免疫防御途径和细胞外基质重组的基因，以及富含 Notch 信号和转录因子网络的基因。

这些重要发现表明，妊娠期母亲基因表达的变化受其本身维生素 D 状况的影响，而维生素 D 状况又直接反映了母亲补充维生素 D 的情况。

以美国和欧洲为基础的研究对世界其他地区的推断是基于维生素 D 的影响，其影响范围超过了钙和骨代谢，以及维生素 D 缺乏影响免疫功能和妊娠结局的发现。妇女在妊娠期间是否通过阳光照射或补充维生素 D 达到最佳维生素 D 状态，比通过任何一种方法都能达到最佳状态的问题都要小，这样她的循环 25-羟维生素 D 浓度至少为 100nmol/L（40ng/ml）。严重缺乏维生素 D 的妇女通常在第 1 个月内对 4000U/d 的维生素 D 酶有强烈的反应，因为她们上调了维生素 D 酶的水平，但经过 2 个月的补充，研究者发现 25-羟维生素 D 浓度会稳定下来，并在整个妊娠期保持稳定。即使是这些最初严重缺乏的妇女，治疗后也不会出现高钙血症或高钙尿症。如果体重指数较高，可能需要额外的维生素 D 来达到这个目标；或者如果患者不服从治疗，她的维生素 D 状况将不会改善。如果确定了这类危险因素，则必须遵循 25-羟维生素 D 系列测量值的妇女。

这么多未解决的问题成为近来研究的重点。例如，母体 25-羟维生素 D 浓度对胎儿发育有什么影响？这些影响是直接的还是通过下游过程？母体基因表达对胎儿的直接影响如何？最近的研究表明，母体维生素 D 状况确实直接影响基因组的改变，这可以改变母亲的健康和出生结果。

六、早产和低出生体重

妊娠期25-羟维生素D缺乏会增加早产（premature birth，PB）和低出生体重（lower birth weight，LBW）及小于胎龄儿（small for gestatioual age infant，SGA）的风险，几项研究表明25-羟维生素D与早产风险之间存在关联。荷兰的一项研究通过评估妊娠中期的25-羟维生素D发现，与最高四分位数（＞29.5ng/ml）的母亲相比，最低四分位数的25-羟维生素D值（＜9.6ng/ml）女性患早产（OR＝1.72，95%CI 1.14～2.60），低出生体重（OR＝1.56，95%CI 1.02～2.39）和SGA（OR＝2.07，95%CI 1.33～3.22）的风险增加，PB、LBW和SGA的25-羟维生素D＜20ng/ml的比例分别为17.3%、18.4%和22.6%。

另一项类似的研究表明，25-羟维生素D＜20ng/ml的孕妇与25-羟维生素D≥30ng/ml的孕妇相比，妊娠＜35周时患早产的风险增加1.8倍，而25-羟维生素D＜12ng/ml时患早产的风险增加2.1倍。

一项研究得出的结论是在患有维生素D严重缺乏的妇女，补充维生素D_3 2000U/d可降低早产风险，还发现VDR基因多态性会导致维生素D浓度的变化和早产风险的增加。

七、剖宫产

前面提到过恐龙灭绝的故事，重点是维生素D缺乏症，推测严重缺乏维生素D的雌性恐龙也很难生产出能存活的卵，随着时间的推移，能够生育的健康恐龙数量的减少，可能加剧了恶劣环境中面临的其他挑战。

与恐龙不同，人类凭借先进的大脑和开发技术的能力，成功地规避了环境、条件和某些情况下环境带来的挑战。例如，我们已经学会了如何将大量清洁的水输送到遥远、干燥的地方以维持人口；我们已经掌握了农业的艺术，可以通过强化食物来提高营养。

我们已经开发出延长人类生命的方法，并在出现危及生命的情况时进行药物干预，例如当女性因任何原因无法自然分娩时，可以进行剖宫产。

尽管WHO建议任何国家的剖宫产率不得超过15%，但美国2006年的剖宫产率为31.1%。由于剖宫产是大手术，容易带来额外的相关风险，从麻醉剂的使用到呼吸困难，以及需要更长的住院时间，因为母亲和孩子都有医院感染的风险，多数人不知道，维生素D缺乏可能是导致剖宫产的罪魁祸首。

2008年，Anne Merewood和Howard Bauchner团队报道了一项里程碑式的研究，表明25-羟维生素D水平低的女性更有可能行剖宫产术。这一发现是一项更大研究的一部分，该研究观察了分娩后72小时内女性的25-羟维生素D水平，研究中没有一名女性曾进行过剖宫产术，研究中行剖宫产术的比例为17%，研究发现，这些女性中有36%缺乏维生素D，23%严重缺乏维生素D，低25-羟维生素D水平的女性通过剖宫产术分娩的可能性是高维生素D水平女性的4倍。

背后的原因其实很简单，你可以回想一下这些恐龙，看看为什么，分娩需要一定的力量，分娩可能持续数小时或数天，女性生殖器官的创伤需要肌肉力量和腹部力量，很多孕妇连仰卧起坐的动作都做不了，腹部肌肉分娩时需要使用的主要肌肉，子宫本身由肌肉组成。因此，如果维生素D缺乏，子宫虚弱乏力，这可能会阻碍孕妇经阴道分娩的能力。

维生素D受体（VDR）存在于平滑肌细胞或骨骼肌细胞中，这种激素缺乏可能会降低收缩肌的强度，从而导致剖宫产术的次数增加。因此，25-羟维生素D缺乏和功能不全可能会降低女性的肌肉质量和力量，25-羟维生素D＞30ng/ml的女性盆底表现更好，对于20岁或20岁以上的女性，25-羟维生素D每增加5ng/ml，骨盆功能障碍的风险降低约6%，50岁或50岁以上的妇女降低约8.6%。在妊娠期间，加强盆底肌肉可以改善肌肉控制，防止妊娠期和产后尿失禁，并使分娩顺利进行。

八、先兆子痫

先兆子痫是妊娠期最常见但更严重的并发症之一，以体重突然增加、液体潴留、高血压和妊娠中期和晚期水肿为特征的疾病，甚至可以在分娩后持续一段时间，其他症状包括视力改变和头痛，可能并不总是出现在进展迅速的病例中。

先兆子痫能影响3% ～ 15%的孕妇妊娠，是15%的孕妇早产的原因。先兆子痫病因不明，目前尚无治愈方法，患者需要进行监测，

以防止进一步的并发症威胁母婴的生命和健康，有时情况会恶化到引产的程度。对母亲和胎儿都有潜在的致命性，并与宫内生长迟缓和自发性或医源性早产有关。这就解释了它在围生期医学中的相关性，近几十年来，其发病率有所上升，并显示出许多危险因素，如初产妇、既往妊娠先兆子痫、多胎妊娠、先兆子痫家族背景、糖尿病、肥胖和血栓形成倾向。

先兆子痫是一种多系统疾病，合并高血压和蛋白尿。其特征是受孕后母体免疫反应异常，通过内皮功能受损、凝血级联反应激活、血管阻力增加和血小板聚集来表达。肾素-血管紧张素-醛固酮系统（renin-angiotensin-aldosterone system，RAAS）调节血压，而几项流行病学研究将高血压与25-羟维生素D浓度不足的高肾素活性联系起来，因为它就像RAAS的内分泌调节剂一样，除维生素D对RAAS的内分泌抑制作用外，它还可能调节脂肪因子合成，抑制血管平滑肌细胞增殖，调节内皮功能障碍。

在胎盘中检测到1,25-双羟维生素D_3合成和VDR所需的酶。据描述，患有先兆子痫的女性的25-羟维生素D血清水平与对照组不同，尤其是在夏季，这与编码缺乏季节变化的酶的基因表达不同。同时，注意到先兆子痫胎盘组织中酶的表达发生了改变。

2007年，Bodnar等描述了母亲维生素D缺乏可能是先兆子痫的一个独立风险因素。2013年，一项荟萃分析显示，25-羟维生素D＜20ng/ml水平与先兆子痫风险增加相

关。后来，Akbari等通过分析23项研究得出结论，25-羟维生素D＜20ng/ml与先兆子痫有关。在2022年进行的另一项荟萃分析中，Zhao等报道称，25-羟维生素D的最高水平与先兆子痫风险较低（OR＝0.74，95%CI 0.60～0.90）。

2019年，在最近对Cochrane图书馆的审查中，纳入4项前瞻性随机对照试验，结论是补充维生素D_3可以减少先兆子痫风险（RR＝0.48，95%CI 0.30～0.79）。然而，Fogacci等分析了27项随机临床试验，包括一些补充维生素D和钙的试验，并在接受治疗组中增加了2487名女性，这些选定的研究使用了低剂量（其中2项为400U/d和600U/d的维生素D_3）和非常不同的剂量。维生素D给药与较低的先兆子痫风险相关（OR＝0.37，95%CI 0.26～0.52），如果在妊娠20周前开始服用，通常效果更大（OR＝0.35，95%CI 0.24～0.50），补充剂量更高。他们得出结论，尽管维生素D_3的剂量约为每周25 000U，但无论是否会持续到分娩，都可以建议在妊娠20周内补充维生素D_3。然而，Hollis等进行的这项改变了补充观点的研究没有包括在Cochrane综述中。WHO表明，在妊娠期间补充4000U/d的维生素D_3是有效的，不会发生任何高钙血症或高钙尿症，从妊娠12～16周开始，孕妇服用维生素D_3 400U/d、2000 U/d或4000U/d，以监测每组有多少名妇女在设定的25-羟维生素D目标水平下分娩，即32ng/ml。此前，由于担心维生素D_3 4000U/d的安全性，他们不得不获得美国FDA的批准。达到的浓度为（31.6±14）ng/ml，分别为（39.3±14）ng/ml和（44.5±16）ng/ml。400U/d时达到32ng/ml的女性比例为50%，2000U/d时为70.8%，4000U/d时则为82%，剖宫产术次数减少，先兆子痫风险降低。作者建议，IOM 2019年规定的孕妇维生素D_3补充剂量必须增加到4000U/d，在分析妊娠结局时必须考虑所达到的25-羟维生素D浓度，而不是用于补充的剂量。

有研究发现，妊娠早期25-羟维生素D含量低的女性，先兆子痫的发病率高出5倍，即使孕妇的25-羟维生素D测量值稍低，也可能使患此病的可能性增加1倍，即使是产前服用了维生素的人也显示出缺乏维生素的高风险，这并不奇怪，因为孕妇的多种维生素中没有足够的维生素D，剂量普遍过小。

补充维生素D有助于妊娠的每一个阶段，我们需要改善观念，包括体外受精（男人也应该补充维生素D），通过补充维生素D可减少流产发生的2倍，减少妊娠糖尿病发生的5倍，减少阴道炎，以及降低高血压（子痫前期）发生的2倍，减少妊娠期和产后抑郁风险的2倍，降低早产风险的2倍，降低剖宫产术的1.6倍。如果同时合用ω-3脂肪酸，可以减少死产4倍，减少早产3倍，也可以减少儿童健康问题就诊次数（常见的包括感冒、腹泻、呼吸困难、内耳感染）；减少儿童残疾（多动症、孤独症）的发生率，降低早产儿0～5岁的死亡率。

九、妊娠糖尿病

大多数研究报道血清25-羟维生素 D 与妊娠糖尿病（gastational diabetes wellitus, GDM）风险呈负相关，但一些研究未能发现这种相关性，Sadeghian 等得出结论，循环25-羟维生素 D 每增加4ng/ml 与 GDM 风险降低2%相关，与25-羟维生素 D 水平的最低类别相比，最高类别的 GDM 风险下降29%。Milajerdi 等在评估29项前瞻性和嵌套病例对照研究时发现，25-羟维生素 D 缺乏与 GDM 风险之间存在显著的正相关，但排除一项体重异常的研究，25-羟维生素 D ＜ 20ng/ml 的孕妇患 GDM 的风险高出26%（OR = 1.26，95%CI 1.13～1.41）。Palacios 等得出结论，妊娠期间补充维生素 D 可降低 GDM 的风险（RR = 0.51，95%CI 0.27～0.97）。其他研究评估了患有以下疾病的妇女补充维生素 D 的情况。

对于明确诊断的妊娠糖尿病，Wang 等的荟萃分析中表明，该补充剂显著降低了 GDM 女性的血清空腹血糖、胰岛素浓度和胰岛素抵抗稳态模型评估。维生素 D 缺乏影响 GDM 风险的可能机制尚不清楚，包括对胰岛 B 细胞和胰岛素抵抗的作用。

12

现有孕妇推荐的维生素 D 剂量远远不够

大多数产前维生素含有大约400U 的维生素 D，这一点几乎所有产科医生都知道，也都建议孕妇在妊娠期每日补充400U 的维生素 D，但是，这个剂量远远不够。国外越来越多的证据显示，妊娠期理想25-羟维生素 D 水平在40ng/ml 以上，要达到这个水平，多数人需要每日补充4000U 的维生素 D，而这个剂量，多数医生顾虑重重，因为远远超过营养学会和其他几个学会推荐的推荐剂量400U。

大多数健康团体建议每日服用不超过2000U 的维生素补充剂。一项研究包括南卡罗来纳州查尔斯顿的约500名妇女，她们正处于妊娠的第3个月或第4个月。这些妇女每日服用400U、2000U 或4000U 维生素 D，直到分娩。这些女性的妊娠相关并发症发生率也最低，与每日服用400U 维生素 D 的女性相比，服用4000U 的女性患妊娠糖尿病、妊娠相关高血压或先兆子痫的可能性降低了一半，也不太可能早产。

维生素 D 是否可以作为支持 Barker 假说的证据？答案是肯定的！通过对遗传过程的影响，妊娠期间维生素 D 缺乏会影响母亲和胎儿，至少在哮喘的情况下，还会影响婴儿/儿童的表型表达。

在整个妊娠期，需要通过阳光或补充剂输送足够的维生素 D 底物来保护母亲和胎儿，当供应充足时，有利于影响胎儿的表观基因组，进而影响长期健康。人们越来越需要未来的研究努力，不仅要关注从妊娠前到妊娠期间的关键时期，还要关注整个生命周期，以防止对健康产生不利影响的某些表观遗传变化。基于新出现的研究，迫切需要纠正维生素D缺乏并保持最佳维生素D状态。维生素D及其代谢物对母亲和胎儿妊娠期间遗传信号的影响是一个非常活跃的领域，目前仍处于早期阶段。虽然妊娠期补充维生素D可将某些不良后果（如早产、哮喘、子痫前期和妊娠糖尿病）的风险降至最低，但这些过程发生的机制尚不完全清楚。随着我们在这些领域加大研究力度，这些机制的定义只是时间问题。

居住在坦桑尼亚的马赛人和哈扎比猎人孕妇，尽管皮肤很黑，重度衣着，但由于大部分时间在户外，两地孕妇的平均25-羟维生素D分别为47.6ng/ml（23.2～66.8ng/ml）和43.6ng/ml（28.4～68.4ng/ml），是居住在美国和其他发达国家非洲裔孕妇的2倍。

需要指出的是，肥胖、BMI 30的女性在增加维生素D缺乏的风险，生活方式、皮肤色素沉着、生活所处纬度、城市居民或农村地区、季节，以及最重要的因素——是否有阳光照射。有趣的是，最近的一项研究涉及大哥本哈根地区的144名孕妇在孕18周、32周和39周的观察，仅有1.4%～4.3%的孕妇维生素D不足，可能与增加膳食摄入较多鱼类相关。

关于维生素D的最佳每日摄入量、何时应考虑阳光照射及如何在如此脆弱和关键的发育时期确定充足性，争议仍在继续。

妊娠期补充维生素D在预防母亲和胎儿健康风险方面的重要性似乎与达到25-羟维生素D浓度＞40ng/ml有关，这是维生素D代谢物25-羟维生素D（前激素）转化为1,25-双羟维生素D（活性激素）的平台起点。

根据来自美国国家儿童健康和人类发展研究所（National Institute of Child Health and Human Development, NICHD）赞助的维生素D补充妊娠试验的数据，以及随后的研究和世界各地其他研究人员建议，考虑妊娠的妇女，如果妊娠，那么应考虑使用维生素D，在妊娠最初时保持循环25-羟维生素D浓度至少100nmol/L（40ng/ml），实现这一目标将降低维生素D相关妊娠并发症的风险，包括先兆子痫和早产，以及后代后期哮喘的风险。

为了实现这一目标，需要摄入至少4000U/d的维生素D_3，因为个体将维生素D转化为25-羟维生素D的能力各不相同，在过去的20年里，这些补充剂已经被证明对成千上万的患者是安全的。此外，这种补充剂量在美国内分泌学会定义的安全摄入量水平内。这种补充成为直接暴露在阳光下的替代品，并与生活在阳光充足的环境中的人群得出的数据一致，这些人群在妊娠期间的循环25-羟维生素D浓度仅来自阳光照射，与每日补充4000U的维生素D相当。

总之，观察性和随机临床试验提供了一个明确的信息：通过优化维生素D代谢，超过传统的钙和骨平衡，补充4000U/d维生素D_3有益于母亲和胎儿健康。虽然还需要进一步的工作来确定妊娠期补充维生素D的最佳剂量是基于维生素D结合蛋白和维生素D受体的不同基因型差异、BMI、受孕时的状况及其他因素，如阳光照射和纬度。我们认为所有人（包括孕妇），应尽早达到循环25-羟维生素D浓度100nmol/L（40ng/ml）的目标。由于达到25-羟维生素D目标浓度所需的个体差异，我们认为所有妇女在妊娠前和整个妊娠期间应至少摄入4000U/d的维生素D_3。

孕妇从妊娠期开始补充4000U/d的维生素D_3，可以保护98%的未补充维生素的母乳喂养婴儿在至少8周内预防25-羟维生素D缺乏（＜50nmol/L），而每天摄入400U或2000U的维生素D仅能保护57%和84%的婴儿。

2015年发表的2010—2013中国国家营养和健康调查（CNNHS），曾对31个省市自治区1985个正常孕妇的截面调查结果显示，25(OH)D中位数15.5ng/ml，平均水平16.6ng/ml，一年四季中25(OH)D水平分别是春季10ng/ml、夏季18.3ng/ml、秋季17.9ng/ml、冬季15.6ng/ml，不同民族也有差别，汉族孕妇为16.8ng/ml，回族孕妇为10.7ng/ml；维生素D缺乏［25(OH)D＜20ng/ml］患病率为74.9%，严重缺乏［25(OH)D＜12ng/ml］患病率为25.5%；危险因素包括冬季、未补充维生素、户外光照不足、孕前肥胖、回民。这一研究结果显示，高达3/4的中国孕妇存在维生素D缺乏，1/4存在严重缺乏。但是时过10年，这一结果并未引起国内学术界的重视，国内妇产科界的各种会议上，很少有人讲维生素D缺乏与妊娠的关系相关内容。实际上，国外有研究显示，妊娠期理想25-羟维生素D水平应该在40ng/ml以上，因此，对于就诊备孕和妊娠期妇女，笔者都建议检查25-羟维

生素D水平，并尽可能将其提高到40ng/ml以上。笔者在北京地区观察到，多数孕妇需要每天补充5000U的维生素D才能达到这一水平。

要达到25-羟维生素D水平在40ng/ml以上，一般孕妇都需要每日4000U以上维生素D，由于国内一直没有合适剂量的维生素D制剂，笔者经常建议患者网购国外进口的5000U一粒的维生素D_3，每日1粒，绝大多数孕妇25-羟维生素D水平能够达到40～50ng/ml。由此注意到，所有孕妇生出的孩子都很健康，新生儿出生后Apgar评分高于一般孩子。很多国内医生过分担心这一剂量是否安全，会不会引起维生素D中毒，其实这一担心完全没有必要，维生素D中毒十分罕见，维生素D中毒时25-羟维生素D水平在150ng/ml以上，并伴有高血钙，要达到这一水平，需要长期每日服用数万单位的维生素D。

充足的维生素D水平与妊娠的关系，近些年来成为国外研究热点，国内内分泌科和产科医生普遍存在认识不足，需要引起足够的重视。

这方面的文献报道很多，93%的不孕症妇女维生素D水平普遍偏低，如果进行体外受精，这种低维生素D水平很容易导致体外受精失败，而足够的维生素D水平可使体外受精的成功率提高4倍以上。妊娠期维生素D缺乏可增加先兆子痫、妊娠糖尿病的发生危险；对于复发性流产的治疗，维生素D作为免疫疗法可能是有利的；维生素D还可减少

与流产相关的炎症；每日服用4000U维生素D可降低妊娠期感染率及早产率。

此外，作为成功受孕的另一面，男性也需要有充足的维生素D。维生素D缺乏者的精子数量低，精子运动和形态质量下降，提高维生素D水平可以改善精子活力和精子质量。

充足的维生素D水平在妊娠期很重要，母体与胎儿（脐带血）之间的25-羟维生素D有很强的相关关系，孕妇维生素D缺乏必然导致胎儿维生素D缺乏，但母体严重的维生素D缺乏，使胎儿很少在宫内出现类似出生后所表现的佝偻病，胎儿和新生儿骨骼的影响可以很容易观察到，但维生素D缺乏对免疫系统发生的深远影响更微妙，如随后出现的感染风险或免疫功能紊乱则不易察觉，这一点难以理解。

妊娠期间的维生素D水平对胎儿骨骼发育、牙釉质的形成，以及胎儿的一般生长发育均能发挥作用。有研究比较了妊娠期间牛奶和维生素D摄入量与新生儿在增长参数之间的关系，结果发现妊娠期维生素D摄入量与出生体重之间存在关联，每额外增加40U（1μg）的维生素D摄入，新生儿出生体重就会增加11g。

来自伊朗2013年的研究表明，对妊娠24～26周的25-羟维生素D<30ng/ml的孕妇均给予200mg钙，干预组接受维生素（含维生素D_3 400U）加上维生素D_3每周50 000U，共使用8周（相当于7542U/d），干预组产妇的平均体重增加明显高于对照组，新生儿长度、体重和头围均高于对照组，这

证明了妊娠期低血清维生素D治疗可以改善胎儿生长发育指数和增加母婴体重。

除了生长，还有研究前瞻性随访了新生儿急性病毒感染和呼吸道合胞病毒支气管炎发病情况，结果显示，妊娠期维生素D缺乏确实可以影响婴幼儿的健康，提示维生素D的作用不仅仅是骨健康。

什么是孕妇最佳血清维生素D水平呢？越来越多的医生认为40～60ng/ml的维生素D对健康有利，是更健康的水平。一项对坦桑尼亚马赛人孕妇的研究很有价值，马赛人生活在赤道附近，尽管皮肤很黑，重度衣着，但由于大部分时间在户外，其孕妇的平均25-羟维生素D水平为47.6ng/ml，是居住在其他发达国家孕妇的2倍。

对妊娠16周以内孕妇的研究结果显示，要想1,25-双羟维生素D达到理想水平，需要使25-羟维生素D水平维持在40ng/ml（100nmol/L）以上，为了达到这一目标，4000U/d维生素D的效果优于2000U/d和400U/d，4000U/d维生素D的剂量具有明显的优势，4000U/d的维生素D_3没有发现任何安全问题，如妊娠并发症、早产、妊娠高血压、妊娠糖尿病，似乎这个剂量的维生素D，是妊娠期间足够阳光照射下所产生的保守剂量。

总之，尽管妊娠期间维生素D缺乏非常普遍，但是有足够的证据来支持这一观点，那就是无论母亲还是胎儿，维生素D缺乏都对健康不利。

基于这种考虑，我们提出把25-羟维生素D浓度从10ng/ml（25nmol/L）提高到

40ng/ml（100nmol/L），维生素D 4000U/d可以有效地提高孕妇血清25-羟维生素D水平达到40ng/ml以上，这一水平与生活在非洲部落的当地人水平相当。新的研究表明，在妊娠期间服用高剂量维生素D的女性患并发症的风险显著降低，包括妊娠糖尿病、妊娠高血压、先兆子痫、早产和感染。根据研究结果，建议孕妇每日服用4000U的维生素D这一剂量，至少是各个健康团体推荐量的10倍。

研究中的女性在妊娠中期和妊娠晚期每日服用4000U维生素D没有任何不良影响，但与每日服用400U维生素D的女性相比，妊娠相关并发症发生率降低一半。新生儿科医生和南卡罗来纳医科大学的研究者Carol L. Wagner医生认为，该建议可能会引起争议，因为长期以来人们认为非常高剂量的维生素D会导致出生缺陷。但是，"任何没有遵循文献的医生都可能对告诉他们的患者服用4000U维生素D持谨慎态度，"她说"但没有证据表明补充维生素D有不利影响，即使每日剂量超过10 000U"。

13

哺乳期妇女的维生素D补充

美国医学研究所（IOM）建议，每日400U的维生素D对于妊娠期和哺乳期的妇女来说都是不够的。很多孕妇在产前服用维生素（含400U的维生素D），每日喝两杯牛奶，从而每日摄入600U的维生素D，即使如此，

有研究发现在分娩时孕妇仍有维生素D缺乏，其中81%的新生儿缺乏维生素D。

孕妇每日至少需要摄入1400～2000U的维生素D，才能使其血液中的25-羟维生素D水平保持在30ng/ml以上。有研究表明，哺乳期妇女每日可以摄入4000～6000U的维生素D，而不会对自己或婴儿造成任何不利影响，更重要的是，需要将此量的维生素D转移到母乳中才能满足婴儿的需要。

今天的母乳几乎不含维生素D，因为哺乳期妇女在复合维生素中只摄入400U的维生素D，并且可能从钙加维生素D补充剂中获得额外400U的维生素D。这与我们通过狩猎采集食物的祖先大不相同，他们每日生产数千单位的维生素D，这些维生素D通过乳汁来满足婴儿的需要。目前认为，母亲每日摄入4000～6000U的维生素D是完全安全的，由于大多数孕妇在产前服用维生素D，其中含有400U的维生素D，因此补充形式的1000～2000U维生素D应视为最低限度。

这不仅关系到母亲的健康，还关系到她未出生孩子的健康。50%以上婴儿在出生时就存在维生素D缺乏或不足。由此会影响未来的身高和骨密度，如果在婴儿期和儿童期没有给予足够的维生素D，病情会进一步恶化，造成婴儿出生时维生素D缺乏的首要原因，就是母乳中缺乏维生素D，哺乳期母亲自身缺乏维生素D造成乳汁中维生素D含量很少。

农业社会的人们在户外花费数小时，每日生产数千单位的维生素D，这种维生素D

可以储存在乳汁中以满足婴儿的需要。自从工业革命以来，人类大部分生活转变到室内，基本把太阳从生活中赶走，但是我们的身体还没有进化到能够适应。研究表明，妊娠期间维生素D缺乏与儿童成年后患精神分裂症的风险增加有关，这表明了维生素D对胎儿大脑和心理功能的发育有多么重要，尽管我们可能还不完全了解维生素D帮助保护人类早期健康发育的所有复杂机制。

维生素D受体存在于人类胚胎中，妊娠期维生素D缺乏不仅是胎儿生长和钙代谢问题的风险因素，也是胎儿免疫系统发育问题的风险因子。维生素D还可以降低孕妇患先兆子痫严重并发症的风险，维生素D使分娩更容易，减少了剖宫产术的需要。夜间出汗是新生儿维生素D缺乏的标志之一。

几项研究已经证明，妊娠期间服用维生素D的妇女也可以保护其幼儿免受上呼吸道感染和喘息的影响，母亲和儿童体内25-羟维生素D水平低，也与低出生体重和儿童发展自身免疫性疾病（如1型糖尿病和哮喘）的高风险相关，妊娠期间服用维生素D会减少5岁儿童患哮喘和变应性鼻炎的发生率，也就是说，在妊娠期间服用维生素D的女性，其孩子到5岁时患变应性鼻炎和哮喘的可能性较小。

一些专家甚至将维生素D缺乏症与孤独症联系起来。但需要更多的临床试验，在科学方法的严格性下进一步探索这种联系。大脑中有维生素D受体，维生素D缺乏与肌肉功能差有关。因此，重要的是要确保孤独症儿童有足够的维生素D，由于孤独症儿童通常在室内活动，维生素D不足会导致孤独症儿童出现昏睡、肌肉无力和情绪低落等症状。

前文讲过，为什么牛奶中含有丰富维生素D，而人类母乳中维生素D含量不足？其实，真实的原因是哺乳期母亲的维生素D水平不够高，如果把母亲的25-羟维生素D水平提高到50ng/ml以上，其哺乳婴儿可以不额外补充维生素D，这样将对母亲和哺乳婴儿都有利。但学术界，尤其是儿科学界对此却没有什么反应。

笔者个人建议，哺乳期妇女每日补充维生素D 5000U以上，可以使25-羟维生素D水平达到50ng/ml以上。Michael Holick医生在一次讲座中提到，他的女儿在哺乳期每日补充维生素D 10 000U，被哺乳的外孙没有补充维生素D，但仍能达到健康水平。

14

妊娠和哺乳后妇女的关节痛

哺乳期钙和维生素D不足，会影响以后的骨骼和全身健康，这里列举一个病例。

37岁女性，是两名学龄前儿童的母亲，因为肩部、上肢和手指疼痛就诊，伴有疲乏无力、头痛、颈痛，轻度焦虑、抑郁，关节无肿胀，有肌肉酸痛和小腿骨压痛。实验室检查提示类风湿因子阳性，维生素D水平为22ng/ml，血钙和PTH正常，其他检查正常，给予维生素D 67U/（kg·d），同时给予钙剂和镁，减少产酸性食物的摄入，并增加新鲜蔬菜和瘦肉比例，3个月后她的维生素D水平在53ng/ml，上述症状明显好转。

这个病例来自国外的一个免疫科医生的维生素D专著 *Vitamin D Cure*，笔者在这里引用这个病例，是想让各位读者留下印象，作为内分泌科和全科医生，尤其是免疫科医生，估计会经常遇到这种情况，很多生过孩子的女性也有切身体会，产后体能明显下降，关节疼痛、肿胀，很多人归因于月子期间受风着凉，或者把身体疲劳和疼痛归咎于照顾孩子，其实这些与妊娠期和哺乳期维生素D和钙需要量增加有关，尤其是生孩子2年内再次妊娠者，此时，母亲储存的营养成分，如钙、维生素D和蛋白质，大量给予孩子，更容易增加上述症状的风险。

不少妇女在妊娠后或者哺乳后患有龋齿、牙周病、牙齿松动、牙痛，这是由于母亲动用自己储存的钙和维生素D给孩子，妊娠和哺乳对于母亲是一种应激，需要增加营养成分的摄入、增加额外体育运动来维护骨骼强度和肌肉组织的数量。因此，理想维生素D水平和营养，有利于母亲自身健康和胎儿及其哺乳婴幼儿的健康。

第十二章

维生素D与老年人健康

①

老年人很容易出现维生素D缺乏

几年前，医生们主要关注儿童维生素D缺乏，在食物中添加维生素D可预防佝偻病。现在我们知道佝偻病只是冰山一角，老年人也有维生素D缺乏的高风险。据估计，全世界老年人维生素D缺乏的患病率约为50%，提示其对公共健康的重要性。

有研究表明，维生素D缺乏可能导致老年人肌肉无力、骨痛、骨折、骨质疏松、糖尿病、癌症、心脏病、关节炎和总体健康状况不佳。

老年人很容易出现维生素D缺乏，原因是老年人皮肤产生维生素D的能力降低、阳光照射少、皮肤色素沉着、防晒霜的使用、皮肤遮盖衣物及饮食中鱼类和乳制品含量低。老年人维生素D皮肤合成减少，又不能通过饮食摄入来弥补。一些药物，如类固醇、减肥药物、降低胆固醇药物和用于控制癫痫发作的药物都会干扰维生素D的代谢。

维生素D状态的最佳决定因素是25-羟生素D的血清浓度。对于足够的维生素D状态所需的血清25-羟维生素D迄今还缺乏共识，多数研究者赞同血清25-羟维生素D应高于30ng/ml，但一些研究者建议血清水平更高，如高于35ng/ml甚至40ng/ml。临床维生素D缺乏症状仅在血清25-羟维生素D低于10ng/ml时发生。

意大利中部的基安蒂地区乡村以温和气候和阳光充足而闻名，对该社区中老年居民的研究发现25-羟维生素D缺乏的患病率仍然很高。无论男女，维生素D水平都会随着年龄的增长而降低，但这种下降开始的时间要早得多，而且女性从围绝经期开始下降的幅度更大，男性从第7个10年开始，维生素D的下降在20年后变得明显。

另一个美国老年男性队列中的研究表明，维生素D缺乏和不足很常见。大约1/4的人维生素D缺乏（<20ng/ml），大多数人维生素D不足（<30ng/ml），维生素D缺乏在冬春季节常见（尤其是在北方社区），在年龄较大和肥胖程度较高的受试者中尤为常见。事实上，这些具有多种危险因素的受试者中有86%缺乏维生素D。

②

维生素D缺乏可增加老年人的死亡率

维生素D缺乏导致死亡率增加的既定原因是心血管事件，如心肌功能障碍、胰岛素抵抗、动脉高血压和心力衰竭。

研究表明，维生素D在调节几种重要的炎症细胞因子（如IL-6和TNF-α）中发挥作用。这种机制可以解释为什么维生素D缺乏与几种类型的癌症（如前列腺癌、乳腺癌和结肠癌）和感染性疾病有关。最近，大脑中维生素D受体和维生素D激活酶1α-羟化酶的存在表明维生素D在认知功能中具有潜在的有益作用。具体来说，维生素D受体和催化酶位于大脑中参与复杂计划、处理和形成新记忆的区域。这些发现可能暗示维生素D在认知障碍和多发性硬化中的作用。

大多数试验包括70岁或以上的女性，有研究显示，补充维生素D可降低死亡率（RR＝0.97，95%CI 0.94～1.00）。当分别评估不同形式的维生素D时，只有维生素D_3可以显著降低死亡率（RR＝0.94，95%CI 0.91～0.98；74789名参与者，32项试验），而维生素D_2、阿法骨化醇或骨化三醇没有。维生素D_3与钙联合使用会增加肾结石的风险（RR＝1.17，95%CI 1.02～1.34）。阿法骨化醇和骨化三醇增加了高钙血症的风险（RR＝3.18，95%CI 1.17～8.68）。

根据这些结果，最近发表了一项试验，比较了补充维生素D_2或维生素D_3对总25-羟维生素D增量值的影响。该试验采用了33名健康成年人的单盲随机设计。钙化醇的剂量为每周50 000U，持续12周。笔者发现，维生素D_3在提高和维持血清25-羟维生素D浓度方面的效力约为87%，并且产生的维生素D的储存量比维生素D_3高2～3倍。因此，他们得出结论，鉴于维生素D_3的效力更大，成本更低，在纠正维生素D缺乏时，维生素D_3应该是首选的治疗方案。

❸
维生素D缺乏的老年人更容易跌倒

老年人跌倒是一个公共健康问题，因为其患病率很高（65岁及以上约为30%），并且经常导致不良后果，特别是跌倒相关骨折与较高的发病率和死亡率及巨大的财务成本相关。为了延迟跌倒的发生，需要确定有效的预防干预措施和战略。

维生素D缺乏可能对肌肉及骨骼系统产生负面影响，从而增加老年人跌倒风险，其机制是维生素D缺乏导致肌少症（老年人随着年龄的增长，肌肉质量也在减少）和皮质骨改变，导致骨质疏松性骨折，骨折又进一步导致肌少症和维生素D缺乏，如此造成恶性循环。

几项研究明确报道，皮质骨损伤是导致骨质疏松性骨折发生的主要因素。有证据表明，60岁以后大多数骨丢失发生在位于骨骼表面的皮质骨，而不是位于中间部位的小梁骨。

❹
老年人睡眠障碍

明亮的光线被越来越多地用于治疗影响老年人的各种疾病，特别是睡眠模式紊乱和痴呆，如阿尔茨海默病。

随着年龄的增长，人们的昼夜节律变得"平缓"，他们更容易出现睡眠障碍，通常表现为睡得太早，然后在太阳升起之前醒来，通常是在凌晨三四点钟。

老年疗养院患者可能会在白天或晚上的任何时间睡觉，有时甚至会在一天中的每个小时睡觉一部分。按照治疗季节性情感障碍的相同指导原则，早晨的第一件事就是强光疗法，它能有效地重置老年人的生物钟，恢复他们的昼夜节律。人们越来越重视为老年人提供的照明类型，不仅以定向治疗的形式，而且还应将其纳入家庭和集体生活设施的设计和建筑中。

睡眠小贴士：想要更好地睡眠吗？可以尝试以下方法。

1. 在下午2：00后减少咖啡因（包括含咖啡因饮料）的摄入；避免饮酒；睡前少喝水，这样你就不会被膀胱不适吵醒；睡前不要吃太多的食物；避免尼古丁的刺激，因尼古丁是一种兴奋剂而不是松弛剂。

2. 定期锻炼，但要在下午早些时候锻炼，而不是在下午晚些时候或晚上睡前进行。

3. 在热水浴缸里放松，这是由于睡眠时体温下降，热水浴后有利于散热减低体温。

4. 制定规律的就寝和起床时间表。在周末也要遵守这个时间表。

5. 如果你的睡眠问题变为长期慢性，应该考虑强光疗法。

6. 即使是患有轻度睡眠障碍的人，也能从强光疗法中获益。例如，一个人想在晚上11：00睡觉，但在夜间1：00之前还不能入眠，可以在灯箱前悠闲地吃早餐来重置生物钟。

7. 有研究显示，睡眠时室温在20℃左右时更有利入眠和维持高质量睡眠。

8. 还有研究表明，睡眠时盖厚重一点的毯子或被子，睡得更深。

⑤ 老年人补充维生素D的好处

老年人补充维生素D的好处很多，概括起来，主要有以下几点。

1. 维生素D可以促进老年人的幸福感和心理健康。维生素D能改善老年人的心理健康，对抗老年抑郁症等普遍问题。2017年，一项针对5600多名老年人的研究发现，维生素D水平较低与抑郁症状（如孤独、缺乏乐趣和睡眠不安）之间存在联系。维生素D含量减少常有更明显的心理健康问题。作为这项新兴学科的结果，研究人员将继续研究一种潜在的维生素D抗抑郁药。

2. 维生素D可以促进老年人骨骼健康。骨质疏松症能带来严重的健康风险，可能导致跌倒和其他危险，维生素D与老年人骨骼健康存在明确联系，有助于老年人防止骨骼软化。为了提高疗效，充足的维生素D水平与充足的钙摄入相结合的老年人髋部骨折的风险降低16%。

3. 维生素D有助于预防癌症和感染。想要对自己的健康保持积极主动的老年人应该转向维生素D，维生素D可以作为预防治疗从结肠癌到流感的重要营养素。

由于维生素D管理免疫细胞的能力，老年人服用足够的维生素D可以降低结肠癌和血液系统肿瘤的风险，服用维生素D的癌症患者的死亡率降低。

除了预防危及生命的慢性病外，维生素

D还可以帮助老年人增强免疫系统，战胜感冒、流感和其他呼吸道疾病等日常疾病。一项包含25项临床试验的全球研究报道称，维生素D促进了肺部的"天然抗生素样物质"生成。

4. 维生素D保护口腔健康。年龄增长会增加牙周疾病和龋齿的可能性，但维生素D提供了强有力的防御。在一项针对67名牙科患者的研究中，维生素D水平较高的患者患口腔健康疾病风险较低，维生素D缺乏是老年人龋齿的最主要原因，很多研究都指出了维生素D与人体吸收钙的能力之间的联系，钙缺乏是老年人维生素D缺乏的症状，使老年人患牙周疾病的风险增加。

5. 维生素D可以降低帕金森病的风险。帕金森病在老年人中更为常见，由于大脑神经元的退化并导致肌肉震颤和僵硬，老龄是帕金森病的头号危险因素，85岁以上的成年人中有5%患有帕金森病。老年人服用足够剂量的维生素D可能有助于降低发生帕金森病的风险，甚至有助于缓解诊断后的帕金森病症状。一项对182名帕金森病患者和185名无帕金森病患者进行的研究发现，帕金森病患者的维生素D水平明显低于健康同龄人。

6
老年人维生素D治疗的选择

维生素D是抗衰老的重要组成部分，其剂量建议会随着年龄的增长而增加。然而，许多老年人得不到足够的这种基本营养，导致骨骼软化、恶心、认知困难和其他健康问题。

有研究表明，维生素D状态评估不仅应被推荐用于预防和治疗骨质疏松症，还应被纳入对跌倒、肌少症、神经系统疾病、心血管疾病和癌症风险的全球评估，尤其是在老年人群中。

有学者认为，在慢性病（如糖尿病和心力衰竭）期间观察到的维生素D缺乏，可能是一种替代标志物，而不是一种因果机制。因此，老年人的维生素D替代应仔细监测，以避免补充的副作用，如肾结石。

阳光是维生素D最好的天然来源之一，如果你生活在北方地区，11～12月没有足够的阳光来生产维生素D。皮肤需要揭开盖子（也没有防晒霜）来吸收阳光，坐在窗户旁边是不起作用的，在寒冷的几个月里，中午前后散步晒太阳或购买紫外线灯，一汤匙鱼肝油可以补充每日1000U的维生素D，动物肝脏、脂肪、白蘑菇、熟三文鱼、金枪鱼、牡蛎和虾等食物中均含有维生素D。

维生素D缺乏症的治疗方法是补充维生素D，胆钙化醇又称维生素D_3，它在国外有每粒400U、1000U、2000U、5000U、10 000U、50 000U甚至300 000U的胶囊，如果每日补充1000U，通常会导致血清25-羟维生素D在3～4个月内升高约10ng/ml，300 000U的维生素D_3制剂也可作为肌内注射的选择，每年给予300 000U的维生素D_3制剂相当于每日约800U。

老年人单次大剂量维生素D补充会增加

发生跌倒的危险。

有研究对2256名社区居民的双盲安慰剂对照试验，70岁或70岁以上有骨折高风险的女性，随机分配到每年秋冬季接受维生素D_3（单次口服年剂量为500 000U）或安慰剂治疗，持续3～5年。他们发现，与安慰剂组相比，每年接受高剂量口服维生素D_3者跌倒次数增加15%，骨折次数增加26%。因此，维持剂量每日补充仍然是补充维生素D的首选治疗方法，剂量一般是1500～2000U/d，最好根据检测结果决定。

在决定服用维生素D补充剂时，需要考虑老年人的性别、年龄、饮食、日晒和病史，最好检测一下25-羟维生素D水平。

在没有检测的情况下，一般推荐的具体剂量：骨质流失的一级和二级预防——维生素D_3 2000U/d，加钙1g/d；炎症性肠病——维生素D_3 2000U/d，加钙1g/d；肝病用骨化二醇（25-羟维生素D_3）或1α（OH）骨化二醇；肾病用骨化三醇0.5μg/d，加钙1g/d。

第十三章

维生素 D 与骨骼和关节

关节、肌腱、韧带、肌肉和骨骼的疼痛很常见，尽管原因很多，但至少受一种情况影响，那就是维生素D水平，几乎所有这些疼痛都与维生素D水平不足有关。维生素D的镇痛作用，慢性肌肉骨骼疼痛和疲劳综合征非常常见，很多人不去主动就诊，而就诊者也经常难以明确诊断，如何处理对于医生来说也是一个挑战。充分的科学证据表明，适量的维生素D对于肌肉和骨骼的健康必不可少。目前的证据表明，对于其他治疗后症状没有改善的患者，补充维生素D常会去除或缓解很多慢性疼痛。每日补充维生素D₃ 2000～5000U有利于治疗慢性骨关节疼痛，以及相关肌肉疼痛或无力。维生素D治疗时容易自我管理，耐受性良好，价格非常经济。迄今，维生素D对疼痛治疗的好处远未被临床认识，且长期被忽视。

① 维生素D对关节肿痛疗效很好

有研究显示，造成残疾的首要原因是肌肉、骨骼和关节疾病，腰背痛最为常见，关节炎在皮肤色素较深的患者中更常见，皮肤颜色黑的人群多于皮肤白皙的人群，可能由于皮肤黑素细胞起到了防晒作用，阻止了维生素D的合成。关节炎会限制患者的活动、工作和引起严重的疼痛，可严重影响患者的生活质量。

关节炎在寒冷地区更为多见，由此我想到，中国北方地区关节病多发，民间常称为"老寒腿"，认为是寒冷引起的。笔者认为，寒冷仅仅是诱因，而不是根本原因，根本原因是北方地区光照不足，加上衣着厚重，更容易发生维生素D缺乏。如果有意识地补充维生素D，避免维生素D缺乏，完全可以预防和治疗。

中医学中的"风湿"一词主要是指关节疼痛，西医借用了中医这一词，但常用来特指风湿性关节炎。国外有免疫学家建议，把自身免疫性疾病患者的25-羟维生素D水平达到60ng/ml以上，会改善自身免疫性疾病。这里先看几个病例，来实际说明一下维生素D与关节炎和关节痛的关系。

病例1：63岁女性，双手疼痛，尤其是手指末节和拇指根部明显，每日晨起后手指僵硬半小时，自从54岁闭经以后出现双侧手指关节肿大，担心是关节炎，伴有膝关节肿胀、疼痛，有少量积液，其母亲有关节炎病史，关节畸形，活动受限。夏季末给患者检测25-羟维生素D水平为34ng/ml，经过补充维生素D治疗，并调整饮食，其维生素D水平上升至60ng/ml，症状明显好转。

病例2：70岁女性，因2年前受伤，造成严重肩部和髋部疼痛，伴有乏力和睡眠欠佳，体重也增加了10余斤，双手指甲变脆，皮肤瘙痒，但没有皮疹，骨骼肌肉压痛明显，小腿触痛，指关节增粗，晨僵几分钟。一般情况尚好，生化检查正常，血常规、甲状腺功能以及类风湿因子、抗核抗体阴性，检测25-羟维生素D水平为28ng/ml，血钙和PTH正常。给予60U/（kg·d）维生素D和钙镁治疗，低盐饮食，多吃新鲜青菜和瘦肉蛋白，3 个月后，患者维生素 D 水平达到 65ng/ml，疼痛明显减轻，关节功能正常，疲劳感消失，睡眠好转，皮肤不再瘙痒，指甲恢复正常。很多患者在补充维生素 D 后，下肢皮肤瘙痒和皮疹可明显缓解。

病例 3：76 岁女性，平时手指、足关节增粗和腰部不适，伴有严重的疲劳感、头痛和日常活动明显受限，每日下午足部和踝部肿胀，膝盖增粗，手指和第 2 足趾增粗，很明显，她患有骨关节炎。检测其维生素 D 水平为 22ng/ml，给予维生素 D 治疗后，其 25- 羟维生素 D 水平达到 73ng/ml，1 年后疼痛和疲劳感明显消失，腿部也不再肿胀，随诊感觉完全正常。

看起来可能令人难以置信！因为据笔者所知，迄今，无论是骨科，还是免疫学教科书上，都没有提及维生素 D 对于关节炎和关节痛的治疗作用，相信国内的骨科、免疫科、内分泌科医生对关节炎和关节痛会有全新的认识和启发，也会颠覆你对关节炎和关节痛的发病机制和治疗的认识。

这几个病例来源于国外的一名免疫科医生写的 *Vitamin D Cure* 一书，笔者拿出这几个例子，就是为了让国内的医生相信，维生素 D 确实可以治疗关节炎和关节痛。

这里对这几个病例的治疗做一下分析：3 名患者都是以关节肿胀、疼痛为主要表现，在我们看来，各个维生素 D 水平并不太低，基础 25- 羟维生素 D 水平在 22 ～ 34ng/ml，这一水平比北京市城区居民的平均水平高出很多，我们在全国首先报道的北京市城区居民的 25- 羟维生素 D 水平仅为 12 ～ 15ng/ml，上述 3 名患者的维生素 D 水平高于北京市 90% 以上的城区居民水平。

3 名患者经过补充大剂量维生素 D 治疗后，25- 羟维生素 D 水平达到 60 ～ 70ng/ml，患者关节疼痛和肿胀都有明显改善，说明高水平的 25- 羟维生素 D 对于关节炎和关节痛的治疗有效，这个目标的 25- 羟维生素 D 水平，国内医生几乎都会望而生畏，担心会发生维生素 D 中毒，也极少有医生敢把患者的 25- 羟维生素 D 水平提高到这一高度。

笔者在临床过程中，曾在国内首先应用过 60 万 U 维生素 D_3 口服纠正维生素 D 缺乏，至今已经有数千例患者，其中一些伴有关节疼痛的患者症状都有不同程度的减轻和改善。

这里再举一个几年前的例子。笔者在唐山的一个好朋友打过来电话，打听北京市哪家医院膝关节置换手术做得好，通过询问了解到，朋友的母亲 76 岁，患有关节疼痛，当地医生建议关节置换手术可提高生活质量，据笔者了解，老人平时经常腿疼，笔者就告诉他，关节置换手术是一个择期手术，并不急，不妨在手术前检测一下 25- 羟维生素 D 和甲状旁腺激素水平，朋友随后话检测了一下，其母亲的 25- 羟维生素 D 水平在 8.2ng/ml，甲状旁腺激素 80pg/ml，笔者告诉他，老人属于严重维生素 D 缺乏，继发性甲状旁腺功能亢进，给予钙剂和维生素 D 治疗肯定有利于症状的改善，于是建议他给母亲每日服用钙片600mg，并寄去了10支规格为每支30万U的维生素D₃，嘱咐给老人首次口服2支，2个月以后再口服1支，再2个月后再口服1支。1年之后问起老人手术做了没有，朋友说，自从服用了推荐的维生素D₃之后，老人的膝关节疼痛明显改善，能够行走一站地，自我感觉很好，问到膝关节置换手术做了没有，他说到，目前情况很好，没有必要做了，过一段时间再说吧。

这个病例让笔者很有成就感，仅仅补充了钙和维生素D，就使老年人的关节疼痛得到了明显缓解，推迟甚至避免了膝关节置换手术，如果不是亲身经历，简直叫人难以相信。

人体好比一栋建筑，需要地基来支撑框架、侧面和屋顶的钢筋混凝土结构，如果基础不牢会影响建筑的完整性。同样，骨骼位于软骨下面，使软骨稳定、耐用和行使其功能，软骨下骨骼的稳定性的任何改变都会加速软骨破坏，如维生素D缺乏、绝经和营养不足（ω-3脂肪酸不足、饮食中酸碱平衡失调）引起的骨骼发育异常、骨转换增加。

很多心内科医生都知道著名的Framingham研究，这个研究至今已持续了60多年。研究表明，维生素D水平在最低的20%人群中，骨关节病进展速度比最高人群增加2～3倍，如果维生素D水平下降，3年后骨关节炎症状和残疾增加，相反，增加维生素D水平可以减少骨关节炎症状和残疾风险。Framingham研究也告诉我们，骨关节炎程度受体重程度影响，肥胖者更容易患病和加重，一方面由于肥胖者关节负重增加，另一方面肥胖者更容易发生维生素D缺乏。

因此，即使有关节炎家族史，如果能够提高维生素D水平，也有可能减缓或预防关节炎的发生。

关节炎常指关节软骨退行性变，很多医生认为是关节软骨磨损引起疼痛，在一定程度上，这种说法有些道理，但绝非重要因素。遗传因素很重要，如果是女性，母亲有关节炎、指关节肿大畸形，则家人中发生骨关节炎的机会要比一般人高很多；如果有椎间盘退行性变家族史，则腰背痛常由于椎间盘病变引起。遗传因素或者后天生活方式共同作用发病，遗传因素不可控，但后天生活方式可以促进或减缓疾病的发生。

②
肌肉痛

谈起衰老，人们首先想到的是老态龙钟的老头或老太太，弯着腰，驼着背，挂个拐杖，皮肤松弛，满面皱纹、头发苍白而又纤细，言语迟缓、不连贯，声音又尖又细，人们不会想到体形匀称，肌肉丰满。

很少有人会想到肌肉在衰老过程中所起的作用，很少会想到肌肉如何配合骨骼保持身体敏捷、体格健壮和保持年轻。国外有研究发现，25岁以上平均每年体重增加1磅（495g），但肌肉却减少1/3～1磅，尽管1磅肌肉似乎微不足道，但其累加起来却十分可观，每年减少力量为1%～2%。老年人活动能力差，很大程度上是由于肌肉没有力量，骨质疏松其实更可能是肌肉乏力产生的结果。

肌肉力量通常在20～30岁达到高峰，以后逐渐减少，大多数人70岁时整体力量下降30%，身体力量来源于肌肉收缩，如果一个人持续努力，特别是力量训练来维持肌肉质量，可以部分地预防肌肉力量流失，但对于多数人来说，随着年龄的增加带来肌肉和力量的流失，日常活动越来越变得困难，身体越来越疲惫，会变得更不愿意活动，这些会进一步加重肌肉损失，身体会更加脆弱。力量训练在健身圈之所以如此受重视，是因为力量训练可以增加肌肉块，增加肌肉力量，也利于骨骼健康。事实上当你举起一个重物的时候，肌肉受压会变得更强壮。

肌肉或骨骼协同工作，无法分开，使人体能够保持姿势和功能，肌肉收缩带动骨骼，使身体各部分做出各种运动，两者紧密相连，所以统称为运动系统或骨骼肌肉系统。肌肉在骨骼的发育过程中起着关键性作用，维护骨骼的完整性，维生素D作用于肠道吸收的钙，对神经冲动和肌肉功能也是必不可少的。

如果没有连接到骨骼的肌肉，骨骼就不能随心所欲运动，如果没有充足的维生素D和钙供应，人体就不能走路、跳舞、说话甚至不能进食，肌肉骨骼系统是生存的一部分，这两个组织的组合至关重要，其中一个受损会影响其他并不奇怪。有研究表明，维生素D缺乏会降低肌肉强度，身体平衡能力会更差，更容易摇摆和跌倒，也增加中老年人的残疾风险。

2000年纽约州立大学布法罗分校报道5例活动受限需要坐轮椅4个月的严重虚弱乏力患者，血液检测显示严重维生素D缺乏，经过接受每周50 000U维生素D，6周后5例患者都能够自行活动，摆脱轮椅。较新的证据进一步证实，维生素D缺乏可导致肌肉力量损失，这可能是随着年龄增加身体越来越弱的一个因素。

来自荷兰的一项关于60岁以上人群研究显示，高水平的循环维生素D，无论经常运动，还是长期案牍久坐，运动较少的生活方式，腿部肌肉功能要好于低25-羟维生素D水平者，体能下降也较慢。

毫无疑问，没有人怀疑大腿的功能至关重要，不仅是活动范围更广，直接影响生活能力和生活质量，反过来，活动本身也直接影响肌肉和骨骼的健康，肌肉和骨骼都需要运动和力量训练（负重锻炼），以维持这些特殊组织的健康。

我们在前面提到过的同卵双胞胎姐妹，分别生活在赤道与北京可能面临的不同命运，是基于各自生活环境和维生素D水平，赤道女孩可能跳得更高，比北京女孩力量更大，什么原因？因为研究有表明，维生素D水平与肌力明显相关。2009年的一个研究表明，青春期女孩维生素D水平与肌肉量、力量、速度和跳跃高度存在正相关。这一研究发现提醒人们继续调查这一领域，因为一个青少年肌肉力量较小可能会影响骨骼发育，引起长期后果。

充足的维生素D和钙摄入，加上锻炼，

会强壮肌肉骨骼系统，使人更加活跃，这些对于老年人和青春期前儿童的骨骼发育都很重要，运动锻炼对于骨骼发育具有积极影响。在本书的后面，我们会谈到如何保持最佳的维生素D水平，将阐述为什么体育锻炼对于骨骼和肌肉健康至关重要。

③ 腰背痛

慢性腰背痛是一个非常普遍的问题，腰背痛在北方地区非常常见，也会严重影响患者的生活质量。多数患者被诊断为腰肌劳损、椎间盘突出、骨质增生等，常就诊于骨科、全科诊所或内科，多数情况下找不到病因，认为是特发性。因此，治疗没有针对性，通常给予镇痛药处理，疗效也并不满意。

有学者认为慢性腰痛是骨软化症的症状，但是维生素D缺乏在多大程度上影响慢性腰痛？临床上诊断维生素D缺乏或骨软化并不可行，因为临床表现缺乏特异性，见于很多情况，并且多数骨软化的影像表现并非仅见于维生素D缺乏，因此没有明确表现可以做出诊断，骨密度测量和骨同位素显像并不方便，也不特异，继发性甲状旁腺功能亢进症在维生素D缺乏时常见，虽然患者血清PTH升高并不少见，但不是直接诊断条件，此外原发性甲状旁腺功能亢进症可能合并维生素D缺乏，血清25-羟维生素D水平测定在临床上普遍不够重视。

这些病例是否与维生素D缺乏有联系？

2008年《美国家庭医学会杂志》上发表的一篇文章，提到6例慢性背痛或背部手术治疗失败的患者，他们均存在维生素D不足或缺乏，提高了25-羟维生素D水平后，症状均得到显著改善，一些患者实际上完全治愈，提示更多关注腰背痛患者可能存在维生素D缺乏。

有研究显示，与维生素D水平足够者相比，维生素D缺乏者常需要服用2倍剂量的麻醉性镇痛药才能缓解疼痛。因此，尽管维生素D不能治愈慢性疼痛，但它是疼痛的一种重要辅助治疗。

许多研究表明，许多类型的疲劳和慢性疼痛都与维生素D缺乏有关，包括慢性肌肉骨骼疼痛、纤维肌痛综合征、骨关节炎、偏头痛、风湿性疼痛及感觉过敏，对于采用其他方法治疗无效的患者，建议补充维生素D来治疗或缓解慢性疲劳和疼痛，每月注射200 000U，连续注射4个月。

还有研究共纳入215例（其中类风湿关节炎患者73例，骨关节炎患者102例，纤维肌痛综合征患者40例）未接受维生素D补充者。基线25-羟维生素D水平低于20ng/ml的患者（$n = 102$）给予维生素D_3肌内注射20万U治疗，每月1次，连续3个月，分别测定基线、3个月和6个月肌肉骨骼疼痛和早晨疲劳的视觉模拟量表（VAS）、生化反应测定。结果发现，血清25-羟维生素D水平不仅与各疾病组的疼痛或疲劳VAS评分存在明显负相关，也影响类风湿关节炎和纤维肌痛综合征患者疾病活动评分。疼痛和疲劳降低程度在纤维肌痛综合征患者高于类风湿关节炎或骨关节炎患者。基线时纤维肌痛患者25-羟维生素D水平（14.3ng/ml±7.1ng/ml）显著低于类风湿关节炎［（23.1±6.6）ng/ml］和骨关节炎［（28.3±8.2）ng/ml，$P<0.0001$］患者；25-羟维生素D缺乏在纤维肌痛综合征患者的比例（77.5%）显著高于骨关节炎患者（23.5%，$P<0.0001$），与类风湿性关节炎患者相似（64.4%，$P=0.2021$）；25-羟生素D水平与每个疾病组的疼痛或疲劳VAS呈负相关（均$P<0.0001$），也与类风湿关节炎患者的疾病活动评分-28（disease activity score-28）和纤维肌痛综合征患者的纤维肌痛影响问卷评分呈负相关。102例缺乏症患者在肌内注射维生素D_3后，平均血清25-羟维生素D水平在第12周（42.5ng/ml±14.3 ng/ml）比基线（11.3ng/ml±6.8ng/ml）明显升高（$P<0.0001$）。与基线相比，疼痛和疲劳VAS在第12周和第24周显著降低，纤维肌痛综合征患者对疼痛和疲劳的有效性低于类风湿性关节炎或骨关节炎患者（均$P<0.0001$）。结论：维生素D缺乏在纤维肌痛综合征患者中普遍存在，血清25-羟生素D水平较低与慢性风湿性疾病的肌肉骨骼疼痛和晨间疲劳有关。每4周1次肌内注射200 000U的维生素D_3 3次，可显著提高25-羟维生素D水平，并可减轻维生素D缺乏的慢性风湿性疾病患者的疼痛和疲劳。

还有研究纳入3588例疼痛患者，其血清25-羟生素D_3水平从4.5ng/ml升高至90ng/ml，疼痛评分水平降低12%。

维生素D与骨骼发育

维生素D的角色在生命的不同时期均有所差别，营养状况和健康情况也对维生素D的作用具有很大影响。维生素D在9个月的胎儿期和儿童时代可影响骨骼发育，在人生的其他所有阶段，维生素D的造骨作用都至关重要。如果钙摄入不足、维生素D缺乏，或者酸性物质摄入过多，都会动员骨骼中的钙到血液中，造成骨钙流失和骨骼破坏。

最近的研究表明，骨密度减少这个指标，对于预测动脉粥样硬化引起死亡，要比胆固醇水平更有价值。此外，力量训练可以有效预防和治疗焦虑和抑郁，并可以改善睡眠质量。我们通常不注意生活中会失去的肌肉，但确实能听到很多人关注骨质流失和骨质疏松，特别是绝经妇女的骨质疏松症，制药公司也将骨质疏松症药物卖给消费者，希望能够帮助女性保持骨密度，甚至逆转骨质流失。但实际情况是：①市场上有很多治疗骨质疏松的药物只会减少脊椎骨折，对髋部骨折的风险没有影响，而椎体骨折的生命危险远小于髋部骨折。②超过一半（国外有文献报道为58%）服用这些药物的妇女都存在明显的维生素D缺乏或不足，这些人通过补足钙和维生素D后，可以显著降低髋部骨折的危险。

在胎儿发育期和儿童期，维生素D与生长激素、性激素和甲状腺激素协同作用，共同完成造骨作用。成年后，维生素D调节骨形成和骨吸收，维生素D是儿童发育期骨骼形成的促进剂，也是成年后的骨转换调节剂。

提起骨骼，经常让人想到考古遗址或墓地的场景，实际上骨骼是活性物质，可以不断生长和破坏，这个过程称为重建。人体每年有20%～40%的骨骼更新。儿童骨骼的生长较破坏快，从而使骨量增加，20岁左右骨量达到最高值，但到30岁以后，身体骨骼破坏快于吸收，这一下降过程很轻微，每年下降0.3%～0.5%，骨量逐渐下降的结果导致骨骼密度越来越低，承重能力越来越弱，这一过程随着年龄增长越来越重，女性绝经以后，骨密度每年下降2%～4%，男性60岁以后每年下降1%～2%。因此，毫无疑问，如果你试图要保持骨骼健康，目标应该是年轻时增加骨量，骨骼重建达到峰值以后尽量维持骨量。如果这样做，以后的生活中可能就不会出现问题，但如果年轻时不增加骨量，骨量达到峰值以后骨骼流失速度快于骨形成，骨骼会更容易脆弱，更容易发生骨质疏松和骨折。骨质疏松尽管是一种无痛性疾病，但可能更愿意休息和减少活动，如果骨重建过程本身受到损害，患者可能会出现症状，如持续性疼痛、骨骼畸形（骨软骨病或佝偻病）。

那么，如何在年轻时增加骨量峰值，在年老时后再保持骨量呢？

其实，这两个问题的答案是一样的，就是主动地在饮食中摄入充足的钙。在我们强调钙摄入对骨骼健康的好处时，维生素D的重要性常被忽视，维生素D就像制作面包配方中的酵母一样，足够的维生素D作用于甲状旁腺和肠道，使骨吸收（溶解现有的骨组织）和骨形成（填充所产生的小洞和新生骨组织）这两个相反过程得到良好监管，从而使正常成人的骨组织总量保持几乎不变。正常成年人每年20%～40%的骨量发生转换而在生命第1年的婴儿，几乎100%的骨骼被替换，如果没有充足的维生素D，则骨骼形成会受到影响。

许多因素影响骨骼发育、生长和修复，包括激素、运动和维生素D合成。维生素D对于肠道吸收钙至关重要，这些钙通过血液沉积到骨骼，钙像水泥一样，增强骨骼的机械强度，赋予骨骼以力量，而当维生素D缺乏时，钙的吸收很差，没有足够的骨骼来代替被破坏的骨骼，损害了骨骼重建过程。

一生中骨骼不断地进行分解和替换，主要由甲状旁腺释放的甲状旁腺激素调节，没有维生素D的存在，就没有足够钙移动到骨骼，骨吸收与骨形成两者的平衡被打破。换句话说，即使你吃很多富含钙的食物，喝尽可能多的牛奶，并尽可能补充钙剂，如果体内没有足够维生素D，身体仍然无法有效吸收钙，骨形成不能超过骨吸收，导致严重的骨病。

为什么钙有那么重要呢？骨组织细胞间的胶原基质需要相当数量的钙通过正常的骨矿化作用形成羟基磷灰石。据估计，维生素D缺乏的人与健康维生素D状态者相比，仅能吸收1/3～1/2的钙，没有足够的维生素D帮助骨骼吸收钙，或者没有足够的钙本身不利于骨骼重建，这一情况见于任何年龄，钙吸收降低不仅关系到骨骼健康，也会引发一系列生理问题，因为钙对大多数的代谢功能和神经肌肉活动都非常重要。

⑤ 骨质疏松症

骨质疏松症是最常见的骨病，其特点是骨骼多孔、脆弱和容易骨折，维生素D缺乏不仅会导致骨质疏松，而且会使它变得更糟。许多研究表明，即使食用足够钙，如果缺乏维生素D，仍然不能造骨和保持骨量，甚至更多的研究表明，骨质疏松症患者通常患有维生素D缺乏。这里一直重申，没有得到足够的维生素D，绝不仅仅是年老时影响骨骼。

早年的造骨至关重要，直到30多岁时，如果在骨骼达到峰值之前没有足够维生素D，就不会建立足够骨量来保持骨骼强壮，自然会破坏比骨形成更多的骨结构，男性确实会患骨质疏松，但女性的风险要大得多，因为女性的雄激素更少，肌肉量更少（这也是为什么女性长肌肉更难，更难维持肌肉量，因为雄激素是增大肌肉量的主要因素）。

事实上妇女由于低骨量，并倾向于寿命更长，雌激素水平在更年期突然下降，加速骨质流失，在更年期开始时，女性每年可损失2%～4%的骨量，身材瘦小的妇女更加危险，雄激素水平低的男性危险性也增加许多。医生可以用一个简单的检测骨质疏松症的早期症状，无痛性骨密度测试。

如果维生素D缺乏，相关的骨质疏松症风险会很高，比较维生素D缺乏和骨质疏松的风险，有一个例外，虽然生活在高纬度地区的非洲裔黑种人维生素D缺乏风险更高，这是由于他们皮肤合成维生素D减少，因此比白种人更容易患维生素D缺乏，但他们出现骨质疏松的风险比白皮肤的种族并不增加，原因是非洲裔黑种人往往比白种人骨密度高9%～15%。但是，慢性维生素D缺乏会抵消这种自然保护，导致非洲裔美国人患骨质疏松和骨折风险的增加。一项研究中发现，住在缅因州的老年人在秋季和冬季会失去3%～4%的骨密度，但会在春季和夏季恢复。

显然与骨质疏松有关的最严重问题是骨折，如前所述，骨质疏松症造成每年大量骨折，尤其是椎体骨折最常见，造成驼背和腰背痛，常见于老年妇女，如果有神经压迫还会引起坐骨神经痛，此外，肋骨、手腕和髋部骨折也很常见，髋部骨折往往致残甚至致命。与骨质疏松有关的骨折在冬季更常见，此时肌肉更容易变弱，而且会增加跌倒的风险，除非一个人在冬季保持多运动，从而维持肌肉质量和骨骼强度，否则会增加跌倒和骨折危险。维生素D缺乏会使情况恶化，因为冬季阳光不足，紫外线（UVB）缺乏，需要足够维生素D储备以供使用，或者需要补充维生素D。

除非发生骨折，否则骨质疏松症一般不引起疼痛，因此被称为无声的威胁。大量的研究表明，维生素D加钙剂是增加或维持骨密度，预防骨折和骨质疏松症的有效治疗。

来自芬兰的研究发现，341名老年人（多数是女性，年龄75岁以上），注射过维生素D的患者，骨折次数少于没有得到补充的458人。来自法国的3270名老年妇女研究表明，每日给予800U维生素D和800mg钙，比安慰剂组髋部骨折减少43%。来自波士顿的391名65岁以上男性和女性，给予700U维生素D或安慰剂，结果表明给予补充者比安慰剂组骨折危险减少一半，并且骨密度显著增加。

骨密度测定可以诊断骨质疏松，它是应用一种特殊的X射线测量仪器（骨密度仪）计算X射线束穿过骨骼时吸收了多少，医生根据X射线束吸收的量来研究的骨骼密度。骨密度是指骨骼中钙的含量，单位为g/cm^2。骨骼在X射线或骨密度测定中看起来是白色，显得更加密集的原因，是由于钙的原子量是氢、氧和碳的至少2～40倍，这些是构成软组织和周围胶原蛋白的主要成分，因此，"重"的钙吸收更多的光，在X线片上显得更亮了。

骨密度仪可以测定脊柱、髋关节或腕关节骨骼。维生素D缺乏会导致腕关节和髋关节的骨丧失比脊柱更多，骨密度检验结果的评估是根据T值大小，该值基于同性别同种族的年轻人骨密度结果进行比较，T值<-2.5属于骨质疏松范畴。但是有时这种测试会引起误导，例如，如果存在脊柱压缩性骨折时会影响脊柱骨密度测定结果。

治疗骨质疏松症药物的作用机制，1995年双膦酸盐类药物进入市场，批准用于治疗骨质疏松症，阿仑膦酸钠是第一个，此后出现很多同类的其他药物。双膦酸盐影响骨重建周期，使骨吸收和骨形成之间形成新的平衡。在健康个体，骨形成等于骨吸收过程，所以在原有溶解的骨骼上迅速形成新的骨骼，但当两者周期不同步，由于疾病或缺少维生素D等影响骨重建周期时，最终会发生骨质疏松，双膦酸盐可以延缓或阻止骨重建中的骨吸收，从而使新骨形成追赶上骨吸收。已经发现，这些药物可以减少脊椎骨折危险60%，3年髋部骨折风险达50%。最引人注目的结果是在服药后的第1个3～5年，10年以后改进较小，但如果患者停止服用该药，将开始失去最初恢复的骨骼。

这类药物并非对每个人都无不良反应，一些患者出现胃肠道反应，有的难以忍受，所以要求患者服药后保持直立位置，以防止药物从胃反流至食管引起刺激，如果与食物或其他药物同服会影响药物吸收，因此要求患者服药后30分钟内不要进食，或与其他药物同服。伊班膦酸钠为60分钟后，新的长效双膦酸盐唑来膦酸注射液每年静脉注射1次，静脉注射使其不经过胃肠道。

阿仑膦酸钠、利塞膦酸钠和伊班膦酸钠被批准用于绝经后骨质疏松症的预防和治疗，但阿仑膦酸钠和利塞膦酸钠已被证明可以减少髋部骨折和脊椎骨折，伊班膦酸钠仅通过FDA批准用于降低脊柱骨折的风险，唑来膦酸可以增加骨强度，降低髋部、脊柱、腕、手臂、下肢和肋骨骨折危险，鲑鱼降钙素和雷洛昔芬能预防椎体骨折，而不是髋部骨折。地舒单抗新一类骨质疏松治疗药物，其机制也是抑制骨吸收，一般每半年注射1次，间隔超过半年会影响疗效。

特立帕肽不属于双膦酸盐，是一种人工合成的甲状旁腺激素，通过刺激骨形成，显著降低椎体和非椎体骨折的风险，用于有骨折高风险的绝经后妇女和对双膦酸盐治疗没有反应的男性，长期使用（超过 2 年）目前不鼓励。

尽管我们今天有了这些强有力药物，但并不是说可以替代充足的钙摄入和充足的维生素 D 水平，这些药物只有在骨转换周期中所需原料充足时才会很好地发生作用，大多数取得良好结果的双膦酸盐类药物临床研究，都是在同时补充钙和维生素 D，而不是单独用药，除了这些药物有助于骨质疏松治疗，请不要忘记，维生素 D 补充已被证明有助于减少跌倒危险 20% 以上，这对于已患骨病的患者非常重要。在一项针对老年妇女的随机双盲试验中，每日维生素 D 加钙治疗 3 个月，与单独使用钙比较，可减少 49% 的跌倒风险；每日 800U 维生素 D 5 个月，跌倒风险降低 72%。需要注意，维生素 D 作用广泛，除了对钙代谢和骨骼健康中的作用，维生素 D 缺乏与许多疾病有关，如癌症、类风湿关节炎、多发性硬化、1 型糖尿病、2 型糖尿病、心脏病、痴呆、精神分裂症和高血压。

如果用生活质量和寿命来评价，对于一个 50 岁的白种人女性，一生中有 40% 的骨质疏松性骨折风险，但是如果她减少了骨损失，可以延缓骨质流失 10 年，其晚年骨折风险则下降 50%。

⑥ 要治疗骨质疏松症，需先纠正维生素 D 缺乏

"要治疗骨质疏松症，需先纠正维生素 D 缺乏"，这一说法是 2015 年笔者在《中国医学前沿杂志》上发表的"维生素 D 与骨质疏松"一文中最早提出的，也多次在各种场合的会议上讲过这个话题，主要基于以下考虑。

第一，维生素 D 缺乏在我国非常常见，高达 87.1% 的北京市城区居民存在维生素 D 缺乏，这一数字是惊人的。实际上，不仅限于北京和其他北方地区，即使在海南，尽管阳光充足，仍然有很高的患病率，主要原因是中国社会的快速城市化进展，多数人居住在楼房内，汽车、地铁已经成为人们的主要交通工具，出门时打遮阳伞、抹防晒霜，传统中国饮食中维生素 D 含量非常有限，是造成维生素 D 缺乏的主要原因。

第二，中国人的 25-羟维生素 D 水平远低于欧美国家。2005 年美国国家健康和营养调查数据显示，美国成年人平均血清 25-羟维生素 D 水平是 23 ～ 25ng/ml；加拿大为 25 ～ 31ng/ml；而我们 2012—2013 年的研究结果显示，北京市城区居民（5 ～ 106 岁）平均水平是（12.3±7.5）ng/ml，其中男性为（12.8±7.8）ng/ml，女性为（11.8±7.1）ng/ml，这一结果与夏维波教授带领的北京椎体骨折研究（PK-VF）结果一致，50 岁以上女性的平均水平仅为（13.2±5.4）ng/ml。

可以看出，北京市城区居民的维生素D水平较美国、加拿大居民低10ng/ml左右，提示我们的治疗方案不能沿用国外文献的方案。

第三，纠正维生素D缺乏可以很快提高骨密度。我们在骨质疏松临床治疗中，骨密度检查的复查一般至少间隔半年，一般是1年，在很多情况下，患者经过半年治疗后骨密度检查结果并没有提高，经常还有所下降。针对这种情况，国内外的各个骨质疏松学会还特别指出要继续治疗。我们发现，单纯补充钙剂和纠正维生素D缺乏，可以很快明显提高骨质疏松患者的骨密度检查结果，半年内甚至几个月内就可以使骨密度升高很多，其强度比最常用的抗骨质疏松药物（如阿仑膦酸钠、唑来膦酸）要高很多。

第四，不纠正维生素D缺乏，现有治疗骨质疏松的药物不会达到最好效果。国内外所有抗骨质疏松药物的临床试验的治疗方案中，都包含有钙剂和维生素D的补充，一般是600mg的钙，加上400～800U的维生素D，国内的方案都是参考国外的现成方案。很明显，对于欧美国家白种人的钙和维生素D用量未必适合中国人，不可否认的是，中国人的饮食中钙和维生素D的摄入量都明显低于欧美白种人。

第五，纠正维生素D缺乏简便易行，仅通过充足阳光照射和补充足够维生素D，花费成本很低。

此外，国内骨质疏松界普遍广泛应用的活性维生素D，包括骨化三醇和阿法骨化醇并不能纠正维生素D缺乏，不能提高血清25-羟维生素D水平。尽管对骨质疏松患者用起来有一定效果，但是毕竟不是首选治疗，首选应该是普通维生素D。

笔者个人推测，目前国内的接受骨质疏松治疗的患者中，25-羟维生素D未到30ng/ml这一水平者至少在70%以上，必然影响到治疗效果，所以笔者毫不怀疑，未来随着维生素D缺乏的认识逐渐提高，"要治疗骨质疏松，需要先纠正维生素D缺乏"这一理念会得到越来越多的医生的认可。

7

全身疼痛的更常见原因是骨软化症

如果有骨骼疼痛、肌肉疼痛和肌肉无力，很可能存在维生素D缺乏，青少年和成年人维生素D缺乏会引起骨软化，骨软化症是骨骼建造过程中不能正常硬化，缺乏维生素D是骨软化最常见原因，这种疼痛发生于手臂、腿、胸部、脊柱和骨盆，通常这种骨痛在医生轻压下触发，此时可能会被误以为肌肉疼痛的触发点。骨软化症疼痛是由于未硬化的果冻样物质向外压骨和骨膜，骨膜覆盖在骨的表面，富含神经纤维，骨膜受压引起疼痛。其主要特征是严重的、不易缓解的、深部骨骼疼痛，与骨质疏松症不同的是，骨质疏松通常没有症状，直至发生骨折。

骨软化症时人们经常感到骨骼疼痛、肌肉酸痛和全身乏力，通常在冬季的几个月里最严重，此时维生素D缺乏最明显。骨软化症疼痛常持续存在，也可以突然出现，导致日常活动受到干扰，影响睡眠，肌肉疼痛和全身乏力也很常见，这种疼痛会增加摔倒和受伤风险，如果骨软化，多数情况下不能及时发现和干预，使得骨软化长期持续加重，会使骨骼变得更加脆弱，容易骨折，尤其多见于脊椎、髋部和手腕。

随着年龄增长骨骼的弹性会降低，50岁和70岁即使骨密度相同的两个人也会具有非常不同的骨折风险，70岁会比50岁的人骨折风险增加2～4倍。

如何测试骨软化症？X线和骨密度测试都不是有效的诊断工具，因为这两者都不能区分骨软化症和骨质疏松症。临床过程中发现，如果有这方面的典型症状，在体格检查时笔者会按压胸骨（胸骨）、小腿胫骨外侧和前臂，血清25-羟维生素D水平检测是衡量一个人维生素D状况的最准确指标。如果存在压痛，且血清25-羟维生素D水平在20ng/ml以下，则骨软化症的诊断就可以成立。

如果骨软化症诊断明确，我们就应该开始启动维生素D治疗，包括春季、夏季和秋季进行充足阳光照射。按照美国内分泌学会和Holick的治疗方案，可以给予50 000U的维生素D$_2$或维生素D$_3$，每周1次，持续使用8周。2个月强化治疗后，再次检测患者的25-羟维生素D水平，以确保维生素D缺乏得到改善。如果没有得到纠正，则再进行1个8周的50 000U剂量的维生素D$_2$或维生素D$_3$，每周1次。通常要嘱咐患者，肥胖患者可能需要2倍甚至3倍的剂量才能把血清25-羟维生素D水平提高到正常水平。维生素D缺乏的

发生是一个长期慢性的过程，其治疗也需要时间，可能需要数月甚至1年的时间，只有维生素D水平一直足够时患者才会感觉良好。

25-羟维生素D水平恢复正常后，疼痛会完全缓解，但必须承认的是，这一过程需要时间和耐心，骨软化症的发生可能需要数月或数年的时间，你可能需要同样长的时间来解决这个问题。

⑧ 纤维肌痛综合征和慢性疲劳综合征患者更可能存在维生素D缺乏

57岁男性，因糖尿病就诊，临走时请笔者给开几贴膏药，追问原因，患者回答平时经常腰背痛，偶尔小腿抽搐，每周1次左右，平时容易疲劳，不愿久坐和站立，曾看过骨科，诊断为腰椎骨质增生，椎间盘突出，但是不需要手术，给予镇痛药治疗后效果不明显，听别人介绍，想贴一下膏药试试，笔者建议他检测一下维生素D水平，结果显示其25-羟维生素D水平为5.7ng/ml，PTH为128pg/dl（正常范围为15～65pg/dl），血钙2.20mmol/L，骨密度检查提示骨量范围减小，没有达到骨质疏松的程度，给予钙片每日600mg，维生素D$_3$ 60万U单次口服治疗，患者用药当天抽搐症状消失，3天后25-羟维生素D水平为57ng/ml，PTH为34pg/dl，腰背痛症状明显改善，1个月后基本消失，以后维持维生素D$_3$治疗在5000U，3个月后其25-羟维生素D水平为58.6ng/ml，PTH为

29.8pg/ml。

这是笔者亲身经历的一名患者，因为腰背痛补充维生素D后症状完全消失。我们回过头来看，患者的腰椎骨质增生和椎间盘突出不太可能因为几天的治疗就会有所变化，但不可否认的是，患者的腰痛症状完全消失，腰痛的原因其实就是维生素D缺乏和继发性甲状旁腺激素水平升高。

近年来，一些症状模糊而无法诊断的疾病有了一些戏剧性进展，纤维肌痛综合征就是其中之一。该病也常被称为纤维组织炎、慢性肌肉疼痛综合征、精神性风湿或张力肌痛，30年前对纤维肌痛综合征还未认识，也没有具体的检查来确认一个人是否患有纤维肌痛综合征，还只是一种排除诊断，也就是说，当排除一切诊断之后才会确诊。

许多诊断为纤维肌痛综合征的人实际上患有骨软化症，当患者因模糊不定部位的疼痛和肌肉无力就诊时，医生通常不知道这些都是维生素D缺乏的症状，因此也没有给患者进行25-羟维生素D和甲状旁腺激素检测。如果进行检测就会发现，很多有症状的患者都存在维生素D缺乏，40%～60%被诊断为纤维肌痛综合征或慢性疲劳综合征或焦虑症、抑郁症的患者，都存在维生素D缺乏相关的骨软化症，这些患者经过补充维生素和暴露于阳光下都可以得到成功治疗，临床中许多这种患者还被诊断为抑郁症。

来自丹麦的学者对穆斯林女性的研究发现，有肌肉疼痛和纤维肌痛样症状表现的患者，其中88%存在维生素D缺乏，原因在于穆斯林女性往往光照很少，她们多数人长时间待在家里，当她们出门时需要把全身遮盖住，类似情况在沙特阿拉伯、卡塔尔和阿拉伯联合酋长国也有报道。其他研究也表明，对于维生素D缺乏的漏诊和误诊，会导致患者长期持续疼痛，并延误其治疗。

2003年明尼苏达大学医学院Gregory医生研究了150名因非特异性肌肉和骨骼疼痛为主诉就诊急诊的患者，其中年龄在10～65岁的儿童和成年患者中，发现93%存在维生素D缺乏，这些患者最初诊断各种各样，包括退行性关节病、抑郁症、慢性疲劳综合征、关节炎和纤维肌痛综合征，对这些患者的治疗手段也千奇百怪，年轻妇女被送回家，应用非处方药非甾体抗炎药治疗，一名58岁的黑种人患者回家后应用其他强大的镇痛药物治疗，有时会给予哌替啶镇痛。Gregory医生震惊地发现，5例患者没有检测25-羟维生素D水平，患者的疼痛被认为是精神性的，一名78岁患有严重肌肉无力和肌肉抽搐的患者被误诊为为肌萎缩侧索硬化，当这些患者维生素D缺乏被纠正后，所有症状均消失。

⑨
类风湿关节炎

有一项大型观察性研究表明，维生素D摄入量较低的妇女患类风湿关节炎的风险增加，爱达荷州妇女健康研究调查对29 368名妇女进行了前瞻性随访，结果显示，维生素D总摄入量与类风湿关节炎风险呈负相关

（RR = 0.67）。在这项研究中，维生素D水平仅使用自我管理的膳食调查问卷进行估计，而未进行25-羟维生素D水平的测定。这可能导致本研究中与实际维生素D状态的相关性较差，这是其主要局限性。Nielen等（2006年）检测了在症状出现前献血的类风湿关节炎患者队列中储存的血清中25-羟维生素D水平，并将其与匹配的健康对照组进行比较。他们没有观察到维生素D水平低与未来类风湿关节炎风险之间的任何关系，其他研究也未发现维生素D摄入与类风湿关节炎风险之间存在关联。在这些研究中，作者将膳食维生素D摄入量和阳光照射用于评估维生素D状况，而实际的25-羟维生素D水平并未测量。

流行病学和观察证据表明，随着年龄的增长，自身免疫性疾病的发病率更高。北欧和南欧的类风湿关节炎患病率较高。北方居民患维生素D缺乏症的风险更大，因为太阳照射皮肤是人体合成维生素D的主要来源。目前还不清楚这种纬度是否导致维生素D缺乏而引起类风湿关节炎风险增加。

来自动物模型的数据也表明维生素D与自身免疫性疾病之间存在联系。在一项关于胶原诱导性关节炎的研究中，与对照组小鼠相比，喂食补充1,25-双羟维生素D$_3$的饮食的小鼠发生胶原诱导性关节炎的概率降低了50%（Cantorna等，1998年）。与对照组相比，1,25-双羟维生素D$_3$治疗也阻止了严重关节炎的进展。人类TNF转基因小鼠是另一种自发性慢性关节炎动物模型。当这些小鼠与VDR基因缺陷小鼠杂交时，可使关节炎的临床症状加重。缺乏VDR信号与滑膜炎症增加和巨噬细胞进入炎症关节有关。

维生素D可能影响免疫系统的机制已在体外研究中得到充分证明。VDR存在于初级淋巴器官。活性维生素D类似物通过抑制B细胞和树突状细胞成熟度以及T细胞增殖抑制适应性免疫，维生素D已被证明能下调选择性趋化因子和细胞因子（Th1和Th17细胞因子）并诱导T调节细胞，将Th1反应转变为Th2反应，可能有益于Th1驱动的免疫性疾病。

类风湿关节炎的发病机制复杂，涉及T细胞和B细胞。抗原提呈给T细胞导致其分化为Th1细胞和Th17细胞，并分泌促炎细胞因子，如TNF-α和IL-17。对健康对照组的研究表明，1,25-双羟维生素D$_3$抑制外周血单核细胞产生TNF-α和IL-17（Rausch Fan等，2002年）。这些结果在早期类风湿关节炎患者中得到了复制，在早期类风湿关节炎患者中，活化维生素D类似物的存在导致刺激外周血单个核细胞中IL-17的抑制。因此，维生素D有可能调节可能在自身免疫性关节炎发病机制中起关键作用的效应通路。

鉴于这些发现，有理由假设维生素D通过其免疫抑制作用可以预防自身免疫。自身免疫启动的简单范式认识到一个"多重打击"过程，遗传易感性导致对环境触发的异常免疫反应。维生素D缺乏是否能通过与免疫系统的相互作用，导致对外部触发因素的异常免疫反应，从而导致自身免疫性疾病/关节炎？一旦发生自身免疫，维生素D缺乏是否会通过改变B细胞和T细胞导致炎症性疾病恶化和细胞因子反应？虽然流行病学、临床和机制观察表明维生素D可能在自身免疫中发挥作用，但缺少确凿证据。此外，预防或治疗自身免疫性疾病所需的最佳维生素D水平尚不清楚。

临床研究表明，低水平的维生素D在类风湿关节炎中很常见。根据25-羟维生素D水平的参考值，不同研究中的百分比可能有所不同，但一些研究表明，该人群中维生素D水平不足或缺乏的患病率高于50%。还有数据表明，在中大西洋地区对大多数类风湿关节炎患者与对照组维生素D水平的对比研究中，两组之间没有显著差异，这表明类风湿关节炎不会增加维生素D缺乏的风险。Patel等（2007年）首次报道了炎症性关节炎中维生素D水平与疾病活动和残疾之间的负向关系。在206名早期炎症性关节炎（滑膜炎）患者队列中（≥2个周围关节，症状持续时间≥4周），其25-羟维生素D水平与类风湿关节炎疾病活动的临床指标（压痛关节计数、C反应蛋白和DAS 28评分）呈负相关。根据健康评估问卷得分衡量，维生素D水平较低的患者残疾程度也较高。

从那时起，来自世界不同地区的几项研究评估了类风湿关节炎患者的这种关系。在意大利最大的一项研究中，对1191名类风湿关节炎患者进行了检查，该样本主要涉及女性患者（85%），平均年龄为（58.9±11.1）岁，病程为（11.5±8.7）年，其中45%的研究患者服用了维生素D补充剂。在整个队列中，维生素D缺乏症（25-羟维生素D＜20 ng/ml）的患病率为43%。登记时服用超过800U维生素D的患者中有1/3仍然缺乏维生素D。在非补充类风湿关节炎患者中，低25-羟维生素D水平与高疾病活动性（DAS 28评分）和残疾指数（健康评估问卷）相关。即使在调整了BMI和阳光照射后，这一差异仍然是显著的。在一些较小的研究中也发现了类似的结果，然而，并非所有的研究都证实了这些结果。Kerr等（2011年）在美国退役军人事务部类风湿关节炎登记处登记的850名男性（76%为白种人）中评估了这种关系。与早期的研究类似，43%的队列人群维生素D缺乏25-羟维生素D＜20ng/ml。他们注意到维生素D缺乏与关节计数（OR＝1.02，95%CI 1.01～1.040，$P＝0.001$）和超敏CRP（OR＝0.99，95%CI 0.99～1.00，$P＝0.008$）和抗CCP阳性（OR＝1.55，95% CI 1.18～2.05，$P＝0.002$）呈负相关。然而，未观察到低维生素D水平与疾病活动或残疾综合评分之间的相关性。Craig等（2010年）也未观察到早期类风湿关节炎非裔美国人患者的25-羟维生素D水平与类风湿关节炎活动之间的任何关系。

虽然这些初步研究指出维生素D与类风湿关节炎之间可能存在联系，但必须认识到这些都是横断面分析。

最近有两项研究对此问题进行了评估。在一项双盲研究中，使用改善病情抗风湿药物的活动性类风湿关节炎（DAS 28评分＞3.2）

患者被随机分为每周50 000U维生素D组或安慰剂组，观察12周，背景为甲氨蝶呤，主要终点是第12周DAS 28评分下降至0.6。两组患者在基线检查时的人口统计学和RA相关特征相似。98名患者完成了本研究。第12周，治疗组和安慰剂组在DAS 28评分、压痛关节计数、肿胀关节计数和红细胞沉降率方面的下降相似。唯一的统计学差异是在对照组和积极治疗组之间观察到的是干预前后的25-羟维生素D水平。然而，尚不清楚为什么这两组表现出强劲的DAS 28应答率（安慰剂组应答率＝64%，维生素D组应答率＝76%）。在研究期间，如果不允许调整可能降低疾病活动性的改善病情抗风湿药物或其他药物。

在一项更大的开放标签试验中，121名早期RA患者（病程＜2年）随机接受了500U维生素D_3+1000mg碳酸钙的治疗，与每日1000mg碳酸钙的治疗。此外，两组患者还接受了三联疗法（MTX、柳氮磺吡啶、羟基氯喹）治疗3个月。两组的基线人口统计学和类风湿关节炎特征具有可比性。研究主要结果是疼痛缓解开始所需的最短时间。研究完成时，两组首次达到疼痛缓解的中位时间相等（$P=0.4$）。然而，治疗组患者在3个月结束时通过视觉模拟评分（50% vs. 30%，$P=0.006$）获得了更高的疼痛缓解。由于并非所有患者都测量了25-羟维生素D水平，因此，维生素D水平与疼痛缓解之间的直接相关性可能会降低无法确定。

根据现有的数据，补充维生素D在类风湿关节炎中的作用（如果有的话）尚不确定。

显然，需要更大规模、更长期的随机安慰剂对照试验来评估维生素D的作用。

在整个研究期间，在多个点对RA进行维生素D治疗，评估25-羟维生素D水平及RA疾病活动、炎症标志物和细胞因子的测量，这将有助于我们更好地了解25-羟维生素D水平与RA疾病活动的真实关系及其与炎症标志物和炎性细胞因子的相关性。这也可能揭示了维生素D研究中最大的挑战——自身免疫性疾病中25-羟维生素D的最佳水平。

目前还没有专家就人类所需的最低生理25-羟维生素D水平达成共识，由于我们正在评估相对缺乏阳光的人群，因此很难建立"标准"，维生素D缺乏的阈值水平集中于其对骨骼的益处和预防继发性甲状旁腺功能亢进的必要性，美国医学研究所在评估了有关骨骼健康和维生素D的数据后，提出了20ng/ml的临界值。其他专家不同意这一评估，同样，在自身免疫性疾病和其他疾病中实现其可能益处所需的最佳维生素D水平尚不清楚。

10

老年退行性骨关节病

76岁女性，平时手指、足部、膝关节增粗和腰部不适，伴有严重疲劳、头痛和日常活动明显受限，患者每日下午足部和踝部肿胀，膝关节增粗，手指和第2足趾增粗，很明显患有骨关节炎，但相关免疫学检查均为阴性。维生素D水平检测为22ng/ml，给予维生素D每日7000U治疗后，其25-羟维生素D

水平达到73ng/ml，患者1年后疼痛和疲劳感明显消失，下肢也不再肿胀，随诊感觉完全正常。

这个病例来自美国一位免疫科医生所写的 *Vitamin D Cure* 一书，笔者这里把这个病例拿出来，就是想给国内的骨科、免疫科医生提供一个治疗选择，他们每日遇到的关节肿痛患者，很可能通过维生素D补充得到有效的治疗。

骨关节病一般泛指各类骨关节疾病，包括一般所说的退行性关节炎、滑囊炎、滑膜炎、颈椎病、腰椎病、肩周炎、骨质增生、风湿性关节炎、类风湿关节炎、股骨头坏死等。退行性骨关节病又称骨关节炎、退行性关节炎、老年性关节炎、肥大性关节炎，是一种退行性病变，系增龄、肥胖、劳损、创伤、关节先天性异常、关节畸形等诸多因素引起的关节软骨退化损伤、关节边缘和软骨下骨反应性增生。本病多见于中老年人群，好发于负重关节及活动量较多的关节（如颈椎、腰椎、膝关节、髋关节等）。过度负重或使用这些关节，均可促进退行性变化的发生。临床表现为缓慢发展的关节疼痛、压痛、僵硬、关节肿胀、活动受限和关节畸形等。

骨关节病是引起肌肉骨骼疼痛和引起残疾的最常见疾病，属于退行性关节炎，随着年龄的增长患病率明显增加，其特征是关节软骨丧失，同时软骨下骨发生变化，骨密度和软骨下骨的其他特征可能影响其表现和进展，维生素D通过影响钙代谢、骨密度和基质骨化而影响骨质量，因此，有学者假设维生素D可以影响骨关节炎的发展或进展，一些纵向研究探讨了这种可能性，结果并不一致，估计与维生素D水平高低和补充剂量不足有关。

在Framingham心脏研究中，维生素D摄入量不足和25-羟维生素D水平低，在中、下三分位数的参与者，其心脏病风险增加3倍。然而并未观察到对偶发膝骨关节炎的影响。另外，在骨质疏松性骨折的研究中，25-羟维生素D的最低三分位数与发生髋关节骨关节炎的风险相关（OR = 3.3，95% CI 1.13 ～ 9.86），定义为关节间隙丢失。据一项评估两个纵向队列的后续研究报道，25-羟维生素D水平与膝关节骨关节炎进展无关。另一项前瞻性研究通过MRI评估了血清25-羟维生素D水平、阳光照射和膝关节软骨损失之间的相关性，并指出基线25-羟维生素D水平与软骨体积呈正相关，同时预测了随访3年后的膝关节软骨损失。

一项横断面研究指出，膝关节疼痛与低水平维生素D之间存在关联，但与膝骨关节炎的影像学表现无关，这些研究提出了有趣的关联，但其他研究没有复制这些发现。这些研究中的大多数在几年的随访中只使用了25-羟维生素D水平的一点评估，这可能不是多年来维生素D状况的真实指标，其中一些研究还使用X线来评估偶发性或进行性骨关节炎，很明显，X线检查并不是敏感指标。

总之，有新的证据表明维生素D具有多种调节血钙以外的生物学功能，包括其免疫调节作用。流行病学、实验和临床数据表明，维生素 D 与关节炎（炎症性和退行性关节炎）之间可能存在联系。

虽然评估维生素 D 与类风湿关节炎疾病活动性、偶发性和进行性骨关节炎之间关系的研究数据令人感兴趣，但维生素 D 在关节炎发病或加重中的致病作用尚待确定，关于维生素 D 在自身免疫性疾病中发挥有益作用所需的最佳 25-羟维生素 D 水平，尚无共识。维生素 D 作为慢性关节炎的预防或治疗剂的作用，尚待更大规模的前瞻性对照研究来进一步探索。

第十四章

维生素 D 与牙齿

①

牙齿松动和脱落的主要原因是维生素D缺乏

牙齿对于健康的重要性毋庸置疑，"牙好，胃口就好，吃嘛嘛香"这一广告词深入人心，但遗憾的是，我国居民的牙齿健康情况不容乐观，原因很多，包括对牙齿保健不够重视，定期看牙医的人群并不多见，往往是出现牙齿松动、牙齿脱落或者牙龈肿痛时才去看医生，"牙痛不算病，痛起来真要命"这一说法一方面反映了牙痛的难受程度，另一方面也反映了对于牙齿保健的忽视和无知。

笔者有一个大学女同学，她也是一名医生，年龄在55岁，多年未见，见面后的第一印象显得特别苍老，不仅头发斑白，牙齿也全部脱落，问她几年不见怎么变成了这样？原来十几年前她发生了一次车祸，造成脑部外伤，之后一直休病假，再也没有上班，看她牙齿全部脱落，了解到她在40岁时就已经闭经了，大家知道正常女性平均50岁左右闭经，建议她查一下骨密度，结果不出所料，她有明显的骨质疏松，骨骼状态相当于70岁的老年人。

牙齿健康与骨骼健康相平行，这一点不难理解，牙齿和骨骼一样，是体内钙磷的主要储存部位。此外，牙龈炎、牙周炎和龋齿都是造成牙齿脱落的主要因素。

无论是儿童还是成人，牙齿健康与骨骼健康相平行，牙齿的数目、组成成分和质量在儿童期受充足的蛋白质、钙、镁和维生素D的影响，成年后，这些营养要素和碱性的唾液有利于维护牙齿和牙龈的健康。

龋齿是人类最常见的疾病之一，是40岁以下人群的牙齿缺失的主要原因，牙周病也是该年龄段的主要原因。变形链球菌过度生长造成口腔失稳态是导致牙周病的主要原因。变形链球菌强烈黏附并通过发酵碳水化合物释放酸性物质，从而使牙齿脱盐，吃糖果和不刷牙都有助于龋齿的形成，但鲜为人知的是紫外线B（UVB）照射，通过产生维生素D和额外维生素D补充，可降低龋齿的发生风险。

严重牙齿松动患者几乎都伴有维生素D缺乏和低骨量，给予钙剂和维生素D补充后，能够减少牙齿脱落的发生率，早期牙齿脱落和牙周病通常是骨生成不足、骨转换增加和骨流失的表现。

许多研究也提示了牙周病、龋齿和牙齿脱落与心血管疾病的相关关系，牙周病与心血管病密切相关，无论包含还是去除年龄因素，维生素D缺乏都是一个重要影响因素。

这里再举个例子。60岁男性，因为牙痛和下颌骨痛就诊，伴有牙齿松动及肌肉关节痛，给予维生素D治疗后，患者牙痛和下颌骨疼痛症状消失，肌肉关节痛消失，牙齿也不再松动。

此类例子有很多，在1933—1934年的美国内战期间征兵调查中，由于牙齿脱落被征兵拒绝者北方要多于南方，南方的肯塔基州100人中只有8人因为牙齿脱落而被拒征兵，而位于北方的新英格兰地区有25人被拒征兵，并且阳光充足地区的兵源龋齿较少。居住在西部阳光充足地区的兵源，平均每年有3000小时的阳光照射，其龋齿的数量是东北部地区（每年光照时间＜2200小时）地区的一半。国外有资料显示，25%的老年人（65岁以上）没有天然牙齿，老年吸烟者（都是维生素D水平较低的人群）剩下的牙齿更少。

有国外的牙医观察到，许多患者在日常体检中发现维生素D缺乏后，开始服用医生开的维生素D，令我惊讶的是，在6个月内，我注意到牙齿牙釉质和牙骨质（暴露的牙根表面）的结构变化，使其牙齿变得异常光滑和坚硬，几乎像花岗岩台面或新上蜡的汽车。我还注意到，硬化和光滑的牙齿表面积累的牙菌斑较少，可能是因为牙菌斑不易地附着在牙齿上，从而减少了侵袭牙齿的细菌；牙龈也似乎没有发炎，似乎更牢固地附着在牙齿周围，患者紧绷的牙龈组织减少了牙龈下的细菌数量。

相关的研究也越来越多，总的说来，龋齿在冬季末和春季初更常见，此时维生素D水平往往较低，与没有龋齿的儿童相比，患有严重低龄儿童龋齿的儿童维生素D水平较低，维生素D水平低的母亲更有可能生下患龋齿的孩子，补充维生素D可能有助于降低患龋齿的风险。服用维生素D补充剂可使龋齿率降低47%。

② 考古牙齿记录着维生素D缺乏

牙齿中可能记录到维生素D缺乏的事实。你的口腔里不仅仅有牙齿：你有大约32个化石，它们讲述了你健康的微观历史。科学家们发现，即使是生活在数百年前的、被丢弃的、已经不再晶莹剔透的牙齿，也讲述了它们的故事。

根据2016年7月发表在《考古科学杂志》上的一篇论文，研究人员在考古牙齿的微观结构中发现了维生素D缺乏的永久记录，并为过去人们面临的日常挑战提供了新的线索。这是来自18世纪或19世纪魁北克省一位患有佝偻病的男子的一颗牙齿（图14-1）。科学家们最近的报道称，该牙齿中含有维生素D缺乏的持久记录。

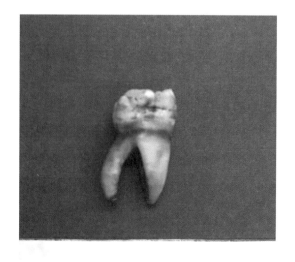

图14-1　牙齿成为考古学证据

当身体不能从阳光或食物中获得足够的维生素D时，牙齿会在牙本质中形成缝隙或气泡，牙本质是牙釉质下的一层，约占牙齿结构的85%。这些异常现象不仅揭示了过去的环境条件或食物供应情况，也揭示了文化和社会。

纵观历史和世界各地，儿童佝偻病一直在流行，佝偻病是一种以腿部弯曲和臀部变形为特征的疾病，部分原因是缺乏阳光。人类学家通过检查高纬度地区（如英国、加拿大或法国的一些地区）阳光有限的骨骼残骸，发现了佝偻病的暴发。但绝大多数患有佝偻病的儿童都会长大。这使得这种情况的牙科记录很重要，因为牙齿内的异常不会随着年龄的增长而消失，例如，在成人骨骼中可以发现弯曲的腿。了解过去佝偻病的暴发有助于今天儿童健康的研究。

由加拿大人类学家Megan Brickley领导的研究人员检查了6名18世纪和19世纪埋葬在已知存在佝偻病病例的墓地中的人类遗骸，以及在儿童维生素D缺乏症中幸存的人。研究小组确定了哪些人可能患有佝偻病，然后分析了他们的牙齿，将每颗牙齿切成几片透明的薄片，比一张纸巾还要薄，在显微镜下进行检查能够观察到牙齿内部结构，几岁前出现，里面有什么，能够达到这个精度是因为牙齿的发育速度不同，随着时间的推移会留下像年轮一样的同心圆。研究人员可以观察到这些层次中的异常，以估计佝偻病的发生率和严重程度。

为了帮助确定牙髓室形态变化所反映的潜在缺陷年龄，表14-1显示了3种类型恒磨牙牙髓室萌出的大致时间。

要使纸浆角形状发生变化，必须在纸浆形成过程中出现缺陷。第三磨牙比第一磨牙和第二磨牙在大小、轮廓和根数方面的变化要大得多（Ahmed, 2012）。牙根形成被排除在外，因为这一特征不影响髓室起始。牙齿形成的评估使我们能够确定牙髓发生变化的大致年龄，并随后提供有关牙髓缺陷发生年龄的关键信息。

现在有了牙齿的记录，有可能在成年人身上发现更多以前错过的病例，甚至有机会接触到在胎儿还在子宫内时就开始生长的磨牙中从未有过的故事，这也可能有助于围绕巴克假说的观点进行对话，巴克假说认为子宫内的条件会导致成年疾病的发展。这些信息无法从骨骼中获得。发现这一结果是令人

表14-1 恒磨牙髓室萌出的大致年龄

牙型（下颌）	牙髓室萌出	
第一恒磨牙	男性1.5 ～ 2.0岁	女性1.4 ～ 2.0岁
第二恒磨牙	男性5.0 ～ 6.5岁	女性4.5 ～ 6.5岁
第三恒磨牙	男性10.0 ～ 12.5岁	女性9.5 ～ 12.0岁

兴奋的，研究牙齿中的维生素D缺乏可以揭示某些人群由于劳动角色、文化或社会地位而导致的阳光照射受限的信息。

他们发现，一名在1771—1860年被埋葬在加拿大魁北克的24岁男子在其短暂的一生中患过4次佝偻病：其中2次是在2岁之前，1次是在6岁左右，最后1次则是在12岁左右。他的第三颗磨牙出现最后一次症状的证据与他的尾骨出现异常弯曲有关，这种弯曲只有在大约同一时间才会出现。

③

睡眠磨牙与维生素D缺乏有关

睡眠磨牙可能导致有害影响，包括牙釉质丢失、牙齿或修复体断裂、牙齿过敏或疼痛及头痛。目的是研究睡眠磨牙、低血清维生素D、低膳食钙摄入、心理症状和频繁头痛之间的关系。

有病例对照研究了包括50名睡眠磨牙患者和50名年龄和性别匹配的对照组，并测定其血清中的25-羟维生素D水平。采用医院焦虑抑郁量表测量焦虑抑郁。关于饮食钙和频繁头痛的数据是自我报告的。结果发现，与对照组相比，睡眠磨牙患者的25-羟维生素D较低，焦虑和抑郁得分较高（$P < 0.05$）。与对照组相比，睡眠磨牙患者维生素D缺乏、焦虑和抑郁评分异常、钙摄入量低（<323mg/d）和频繁头痛的比例较高（$P < 0.05$）。分析结果显示，睡眠磨牙与维生素D缺乏（$OR = 6.66$，$P = 0.02$），以及膳食

钙摄入量低（$OR = 5.94$，$P = 0.01$）与频繁头痛（$OR = 9.24$，$P < 0.001$）显著相关。多元线性回归显示，焦虑与25-羟维生素D降低（$P = 0.03$）、抑郁评分升高（$P < 0.001$）和女性性别（$P = 0.01$）显著相关。频繁头痛与睡眠磨牙显著相关（$OR = 5.51$，$P < 0.01$）。研究结论：睡眠磨牙与维生素D缺乏和低钙摄入有关，也与焦虑和抑郁评分增加有关。

④

牙列不整与早期维生素D缺乏有关

很多家长为孩子的牙列不整发愁，牙列不整严重影响孩子的容貌，到口腔科就诊时，医生的建议都是进行牙齿整形，需要拔除个别牙齿，然后佩戴几年时间的牙套，需要定期复诊矫正，花费动辄上万元。

造成牙列不整的原因，没有几个口腔科医生能够说得明白，几年前笔者与一位知名口腔科专家讲到牙列不整的原因，是由于生命早期，如母体内和婴幼儿阶段维生素D缺乏，由于原料不足，人体出于节约原料，造成孩子下颌骨发育较小，等到儿童和青少年期牙齿萌出时，由于下颌骨发育在先，牙齿萌出在后，牙齿萌出时没有足够空间，只能错位生长，造成牙列不整。这位口腔科专家跟笔者讲，"你的说法我头一次听说，非常有道理，但学术界没听说过这种说法"。还问笔者从哪里获知的，笔者还专门把读过的那本书推荐给了口腔科医生。

根据这一理论，如果在生命早期（如母

体内），婴幼儿阶段有足够的钙和维生素D，对整体健康的益处有很多研究，但是对牙齿发育的影响容易被忽视。实际上，除了骨骼以外，牙齿健康也极大地受维生素D和钙的营养状况影响。

5

牙齿和牙周结构

口腔由多种组织组成，包括上皮组织、结缔组织、血管和淋巴管，牙齿由牙髓（血管、神经和胶原纤维）、牙本质、牙骨质和牙釉质组成，顶端部分被骨包围，这些组织依靠局部和全身因素来修复、再生和维持健康（图14-2）。

维持口腔健康除了遗传因素，需要建立良好的习惯并长期维持，还需要有良好的全身健康。对大多数人来说，口腔和牙齿健康可以通过刷牙和牙线保持，除了定期预防性清洁和口腔健康护理提供者的检查外，经常有影响牙列健康的其他因素存在。例如，研究表明氟的使用和预防龋齿之间存在强关联，其中氟化物通过氟羟基磷灰石的形成增强牙釉质，相反，某些基因突变可导致釉质形成的缺陷，潜在地增加龋齿的易感性。

维生素D在钙稳态和免疫调节中起着关键性的作用，钙和维生素D在预防脱矿化、促进再矿化和矿化组织（即骨和牙齿）的强度方面起到重要作用。因此，牙周组织的健康存在着联系，它直接受周围软组织和矿化组织的健康及维生素D和钙的存在的影响。此外，维生素D还影响釉质的矿化，从而预

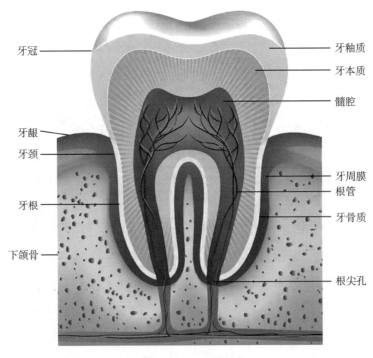

图14-2　牙齿的结构

防龋齿的发生和进展。

6
牙龈炎与维生素 D 缺乏有关

　　影响口腔的疾病通常会影响牙周组织，牙周被定义为牙齿的周围和支撑结构，分为牙龈和附着装置两大类，附着装置由牙周膜、牙骨质和牙槽骨组成，牙骨质是一种无血管钙化组织，它包括根的外部部分，牙周膜负责将牙骨质（因此根部）连接到周围牙槽骨（上颌骨和下颌骨形成牙槽的那部分）。牙龈是牙齿周围的软组织，由一层上皮覆盖的结缔组织组成，其主要目的是保护下层组织，它有助于形成牙龈沟，这是一个浅的 V 形空间，由一侧的牙齿结构和另一侧的上皮构成。牙龈炎是局限于牙齿周围的软组织的炎症状态，不会导致骨破坏或附着装置。特征性表现是牙龈发红和肿胀，或牙龈容易出血。

　　牙龈疾病可与多种因素有关，最常见的形式是牙菌斑引起的牙龈炎。这种牙龈炎是由于在多糖基质中存在薄层细菌和细菌副产物，这被称为牙生物膜。牙菌斑是一种生物膜，它在牙齿和口腔其他硬表面周围形成软沉积物。斑块包含有机和无机成分，但主要由微生物组成。这些微生物主要是细菌来源的，大致相等的部分革兰阳性和革兰阴性。生物膜中的一些细菌产生酶和组织破坏性因素，这可能有助于牙龈组织的分解。然而，牙龈炎组织中的红肿实际上是机体对这些微生物存在的免疫反应的表现。在牙龈炎的初始阶段，血管通透性增加和随后的中性粒细胞和淋巴细胞浸润，一旦通透性增加，能够产生胶原酶和内毒素等产物的微生物会引起上皮组织和结缔组织损伤。牙龈炎的病因是多因素的，但最常见的是由于牙菌斑内的微生物与牙龈组织的炎性细胞的相互作用。与大多数炎性疾病一样，牙龈炎可以通过局部和全身因素来改变，牙龈炎的局部因素包括牙龈炎症的形成，一种由斑块矿化引起的硬沉积物。全身因素，如激素变化（青春期和妊娠）、药物（抗惊厥药、免疫抑制剂、钙通道阻滞剂）和严重营养不良，也可能加剧牙龈炎的发生。临床上牙龈炎可分为急性或慢性、局限性或全身性。牙龈炎的诊断通常是通过轻柔地探测牙龈沟。牙龈炎也由牙龈的颜色、质地和位置的变化来划分。根据对美国人口的一项全国性调查，大约54%的13岁或以上的人在至少一个位置有牙龈炎。同一研究发现，牙龈炎在年轻组和老年组比中年组更常见。牙龈炎可以通过适当的口腔卫生和定期的牙科预防来有效治疗。

一、维生素D在牙龈组织中作用机制

　　由于细菌感染和对这些细菌的免疫反应是牙周病的主要原因，这为免疫系统在口腔条件下的作用创造了独特的环境。维生素D在免疫中的作用越来越大。VDR是核激素受体超家族的一部分。VDR存在于与钙和骨代谢有关的细胞和免疫调节中，这些受体存在于口腔各组织细胞中，当遇到维生素D的活性形式1,25-双羟维生素D_3结合后，VDR结

合到维生素D应答基因中的某些序列，并影响RNA聚合酶 II 介导的转录，1,25-双羟维生素D_3与T细胞和抗原提呈细胞上的VDR结合，从而调节免疫应答。由于VDR的功能是与维生素D的活性形式结合，因此将25-羟维生素D转化成1,25-双羟维生素D_3的酶至关重要，动物实验显示，敲出小鼠的该酶基因可以导致低钙血症、继发性甲状旁腺功能亢进和$CD4^+$和$CD8^+$ T细胞群的减少。

维生素D的抗炎作用通过体外人的研究得到了很好的支持，生物活性形式1,25-双羟维生素D_3已被证明通过抑制IL-2降低抗原诱导的T细胞增殖，以及抑制由T细胞产生IFN-γ。此外，一些研究已经证明了1,25-双羟维生素D_3抑制抗原提呈细胞的分化、成熟和增殖，1,25-双羟维生素D_3也被证明会影响获得免疫，导致感染病原体（即结核分枝杆菌）的破坏。当LPS或感染病原体刺激巨噬细胞或单核细胞时，VDR和25-羟维生素D羟化酶的表达上调，反过来又增加了1,25-双羟维生素D_3的产生，从而增加了组织蛋白酶的表达。组织蛋白酶是能够促进天然免疫和促进感染剂破坏的肽。它们具有抗菌活性，对革兰阳性菌和革兰阴性菌都有效，也影响抗原提呈细胞的活性。因此，维生素D可能通过影响对细菌的免疫应答及抗菌作用来影响细菌对牙周破坏的作用。

二、维生素D与牙龈炎相关研究

2011年McMahon等描述了维生素D对牙龈上皮细胞的影响及其对已有牙周病原体放线菌聚集菌的防御作用，上皮细胞暴露于活性维生素D后，诱导人抗菌肽LL-37的表达，并诱导髓系细胞上的固有免疫受体（髓系细胞上的触发受体）表达，从而影响固有免疫的调节。这些牙龈上皮细胞显示出增加的固有免疫应答和抗菌活性，破坏放线菌的能力增加。这些发现支持了维生素D对口腔内免疫调节和固有免疫影响的概念。尽管如此，维生素D的作用及其对炎症和免疫调节剂影响的证据，以及有关维生素D在人类中的抗炎作用的资料有限。Dietrich等的研究（2005）从第3个NHANES数据集中检测数据，并将患者血清维生素D水平与慢性牙龈炎联系起来发现，血清维生素D水平与慢性牙龈炎之间有很强的负相关。在血清维生素D水平的最高五分位数的受试者牙龈出血的概率降低了20%；他们还发现，维生素D水平增加30nmol/L与牙龈出血概率降低10%相关。由于已知的免疫反应在牙龈炎的形成和维生素D和免疫应答之间的发展关系，有理由假设维生素D和牙龈炎之间可能存在的关联。Dietrich等的研究结果证实了这一关系的进一步研究。

7

牙周炎与维生素D缺乏有关

牙周炎是指支持牙齿的周围组织的炎症性疾病，由一种特异性微生物或一组特异性微生物引起，导致牙周韧带的进行性破坏和牙槽骨牙周袋的形成或退化。不像牙龈炎炎症过程中只影响牙龈组织，牙周炎破坏导致牙齿依附的骨组织和结缔组织受损，附着丧失的结果通常导致牙周袋形成，或牙龈沟病理加深，从而成为病原菌的感染灶。

根据牙周炎的病因、进展和对治疗的反应，将牙周炎分为3类：慢性牙周炎、侵袭性牙周炎和牙周病（全身性疾病的牙周表现）。牙周病的诊断是基于对X线牙片的评估，其显示骨丢失、探测牙周袋以测量附着丧失，以及出血的存在和许多其他临床参数。

慢性牙周炎是最常见的牙周病，通常见于35岁以上的成年人，主要病因是宿主对细菌斑块存在的免疫反应。典型慢性牙周炎导致缓慢到中等的破坏率，但在局部、全身或环境因素的存在下可能有快速的活动爆发，疾病的严重程度一般是基于牙周组织受到炎症挑战的时间长度。由于牙菌斑是慢性牙周炎的主要原因，任何斑块保留因素，如结石（钙化斑块），将有助于疾病的进展。牙石牢牢地附着在根部表面，使细菌菌落成为庇护和生长的理想场所。控制这种情况的治疗措施是去除结石和控制牙周炎症。

侵袭性牙周炎与慢性牙周炎不同的是，骨破坏和附着丧失的速度通常很快，此外，斑块和结石的量相比于存在的破坏量是次要的，尽管存在深牙周袋，但存在的炎症量一般最小。但有趣的是，侵袭性牙周病通常存在于30岁以下的个体中，甚至可能表现为青春期发病，但仅影响很小的一部分人群，一个遗传组分似乎存在于侵略性牙周炎的基础上的家庭聚集的疾病。某些但不是所有的这种情况下的个体可能表现出吞噬功能异常或巨噬细胞指向异常免疫应答的高反应性。

牙周病是一种全身性疾病的表现，可在有一定血液学和遗传状态的个体中发现。21-三体综合征（唐氏综合征）和白细胞黏附缺陷是导致牙周破坏的条件之一。一般认为，宿主防御机制的破坏是导致疾病进展的原因。

维生素D与牙周炎相关研究如下。由于维生素D与骨骼中钙稳态和调节的良好联系，以及它在宿主免疫中的作用，因此认为维生素D与牙周健康之间的存在联系不无道理。维生素D缺乏已被证明是增加破骨细胞活性和骨吸收，大鼠血清维生素D水平直接影响骨矿化，给予大鼠0.4%钙和不同浓度的维生素D_3，其血清水平在$10\sim115nmol/L$。骨小梁矿物质体积（股骨远端干骺端测量）与循环25-羟维生素D水平呈正相关，给予钙和维生素D限制饮食、卵巢切除术和糖皮质激素注射，并与没有这些改变的绵羊进行比较，实验组绵羊的牙龈退缩比对照组多。值得注意的是，实验组的绵羊年龄（平均3.8岁±0.9岁）与对照组（平均7.5岁±1.0岁）不同，因为年龄会影响牙周组织的退行性改变。

虽然在动物研究中存在维生素D和牙病的有限证据，但在人类中研究这种关系的工作越来越多，维生素D依赖性佝偻病患者具有维生素D代谢的遗传缺陷，经常出现慢性牙周病。

在2001项研究中，有报道老年患者服用钙和维生素D补充剂的牙齿缺失的发生率与未服用的患者（13% vs. 27%）相比有所下降。这些效果甚至持续了长达2年的补充结束，因为只有40%的补充1000mg钙的受试者失去了一个或多个牙齿，相比之下，几乎减少了60%的受试者。虽然本研究的结果指出维生素D和钙补充对牙齿缺失的影响，但没有测量牙周炎的具体参数，牙齿脱落不能单独归因于牙周病。

然而，在2004份报告中，来自第三次美国健康和营养检查调查的数据被用来评价血清25-羟维生素D水平与牙周病的指标之间的关联。结果表明，对于50岁以上的老年人，与附着丧失和血清维生素D水平呈显著的负相关。当将血清维生素D的最低五分位数与最高五分位数的人进行比较时，男性的附着损失增加了0.39mm，女性的附着损失增加了0.26mm。同样，在接受牙周治疗的患者中，血清维生素D水平最高的患者出血部位明显减少，平均囊袋深度和临床依从性较低，在一组接受牙周维持治疗的患者中，尽管稍有显著性，但超过400U/d维生素D和1000mg/d钙的患者的探测深度较浅，附着丧失较少，出血部位减少，牙龈高度损失减少最多。虽然这些研究并没有直接测量血清25-羟维生素D水平，但维生素D和钙剂补充的影响是值得注意的，并揭示了需要进一步研究这一领域。

只有一项研究提供了深入了解血清维生素D水平和牙周治疗对晚期牙周病患者的影响。一项涉及合成代谢肽——特立帕肽的研究的事后分析显示，血清维生素D水平与牙周参数呈正相关（2011）。40例患有重度慢性牙周炎的计划用于牙周手术的患者给予特立帕肽或安慰剂，与每日维生素D和钙补充剂相结合。在1年的过程中测量临床和影像学参数，并在手术后基线、6周和6个月测量血清维生素D水平。作者报道称，在手术时，维生素D缺乏症患者（定义为血清25-羟维生素D 16～19ng/ml）的安慰剂患者比12个月的维生素D充足的患者具有显著的临床依附水平增益和口袋深度减少。有趣的是，即使越来越多的证据表明维生素D和牙周健康的潜在益处，但只有7%的成年人参与了牙周保养计划，并报道了美国营养与饮食学会（Academy of Nutrition and Dietetics, AND）推荐的补充量（Dixon等，2009）。这一结果表明高危牙周炎患者的维生素D含量不足。

牙周炎是一种多因素疾病，其特征是细菌失调相关的、宿主介导的炎症，导致牙齿支持组织的丢失，维生素D_3在组织稳态中起着重要的作用，其缺乏可能会对牙周炎的进展和治疗结果产生负面影响。有研究评估了牙周炎患者和健康受试者的血清维生素D_3水平，对50名患有牙周炎和50名健康的牙周组织者进行了研究，测量牙周临床参数，进行X线照相，并使用25-羟维生素D测试评估维生素D_3的水平。结果显示，牙周炎患者的维生素D_3水平（31.34ng/ml，SD＝5.62）显著低于健康对照组（39.64ng/ml，SD＝8.77）。维生素D_3缺乏与疾病的阶段和级别及临床附着和骨丢失有关。结论显示：充分监测血清维生素D_3水平和补充维生素D_3有助于牙周炎的治疗。

维生素D在牙周健康中的作用越来越受欢迎，相关研究包括除了血清25-羟维生素D的补充和循环水平，还有研究证实VDR对牙周炎的影响，以及VDR基因的突变与癌症、原发性甲状旁腺功能减退症和肾衰竭等疾病有关。因此，VDR基因多态性与慢性牙周炎和侵袭性牙周炎相关。4种VDR基因多态性与牙周病相关: VDR TaqI、VDR BsmI、VDR FokI和VDR ApaI。2011年的荟萃分析显示，在亚洲人群中发现TAQI变异体与慢性牙周炎之间有显著的关联，发现FokI allele是侵袭性牙周炎的危险因素。还有分析发现TAQI变异体和慢性牙周炎之间有相似的联系；然而，他们也报道了亚洲慢性牙周炎患者中，BSMI变体的频率较低，ApaI变异体的频率较高。

这些发现突出了维生素D及其受体与牙周健康维持之间的相互作用。维生素D直接作用于骨强度，并在宿主免疫中起作用，两者都可以改变牙周炎的发病机制。

8
龋齿与维生素D缺乏有关

牙医Bourne曾说过:"我们的牙齿健康随着我们的饮食而改变。古代人类和他们的人类祖先真的没有太多蛀牙的问题。""事实证明，有一些特定的细菌菌株，特别是变形链球菌，在有龋齿的口腔中更为常见。""如果你可以带一只天生长龋齿的动物吃高糖的食物，它就会长龋齿。如果你把它和那些天生对龋齿有抵抗力的动物放在一起，它们就会长龋洞。"换句话说，·龋齿是一种传染性疾病。"更重要的是，研究表明，照顾者对龋齿的易感性——无论是父母还是日托机构——可以预测孩子患龋齿的可能性。"这一说法强调了感染因素对龋齿的影响，但是忽略了维生素D对龋齿的影响。

据2000年美国卫生部报告，龋齿是最常见的慢性儿童疾病，龋齿的发病率是哮喘的5倍，是花粉症的7倍，从NHANES 1988—1994年和1999—2004年的报道表明，尽管在其他一些领域，如密封胶、改善牙齿保健，牙周健康有了一些进展，龋齿的患病率仍不断增加。1924年就有人提示出，儿童补充维生素D对牙齿发育和减少龋齿发生具有关键作用，随着膳食补充剂的使用，并确定维生素D的加入阻止新的龋齿病灶起始，有限的传播和逮捕活动龋齿。迈克比斯（1934）评价了425例年龄在8～14岁男性和女性，发现接受维生素D强化淡奶和牛奶者的龋齿发生率减少，该小组得出结论，维生素D是龋齿营养控制的一个重要因素，研究分析了阳光与龋齿的平均小时数之间的区域地理差异，在94 337名白种人男孩年龄12～14岁的研究（1939）中，发现了居住区阳光照射时间与患龋率之间存在负相关。

20世纪50年代在俄勒冈进行的几项研究中，人们注意到，在阳光充足的地区，龋齿患病率较低，这一发现在考虑影响龋齿率的其他因素后仍然存在。根据美国海军陆战队的一项报告，对美国第一次世界大战的征兵、1934名海军服役军人和1943名陆军军人的牙齿健康等级进行研究发现，如果按新兵龋齿严重程度排序，48个州中每一个州的平均秩范围从2（阿肯色）到45（罗得岛），最高级别是得克萨斯州，以东北部最低，而这些牙齿健康等级分数与7月UVB剂量相一致，也提示居住地区阳光照射时间与患龋率之间存在负相关。

国外一位牙医曾经说到，他的许多患者在日常体检中发现了维生素D缺乏后，正在服用医生开的维生素D。他惊讶地注意到，在6个月内患者牙齿牙釉质和牙骨质（暴露的牙根表面）的结构变化，患者牙齿变得异常光滑和坚硬，几乎像花岗岩台面或新打蜡的汽车。他还注意到，硬化和光滑的牙齿表面积累的牙菌斑较少，可能是因为牙菌斑不能很容易地附着在牙齿表面，从而减少了侵袭牙齿的细菌，使牙龈似乎没有那么严重的炎症，能够更牢固地附着在牙齿周围，使紧绷的牙龈组织减少了牙龈下的细菌数量。

维生素D缺乏对牙齿的物理效应包括釉质发育不全，通常与维生素D依赖性佝偻病Ⅰ型、甲状旁腺功能减退症和其他发育异常有关。在结构上，牙齿特异性基质蛋白在牙齿发育过程中受到维生素D_3的差异调节，维生素D_3上调了釉原蛋白基因的转录，推测可能在大鼠釉质形成的遗传和激素控制中起作用，维生素D缺乏动物中的发现牙釉质缺陷，包括主要釉质的蛋白中，牙本质形成的形状、厚度和组成，维生素D代谢的影响直接与细胞外钙和磷的生理水平直接相关。在1α-羟化酶基因敲除小鼠中发现，维生素D_3缺乏引起的牙齿和下颌骨矿化过程中的缺损与长骨缺损相似，表现为维生素D依赖性佝偻病Ⅰ型功能缺失突变。同样，给予老年男性和女性中补充钙和维生素D，在减少中度骨丢失和非脊椎骨折风险的同时，有助于降低牙齿流失的风险。

维生素D与龋齿的相关研究最初是在20世纪20～30年代提出，至今仍有不断的研究。许多研究支持营养补充维生素D的好处，以改善口腔健康。

这些研究支持对于已经存在的龋齿，补充足够的维生素D可以使其再矿化从而逆转龋齿，通过改变饮食，增加牛奶摄入从而增加维生素D的摄入也有效。

此外，紫外线灯照射治疗，可以增加接受照射者的维生素D含量，发现维生素D的摄入量和龋齿的存在呈负相关关系；横断面健康调查发现牛奶摄入量与龋齿发生存在保护作用，而糖摄入量与现存的龋齿有不良关联；母体维生素D的补充对乳牙萌出、牙釉质发育不全和龋坏、拔牙和补牙的平均数量，维生素D补充和龋齿的减少没有发现关联，但母亲接受维生素D补充治疗后，其子女的乳牙萌出的时间更早；纵向研究评估老年人的牙齿缺失，发现钙和维生素D补充可以防止牙齿脱落。这可能是关于维生素D对龋齿的影响时间最长的纵向研究，进行了25年，并评价了钙与维生素D缺乏时间个人磷水平。在这项研究中被监测的疾病包括遗传性维生素 D 依赖性佝偻病，X-连锁低磷性佝偻病、永久性甲状旁腺功能减退、新生儿甲状旁腺功能减退、假性甲状旁腺功能减退症。本研究观察到釉质发育不全在小学生中和恒牙患病率及口腔病变的存在与低钙血症和釉质发育不全呈正相关，但没有观察到低磷血症和釉质龋之间的关系。环境因素，如阳光照射和区域位置也被评估了其在龋齿中的作用，可通过间接变化改变维生素 D 的水平。许多研究还发现，患龋率与年日照呈负相关（2001）。

还有研究结果表明，龋齿与正确或不正确的刷牙技术之间存在显著关联。如果刷牙技术不正确，龋齿的患病率为 48.89%，但如果刷牙技术正确，龋齿的患病率可降至 22.38%。研究还发现蛀牙与糖摄入频率之间存在关联，偶尔摄入糖的龋齿患病率为 24.54%，但经常摄入糖的患病率则上升至 56%。另外，研究发现，母亲和 8 岁儿童的维生素 D 水平＜ 20ng/ml 也是儿童患龋齿的危险因素（OR ＝ 2.51，95%CI 1.01 ～ 6.36）和 8 岁时 OR ＝ 3.45，95%CI 1.14 ～ 11.01）。当 25-羟维生素 D 值＜ 20ng/ml 时，患龋风险几乎增加 3 倍。因此，尽管刷牙技术不正确和经常吃糖是儿童患龋齿的主要原因，但孕妇血液中维生素 D 浓度低可能会放大这种相关性，因此妊娠期维生素 D 水平的监测应纳入产前计划。特别令人惊讶的是，50% 的儿童在 4 岁时缺乏维生素 D，而牙线几乎没有被常规清洁程序所取代。

⑨ 维生素 D 中毒与口腔健康

虽然维生素 D 缺乏可以防止钙化和破坏免疫力，但高水平的维生素 D 也可能通过促进广泛的骨吸收、异位钙化和牙齿形态的改变而对口腔组织有害。一位年轻女孩的维生素 D 影响病例报道显示了恒牙釉质发育不全和局灶性牙髓钙化。

维生素 D 对牙齿结构的影响可能还包括釉质发育不全、釉基质矿质过多、牙本质形成缺陷、牙骨质过度增生、牙髓和牙周组织钙化。然而，这种矿物质过多可能有保护作用及抗龋作用。一项研究报道称，通过紫外线照射评估，高水平的维生素 D 可降低龋齿的发生率。有趣的是，在较高的暴露水平对牙齿没有不良影响，尽管这并不一定与维生素 D 的毒性水平有关。

维生素 D 过量也会影响牙齿周围包括牙槽骨、结缔组织和上皮组织，采用猪的动物模型作为对照组进行高水平维生素 D 对多种组织类型的影响观察发现，825 000U/kg 维生素 D 对骨和软组织在 2 周内可产生有害影响，表现为骨坏死、骨细胞溶解和上皮细胞变性。虽然这项研究没有专门评估口腔组织，但是骨和上皮的完整性对于预防多种口腔疾病是至关重要的。动物研究评估了 5000U 维生素 D/10g 体重对大鼠发育的骨骼和牙齿的作用。在几天内，大鼠牙槽骨区域酸性磷酸酶活性增加，但没有增加牙齿牙釉质。此外，牙齿附近和牙齿周围的结缔组织发生异位钙化，最终改变了牙齿发育的形态。

因此，口腔内过量维生素D的影响包括牙槽骨吸收增加、上皮和结缔组织完整性丧失、牙釉质矿化增加和牙齿异常。而研究数量不足以在人类身上进行，这些信息表明维生素D中毒患者出现慢性牙周炎的风险可能增加，可改变牙齿萌出，使龋齿风险降低。

第十五章

维生素D与免疫系统

①

免疫系统概述

在平时的门诊中，经常有患者说自己免疫功能低下，容易感冒，要求检查免疫功能，或者开具处方给予增强免疫功能的药物治疗，这里姑且不谈患者的说法是否准确，很多临床医生对于免疫系统作用机制也并不清楚，因此有必要先介绍一下免疫系统。

出生以后，人体免疫系统会收集所需要的相关信息，以完成以下3个功能：①保护人体免受细菌、病毒和真菌等病原体感染。②修复损伤和老化组织。③扫描和监控人体异常细胞，如癌细胞。

尽管人体免疫系统具有相关硬件来完成这些功能，但是仍然存在一些问题：免疫系统如何区别细菌引起的食物中毒和正常肠道菌群？如何区别鼻窦炎和正常鼻部细菌？免疫系统如何知道定期保养？什么时候哪些部分需要修理？免疫系统如何知道哪些细胞是好细胞，哪些细胞是坏细胞？

免疫系统的高明之处就在于能够区别哪些是你固有的细胞，哪些不是你具有威胁性的细胞，这是在生命之初免疫系统必须要学习的基础课程：哪些细胞不属于自己，哪些细胞是"朋友"，哪些细胞是"敌人"。

在胎儿发育过程中，免疫系统接触了身体内各个器官系统的所有蛋白，这些是在子宫内环境的保护之下，出生以后到学龄前，每一次小的感冒和遇到的病毒，免疫系统都

会全力以赴去防御，接种的疫苗也起到类似的作用，它是免疫系统的"学校"。随着时间的延长，疾病和预防注射帮助人体免疫系统产生记忆，什么是人体友好的，什么是威胁健康的（图15-1）。

免疫系统发挥这些作用的"演员"就是免疫系统的白细胞，包括M细胞、T细胞和B细胞。

M细胞（又称巨噬细胞）是清洁工，当它通过搜寻正常和异常细胞留下的垃圾，发现哪些细胞有问题，就像看家狗一样，发现问题后就向T细胞报警。

T细胞是法官，它决定对收到的警报是出警还是忽略，根据收集到证据的数量和质量，以及既往相似案件的记忆，就像法院具有刑事和民事等不同审判庭一样。T细胞分多种，H（help）细胞、K（killer）细胞和R（regulatory）细胞，T细胞可以激活B细胞产生抗体，与这些证据斗争，或者转化和杀死入侵者（不正常细胞）。

B细胞是实施者或者执行者，有时提交证据，有时其他细胞告诉它应该针对哪些细胞有所反应。

免疫系统的一个主要功能是记录和维持，哪些是自我，哪些是非我，许多证据被记录并维持多年，但维护保管如何，有赖于刺激本身的强度大小和免疫系统的健康状况。

维生素D对免疫系统很重要，是由于它能改善记录质量，树突状细胞（D细胞）是M细胞的一种，对这一学习过程很重要，D细胞存在于骨髓、脾、扁桃体、淋巴结、肺和肠

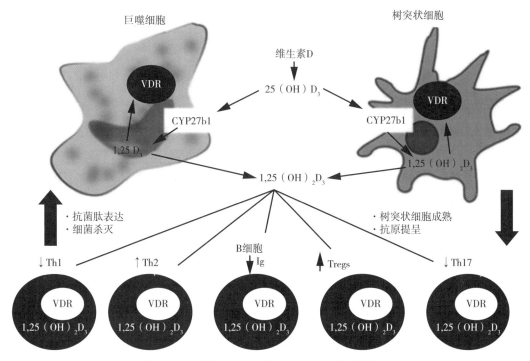

图15-1 维生素D与皮肤固有免疫和获得性免疫

道淋巴组织，这些组织经常接触到外来蛋白质、病毒和细菌，D细胞可以修饰免疫系统对某一情况的反应，这些细胞表面具有多种维生素D受体，所以维生素D控制参与这一学习过程的D细胞活性和数量。

在胎儿发育期和出生后婴幼儿时期，免疫系统发育能够识别自身组织，D细胞被激活或受抑制。在这关键时期，人体学会谁是"朋友"，谁是"敌人"，D细胞是其中决定者之一，当D细胞遇到"朋友"蛋白，你希望限制激活信号，这样D细胞不会攻击这一蛋白，这一状态为友好识别或耐受。

抑制D细胞激活是身体发育对朋友和家人耐受的第一步，在子宫内，维生素D参与了这一工作，出生以后维生素D确保D细胞

在遇到细菌、病毒、真菌和癌细胞能做出恰当的反应。

M细胞负责巡逻，收集证据；T细胞是法官，判断证据是好友还是敌人；B细胞是警察，产生抗体，D细胞提呈证据决定耐受还是攻击。

在免疫系统发育过程中，维生素D抑制D细胞成熟，对于产生耐受和朋友识别具有关键作用，成年后增强抗菌蛋白的产生（尤其是D细胞），提高抵御感染能力。

维生素D相当于免疫系统噪声过滤器，过滤掉低音量的噪声，并标记为背景噪声，但是却密切关注刺耳的噪声，引发相应的保护性反应。

正常水平的维生素D有助于维护过滤

掉高于背景水平的噪声，确保这些刺耳噪声启动保护性免疫反应，如果在免疫系统发育过程中的出生前和出生后婴幼儿期维生素D水平正常，将会学会耐受自身蛋白，在成年后，正常水平的维生素D确保对感染和癌细胞进行剧烈反应。维生素水平低，将降低过滤准确性，产生灰色区域，对一些背景噪声产生保护性反应（自身免疫性疾病），或者忽略一些刺耳性噪声（慢性感染、复发感染和癌症）。

饮食和酸碱平衡起到调节免疫平衡作用，钙和镁是允许性过滤器，这些成分低时，维生素D的调节和过滤功能受到影响，动物需要正常水平的镁来成功抵御感染。

饱和脂肪刺激免疫系统产生许多炎症介质，这些炎症介质提高背景噪声，从而不易听到报警音。相反，ω-3脂肪酸减少炎症介质产生，帮助消除自身免疫T细胞，ω-3脂肪酸在细胞核与维生素D并肩作战，共同调节基因表达。

酸性物质过多会阻止维生素D对D细胞激活，这一情况在如果有化脓或伤口情况下可能有利，但如果在自身免疫情况下，酸性物质过多会使D细胞任意激活，使炎症过程持续存在。当身体处于代谢性酸中毒时D细胞提呈各种证据活动增加10倍，D细胞持续激活，这种失控状态可能使人容易发生自身免疫性疾病或使已有自身免疫性疾病进展。

仅次于心血管疾病和癌症，自身免疫性疾病是发病率和死亡率第三位的一组疾病。

已知在人类有超过100种已经明确的自身免疫性疾病，遗传易感性、免疫、内分泌和环境刺激多因素相互作用导致自身免疫性疾病的发生。可能引发自身免疫性疾病的因素包括感染、为了提高免疫反应的疫苗中的免疫佐剂、吸烟和压力，某些自身免疫性疾病的患病率在一般人群中可能高达5%。许多研究显示，自身免疫性疾病可能是维生素D敏感的疾病，太阳辐射和维生素D已被证明抑制动物模型一些诱导的自身免疫性疾病。自身免疫性疾病随季节变化、温度、紫外线辐射水平、纬度、种族或肤色、体重、体力活动进行维生素D的补充。

维生素D经过皮肤合成或者口服摄入后，经过肝脏羟基化后转化为25-羟维生素D，后者经过血液循环进入人体各组织细胞，包括免疫系统的巨噬细胞、树突状细胞，在细胞内，以25-羟维生素D为底物，在CYP27b1酶的作用下合成1,25-双羟维生素D_3，后者与位于细胞核内的VDR结合发挥作用，作用于巨噬细胞增加抗菌肽表达，杀灭细菌，作用于树突状细胞，抑制树突状细胞的成熟和抗原提呈，从而影响细胞因子的产生。

维生素D缺乏是常见于远离赤道的纬度，加之在过去几十年里由于担心诱发皮肤癌，远离阳光照射已经成为时尚。晒太阳（全身照射的最小红斑剂量）可以迅速产生超过10 000U的维生素D，这种实现正常的维生素D状态的方法不会中毒，维生素D每日10 000U口服使用数月不引起毒性。维生素D

是一种开环甾类激素。

维生素D对我们的基因的免疫调节作用，从自身耐受性和自身免疫的影响开始。研究表明，人类基因组中有2776个维生素D"结合位点"，至少有229个基因与克罗恩病和1型糖尿病有关。许多位点都集中自身免疫相关基因周围。此外，维生素D能抑制自身免疫性疾病，调节CD4$^+$ T细胞的分化和活性，产生更为平衡的Th1/Th2反应，有利于不发生自身反应性T细胞和自身免疫。

维生素D抵抗与自身免疫系统

维生素D缺乏在自身免疫性疾病中很常见，但这是否也意味着服用维生素D可以改善疾病？因为在自身免疫性疾病中补充维生素D通常并未见到明显效果，我们分析一下发生这种情况的原因。

自身免疫性疾病是一类慢性炎症性疾病，在这一过程中，人体自身的免疫系统会错误地攻击自身的细胞和器官，而不再只关注有害的细菌、病毒等。目前自身免疫性疾病无法治愈，现有治疗只能缓解病情或者组织进展。

维生素D与许多调节免疫系统的生物过程密切相关，在许多免疫细胞中发现了维生素D受体，如单核细胞、树突状细胞和活化T细胞，这表明维生素D在自身免疫性疾病的发展或预防中起作用。维生素D的抗炎作用也早已为人所知，维生素D缺乏会损害具有

遗传倾向的人的自我耐受能力，从而促进自身免疫性疾病的发展。自我耐受是指人体免疫系统识别人体自身物质的能力，并将其与人体外来物质区分开来，从而避免对人体自身组织的攻击。

维生素D可降低自身免疫性疾病的风险。2022年1月发表在《英国医学杂志》上的一项对26 000名受试者的研究表明维生素D可以将自身免疫性疾病的风险降低22%，在5年的研究过程中，每日服用2000U维生素D的受试者患自身免疫性疾病的频率明显低于服用安慰剂制剂的受试人员。

但是为什么维生素D有时不起作用？自20世纪80年代以来，维生素D一直在多发性硬化的背景下进行研究，最初的研究是用低剂量维生素D进行，但没有效果，仅在最近几年才有研究表明，每日服用7000～14 000U的高剂量维生素D，但大多不是每日服用，如每14天服用100 000U或每隔1天服用20 000U维生素D，但即便如此，也往往没有成功。

2021年4月，Jörg Spitz发表了关于维生素D抵抗的全面信息，这可能是在自身免疫性疾病和其他疾病中服用常规量维生素D通常无效的原因之一，根据他的说法，维生素D抵抗也可能是自身免疫性疾病的一个原因。

在维生素D抵抗状态下，细胞对维生素D的反应减弱，这可能是由于维生素D受体信号通路受阻。维生素D受体在细胞内，当维生素D与受体结合时，它可以打开或关闭细胞中的某些基因，从而触发典型的维生素D

效应，但维生素D抵抗后就不能触发后续的基因通路。

但是维生素D抵抗是可逆的，高剂量的维生素D可以逆转维生素D抵抗，获得性维生素D抵抗（不是先天性的，而是在一生中发生的）仍然被认为是一种假说，但Spitz教授在多发性硬化领域已经有了很好的经验，因此他的建议肯定会被采纳。

Spitz教授使用Coimbra的方案，这是由巴西神经学家Cicero G. Coimbraa开发的维生素D摄入方案，Coimbra的方案还为不同的自身免疫性疾病提供不同剂量的维生素D。Coimbra方案的起始剂量：多发性硬化患者1000U/kg，类风湿关节炎、系统性红斑狼疮、银屑病关节炎、银屑病、克罗恩病、溃疡性结肠炎患者300～500U/kg，桥本甲状腺炎、强直性脊柱炎、系统性硬皮病患者300U/kg，其他自身免疫性疾病150U/kg。因此，如果你患有自身免疫性疾病或想要预防，先检测维生素D水平，如果缺乏维生素D，就服用维生素D。

预防维生素D高剂量治疗的不良反应，对于高剂量治疗，医生必须密切监测，以防止可能发生的不良反应（如高钙血症）。在高钙血症中，维生素D会导致过量的钙从肠道吸收到血液中。因此，定期检查血液（血清）和尿液中的钙水平。当然，患者还应注意典型的高钙血症症状（钙水平过高）。这些症状包括口渴、尿频和尿量增加，异常疲劳，甚至便秘。低钙饮食在Coimbra方案中非常重要，以避免钙过量。

PTH水平可以反映维生素D抵抗。维生素D对甲状旁腺细胞内PTH表达的抑制是其效应之一，也是一个很好的标志物，因为它是一系列生化反应（包括两次连续羟基化和人维生素D结合蛋白的血清转运）之后的最终结果之一就是VDR激活，所以使用这条链的最终效果，即PTH水平的降低，这样避免了检查各种抵抗的真正原因，不管是什么原因，或者是否有多个并发原因导致对维生素D抵抗，通过测量PTH水平的降低，就可以看到所有可能的维生素D抵抗原因的最终效应是维生素D发挥作用。

当服用维生素D时，维生素D会抑制PTH的产生。因此，如果在开始服用维生素D之前测量激素水平，然后在服用相同每日剂量的维生素D 2个月后再次测量，可以将PTH水平的降低作为对维生素D影响的生物反应的指标，根据应用不同剂量维生素D持续2～3个月，然后测量PTH抑制程度，再调整日剂量，使PTH血清水平接近正常范围的下限，但不能完全抑制甲状腺素，使其无法检测到，如果这样做，患者将面临发展为高钙血症和继发肾脏损害的风险。因此，PTH也是一个安全参数，如果不抑制PTH，肯定不会给有毒剂量的维生素D，可以平衡它与个人因遗传因素对维生素D影响的特定抵抗。肾结石（如由草酸钙组成）仍可能发生在少数患者中（无高血钙或高尿钙），因为它也可能发生在任何其他有过多草酸生成倾向的个体中，这与维生素D治疗无关，所以要每日保持最低饮用2.5L水，这一点很重要。

血清钙水平（不是维生素D）是PTH合成的最重要决定因素，因为PTH的主要功能是控制钙水平，高钙血症或低钙血症都可能导致死亡，因此血清钙水平必须严格控制在一个狭窄的生理范围内，而PTH是血清钙的主要调节剂。因此，钙水平的变化可以覆盖或增加维生素D对PTH合成的抑制作用，从而阻止使用PTH变化来调整维生素D的剂量以补偿特定水平的个体抵抗力（防止定制维生素D日剂量）。

接受高剂量维生素D治疗的患者必须遵守推荐的低钙饮食的另一个主要原因。如果过于低钙饮食，尽管有利于高水平的维生素D，但血清钙仍将接近正常范围的下限。因此，PTH水平会增高（尽管维生素D有抑制作用），并会减少尿钙的量，以尽量减少钙流失（钙节省）。此外，增加的PTH会从骨骼中释放钙使用骨钙来防止血清钙低于正常范围（使用骨组织作为钙的来源）。这些PTH依赖性机制协同防止膳食钙不足时的低钙血症。

另外，不遵守推荐饮食并继续摄入含有过量钙食物的患者也会影响使用PTH调整维生素D摄入量。随着血清钙接近其正常范围的上限，由于肠道吸收增加，PTH受到抑制，因此维生素D不再是PTH产生的主要抑制剂。在这种情况下，PTH水平变得低到足以错误地暗示维生素D的剂量足以抑制疾病活动。

③ 自身免疫性疾病

自身免疫性疾病是指机体对自身抗原发生免疫反应，导致自身组织损害所引起的疾病。许多疾病相继被列为自身免疫性疾病，引起自身免疫性疾病的原因是多方面的。一般认为，在遗传背景基础上，免疫调节发生改变，引起自身抗体产生或致敏淋巴细胞激活，导致组织器官的自身免疫性炎症反应。

自身免疫性疾病包括器官特异性自身免疫性疾病和系统性自身免疫性疾病，前者是指组织器官的病理损害和功能障碍仅限于抗体或致敏淋巴细胞所针对的某一器官，如桥本甲状腺炎、甲状腺功能亢进、1型糖尿病、重症肌无力、溃疡性结肠炎、恶性贫血伴慢性萎缩性胃炎、肺出血–肾炎综合征、寻常型天疱疮、类天疱疮、原发性胆汁性肝硬化、多发性脑脊髓硬化症、急性特发性多神经炎等。系统性自身免疫性疾病是由于抗原–抗体复合物广泛沉积于血管壁等原因导致全身多器官损害。常见的自身免疫性疾病包括系统性红斑狼疮、类风湿关节炎、系统性血管炎、硬皮病、天疱疮、皮肌炎等。

④ 维生素D与1型糖尿病

1型糖尿病起源于针对胰腺胰岛细胞的自

身免疫，胰岛细胞的功能是分泌胰岛素，从而控制血糖升高，这种由于自身免疫性引起的炎症最后毁损胰岛，引起糖尿病，这与2型糖尿病不同。

30～40年前，芬兰卫生官员为了预防佝偻病，建议出生后到1岁期间，所有新生儿给予每日2000U的维生素D（通过鱼肝油）。到1997年，研究发现这些1966年出生每日接受2000U维生素D的孩子长大后1型糖尿病患病率下降80%，那些没有服用维生素D发生佝偻病的儿童1型糖尿病发生率增加了200%。

这一研究结果具有重要意义，但遗憾的是这项研究没有继续。在过去的40年以来，芬兰的维生素D推荐剂量由2000U/d减到了400U/d，造成1型糖尿病患病率增加。

在胎儿和婴幼儿时期免疫系统正在发育中，维生素D能够预防1型糖尿病，这起源于儿童发育期，D细胞介绍胰岛细胞蛋白给T细胞：自家人要保护，但缺乏维生素D会抑制D细胞，阻止这种交流沟通，T细胞鼓动B细胞制造抗体来攻击胰岛细胞，这些抗体启动了一系列炎症反应，激活胰腺和淋巴结的更多D细胞和M细胞，更多胰岛细胞蛋白被提呈给T细胞，这一过程的扩大，加大了抗胰岛细胞反应，导致胰岛素产生不足，从而引发糖尿病。

维生素D水平恢复正常越早，这种毁损过程遏制越早，生命早期维生素D正常水平越早，越多的胰岛功能就会受到保护。因此，所有孕妇在妊娠期间的任何时期，正常水平的维生素D至关重要。

1型糖尿病是由于免疫系统异常引起的，越来越多的科学证据表明，维生素D对免疫系统的正常运作至关重要，维生素D缺乏可导致免疫系统功能异常，使免疫系统开始攻击和杀死自身胰腺产生胰岛素的胰岛细胞，免疫系统就像对待入侵的病毒一样发生反应，导致胰岛组织破坏，从而不能产生胰岛素，使血糖升高，导致1型糖尿病的发生。

维生素D缺乏与1型糖尿病之间的联系证据：研究人员调查了1型糖尿病患者的维生素D水平，发现其在绝大多数患者中都是低水平的。来自Joslin糖尿病中心对儿童和青少年进行的研究中发现，1型糖尿病患者绝大多数维生素D水平是低的。在笔者的临床实践中，检查了所有1型糖尿病患者的维生素D水平，结果全部很低，属于严重缺乏维生素D的范围。

有证据表明维生素D可以预防1型糖尿病。现在的科学证据表明，适量的维生素D可以预防1型糖尿病。一项来自芬兰的研究，这项研究始于1966年，共有10 821名出生于芬兰北部的1966名儿童被纳入研究。在婴儿出生后的1年内，推荐剂量的维生素D为2000U/d，并详细记录用药时间，随诊31年后，结果惊人地发现，那些补充了维生素D的孩子，1型糖尿病的发生风险几乎降低80%，这是一项突破性的进展。如果某种药物能够达到这种疗效，恐怕会马上成为治疗标准，但遗憾的是，尽管这一研究结果早在2001年就发表在权威的医学杂志《柳叶刀》上，很多糖尿病学专家并未引起重视，研究者们仍然投入巨资，去开发可以预防1型糖尿病的药物，但是其研究结果却令人失望。令人惊讶的是，他们在很大程度上忽略了强有力的证据，说明维生素D在预防1型糖尿病中的作用。

需要注意的是，芬兰对婴儿推荐的维生素D剂量由最初的每日2000U，到1975年减少至每日400U，到1992年改为每日1000U。相比之下，美国推荐剂量为200U/d。这个剂量的维生素D是每日一茶匙的鱼肝油，这一直被认为是能够安全和有效地预防佝偻病。在过去的几十年中，芬兰的1型糖尿病的发病率一直在攀升，最有可能的原因与维生素D的日常推荐剂量下调有关。

截至1999年，芬兰的1型糖尿病发病率世界最高，由于靠近北极，在芬兰每年的阳光照射较少，因此维生素D的皮肤合成远低于芬兰更南部的地区，从而造成芬兰人口发生维生素D缺乏的风险更高。

不仅是在芬兰，在其他国家，科学家们也发现了1型糖尿病的维生素D补充的惊人威力。在1999年一项称为EURODIAB的研究中，研究人员发现，在婴儿期补充维生素D可以降低患1型糖尿病的风险。这项研究是在欧洲不同国家的7个中心进行。

⑤ 维生素D与多发性硬化

多发性硬化是一种脱髓鞘性神经病变，患者大脑或脊髓中的神经细胞表面的绝缘物质（即髓鞘）受到破坏，使神经系统的信号转导受损，导致一系列可能发生的症状，从而影响患者的活动、心智甚至精神状态，这些症状可能包括复视、单侧视力受损、肌肉无力、感觉迟钝或协调障碍。多发性硬化的病情多变，患者的症状可能反复发作，也可能持续加剧。在每次发作之间，症状有可能完全消失，但永久性神经损伤仍然存在，这在病情严重的患者中特别明显。笔者曾经与国内的神经内科医生探讨过这种病，目前国内外尚无根治的方法，现有的治疗方法多为改善患者发作后的日常功能，并预防疾病复发。

多发性硬化是一种自身免疫性疾病，前面已经提到过Coimbra方案和他对自身免疫性疾病的独特认识，以及采用高剂量维生素D治疗多发性硬化。为了叙述方便，请读者转到多发性硬化与Coimbra方案一章。

⑥ 维生素D与银屑病

银屑病俗称牛皮癣，它可能会被错误地称为一种成人自身免疫性疾病，斑块型银屑病是一种慢性皮肤病，几千年前人类已经知道该病。今天，这种疾病影响着美国的550万人和全世界5000万人。这种疾病主要影响成年人，症状可能是非常令人痛心的，无论是身体上还是心理上。

银屑病的症状表现为皮肤银色鳞片，伴有红色的、增厚的片状皮损，这些难看的斑点或斑块一般会有瘙痒，通常发生在肘部、膝盖、头皮、下背部、面部、手掌和足底，但可以影响身体的任何地方，在膝关节和肘部等部位，皮肤可能会出现裂缝，有时会影响指甲、趾甲和口内。约有15%的银屑病患者有关节炎，这是一种严重的关节炎，称为银屑病关节炎。在正常情况下，皮肤细胞生长、分裂，并以一种有序的方式进行更新。银屑病皮损在4天内更新替换，而正常皮肤更新需要28天，这种快速的更替，结合皮肤细胞的成熟，可导致银屑病的特征性症状。

银屑病会对有针对性的维生素D治疗做出反应，患者知道他们的病情有改善，对阳光照射有反应。民间偏方治疗银屑病总是包括日光浴。紫外线照射治疗银屑病的第一个现代医学突破之一，是由德国医生William在20世纪20年代发现的。他认为，因为阳光有助于缓解银屑病的症状，增加太阳照射强度对患者可以增强阳光对皮肤健康的影响，他将煤焦油对皮肤的影响部位进行日光照射，发现煤焦油确实强化了太阳照射的作用，减少了银屑病的症状，甚至超过了单独的紫外线照射。这种治疗银屑病的方法至今仍被许多医生使用，他们认为，煤焦油是对太阳照射最有效的敏化剂，紫外线照射也已被有效地用于治疗银屑病。虽然对更常见的严重的银屑病有口服药物，但患者的皮肤对阳光和仔细控制在皮肤诊所暴露于紫外线照射高度敏感（治疗所谓的补骨脂素联合长波紫外线光化学疗法，或称PUVA疗法）。多年来，

30%以上的皮肤病已显示出积极回应PUVA疗法。这种治疗非常有效，但是PUVA疗法相当不方便，需要1周去诊所2～3次，同时，太多次的PUVA疗法可导致非黑色素瘤皮肤癌、黑色素瘤和白内障的发生危险，因此，现在一些学者认为PUVA是过时的治疗方法。直到最近研究发现，银屑病的治疗是基于一个前提，即该疾病始于免疫系统缺陷。但有研究表明，尽管免疫系统肯定是有问题的，但问题是皮肤细胞开始就有自身缺陷，这种缺陷会使皮肤细胞增殖失控，在银屑病的自身免疫反应是次要的，皮肤细胞的初始问题是主要的，但大多数治疗银屑病的设计，以抑制自身免疫系统。

大多数治疗银屑病的设计以抑制自身免疫系统为主，这不仅不能解决皮肤细胞中使它们增殖失控的问题，缺陷的根本原因也有严重的副作用。抑制自身免疫系统的药物，如环孢素、泼尼松、甲氨蝶呤等，可引起血压升高，损害肾脏和肝脏，并引起骨质疏松症，以及局部使用类固醇的皮肤（有时是永久性）。抑制人体自身免疫系统也可以打开感染和皮肤癌的大门。

通过应用于受影响的皮肤，一种含有活性维生素D的药膏骨化三醇，可以显著减少银屑病的症状，另一种局部药物是卡泊三醇，其活性维生素D，这种方法使用活性维生素D及其类似物不同于以前的治疗，而不是模拟：抑制皮肤细胞缺陷的自身免疫反应，对皮肤细胞本身缺陷。不同于其他形式的治疗银屑病，活性维生素D和钙泊三醇没有严重的不

良反应（在敏感区域可能出现轻度的皮肤刺激）。患者在6～8周的时间内涂抹药膏，绝大多数患者在几周内都会有好的效果，有时这些治疗方法中也包括使用其他各种口服和外用药物的结合，以及来自太阳的紫外线辐射暴露或太阳灯。

阳光是否可以单独用于治疗银屑病？阳光毕竟是维生素D的主要来源，而银屑病患者的症状似乎在夏天的几个月里有所减轻，对于轻度银屑病患者来说，如果从来没有得到任何自然阳光的照射，建议患者可以在太阳下花费更多的时间，以了解是否会取得足够的症状改善。如果这项措施有效，建议在非阳光充足的几个月里使用室内晒黑设备，使皮肤有酶促机制来激活维生素D，这是最有效的防止不健康的细胞繁殖的类型特征的物质。这可能是为什么太阳照射和紫外线照射是治疗银屑病的有效解释。

自身免疫与维生素D缺乏和抵抗有关，与维生素D代谢相关的基因多态性经常在受影响的患者中出现，高剂量的维生素D_3可能会弥补对其生物效应的遗传抵抗。2013年来自巴西的一个研究，评估长期高剂量维生素D_3治疗银屑病和白癜风患者的疗效和安全性，9名银屑病患者和16名白癜风患者在低钙饮食（避免乳制品和富含钙的食物，如燕麦、大米或大豆"牛奶"）和充分饮水（每日至少2.5L）的情况下，连续6个月每日服用一次35 000U维生素D_3。所有银屑病患者在基线和治疗后根据银屑病面积和严重程度指数（PASI）进行评分。所有患者在基线时维生素D水平均较低（血清25-羟维生素D_3≤30ng/ml），患者治疗后，25-羟维生素D_3水平显著升高，从（14.9±7.4）ng/ml升至（106.3±31.9）ng/ml，PTH水平显著降低，从（57.8±16.7）pg/ml降至（28.9±8.2）pg/ml，PTH和25-羟维生素D_3血清浓度呈负相关。所有9名银屑病患者的PASI评分均显著改善。16例白癜风患者中有14例色素沉着率为25%～75%。血清尿素、肌酐和钙（总钙和游离钙）没有变化，尿钙排泄量在正常范围内增加。高剂量维生素D_3治疗白癜风和银屑病患者可能是有效和安全的。

图15-2是一位62岁的女性，银屑病病史10年，曾跑遍北京市各家医院的皮肤科，治疗效果并不满意。患者由于全身广泛的银屑病很自卑，2015年5月4日由亲属带领就诊，检测25-羟维生素D水平为12ng/ml，给予维生素D_3 15mg相当于60万U口服1次，并嘱咐患者低钙饮食，多喝水，每日饮水量在2500ml以上，此后平均每日口服2万U的维生素D_3，经过5个月的治疗患者皮肤损害明显改善。

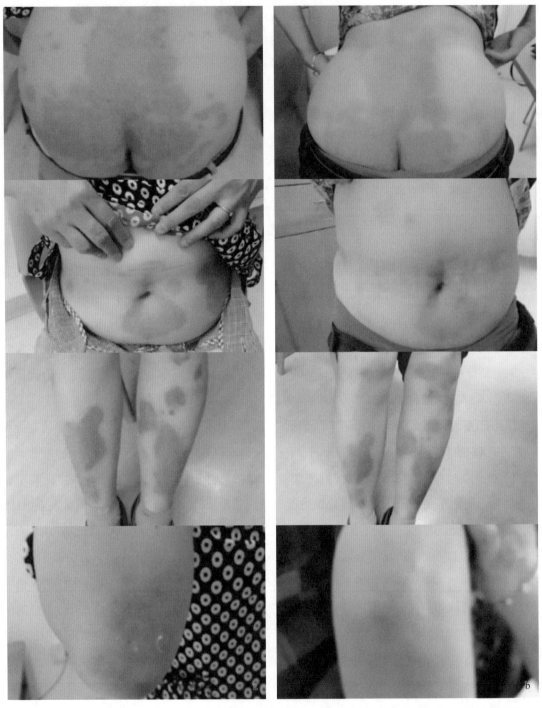

图15-2　62岁女性，患银屑病病史10年，经过维生素D治疗前（a）和治疗后5个月（b）的对比

⑦ 维生素D与类风湿关节炎

20世纪40年代开始有人注意到维生素D对类风湿关节炎的影响，但很快就暂停了研究，直至20世纪90年代才引起新的关注，因为更好地了解活性维生素对细胞健康的作用，使得维生素D治疗不仅有效，也更安全，易于管理，以便重新审视使用维生素D治疗类风湿关节炎的前景。

类风湿关节炎是一种慢性炎症性疾病，主要影响关节，但也可能影响其他器官系统，虽然这种疾病可以发生于任何年龄，但通常在25～55岁发病，在老年人中更常见，其发病率女性是男性的3倍。据统计，1%～2%的美国人患有类风湿关节炎，根据病情的进展程度和严重程度个体差别很大。类风湿关节炎最常累及腕、膝、肘、指、趾、足踝和颈部，表现为双侧关节疼痛，关节僵硬，关节局部发热、肿胀。其他常见的症状包括疲劳不适、食欲减退、轻度发热、晨僵超过1小时、手足关节畸形、无痛结节、皮肤发红或炎症、麻木或刺痛。由于免疫系统攻击关节内衬，造成滑膜炎，通常是双侧的，既影响膝关节，也影响手腕等部位。其临床症状包括关节疼痛、肿胀和僵硬，可导致关节畸形，这些症状可以区分类风湿关节炎和骨关节炎，后者是一种比较常见的退化性关节磨损发炎。

类风湿关节炎的并发症可能非常严重，包括关节破坏、心力衰竭、肺部疾病、贫血、

低或高血小板计数、眼病、颈椎不稳、神经病变、血管炎（血管炎症）。目前还不知道如何预防类风湿关节炎，尽管早期发现和积极治疗该病可以减缓进展。目前治疗重点是减少具有抗炎或免疫抑制药物，如泼尼松、甲氨蝶呤和依那西普。不幸的是，大多数药物治疗都有严重的不良反应，如可危及生命的胃肠道出血、骨质疏松症和感染。

初步研究表明，维生素D可以缓解类风湿关节炎症状，活性维生素D可能是一种有效的治疗类风湿关节炎的药物。给予类风湿关节炎小鼠活性维生素D后其局部炎症反应降低，因此有理由期望，口服或注射活性维生素D可能成功地治疗类风湿关节炎。

⑧ 维生素D与炎症性肠病

维生素D在骨代谢中具有重要作用，但最近被认为是一种免疫调节剂，这也引发了对维生素D的补充在各种自身免疫性疾病中的作用及其抗炎作用的研究。有证据表明维生素D可以调节胃肠道炎症。此外，先前的研究表明，维生素D可以影响肠道菌群。有一些证据表明，维生素D可以调节胃肠道炎症。流行病学研究表明，血清维生素D较高的人群炎症性肠病的发病率较低，特别是克罗恩病，维生素D可影响肠道微生物菌群的组织蛋白酶和 *DEFB4*（防御素β4）的基因转录。免疫系统的几种细胞类型表达维生素D受体，因此维生素D在免疫调节中的应用具

有一定的潜力。此外，维生素D缺乏会导致肠道菌群失调，据报道会导致严重的结肠炎。由于补充维生素D的成本低且可用，可以作为一种治疗选择。

德国的研究表明，同卵双胞胎的发病一致率为35%的克罗恩病和16%的溃疡性结肠炎，说明环境因素在炎症性肠病中发挥了重要作用。增加克罗恩病发生风险的环境因素主要是吸烟，其他触发因素包括传染性肠炎、口服避孕药、侵袭性大肠埃希菌和抗生素的应用。在另一项研究中，严重的活动性炎症性肠病患者常存在维生素D缺乏和阳光照射较少现象。法国的一项研究表明，北部纬度发病率越来越多，上半年出生者发病率增加，但也有研究报道夏季加重。肥胖者在克罗恩病中更常见，维生素D缺乏者中炎症性肠病也非常普遍，小剂量补充维生素D效果差，临床试验中使用的1200U维生素D_3，补充12个月后会导致复发的风险从29%降至13%。

有学者研究了85例溃疡性结肠炎和48例克罗恩病患者（女性占54.1%），平均年龄为（42.0±14.0）岁。维生素D缺乏和不足分别出现在52例（39.0%）和24例（18.0%）患者中，其中30例患者（22.5%）患有活动性疾病，与缓解期患者相比，这些患者维生素D水平较低（80% vs. 50.4%，$P = 0.005$）。维生素D水平低的患者与维生素D水平正常的患者之间的生活质量没有差异（$P = 0.693$），维生素D低与活动性疾病状态独立相关，或95%CI $= 5.959（1.695～20.952）$。结论显示：

炎症性肠病患者维生素D缺乏或不足与疾病活动性之间存在关联。

2022年的一项针对15个青少年儿童炎症性肠病的荟萃分析显示，维生素D 2000U/d的干预对25-羟维生素D_3水平平均提高17.662ng/ml（95%CI 9.77 ～ 25.46，$P < 0.001$），血钙平均提高0.17mg/dl（95% CI 0.04 ～ 0.30，$P = 0.009$），炎症因子包括C反应蛋白平均降低6.57mg/L（95%CI -11.47 ～ -1.67，$P = 0.009$）和红细胞沉降率平均降低为7.94mm/h，（95%CI -12.65 ～ -3.22，$P = 0.001$）水平。此外，当维生素D剂量大于2000U，随访时间超过12周时，维生素D水平的影响更大。该研究表明，维生素D治疗可对炎症性肠病儿童和青少年的25-羟维生素D_3、钙和炎症因子产生显著和有益的影响。

有作者对18项随机对照试验的荟萃分析表明，炎症性肠病患者补充维生素D与降低复发率有关，这一观点支持了维生素D作为炎症性肠病辅助治疗的作用。此外，最近的一项试点临床试验表明，给克罗恩病患者口服38万U的25-羟维生素D补充剂可以增加潜在有益菌株的丰度，尽管这一观察结果仍有待更大规模的临床试验证实，但对维生素D缺乏并在6个月内每日接受600U、4000U或10 000U的健康成年人进行的随机对照试验发现，其肠道菌群也有类似的剂量依赖性改善。因此，炎症性肠病患者维生素D状态的改善不仅有助于调节免疫反应，而且有助于改善他们的肠道菌群。

但是，另一项研究并未观察到症状改

善，2018年来自英国社区的研究观察补充维生素D是否能改善IBD患者的症状，对135名患者进行的一项随机、双盲、安慰剂对照研究，受试者每日给予维生素D（每日3000U）或安慰剂治疗12周，结果显示60%的参与者在基线时维生素D缺乏或不足。尽管与安慰剂组相比，干预组的维生素D水平有所增加〔(45.1±32.88) nmol/L vs. (3.1±26.15) nmol/L，$P<0.001$〕。随着时间的推移，活跃组和安慰剂组IBD症状严重程度的变化没有差异（-62.5±91.57 vs. -75.2±84.35，$P=0.426$）。同样，试验组之间的生活质量变化评分并没有差异（-7.7±25.36 vs. -11.31±25.02，$P=0.427$）。笔者认为，每日3000U维生素D_3未能改善IBD患者的症状，但是维生素D缺乏的普遍性表明，出于一般健康原因，应在该人群中进行常规筛查和补充。由于乳糜泻会导致维生素D等营养物质吸收不良，因此，不排除维生素D口服吸收会受到影响的可能。

总之，IBD患者无法有效吸收维生素D，因此需要高于2～3倍剂量的维生素D补充才能达到正常的血清25-羟维生素D水平，IBD患者中充分补充维生素D不仅可以降低骨质疏松、骨软化和脆性骨折的风险，而且这也被认为是一种辅助免疫调节剂，已被证明可以改善疾病活动性。

IBD患者都需要补充维生素D，即使是为了提高药物疗效（维多珠单抗）。一项研究发现，用于治疗某些肠道问题的药物（如维多珠单抗），如果患者的维生素D含量适中，那

么治疗效果会提高5倍。

⑨ 维生素D治疗免疫性血小板减少症

有一位女性患者，2017年时年龄为35岁，长期患有严重免疫性血小板减少症（immune thrombocyto penia，ITP），伴有类风湿关节炎，经常有牙龈出血和腿部紫癜。实验室检查血小板计数仅(2～4)×10^9/L，而正常值范围为(125～350)×10^9/L。患者伴有贫血，经常需要住院输血、免疫球蛋白等治疗，患者服用达那唑、硫酸羟氯喹、氨肽素等药物后，检测25-羟维生素D水平，结果是42nmol/L，相当于16.8ng/ml，建议补充维生素D_3每日5000U，25-羟维生素D水平达到124nmol/L（49.6ng/ml），后来增加到7500U，此后达到210nmol/L（84ng/ml），经过半年后停用了所有其他药物，血小板计数为92×10^9/L，至今已经6年多过去了，她一直补充维生素D，未再出现出血和紫癜症状。

ITP是一种自身免疫性疾病，多数患者存在特异性血小板膜糖蛋白抗体，成人发病率约为33/100万，其中约10/100万为顽固性，成年人很少自发缓解，60岁以上的成年人5年病死率为47.8%，显著高于40岁以下的患者（2.2%）。ITP最严重的并发症是颅内出血。既然维生素D已被证明能改善预后和预防某些自身免疫性疾病，对特发性血小板减少性紫癜有何影响呢？

ITP的治疗通常包括药物如糖皮质激素、脾切除术、达那唑和各种免疫抑制剂治疗，对ITP患者使用维生素D_3治疗在文献报道中很少见到，本例患者为难治性ITP，历经了脾切除术、达那唑、泼尼松治疗。

48岁女性，1998年发现血小板计数非常低，并持续很久，医生诊断为ITP，由于她的血小板继续下降，于是进行了脾切除术，术后血小板计数有所升高，但从未达到正常值。尽管应用了达那唑，血小板计数一直未达正常值，并频繁并发普通感冒或流感，血小板低至$8×10^9$/L。到2006年患者检测发现25-羟维生素D水平偏低，为26ng/ml（65nmol/L）。血小板计数在病毒性疾病后检测数值为$8×10^9$/L，应用泼尼松治疗后有所改善，药物逐渐减量，并开始给予维生素D_3每日2000U。此后2年里，她未出现感冒或流感症状，血小板计数从未低于$44×10^9$/L，通常数值在（70～80）$×10^9$/L，这一结果对她来说很不寻常，因为她此前1年中至少有一次发作。

该患者这个剂量维生素D_3应用2年后，她听邻居说此剂量维生素D可能中毒，于是停用了维生素D，3个月后她又患了上呼吸道感染，血小板下降到$50×10^9$/L，恢复应用泼尼松后，血小板上升至$140×10^9$/L，医生建议其重新服用维生素D_3，并把剂量增加到每日4000U，她此后感觉很好，血小板计数持续在$70×10^9$/L以上，并停用了达那唑，在以后的2年也未再发生感冒，血小板计数持续在$70×10^9$/L以上，4个月后患者维生素D水平

在35.2ng/ml（88nmol/L）。有一天她打电话给医生说出现了上呼吸道感染，医生建议她把维生素D_3剂量增加至每日10 000U，共服用3天，并检测血小板计数的变化，2天后血小板计数达到$248×10^9$/L，较多年来升高很多，维生素D水平为39.6ng/ml（99nmol/L），继续服用4000U的维生素D，该患者最新检测的血小板计数为$318×10^9$/L。

这个病例反映了ITP患者多年来使用泼尼松治疗，应用维生素D_3后的显著反应，同时也展示了高剂量维生素D_3可使血小板计数恢复正常，也没有出现任何毒性反应，而采用10 000U维生素D_3治疗也有相似的反应。ITP已被证明在一些人中会自发缓解，但在老年患者中很少见，是否由于提高了维生素D水平所引起，目前尚不肯定，但是恢复维生素D到理想水平，似乎是最安全和明智的支持疗法。

10

维生素D与自身免疫性甲状腺疾病

甲状腺的自身免疫性疾病包括桥本甲状腺炎（又称慢性淋巴细胞性甲状腺炎）、弥漫性甲状腺肿伴甲状腺功能亢进（又称Graves病）和原发性甲状腺功能减退，尽管国内教科书上和临床工作中，将其诊断为3种不同的疾病，但是从发病机制上来讲，自身免疫是其共同机制，同一患者在疾病的不同阶段可以诊断为不同名称，如早期甲状腺自身抗体升高、甲状腺肿大，临床诊断为桥本甲状

腺炎，但是，由于精神因素等诱因后出现甲状腺功能亢进症状，又诊断为Graves病伴甲状腺功能亢进。甲状腺功能亢进控制后，患者病情缓解，停药后，甲状腺功能正常时，甲状腺自身抗体仍然升高，又诊断为桥本甲状腺炎。此外，一些患者在临床上、病理学上，有时很难区别患者是桥本甲状腺炎还是Graves病伴甲状腺功能亢进，病理上两者经常重叠。

自身免疫性甲状腺疾病的几个易感基因已经明确，遗传因素占高达80%，但同卵双胞胎的患病一致率为30%～60%，而异卵双胞胎只有3%～9%，高达50%的Graves病患者的兄弟姐妹有甲状腺自身抗体。因此，环境因素显著影响疾病的表达，众多环境因素包括碘过量和不足、硒缺乏、口服避孕药的使用、流产、低出生体重、季节变化、过敏、吸烟、辐射、病毒和细菌感染等，大量吸烟者患病风险也显著增加。

其实无论是遗传因素，还是环境因素，最后都是通过影响人体的自身免疫而引起甲状腺的自身免疫，很多患者在发病前有遗传背景，通过精神刺激后发病，常见的精神刺激包括失恋、离异、丧偶、失业、家庭成员病故、病毒感染、快速减肥等。

自身免疫性甲状腺病与维生素D不足呈明显相关，有72%的患者25-羟维生素D水平低于10ng/ml（25nmol/L），相比30.6%的健康人，而桥本甲状腺炎患者有79% 25-羟生素D水平低于10ng/ml（25nmol/L），正常对照组为52%。自身免疫性甲状腺病的最

低发病率是在7～10月（当维生素D含量高时），以及最高发病率是在1～3月，此时在北半球维生素D水平往往最低，甲状腺功能亢进诊断最高的是5月，此时经过冬天维生素D水平从最低值开始上升，当然，这也可能由于随环境温度上升容易感觉怕热。自身免疫性甲状腺病患者维生素D水平比正常对照组低，因此推荐补充维生素D，但目前没有相关研究针对自身免疫性甲状腺病患者使用维生素D的干预性研究。

一、桥本甲状腺炎

桥本甲状腺炎主要是一种细胞介导的免疫性疾病，表现为抑制性T细胞功能的遗传缺陷。Th1细胞分泌多种细胞因子，如干扰素（IFN）-γ，可诱导甲状腺细胞表达主要组织相容性复合体Ⅱ类（MHC Ⅱ）表面HLA-DR抗原，使其易受免疫攻击。虽然HLA-DR抗原在甲状腺细胞上没有生理表达，但在桥本甲状腺炎中，它们存在于甲状腺细胞表面，从而触发自身免疫过程，B细胞被T细胞激活，产生对甲状腺抗原反应的自身抗体。

在桥本甲状腺炎中，1,25-双羟维生素D_3可在不同阶段抑制自身免疫过程。首先，维生素D可能会抑制树突状细胞依赖性T细胞的激活，然后它可能会减少Th1细胞的增殖和Th1细胞因子（如IFN-γ）的合成。维生素D还可以通过抑制IFNg的合成来抑制MHC Ⅱ表面HLA-DR抗原在甲状腺细胞上的表达，IFNg可诱导甲状腺细胞表达这些抗原。

此外，在被T细胞激活后，1,25-双羟维

生素D$_3$可能抑制B细胞的持续增殖并诱导B细胞凋亡，维生素D可能会减少与甲状腺抗原反应的自身抗体，有研究表明，低维生素D浓度和其他可能导致维生素D功能降低的情况（如某些VDR基因多态性、维生素D结合蛋白及其基因的病理学）可能增加桥本甲状腺炎的风险，但需要更多的数据来澄清维生素D状态与桥本甲状腺炎之间是否存在联系，以及补充维生素D是否可以降低桥本甲状腺炎的风险。

二、Graves病

Graves病是一种自身免疫性甲状腺疾病，其中TSH受体自身抗体导致甲状腺功能亢进。人们对维生素D在确定自身免疫性疾病易感性中的作用越来越感兴趣，有学者假设Graves病也可能受到维生素D的影响，基于其通过抑制活化T细胞增殖和增强巨噬细胞吞噬能力来调节免疫系统的能力。

据报道，VDR基因和维生素结合蛋白基因的多态性与Graves病的病因有关，这可能是由于维生素D功能降低，对免疫系统内的调节步骤产生抑制作用。一些作者报道的效应似乎在不同种族之间存在显著差异，例如VDR基因中的ApaI、BsmI和FokI多态性与亚洲人群中更高的Graves病易感性相关，但在高加索人群中似乎不起作用。此外，Feng等最近报道，BsmI和TaqI多态性与自身免疫性甲状腺疾病风险显著相关，而ApaI或FokI多态性与此无关。患有新发Graves病妇女的25-羟维生素D浓度降低，这也与超声测量的甲状腺体积有关。此外，据报道，获得缓解的患者的25-羟维生素D浓度高于未获得缓解的患者。目前支持维生素D在Graves病中作用的证据尚处于初步阶段，但值得在观察性和干预性研究中进一步研究。

三、维生素D可改善自身免疫性甲状腺疾病

维生素D已被证明对甲状腺健康特别重要。为了更好地了解维生素D对甲状腺功能和疾病的影响，Mirhosseini等2017年的一项研究分析了一组11 017名健康计划参与者的数据。在基线和大约1年后的随访中进行了维生素D和甲状腺指标（包括TSH、FT4、FT3和甲状腺自身抗体）。对所有参与者补充维生素D（平均剂量6000U/d），目标是维生素D水平达到至少40ng/ml（100nmol/L）。

甲状腺功能减退患者维生素D缺乏（＜20ng/ml或＜50nmol/L）的危险是甲状腺功能健康者的3倍，亚临床甲状腺功能减退者维生素D缺乏的危险增加约2倍。

该研究发现，在维生素D水平为50ng/ml（125nmol/L）或更高的参与者中，甲状腺功能减退症的风险降低30%，抗甲状腺抗体升高的风险降低32%。

在开始时甲状腺自身抗体水平升高的患者中，77.5%的患者TGAb水平恢复正常（维生素D≥50ng/ml的患者，TGAb升高的风险降低了78%，$P＜0.001$），并且TPOAb水平升高患者有42.2%恢复正常（维生素D≥50ng/ml者TPOAb升高的风险降低86%，$P＜0.001$）。

在维生素D补充计划结束时，仅20%的人有TPOAb水平的风险，而基线时为32%，21%的人TGAb水平升高，而基线时为93%，9%的人TPOAb和TGAb同时升高，而基线时为29%。总体而言，对于在研究开始时有自身免疫性甲状腺疾病风险的人，超过60%在随访时不再被认为有风险。

维生素D水平低于50ng/ml（125nmol/L）也与甲状腺功能减退和甲状腺疾病的总体风险增加有关，TSH升高的风险增加107%，低FT4和FT3的风险降低60%和14%。

值得注意的是，维生素B$_{12}$状态也与甲状腺功能减退显著相关，改善维生素B$_{12}$状态可显著增加FT3和FT4。

总之，这项研究表明维生素D可能会影响甲状腺功能，补充维生素D，使25-羟维生素D水平达到40～60ng/ml（100～150nmol/L）的水平，可能有助于预防甲状腺功能减退症和自身免疫性甲状腺疾病。

关于健康甲状腺激素生成的步骤和所需的营养素，甲状腺功能、激素产生和整体甲状腺健康需要其他特定营养素。

1. 大脑通过产生促甲状腺激素（TSH）向甲状腺发送甲状腺激素信号，甲状腺激素减少时TSH增加（告诉甲状腺产生更多），当甲状腺激素增加时TSH降低（告诉甲状腺减少）。此步骤所需的营养素包括维生素A、锌、B族维生素和蛋白质。

2. 甲状腺产生甲状腺激素T4，T4产生需要足量的碘、酪氨酸、铁、维生素B$_6$、维生素B$_2$、维生素B$_3$、维生素C、维生素D；Marchegiani建议维生素D水平在70～100ng/ml（175～250nmol/L），应注意，补碘时摄取足够的硒也很重要。

3. 甲状腺激素T4然后转化为T3，大约20%的T4在甲状腺处转化为T3，其余80%在外周转化，其中大部分在肝脏，其余在肠道和肾上腺，转化需要硒和锌，需要健康的肝功能（高毒素、抗氧化剂不足和低硒会阻碍肝功能），以及健康的肠道功能和细菌。

4. 健康的皮质醇水平来维持健康的甲状腺激素水平也很重要，事实上压力过高可以增加反T3的产生，而反T3不仅没有活性，并阻止T3的作用。

11

维生素D与皮肤瘙痒、皮疹和荨麻疹

过敏反应是全身性过敏一个戏剧性的表达。研究发现，过敏反应在一些特定人群的发病率逐渐上升，特别是由于过敏反应在住院和急诊就诊的患者，在所有的研究中，最常见的触发因素是药物、食物和毒液，更严重反应的各种危险因素一般包括老年人、哮喘病史，并有更多的并发症。有趣的是，季节、地理和纬度的差异与过敏性疾病的患病率和发病率有关，这提示维生素D和阳光照射可能有对抗过敏风险的作用，过敏反应的发生率似乎在维生素D缺乏人群中很普遍。

有研究回顾性分析了63例瘙痒、皮疹、荨麻疹/血管性水肿患者，年龄在3～80岁，平均年龄为47岁（11～80岁），其中70%为特应性，77%是女性，特发性皮肤症状的中位时间为18个月，平均25-羟维生素D水平为18ng/ml，90%（57/63）的患者25-羟维生素D水平低于32ng/ml，给予维生素D每周50 000U治疗，8～12周后，判断患者皮肤症状完全缓解和复发。患者在补充维生素D后平均4.2周皮肤症状完全缓解，在随后的几个月内，只有维生素D不足者复发。这也提示纠正维生素D缺乏有助于过敏性皮肤病的治疗，建议在特发性皮肤症状的患者中，应评估维生素D的状态，如果维生素D水平是低的，补充维生素D有利于症状的控制和防止复发。

第十六章

维生素D与肿瘤

维生素D领域最令人激动的进展是发现维生素D缺乏会增加很多疾病的危险，包括恶性肿瘤、心血管疾病和一些代谢性疾病。

医生们早就认识到，缺乏阳光照射与某些骨骼疾病有关，但仅仅是近来才认识到阳光照射与其他疾病的关系，流行病学专家发现阳光照射充足地区的居民更健康，排除了饮食、运动、饮酒和吸烟等方面相关因素后，认为充足阳光照射与降低某些常见疾病危险之间确实存在关联。长期以来，维生素D研究领域专家一直确信维生素D与健康之间存在关联，越来越多的流行病学研究发现，生活在阳光充足地区的居民患有这些致命性疾病的发生率要低于阳光照射不足地区的居民，表明居住位置确实决定健康。

❶

地理位置差别可影响肿瘤的发生

在第一次世界大战前人们就意识到，生活在高纬度地区的人们死于癌症的风险更大，而生活在南方的人们暴露在更多的阳光下，会增加患非黑色素瘤皮肤癌的风险。海员患非黑色素瘤皮肤癌的风险也较高，但他们患许多其他更致命类型癌症的风险比普通民众低很多，科学家们试图解释阳光照射与肿瘤发生之间的这种神秘联系。1941年Frank博士利用北美和加拿大癌症统计数据，比较了不同纬度城市之间居民癌症患病率，结果发现与北纬10°～30°城市相比，北纬30°～40°所在城市各种肿瘤的危险性可增加85%，北

纬40°～50°城市癌症死亡率可增加118%，北纬50°～60°城市癌症死亡率可增加150%。

很多这些研究结果已经证实，在20世纪80年代和90年代，有研究继续观察地理因素和癌症发病率的相关性，先观察到第一大常见肿瘤结肠癌的发病率，生活在东北地区患结肠癌的风险可增加10%。其他研究显示，居住在高纬度地区的居民患乳腺癌和一些其他恶性肿瘤的危险也会增加。

2007年Creighton大学报道，绝经后妇女每日给予1400～1500mg的钙和1100U的维生素D，4年后肿瘤发生危险比安慰剂组减少60%。在Holick医生的研究中，给结肠癌小鼠饮食中加入充足的维生素D，21天后就观察到肿瘤生长减少40%，这一研究为维生素D可能是预防肿瘤的研究提供了新的证据，也许甚至超过其他已知现代科学的预防措施，如健康饮食。

此外，非黑色素瘤皮肤癌相对容易发现，治疗相对简单，而前列腺癌、结肠癌和乳腺癌常常致命。现在知道，这些关联与缺乏阳光照射有关，阳光照射通过维生素D对癌症发生起到预防作用，尽管需要很多研究进一步证明这一点，但不可否认这些研究结果已经真正改变了我们对阳光的认识，这是近20年来科学界的一个飞跃性进展。

高血压的患病率也存在地理差别，纽约居民比南部的得克萨斯州奥斯汀居民患高血压的危险性更大。在中国，高血压的患病率也存在明显的南方和北方差别，北方居民患病率明显高于南方，过去一致认为是饮食习

惯的差别，因为北方居民摄入食盐的量明显高于南方。目前看来，南北方光照差别很可能也是造成这种差别的主要原因之一。

发表在1990年《预防医学》杂志的研究显示，生活在阳光充沛的美国西南部的妇女，与生活在阳光不充沛的东北部地区妇女相比，其患乳腺癌的机会要低一半。1992年，该杂志分析了50年流行病学数据显示，增加阳光照射将使乳腺癌和结肠癌死亡减少1/3。在2001年《柳叶刀》杂志上发表的文章也显示，阳光照射可以降低前列腺癌的发病率。研究认为，习惯性使用晒黑床，经常到阳光充沛的国家度假，以及习惯于日光浴的英国男性发生前列腺癌的机会很小。他们还发现，经常花很多时间在阳光下的人发生前列腺癌的年龄要晚于阳光照射较少的人（分别为平均72.1岁和67.7岁），由于前列腺癌生长很慢，5年的延迟具有非常重要意义。2002年发表的两个研究增强了阳光照射和癌症预防的关联。

来自美国国家癌症研究所的医生报道，户外工作者和生活在阳光明媚气候的人，很少死于乳腺癌或结肠癌。他们还发现，生活在近赤道地区的居民很少死于前列腺癌、卵巢癌。有研究表明，生活在美国东北部新英格兰地区的居民，与生活在西南部地区的居民相比，乳腺癌、结肠癌、前列腺癌、卵巢癌、子宫内膜癌、膀胱癌、食管癌、胃癌和直肠癌的发生危险性增加2倍。基于统计结果计算，如果每个美国人都像生活在美国西南部地区人们那样接受阳光照射，仅2002年美国就可以减少85 000例的癌症发生和30 000

例的死亡，类似的观测在欧洲也有报道。

你可能会问，由此增加的皮肤黑色素瘤和非黑色素瘤皮肤癌的患病率是怎样情况？皮肤癌死亡病例数增加3000人，确实不少，但是远比阳光照射不足引起的死亡要少很多，多数黑色素瘤发生在太阳照射最少地区，整天户外工作者（职业暴露）很少发生黑色素瘤。某些类型的癌症有较强的性别相关性，如乳腺癌多见于女性，前列腺癌仅见于男性，这两种都受阳光照射影响，太阳辐射可以预防其发生。

有研究证明，如果将25-羟维生素D水平提高到20ng/ml以上，发生结肠癌、乳腺癌和其他各种癌的危险降低30%～50%，进一步计算，如果每日口服1000U的维生素D，患有结肠癌、乳腺癌、前列腺癌和卵巢癌危险将降低约50%。

癌症还具有明显的种族相关性，非洲裔美国人癌症发病率比白种人高，肿瘤一经诊断，其生存率也低于白种人。科学家们认为，可能由于地域差异，非洲裔美国人维生素D缺乏相对多见，也更严重，丰富的黑色素吸收了阳光中的UVB，阻止了7-脱氢胆固醇吸收UVB，从而减少了皮肤维生素D的产生。

2006年有研究报道，黑种人癌症患者生存率较低，是由于25-羟维生素D水平较低的原因，该研究中甚至考虑了酒精消费、吸烟、医疗保健服务和贫穷因素。哈佛大学的研究人员进行了更大规模的研究发现，通过调整膳食、生活方式、医疗风险因素，与白种人相比，非洲裔美国男性各种癌症发病风险增加32%，各种癌症死亡风险增加89%。

非裔美国人对消化道肿瘤（结肠癌、直肠癌、口腔癌、食管癌、胃癌和胰腺癌）发生风险非常高，消化道肿瘤的发生与低25-羟维生素D水平关系更为密切。在2005年美国癌症研究协会会议上，哈佛大学的研究表明，通过增加光照来提高维生素D水平可预防癌症发生，每预防30例癌症的死亡，才会增加1例皮肤癌死亡。

② 维生素D的抗癌特性

维生素D和癌症之间的联系研究早就开始，早在20世纪80年代末，一些医学科学家就相信Holick医生于1970年发现的活性维生素D远远超出骨骼健康范畴。他们认为，住在阳光充沛地区的人们患癌症和心脏病的发病率较低，是因为暴露于太阳产生的维生素D能惠及整个身体的细胞。这个理论认为，太阳和饮食中摄取的维生素D越多，肾脏就越容易激活维生素D。

Holick医生认为情况不是如此简单，他们发现，活性维生素D是一种异常细胞生长的最有效的抑制剂，但是无论人们如何通过阳光和饮食25-羟维生素D补充来增加体内的维生素D，肾脏都不能合成更多的活性维生素D，肾脏能够产生如此有限量的活性维生素D，不可能解释已经发现的对细胞的好处。换句话说，肾脏不可能是维生素D的唯一统治者，Holick医生相信会有另一个来源的

活性维生素D，使整个身体的细胞并非依靠肾脏激活的微量活性维生素D的唯一供应，因为每一组细胞有其自身的酶将25-羟维生素D转换为活性维生素D。换句话说，细胞自己能现场生产活性维生素D，而无须依赖遥远的肾脏产生和运输。终于Holick医生与Gary Schwartz博士和Tai Chen博士合作，于1998年发表的一项研究中证明了这一理论。

Holick医生的发现完全改变了医学界对维生素D与细胞和器官健康之间关系的看法。在这项研究中，他们将正常前列腺细胞暴露在25-羟维生素D中，可以看到细胞转化25-羟维生素D为活性维生素D（1,25-双羟维生素D），将前列腺癌细胞暴露在25-羟维生素D中，本来这些癌细胞是无序生长，将这些前列腺癌细胞暴露于25-羟维生素D后，不仅也能把它转化为活性维生素D，还停止了无序增殖，具有肿瘤抑制作用。这些研究表明，与肾脏一样，正常前列腺细胞和前列腺癌细胞可以激活维生素D，但与通过肾脏合成的活性维生素D具有调节钙代谢和促进骨骼健康不同，在前列腺内合成的活性维生素D还具有保证细胞的健康生长功能，后来发现同样的激活维生素D的酶也存在于结肠、乳腺、肺和脑细胞中，结肠、乳腺、肺和脑细胞等细胞也能合成活性维生素D，对这些组织的癌细胞的生长也都有抑制作用。

这一发现有助于从身体使用维生素D的奥秘中找到更多的线索。肾脏激活的维生素D是通过肠道和骨骼来调节钙代谢，如果肾脏合成更多的活性维生素D会产生不良健康

影响，如高血钙和高尿钙。身体巧妙地做到了在没有肾脏允许的情况下，其他组织细胞也能够合成活化维生素 D，但没有通过血液循环。身体是聪明的，可以在前列腺、结肠和乳腺激活维生素 D，使活化的维生素 D 在局部产生，可以调节多达 2000 个不同的基因，控制细胞生长和其他细胞功能，在胰腺产生胰岛素，并在肾脏调节肾素产生，一旦执行这些功能，活性维生素 D 触发 25-羟维生素 D24-羟化酶的表达，这种酶能迅速破坏活性维生素 D，使活性维生素 D 从不离开细胞。因此，它从来没有进入血液，是一个沉默的士兵，一旦其任务完成，基本上就是在现场自杀，这是身体自我调节的另一个光辉的例子。

这一发现的结果令人难以置信，揭示了太阳照射对癌症发病率有如此深远影响的可能原因。当你暴露在阳光下并产生更多的维生素 D 时，它可以被肝脏转化成 25-羟维生素 D，这种物质可以被前列腺、结肠、卵巢、乳腺、胰腺、大脑及其他大多数组织激活，以防止不健康细胞的生长，产生的 25-羟维生素 D 越多，这些容易患病的组织越健康，因为我们不必依赖于肾脏提供的活化的维生素 D，所以有足够的能力来预防癌症，只要通过皮肤的阳光照射或补充维生素 D_2 或维生素 D_3，达到充足的 25-羟维生素 D 水平，就有足够的能力来预防癌症的发生。

虽然可以说维生素 D 可以完全预防和治疗癌症，但一些科学家已经大胆地提出了一个全新的癌症理论，Garland 兄弟提出了一个

可能性，那就是癌症在人体内的起源还有另外一个故事，目前的科学模型假定基因突变是癌症的起源点。但是如果这种假设是错误的呢？如果有另外一种方法来解释癌症是如何发展的呢？Garlands 提出的这些问题发表在流行病学年鉴，并立即被媒体转载。

首先，Cedric Garland 团队指出，大量研究表明，当细胞失去正常、健康地聚集在一起的能力时就会发生癌症，最初触发恶性肿瘤发生的关键因素可能就是缺乏维生素 D，研究人员已经证明，随着足够的活性维生素 D 存在，细胞在组织中相互黏附，并充当正常的成熟细胞，但如果缺乏活性维生素 D，细胞会失去这种黏附到彼此的特性和作为分化细胞的身份标志，结果可能会回到危险的不成熟状态，变成癌症。Garland 指出，能阻止这一过程发生的就是体内维生素 D 的充足供应。

足够的活性维生素 D 可以通过重建细胞间连接来阻止癌症进程的第一阶段，细胞间都存在完整的维生素 D 受体，如果周围没有活化维生素 D，对细胞来讲就没有外来帮助改变其过程，这种新型癌症的原因被 Garland 博士和他的同事们称为 DINOMIT，每个字母代表一个不同的癌症的发展阶段：D 指折断 (disjunction)，或丢失的细胞间通信；I 指开始 (initiation)，当基因突变开始发挥作用；N 指快速复制的癌细胞的自然选择 (natural selection of the fastest-reproducing cancer cells)；O 指细胞的过度增生 (overgrowth of cells)；M 代表恶性肿瘤向其他组织的转移和播散 (metastasis)；I 指退化 (involution)；

T指过渡（transition），两种情况在癌症休眠状态下都可能发生，增加维生素D可能会改变其发生，这个理论是否属实，未来的学习和研究将会证明。

近年来，维生素D缺乏与癌症发展之间可能存在因果关系的线索迅速增加，维生素D与许多癌症有关的理论已经在200多个流行病学研究中得到检验和证实。此外，还有2500多个实验室研究来解释维生素D与癌症有关的生理基础。

③
维生素D与乳腺癌

一些数据令人吃惊，患乳腺癌妇女在诊断时维生素D缺乏者与充足者相比，死于乳腺癌者的机会增加75%，也就是说，如果维生素D水平充足，更多人生存寿命更长，最后死于其他疾病，而不是乳腺癌本身，并且维生素D缺乏者乳腺癌转移的机会增加2倍，美国每年超过4万名妇女死于乳腺癌，是仅次于心脏病的女性第二健康杀手，每8位妇女中就有1位一生中会患有或将来患乳腺癌，每年超过20万名妇女诊断为乳腺癌，其中4.1万名是因乳腺癌死亡的病例。2008年的研究发现，维生素D缺乏的乳腺癌妇女，与维生素D水平正常患者的相比，诊断时发生癌症转移风险增加94%。

1999年5月发表的基于美国全国健康和营养检查调查统计分析具有里程碑意义，该结果进一步证明了太阳暴露和乳腺癌之间密切关系。研究显示，阳光暴露和维生素D丰富的饮食明显降低乳腺癌的发病风险，单纯增加阳光照射就可使美国乳腺癌发病率和死亡率降低35%～75%，这就意味着，每年减少70 000～150 000例乳腺癌的发生，以及17 500～37 500例乳腺癌引起的死亡病例。结合太阳暴露与增加饮食中维生素D含量或补充添加，可以减少乳腺癌发生15万例，减少乳腺癌引起的死亡病例3.8万例。

2007年研究人员合并了两项研究——来自哈佛护士健康研究和伦敦圣乔治医院的研究，认为最高水平的血清25-羟维生素D患者患乳腺癌的风险最低，提高25-羟维生素D水平可预防半数乳腺癌和2/3结肠癌的发生。

2008年Garlard的研究显示，缺乏阳光照射、缺乏维生素D和乳腺癌之间的密切关系在类似纬度的其他国家也存在。据估计，在欧洲，由于缺乏阳光照射占乳腺癌死亡原因的25%。来自多伦多大学的报道，青少年和青壮年时期阳光暴露充足的妇女，与阳光照射较少妇女相比，其乳腺癌发生风险减少60%。可以想象，如果一种药物对一个肿瘤具有如此预防效果，就足以使人欣喜若狂了。

你可能会担心增加光照会有皮肤癌的影响，据统计表明每年大约有500名妇女患有非黑色素瘤皮肤癌，有27 500人因为阳光照射不足导致过早死亡。相对而言，每55例阳光照射不足引起的过早死亡中，有1例因为阳光照射过度而死亡。

④

维生素 D 与前列腺癌

前列腺癌的发病率仅次于冠心病和肺癌，是男性的第三大健康杀手，在美国每年有4万人死于前列腺癌，超过死于黑色素瘤者10倍。

前列腺癌令众多男性恐惧，因为治疗前列腺癌的手术常会导致性功能低下。2001年8月的《柳叶刀》杂志上发布的文章证明，前列腺癌发生风险直接与阳光照射相关。该研究根据研究对象接触到阳光的多少分为4个等级（每个等级占1/4），光照最低组与光照最高组相比，发生前列腺癌的风险增加3倍。这些结果表明，光照最高级别组可减少66%的前列腺癌发生风险，即使第二组（最低1/4～1/2）和第一组（最低1/4）之间仍有显著差别，第二组尽管阳光照射不足，其前列腺癌发生风险仍低于光照最低组。另一项观察近2年的研究发现，前列腺癌患者给予每日2000 U 的维生素 D 后，其前列腺特异性抗原（PSA）的升高减少50%，PSA 这一指标反映前列腺癌的活性。

相比每年有3.7万名男性因前列腺癌引起的过早死亡，仅有600名男性死于非黑色素瘤皮肤癌。也就是说，每55例因为阳光照射不足引起的过早死亡病例中，就有1例因为阳光照射过度而死亡。

⑤

维生素 D 与结肠癌

结肠癌和直肠癌与乳腺癌和前列腺癌一样，男女均可受累，比皮肤癌更常见，而且更致命，每年大约有150 000名美国人患有结肠癌，其中大约35%将因此死亡。结直肠癌的危险因素很多，最常见是高脂肪和非有机饲料喂养的红肉类食品是最主要的危险饮食，而富含水果、蔬菜和其他天然有机食品饮食有助于预防结肠癌。2008年发表在《临床肿瘤学杂志》的一篇文章提到，波士顿达纳法伯癌症研究所首席研究员 Kimmie Ng 博士发现，血液中高水平的25-羟维生素 D 可将结肠癌患者的生存率提高48%。在这项研究中，Kimmie Ng 博士和他的研究小组共收集了304名在1991—2002年被诊断为结肠癌患者的数据。这项研究中的每个人在被诊断出患有这种疾病之前，25-羟维生素 D 的血药浓度测定已至少2年。对这些患者进行追踪后发现，直到2005年研究结束，有123名患者死亡，其中有96名在随访期间死于结肠癌或直肠癌，25名维生素 D 水平最高的患者死于结直肠癌的概率比低水平的患者低39%。这些发现与过去10年的几十项观察结果一致，包括 Cedric Garland 博士的观察结果，他的实验室报道称，如果你的血液中25-羟维生素 D 达到了理想水平，那么死于结肠癌的概率会减少3倍。

6

维生素D与胰腺癌

胰腺癌是最致命的癌症形式之一，根据美国国立卫生研究院（NIH）的统计，在美国每年有大约4.6万名新确诊的癌症患者，大约4万人死于胰腺癌。由于其病死率极高，胰腺癌又被称作"癌症之王"，因此预防胰腺癌成为人们越来越关注的问题。

2006年的一项研究发现，服用维生素D可使患胰腺癌的风险减少近一半，这是首项表明维生素D有助于预防胰腺癌的研究。在此之前的研究已经发现，维生素D有助于预防直肠癌和乳腺癌。有些实验室和动物实验结果也显示，维生素D可抑制异常细胞的增殖，并阻止为肿瘤细胞提供营养的血管的形成。

这项由美国哈佛大学和西北大学的研究人员所进行的研究显示，每日服用450U的维生素D——即大多数复合维生素剂中的维生素D标准含量，可以将患胰腺癌的风险降低43%。研究人员还发现，如果服用的剂量过高并不会使患胰腺癌的风险降低更多，而服用剂量不够上述标准就会使效果下降，比如每日服用150～300U维生素D只能使患胰腺癌的风险减少22%。这项研究以在20世纪80年代进行的两项研究作为基础，这两项研究分别对46 000多名男性及75 000多名女性进行了跟踪调查，在询问了他们的饮食情况后，研究人员对这些人每日的维生素D、钙及维生素A的摄入量进行了计算，并对20多年后这些被调查的人当中谁患了胰腺癌进行了回访，对这些人是否吸烟及其他生活习惯进行了调查。

通过数据分析，研究人员总结说，每日摄取维生素D剂量超过600U的人群当中，每10万人才有12.5人患上胰腺癌，而每日摄取维生素D剂量在150U以下的人群中，每10万人中有21人患有胰腺癌。研究人员发现，鲑鱼、金枪鱼及其他鱼类中富含维生素D，另外牛奶中也会添加维生素D。目前，美国政府已经建议，年龄为50～70岁的老年人可每日摄取400U维生素D，70岁以上的老年人每日的摄取量应为600U，年轻人的每日维生素D摄取量可适当减少。

维生素D是否可以成为新武器？胰腺肿瘤与邻近细胞（称为肿瘤微环境）的沟通能力对其生长至关重要，肿瘤细胞发出一些信号使得这一微环境发炎且密度增高；这一环绕肿瘤的"活盾牌"不仅帮助了癌症生长，还阻断了免疫细胞和化疗药物进入，使得这一癌症尤其难于治疗。

Salk研究所的研究人员证实，一种合成的维生素D衍生物（不是普通的维生素D）可以瓦解保护胰腺肿瘤的细胞屏障，使得这一看似坚不可摧的癌症对治疗药物更加敏感。过去人们认为在胰腺组织中不存在维生素D受体，而事实上，当研究小组检测胰腺中活化和失活星形细胞之间的差异时，他们发现肿瘤附近活化的星形细胞表达高水平的维生素D受体，当研究人员随后将改造的维生素

D添加到活化的星形细胞中时，这些细胞迅速恢复至一种健康的、失活状态，停止生成刺激生长和炎症的信号。

这项新研究显示，以往一些维生素D试验失败，其原因在于他们不了解需要一种特殊形式的维生素D，在胰腺癌中必须将其与化学毒性药物联合使用，因此，重新思考这一问题，能够为治疗胰腺癌开启一条新路线。

从以上研究可以发现，普通维生素D的作用有限，需要进一步合成维生素D衍生物来治疗，不过，适量的补充维生素D可以预防胰腺癌。

第十七章

维生素 D 与肥胖、糖尿病和心脑血管疾病

高血糖、高血脂、高血压俗称"三高"，常与肥胖、高尿酸、高胰岛素血症、多囊卵巢综合征相联系在一起，这些因素可增加心脑血管疾病和外周血管病的发生风险。约80%的2型糖尿病患者存在肥胖或者超重。

1

维生素D缺乏容易引发肥胖

肥胖引起的相关疾病和并发症是主要"杀手"，不是肥胖本身，肥胖引起的2型糖尿病、心脏病、脑卒中、肾衰竭和癌症是主要原因。目前肥胖已经非常普遍，不仅是成年人，儿童肥胖也非常普遍，由此可能会影响未来预期寿命。青少年肥胖率的飙升实际上可能会改变他们未来寿命，2005年《英国医学杂志》指出，与父母相比，他们的预期寿命缩短2～5年，低水平的25-羟维生素D与这个年龄段的高血压和高血糖联系起来，这是心脏病的危险因素。约翰·霍普金斯大学的一个研究小组发现，25-羟维生素D水平最低的青少年（共纳入3600名12～19岁的男孩和女孩）患高血压和高血糖的可能性是25-羟维生素D水平较高的青少年的2倍多，患代谢综合征的可能性是25-羟维生素D最佳水平的人的4倍。

维生素D缺乏如何导致体重增加？

一种观点是进化生物学。在我们的远古祖先中，阳光照射是维生素D的主要来源，当人们在户外狩猎和采集的时间更长时，他们的维生素D水平在夏季往往会更高，而在食物供应短缺并进入伪冬眠模式的寒冷冬季则会更低。在生理上，维生素D水平低可能是身体进入冬季代谢模式的信号，其特征是脂肪储存和体重增加，这对我们旧石器时代祖先的生存至关重要。

另一种观点是简单的大脑生物化学。维生素D自然会增强5-羟色胺水平，5-羟色胺是一种负责肠道运动、情绪、饥饿和睡眠的大脑化学物质，当5-羟色胺水平降低时，情绪会下降，身体经常会通过渴望进食来提高5-羟色胺水平，碳水化合物、咖啡因及尼古丁会暂时增加大脑中5-羟色胺水平，并暂时提升情绪。不幸的是，身体最终会对这种过量的5-羟色胺暴露变得不敏感，渴望进食会加剧。维生素D缺乏的其他症状还包括抑郁症、慢性肌肉骨骼疼痛、频繁的呼吸道感染、炎症性疾病和某些自身免疫性疾病。

人类在进化过程中通过脂肪来储存维生素D，这使得我们在漫长的冬季几个月里有充足的维生素D供应，在这几个月里太阳照射不足，维生素D的合成几乎停止，但人类不同于黑熊和棕熊，并没有进化到携带如此大量的过量脂肪，以至于这些脂肪开始对身体的新陈代谢和激素平衡产生负面影响，超重的人由于脂肪含量较高（但肥胖者的25-羟维生素D水平并不高，而是更低），过量的脂肪吸收并储存维生素D，因此不能用于骨骼构建和细胞健康。正常体重者的脂肪不断被循环利用，从而释放出维生素D，而肥胖者脂肪储存相对不动，维生素D实际上被锁在他们的脂肪组织中，更糟糕的是，肥胖者往往从一开始就缺乏维生素D，因为他们很少外出，从而导致恶性循环。

与肥胖相关的医疗保健费用高出近60%，高于所有类型的癌症的费用。有很好的证据表明，肥胖者的维生素D水平往往很低，大多数肥胖者都有肌肉无力、骨骼和肌肉酸痛及嗜睡症状。维生素D缺乏与所有这些症状有关。对肥胖者和非肥胖者同样使用晒黑床，肥胖者的血液中维生素D水平仅提高50%，为了确定这与体表无关，分别给肥胖者和非肥胖者口服了50 000U的维生素D，并发现肥胖者的维生素D水平与非肥胖者相比仅上升50%。

显然，对这些人来说，最有效的治疗方法是减肥和增加维生素D的剂量，以弥补他们维持血液中25-羟维生素D水平的能力受损，肥胖者每日需要的维生素D是正常体重者的2～3倍，所以建议这些患者每日摄入3000～6000U的维生素D。考虑到维生素D对胰岛素代谢的积极影响，这不会带来任何毒性风险，甚至可能有助于减肥，还可以提高肌肉力量，减轻骨骼、肌肉和关节的疼痛，并激励人们提高活动水平，减肥本身好处多多。

不可否认的事实是，减肥并非容易，困难重重，除了遗传与环境之外，单纯的自然条件就是一个障碍，研究表明，阳光紫外线和补充维生素D有助于恢复正常的食物摄入量，对血糖控制有利，也有利于维持较高水平的维生素D和足够的钙。

当饮食缺乏钙时，脂肪酸合成酶（一种可以将热量转化为脂肪的酶）会增加，高水平的钙和充足的维生素D会抑制这种酶，而低钙饮食会使这种酶活性增加5倍，这种酶的活性越高，意味着有更多的脂肪储存下来。在一项研究中，遗传性肥胖大鼠在通过适度减少热量但高钙饮食，6周内减少了60%的身体脂肪，所有补充钙的大鼠都显示出体温升高，这表明它们从储存热量转变为燃烧热量，这也就意味着在钙和维生素D的存在下，身体会降低这种脂肪储存酶的活性，如果没有足够的钙和维生素D，身体就会增加这种脂肪储存酶的活性，这也是关注增加钙和维生素D摄入量，同时减少热量消耗以迫使身体将脂肪转化为燃料并减轻体重的另一个原因。

体重增加的感觉就像一个螺旋，减肥的体验也一样，随着体重的下降，这些好处的多米诺骨牌效应逐渐增加，有助于进一步推动减肥努力。笔者的一位患者在纠正了维生素D缺乏后，体重6个月内减掉了6.5kg。

维生素D缺乏与2型糖尿病有关

维生素D缺乏与2型糖尿病的发展有关系吗？答案是肯定的。众所周知，2型糖尿病的生活方式因素包括肥胖、老年人和身体活动不足，有趣的是，所有这些因素也会导致维生素D缺乏症。

哈佛大学的一组科学家在《营养学杂志》上报道称，研究25-羟维生素D水平与胰岛素抵抗之间的关系时，维生素D状态可能是2型糖尿病的一个重要决定因素。缺乏维生素D与胰岛素抵抗和胰岛B细胞受损有关，胰岛B细胞是机体新陈代谢的胰岛素来源，并且具有维生素D受体。在对老鼠进行的研究中，当维生素D受体不能正常工作时，胰岛B细胞失去了分泌胰岛素的能力，因为25-羟维生素D水平含量很低。

维生素D对正常糖代谢非常重要，它作用于糖代谢的几种机制如下：①维生素D直接作用于胰腺的胰岛素分泌细胞产生更多的胰岛素。②维生素D直接作用于肌肉和脂肪细胞的胰岛素作用下提高。③维生素D减少了胰岛素抵抗综合征和2型糖尿病患者的炎症。④维生素D通过提高细胞内钙的水平，间接改善胰岛素的产生和作用。

有证据表明，维生素D缺乏与2型糖尿病有联系，许多科学研究发现，2型糖尿病患者体内维生素D的水平很低。

在芬兰的一项研究中，研究人员收集了40～74岁男性和女性的健康数据，在研究开始时，他们均无2型糖尿病，跟踪这些人22年后观察2型糖尿病的发展模式，研究人员发现，有较高水平的维生素D者不太可能发展为2型糖尿病。因此，这表明维生素D水平似乎对2型糖尿病的发展有一个保护作用。

2004年加州大学洛杉矶分校的研究人员在试图更好地了解老年人的心血管（冠状动脉疾病风险发展）后公布了他们的研究结果，这项研究是基于人群对维生素D在代谢综合征中作用的研究。研究对来自美国4个大城市的3157名年龄在18～30岁黑种人和白种人的成年人进行了抽样调查。结果发现，在超重的成年人中，喝牛奶的人越多，胰岛素抵抗的可能性越小。事实上，这些数字相当惊人，乳制品消费量最高的人群代谢综合征发病率可降低72%。这项研究得出的结论是，乳制品可以降低2型糖尿病和心血管疾病的发生风险。

维生素D和钙两种物质对降低糖尿病的发生风险可起到一定作用。2006年《糖尿病护理》杂志上发表的一篇针对中年女性的大型研究得出结论，每日摄入高维生素D（＞800U）和钙（＞1200mg）可降低33%的2型糖尿病发生风险。2型糖尿病患者往往陷入一个恶性循环，他们与体重问题做斗争，缺乏锻炼的精力或动力，从而引发其他健康挑战，从他们过度工作的器官到无法获得良好的睡眠，再加上维生素D缺乏。因此，了解维生素D可以对所有领域产生积极的影响，并能很快掌握问题的严重性和复杂性。

这些研究发现，维生素D和钙补充剂能够减少糖尿病前期的进展，维生素D的这种保护作用与其他措施的效果相似，这已经被证明能减少糖尿病前期的进展，如减肥、剧烈运动和使用药物（如二甲双胍）。

总之，维生素D不仅能通过影响自身免疫来预防1型糖尿病的发生，还能利于预防2型糖尿病的发生，以及防止糖尿病的严重并发症，如心脏病发作和肾衰竭。不幸的是，大多数糖尿病患者的维生素D水平仍然很低，很多糖尿病患者都需要长期服用昂贵的药物。可悲的是，多数医生都不重视维生素D和糖尿病患者的健康之间的重要关系，是不是应该推荐适当的维生素D补充，作为糖尿病管理的一个组成部分？

由于活性维生素D能增加胰岛素的分泌，所以研究表明UVB辐射能提高体内25-羟维生素D水平，对预防2型糖尿病可能有间接作用，这一点也就不足为奇了。虽然目前还没有认识到维生素D对2型糖尿病风险的确切影响，但是许多证据继续显示出充足的维生素D和有效的细胞代谢之间有着明确的联系。许多纵向研究一致表明，患有2型糖尿病的人通常25-羟维生素D水平较低。

③

维生素D对糖尿病神经病变疗效很好

笔者在临床中发现，多数糖尿病神经病变患者存在维生素D缺乏，补充钙剂和维生素D治疗后，经常会有意想不到的结果。国外也有研究发现每周1次口服补充维生素D_3（50 000U）12周后，与血清维生素D水平的改善相关的糖尿病性神经病变的症状和体征均显著减轻，因此，应检查糖尿病神经病变患者的血清维生素D水平，并纠正低水平的维生素D，以减轻神经病变的严重程度。

糖尿病周围神经病变是糖尿病患者的常见慢性并发症之一，常见的表现为四肢远端麻木和疼痛，麻木和疼痛属于感觉迟钝或感觉过敏，这些表现与维生素D缺乏存在交叉，维生素D缺乏可能在糖尿病性神经病变的发生和发展中发挥着作用。此外，治疗性维生

素D补充剂有可能改善这种情况。

在PubMed数据库中搜索以英文撰写并发表于2021年9月的文章，可使用以下关键词的组合：维生素D、糖尿病、糖尿病性神经病变、多发性神经病变、周围神经病变、心脏自主神经病变、补充剂和治疗，结果发现，多项研究表明维生素D缺乏在2型糖尿病患者的周围神经病变、糖尿病足及心血管自主神经病变的发展中起到重要作用，补充维生素D可作为神经性疼痛的有效辅助疗法，并可减缓或阻止神经损伤的进展。这一结果启示，糖尿病并发症的维生素D疗法可能是一种可靠的选择，需要进一步的研究来证实这一观点。

另有对26项研究的荟萃分析显示，共6277名参与者中，有2218名患有糖尿病并伴有糖尿病神经病变，2959名糖尿病患者没有糖尿病神经病变，406名健康。与没有糖尿病神经病变的患者相比，患有糖尿病神经病变的糖尿病患者的血清25-羟维生素D水平显著降低，分别为（15.4±4.2）ng/ml、（20.5±6.4）ng/ml、（27.6±8）ng/ml，维生素缺乏和不足组糖尿病神经病变风险增加2.8倍（95%CI 1.39～5.79，$P=0.004$）。

④

维生素D可影响高血压和心血管健康

观察不同纬度地区人们的高血压患病率就会发现，离赤道越远，高血压患病率越高，为什么会出现这种情况呢？不是水，也不是

食物，是天空和太阳，由于维生素D在体内的作用，阳光照射对心脏和循环系统疾病有显著影响。

我国18岁及以上年龄人群高血压的患病粗率为27.9%，约每4名成年人中就有1名是高血压患者，高血压总患病人数达2.44亿人。高血压是一种非常常见的疾病，是导致脑卒中和心脏病发作的主要原因，高血压是多数国家的主要死亡原因之一，是导致心脏病和脑卒中的主要原因，也是导致肾衰竭的主要原因。

如果终年生活在阳光充足的气候中，而不是在1年中某个时候居住在阳光较少的地方，就不太可能患高血压，人们往往在夏季比冬季有更健康的血压，因为有更多的阳光，使体内有更多的维生素D。当暴露在同样数量的阳光下，皮肤白皙的人比深色皮肤的人有更健康的血压，这要归功于较高的维生素D，皮肤越黑，则黑色素越多，从阳光中产生的维生素D越少。现有的证据表明，生活在阳光充足地区的人们患心脏病的概率越少。

血管是管状的通道，血液通过动脉和静脉在体内循环，如果血管变得僵硬狭窄，就会引起高血压，从而增加血管内的压力。

有研究表明，全身各处的细胞包括血管内皮细胞中都有维生素D受体，这些细胞激活维生素D，维生素D对血管的作用是使血管平滑肌松弛并更有弹性，其机制有两个：一方面是抑制肾素-血管紧张素-醛固酮系统的活性，肾素系统是一种调节体内血压和水平衡的复杂激素系统，它直接作用于血管和

平滑肌使其放松和血管舒张，因为对血管壁的压力较小，使血液通过血管更有效地流动；另一方面更重要的是，当25-羟维生素D水平低，钙会累积在动脉壁和促进形成危险的脂肪斑块，正是这些斑块的破裂也是导致心脏病发作、心力衰竭和脑卒中的直接原因；同时，由于维生素D缺乏阻止肠道钙的吸收，骨骼中钙会减少，肌肉收缩乏力，钙积聚在错误的地方；动脉变硬又称动脉粥样硬化，造成骨骼乏力和动脉硬化，患骨质疏松女性的动脉壁中的钙含量较多，其心脏病死亡风险要比骨骼强壮结实的女性更大。多年前的研究已经发现，低25-羟维生素D水平可增加发生心血管疾病的危险。

1990奥克兰大学的Robert Scragg教授的研究发现，心脏病发作患者的25-羟维生素D水平比健康者更低，他们研究了179名心脏病发作患者，在症状出现后的12小时内，比健康对照组具有明显更低的25-羟维生素D水平，通过计算发现，25-羟维生素D水平高的人，其心脏病发作的风险较低水平者低57%。

2002年出现了更多的证据，美国加州大学旧金山分校（UCSF）的Paul Varosy博士领导的一个研究小组观察了近10 000例65岁以上参与骨质疏松性骨折早期研究项目的妇女，其中一些妇女过去服用过维生素D，或者继续服用，平均随访了11年后发现，服用维生素D的女性比没有服用维生素D的女性患心脏病死亡的风险降低31%。研究人员还指出，钙剂的使用不会影响他们的结果，也排除了其他可能因素，包括饮食、遗传、生活

方式、健康状况和教育的影响。

关于UVB辐射对心脏健康的影响，Rolfdeiter Krause和Holick发现，经常使用UVB辐射晒黑床者患高血压的机会下降，这些人更健康。Holick医生等于1998年刊登在《柳叶刀》杂志上的研究显示，将高血压患者暴露在日光浴床上每周3次，3个月后可使患者血液中25-羟维生素D水平升高180%，舒张压降低6mmHg，收缩压降低6mmHg，使其达到正常范围，这一效果和大多数降压药的效果差不多，而且没有任何不良反应。

如何知道UVB辐射在起作用，而不是影响这种变化的温暖和放松的环境呢？Holick医生对一组使用UVA晒黑床的高血压患者提供了相同的治疗方法，随访了整整9个月，那些继续接受UVB晒黑床治疗的患者可以保持更健康、更低的血压，提示UVB和维生素D在起作用。

一、心脏健康

Holick医生和他的同事还研究了高血压以外的心脏健康领域，确认每周3次暴露于紫外线辐射的心脏病患者，1个月后体内25-羟维生素D水平增加，可改善心脏健康，其途径包括心脏强度（心脏泵血能力）增加和心脏应变（如静息和非静息心率、乳酸的积累量）下降。

Holick医生和其他研究表明UVB对心脏健康的好处类似于运动锻炼，与身体健康相结合，UVB暴露已显示出极其有益的结果，如果高血压患者在日光浴床上，每周晒太阳3次，晒太阳3个月就可以将他们的血液中25-羟维生素D含量提高180%，并将血压降到正常水平，而不需要药物治疗。2006年意大利的研究团队测量了390例糖尿病患者动脉粥样硬化斑块的数量，以及患者的25-羟维生素D水平，他们发现，低25-羟维生素D水平与动脉粥样硬化程度相关。晚些时候，同一研究小组发现2型糖尿病患者维生素D缺乏率为61%，而非糖尿病对照组只有43%，这一结果与该小组先前的发现是一致的，因为31%患有心血管疾病的糖尿病患者血液中25-羟维生素D水平降低。

哈佛医学院的一项研究发表在美国心脏协会《循环》杂志上，关于维生素D缺乏是心脏病发作、脑卒中和其他心血管事件的风险，结果得到一个惊人的数据。研究人员跟踪了1739人，平均年龄是59岁，所有参与者都是白种人，没有既往的心血管疾病史，都是著名的Framingham Heart Study的原始参与者的孩子，通过常规血液测试评估其25-羟维生素D水平5年。

在研究期间，低水平25-羟维生素D者发生心血管事件，包括心脏病发作、心力衰竭或脑卒中的概率高60%。另一项研究进一步表明，如果有足够的维生素D而不是不足或缺乏的患有心脏病的人更有可能存活，这也证实了Scragg医生20年前的观察，甚至在研究者调整了其他危险因素，如糖尿病、高血压和高胆固醇仍然存在相关性，同时存在缺乏维生素D和高血压的人患心血管事件的风险是单纯维生素D缺乏者的2倍，多晒太阳的人往往血压更正常，心脏更健康。

二、静脉血栓

简单来说，静脉血栓是可以致命的，每年大约有60万名美国人发生静脉血栓栓塞，其中10万人因此死亡。静脉血栓栓塞包括深静脉血栓形成，是指血栓形成于深静脉，通常发生在腿部，当栓子到达肺部会导致肺栓塞。

一项发表于2009年来自瑞典的4万名妇女随访约11年的研究中，患者年龄在25～64岁，这项研究的目的是看太阳暴露习惯是否与所谓的静脉血栓栓塞事件有关。结果显示，夏天进行日光浴的瑞典女性，或在国外使用晒黑床患者静脉血栓栓塞的风险降低了30%，即使对人口变量进行了调整，这个比例也没有改变，与其他季节相比，冬季静脉血栓栓塞的风险增加了50%，而夏季的风险最低。

研究人员推测，UVB辐射暴露较多会提高维生素D的水平，从而提高人体的抗凝血机制，有助于防止这种灾难性血栓的发生。

⑤ 维生素D可以治疗偏头痛

在2008年美国头痛学会50周年的年会上，当来自迈阿密头痛治疗中心的Steve Wheeler医生讲述了他关于维生素D的故事后，引起了一阵掌声，他一直在读医学文献中的维生素D缺乏症，促使他研究患有慢性偏头痛患者的维生素D状况。偏头痛是一种特殊类型的头痛，通常伴有头部一侧搏动性疼痛，以及恶心和对光线的敏感，偏头痛在很大程度上仍然是个谜，但我们知道它与血管收缩和大脑的其他变化有关，他注意到，从来没有人观察过4500万名偏头痛患者的维生素D水平，然而偏头痛患者常伴有其他健康问题，如心血管疾病、脑血管疾病和纤维肌痛综合征的风险增加的所有情况，这也与维生素D缺乏有关。

但首先，Wheeler医生自己开始就是一名偏头痛患者，他发现他的25-羟维生素D水平非常低，不足8.2ng/ml，受此启发，他立即开始测试他的患者，在6个月内发现55例患者（41.8%）在门诊检测维生素D没有达到理想水平。具体地说，这41.8%的患者中有27.3%维生素D不足（20～30ng/ml）和14.5%维生素D缺乏（20ng/ml以下）。Wheeler医生的检查证实了其他研究的结果，患有高血压和2型糖尿病的患者有维生素D缺乏的趋势。他的团队还发现了维生素D缺乏患者偏头痛发病较早（14.3岁 vs. 18岁）。维生素D缺乏的人更容易患骨质疏松症（骨质疏松症的前兆），这促使Wheeler博士得出结论，维生素D缺乏症可以治疗心血管疾病，并可能解决严重的偏头痛。

⑥ 维生素D可治疗直立性低血压

很多老年人都有从坐位突然站起后出现晕厥甚至摔倒的经历，有的人还因此丧失生命，引起这种境况的原因很多，有的是动脉或静脉血栓脱落造成心源性缺血和猝死，但是更多情况下问题没有那么严重，过了一会儿后站起，与常人无异。其实更多情况下造成这种情况的原因是体内脱水、血容量不足和神经调节问题。

笔者也曾有过类似经历，长跑10km后由于大量出汗，尽管有意识多喝水，但是没有意识补充食盐和电解质，造成血容量不足，突然站立后头晕，站立不稳，甚至摔倒，为此也曾咨询过神经科同行，查头部CT未见异常后，也只是说属于短暂性脑缺血发作，后来笔者清楚地认识到，这是血容量不足和神经调节异常引起直立性低血压，并非脑血管堵塞引起。笔者也见过周围亲友有过几个类似经历者，发作前常有睡眠不足、大量饮酒、大量出汗、严重腹泻和利尿药应用病史。

直立性低血压是指由卧位变立卧时3分钟内收缩压下降＞20mg或舒张压下降＞10mmHg引起的脑缺血诱发晕厥。其发生机制是由于中枢和外周自主神经功能调节功能受损，当由卧位变立位时，血液向腹腔、下肢分布，使心输出量减少，大脑血流量减少，由于压力感受器功能受损，不能激活交感感知传导通路，表现为血压下降，心率减慢。

通过卧立位血压测量多能确诊，不能确诊或迟发（10分钟内）的直立位低血压患者，可以做直立倾斜试验，试验不超过10分钟（而血管迷走性晕厥患者一般超过10分钟），多在5分钟内出现血压下降的阳性标准。患者24小时动态血压大多表现为非勺型或反勺型血压，做Valsalva动作或深呼吸时通过血压心率监测仪也有利于诊断。

由于老年人经常服用抗凝药和抗血小板药，所以跌倒后容易导致颅内出血和骨折等严重并发症，因此应尽量避免，起床应缓慢，先活动下肢，慢慢坐起，几分钟后再下床。患者还应积极治疗原发病，高血压患者控制血压并不会增加晕厥的发生，但尽量不选用α受体阻滞药，慎用利尿药，平时血压低者可试用米多君、糖皮质激素或生脉饮等药物，穿弹力袜也可以减少血液在下肢的分布，有利于缓解症状。

最近读到一篇文章，提到维生素D缺乏与位置性眩晕的关系，该研究发现位置性眩晕者25-羟维生素D水平低于对照组，纠正维生素D缺乏后复发率明显降低。具体机制不明，推测维生素D调节钙和磷酸盐代谢有助于维持耳石器官功能，也有利于改善神经调节功能。

第十八章

维生素D与焦虑、抑郁、睡眠和情感障碍

① 阳光照射可改善情绪增加幸福感

多数人都有这样的切身体会，如果连续几天阴雨天后阳光明媚，遇到一个艳阳天，会忍不住心情舒畅，想走到户外，晒晒太阳，此时如果阻止你出去接受阳光照射，就好像面对新鲜出炉的美味食品不让你品尝，大脑中的某些部位会潜意识地开始和你说话，尝一口吧，就一口，哪怕是一点点。

太阳让人感觉如此美好有什么原因吗？暴露在紫外线辐射下后的幸福感是非常实在的，可能在我们的DNA中根深蒂固的时间比我们人类长，阳光照射通过刺激身体释放"感觉良好"的物质，如5-羟色胺、多巴胺和β-内啡肽（人体的天然鸦片）来提供一种自然的兴奋，享受美味也能得到同样的反应，因为其中一些激素的释放导致人们出现非常熟悉的兴奋感。

阳光还可抑制褪黑素等激素，褪黑素会让人感觉迟钝和"低落"，我们过去认为激素的释放必须从下丘脑开始，下丘脑是我们大脑的情感指挥中心和无数激素反应的起源，但是最近科学家们已经解锁了发生在皮肤细胞中的秘密信息服务。

我们现在知道，那些对情绪起关键作用的激素可能不仅仅来源于大脑，也可以由皮肤细胞在紫外线辐射下产生，然后进入血液并进入大脑，这是一条双向通道。阳光对心理的影响不仅仅是短期的，它几乎完全控制

着你生活的生物节奏——包括每日的体温高低、警觉程度、睡眠模式、激素分泌及其他基本的生物功能，比如你吃饭的时间，甚至可能会影响你以后患痴呆的风险。以上这些联系均涉及维生素D。

② 阳光照射与情绪

阳光照射不仅能改善你的维生素D状况，更会改善你的昼夜节律。人体生物钟是由于光照射到眼睛，而不是由照射到皮肤的光线设定的，身体更喜欢用清晨的光线来校准它的生物钟。

早晨暴露在阳光下可以帮助保持生物钟与一天24小时的时间同步，除了自然光，目前用于解决昼夜节律紊乱的最常用方法是灯箱。灯箱发出高达10 000勒克斯（光强度的测量值）的光，模拟中午左右自然阳光，这些设备发出的光强度是室内平均光强度（500～1000勒克斯）的20倍。灯箱本身由一组荧光灯泡组成，安装在一个装有漫射屏的灯箱中，漫射屏均匀地传播光线，只需将盒子放在附近的桌子或桌面上，舒适地坐着接受治疗。无论房间灯是否亮着，都必须坐在或站在靠近灯箱的地方，眼睛必须睁开，但没有必要直视灯光，可以通过阅读、写作、看电视或吃饭来打发时间。

持续时间从每日15分钟至3小时不等，具体取决于个人需求和使用的设备，单位越强大，所需的时间就越少。此外，离光源越

近，通过眼睛的光线强度越高，治疗速度越快，效果越好。光照疗法的时机非常重要，每个人都会有所不同，这取决于所处理的昼夜节律紊乱的类型。例如，患有入睡困难者失眠症，由于睡得太晚而在早上起床有困难，每日早上可能只需要一次短暂的治疗来加快生物钟；早醒失眠症患者的问题正好相反，他们醒得太早，晚上很早就睡了，这些人需要放慢他们的生物钟，通常可以在晚上早些时候进行强光治疗，以避免他们的超早就寝，并使他们的身体适应一天24小时。

确切地知道你可能患有哪种昼夜节律失常，然后安排正确的光照治疗是很重要的，在国外有合格的睡眠治疗师监督下使用光照疗法，任何患有严重情绪相关障碍的人在使用之前都应该征求医生的建议，选择合适的医生很重要，那些只知道开镇静药或抗抑郁药的医生常不知道光照治疗的成功结果。

光照治疗的关键是使用一种能够以合理的用户距离提供强光的产品。从一家值得信赖的公司购买灯箱是很重要的，因为你无法测量一个强光装置的勒克斯输出，如果患者症状没有改善，你就不知道是因为你买的便宜的灯箱没有发出足够强的光，还是因为你的病情对光照治疗无效。某些灯箱发出的光没有广告上所说的那么多，此外，质量差的屏幕可能无法过滤掉足够的紫外线辐射，这可能会损害你的眼睛。如果经常旅行，便携式装置可能适合你；如果你计划在跑步机或爬楼梯时进行光照治疗，带支架的装置可能适合你的需要。还有许多配件可供选择，包括带衬垫的手提箱和支架，可以将灯箱放置在不同的位置，最重要的是装置的勒克斯输出和它可以投射光强度的距离。国外许多保险公司都可以报销购买用于治疗季节性情感障碍、经前期综合征和睡眠障碍的灯具的花费。

在治疗昼夜节律紊乱引起的情绪相关疾病方面，光照疗法是一项令人振奋的突破。治疗是安全和经济的，灯箱治疗没有不良反应。灯箱的一次性成本仅为数百元，而抗抑郁药每月的成本为几十元，并且药物治疗具有不良反应和其他风险，但在某些情况下，当与抗抑郁药物联合使用时，光照治疗可能非常有效。有研究表明，明亮的"蓝光"治疗可能有比我们完全理解的更多的应用。与传统的10 000勒克斯全光谱光治疗设备不同，蓝光设备发出的是蓝光，这是可见光谱中的一个非常特定的光范围，波长为526nm。一段时间以来，蓝光疗法在治疗新生儿黄疸方面取得了巨大的成功，此外，蓝光治疗也可用于刺激早产儿体重的增加。

麻省理工学院建筑系正在研究如何最大限度地利用自然采光，以减少建筑中的人造光。为了帮助建筑师做出与光相关的设计决策，他们正在开发工具来测量如何操纵照明以满足人类生理节奏的需要，人们只需戴上前照灯就可以暴露在蓝光下。

蓝光疗法有多种益处。最近的一项研究发现，使用蓝光可以帮助上班族在白天保持更高的警觉性，减少晚上的疲劳，改善夜间睡眠。一些研究表明，这是因为蓝光瞄准了眼睛中最近发现的感光细胞，可能有助于那些对传统白光疗法反应不佳的患者。其他类型的光照治疗目前正在进行研究中，包括与个体褪黑素节律同步或模拟黎明，是否可能改善个体健康和表现。

③
维生素D缺乏与自杀

Coimbra认为，任何类型的情绪压力都与脑部炎症有关。最好的研究例子是抑郁症与脑部炎症的关联。目前的数据表明，抑郁症（可能还有其他负面慢性情绪波动，如易怒和恐惧）会导致中枢神经系统出现炎症，部分原因是脑细胞中镁含量下降和诱导产物离子含有大量称为细胞因子的促炎物质。因此，抑郁症也应该补充镁来治疗。

维生素D实际上是一种类固醇激素，与睾酮、孕酮、雌激素和皮质醇一样。它在人体的所有细胞中都有作用，是免疫系统的主要调节物质，因此，将维生素D保持在正常水平内可以防止自杀。

低水平维生素D与自杀有关，包括青少年时期前的自杀，自杀正在以惊人的速度增长，目前已经成为全世界一个非常严重的公共卫生问题，已影响到80%的西方人口。因为维生素D含量低的人，特别是如果他们还有第二种物质缺乏，即镁缺乏，他们就会有严重抑郁症的问题，往往导致自杀。

有维生素D领域的专家曾经说过，如果你给抑郁症患者检查25-羟维生素D水平，你会发现他们的维生素D含量都很低；把他们分成两组，自杀未遂的和没有自杀倾向的，自杀未遂者维生素D水平更低，所以你看到维生素D与这个问题有很大关系。

④
季节性情感障碍

季节性情感障碍又称季节性抑郁，是以与特定季节（特别是冬季）有关的抑郁为特征的一种心境障碍，是每年同一时间反复出现抑郁发作为特征的一组疾病。实际上，是大脑最先感受到维生素D缺乏，以疲乏形式开始在深冬季节感觉频繁的疲乏无力。

生活在高纬度地区的人常常会体会到，随着深秋和冬季的延长，人体也会发生一些微小的变化，因为光照的强度和持续时间都比较少，冬眠冲动会让你想吃得更多，精力也会减少，大多数人都能很好地应对这些变化，尽管一些人因为1月的晴朗天气和冬季运动而变得精力充沛，但相当一部分人对一天的长短变化极为敏感，以至于他们很难在现代过上正常的生活。在冬季生物钟告诉我们冬眠，尽管生活告诉我们有工作要做，有会议要参加，有黄金时段的电视节目要看，还有孩子要喂养，但这些人中的大多数人还是会发现在冬季很难满足日常生活的需求。

这种综合征已经被人们知道几千年了，希波克拉底在古希腊时期就已经发现，1898年5月16日北极航海家Frederick Cook在书中就有明确的描述，他的探险同伴们因缺少阳光而出现心理变化："冬天和黑暗缓慢而持久地笼罩着我们，从同伴的脸上不难看出，他们反应迟钝、喜怒无常，笼罩着冰冷荒凉的外部世界，黑暗帷幕也降临到我们的内心世界，人们围着桌子沮丧地坐着，沉浸在忧郁的梦境中，有些人试图用笑话来打破魔咒，尽管这个笑话已经重复50次了，有人还试图讲一些令人愉快的故事，但所有这些注入光明希望的努力都以失败告终。"

1984年，国家心理健康研究所的Norman Rosenthal医生正式确认了这种疾病，并将其命名为季节性情感障碍，通过对一组报道有"冬季抑郁症"严重症状的人进行跟踪，并在不同季节对他们进行跟踪，确定这是一种真正的疾病，他以惊人的准确率证明，这些症状会随着白天的缩短而恶化，随着白天的延长而改善，许多其他研究人员也已经证实了他的发现。

季节性情感障碍的特征性症状是在一年中的某些时候出现的严重的抑郁情绪，由于体力活动减少，患者会觉得昏昏欲睡，甚至行动迟缓。几乎所有的体力活动似乎都感觉费力，同时伴有食欲增加，对碳水化合物和糖如淀粉、糕点和其他糖果及酒精特别渴望，所以患有季节性情感障碍的人通常在冬季会发胖。多数季节性情感障碍的患者嗜睡，睡眠很久，可能会对性失去兴趣，易怒和脾气暴躁，反应迟钝，思维不清晰，也容易犯错。

一、季节性情感障碍的症状

严重季节性情感障碍的症状包括以下几点：深秋或冬季开始的抑郁症；容易疲劳和精力不足；对工作或重要活动兴趣降低；食欲增加导致体重增加；喜欢吃碳水化合物；睡眠需求增加，白天过度嗜睡；社交退缩；下午精力不足，注意力下降，极度萎靡；性欲下降。

流行病学专家估计，2%～3%的美国人患有严重的季节性情感障碍，另有7%的美国人患有不太严重的季节性情感障碍，女性患病率是男性的4倍，平均发病年龄为23岁，因为高纬度地区的冬季白天更短，离赤道越远的地区，患病率越高。美国佛罗里达州四季阳光明媚，只有大约1.5%的人患病，而靠近北部的新罕布什尔州有10%的患病率。假日忧郁这个词被用来形容季节性情感障碍，这是因为在北半球，症状的发作始于人们为感恩节、圣诞节和新年做准备的时候，无处不在的欢乐与许多人的"忧郁情绪"形成对比。Rosenthal博士在发表他的研究报道之前，许多人认为假期本身就是那些无法与亲人在一起，或在家庭聚会前感到压力的人产生抑郁情绪的原因，由于Rosenthal等医生的开创性工作，现在已经把季节性情感障碍列入美国精神病学协会的标准《精神疾病诊断与统计手册》中。

季节性情感障碍患者到底发生了什么？前面已描述过黑暗可以促使松果体释放褪黑素，使我们加速入睡。冬天对一些人的生理造成了严重的破坏，与其他人不同的是，季节性情感障碍患者无法抑制冬季昏暗光线导致的系统中褪黑素的产生。季节性情感障碍是一种有临床表现的重度抑郁综合征，过去季节性情感障碍一直使用强力抗抑郁药物甚至电击疗法进行治疗，然而，目前知道，治疗季节性情感障碍最有效的方法是阳光，或是复制夏天阳光效果的人造强光。在 Norman Rosenthal 的研究中，他告诉患者，将让他们暴露在强光下，这可能会也可能不会有助于他们病情。他将一半患者暴露于模拟夏季正午阳光的高强度光线（5000～10 000勒克斯）下，其余患者暴露于相当于明亮的室内家庭灯光下，明亮的办公室灯光发射500～700勒克斯，仅相当于黄昏或黎明时的光线，而患者不知道他们正在接受哪种类型的光治疗。

几乎所有暴露在高强度灯光下的季节性情感障碍患者的症状都有显著减轻，而暗灯组患者没有看到任何改善，许多研究也重复了这些结果。如果你患有季节性情感障碍，现在可以选择使用灯箱进行强光治疗。80%的季节性情感障碍患者都能从中受益。

请记住，合格的医生和使用灯箱的指南很重要，治疗师通常会让患者每日从一次10～15分钟的治疗开始，逐渐增加暴露时间到30～45分钟，如果症状持续，或随着白天的缩短而恶化，则增加到每日2次，一次在早上醒来时，另一次在晚上。需要指出的是，与任何强光治疗一样，找出治疗特定疾病的理想时机应该在接受过该领域培训的医生或治疗师的护理下完成，每日的总暴露时间通常限制在90分钟至2小时。请记住，用于治疗季节性情感障碍的灯箱不是日光灯，因此

你不会从中获得晒黑或任何维生素D益处。研究表明，早晨明亮的光线可以更好地治疗季节性情感障碍患者的症状。

美国卫生与公众服务部（HHS）发布的临床实践指南中，承认了强光是季节性情感障碍的一种普遍接受的治疗方法，但在极少数情况下，强光疗法不起作用，可以合用抗抑郁药物，悲伤症状通常在几天的强光治疗后改善，坚持从秋季或冬季开始，一直到春季的患者会有最好的效果，常见的错误是一旦感觉好了就停止治疗，此时症状会复发，所以强调在整个冬季持续治疗的必要性。

二、如何减少冬季抑郁

如果你每到冬季情绪就有点低落，你可能不是季节性情感障碍，而是一种不太严重的，或亚临床的疾病，通俗地称为冬季抑郁（winter blues），它与你的情绪和能量水平相协调。如果你在接近夏末时开始感到"情绪低落"，可采取以下预防措施。

尽可能多地获取自然阳光，天气晴朗时，尽可能多地待在户外，清晨的阳光最理想，因为这有助于校准失控的昼夜节律；如果白天你在家，尽量把窗帘拉开；如果你在办公室工作，试着找一个靠近窗户的工作空间；保持体力活动，在症状出现之前开始体力活动，在明亮的晨光下进行户外体育活动效果会更好；试着建立一种能让你享受冬季的心态；在秋季之前为自己计划活动，安排期待的事情。

这种抑郁症与白天的长短或环境光亮程

度有关。研究发现，季节性抑郁症发作的概率与当月的平均气温、光照周期的长短存在明显关系，同时季节性情感障碍常表现为有规律地在冬季发生抑郁，夏季呈轻度躁狂，两者交替出现，但通常季节性情感障碍不被认为是独立的情绪障碍，而被认为是具有季节特征的重要性抑郁发作的特殊类型。这种严重的抑郁发作可见于重性抑郁症和躁狂抑郁症。

但是，有时季节性情感障碍会持续存在，冬季使你疲劳的维生素D缺乏，如果疲劳感没有消失，症状开始堆积时，会使你的心情低落，影响睡眠质量，使你的病情不断恶化，其行为必然受到影响。例如，睡眠质量差会使你感到心境不好，生活和工作时会表现得不如从前。

如何知道自己是仅仅有点儿心情不好，还是全面的情感障碍？有两个重大的变化可以告诉你：一是不愿参加任何体力活动，二是对过去很愿意做的事情缺乏乐趣。做事态度不积极，表现为泄气，是一个警示信号，医学上称之为心理运动迟滞；第二个红灯警示是总体幸福感水平螺旋性下降，过去喜欢做的事情现在不愿做，这就是所谓的快感缺乏，一些人的这种状态可多年继续下去，由于感觉不好，不愿做任何事情，会感觉疲乏，什么都不想做。如果没有意识到你所有的烦恼的背后是缺乏维生素D的背景，可能会导致恶性循环，加重你的病情。

5-羟色胺缺乏也会导致抑郁症，5-羟色胺是一种神经递质，会影响幸福感，如果太少能让你感觉到抑郁，所以你需要足够的5-羟色胺来很好地应对压力，从而感觉有满足感。

慢性维生素D缺乏会影响你的心情，更多的阳光和夏季多吃水果和蔬菜，可以提高维生素D和钙的吸收水平，以及增加你的镁和5-羟色胺水平，使你感觉很好，情绪提升；但是冬季来临时，随着维生素D水平的下降，以及5-羟色胺、钙和镁水平的降低，这些变化会影响人的心情。

⑤ 非季节性抑郁

非季节性抑郁症有不同程度，轻度抑郁可能是由于不愉快的事件引起，如离婚或亲戚去世，其特征是悲伤、忧郁或空虚感，可能伴有昏睡。慢性低度抑郁症又称心境恶劣症，当一个人在2年的大部分时间里感到抑郁时就会存在，这些感觉伴随着能量不足、食欲或睡眠的变化，以及自卑和绝望感。

重度抑郁症包括严重的、持续的情绪抑郁和日常活动中的兴趣和乐趣丧失，伴随着能量下降、睡眠和食欲的变化以及内疚感或绝望感。这些症状必须至少出现2周，造成严重痛苦，严重到足以干扰功能，如果抑郁症非常严重，它可能伴有精神疾病症状或自杀想法或行为。

过去很少有研究强光对非季节性抑郁症的影响，但强光疗法治疗季节性情感障碍的成功，促使许多研究人员研究这种疗法是否能有效治疗非季节性抑郁症，结果也非常令人鼓舞。一些研究表明，在减轻非季节性抑郁症症状方面，单独使用强光疗法与抗抑郁药物一样有效。一项研究表明，仅仅1小时的强光治疗，就可以达到相当于抑郁症标准药物治疗数周的效果。

这方面最重要的工作是在加州大学圣迭戈分校和维也纳大学进行的。这些机构的研究人员发现，结合强光疗法和抗抑郁药物是缓解抑郁症状的一种非常成功的方法。

强光疗法是最新和最成功的非季节性抑郁症治疗的基本组成部分，治疗包括三管齐下的方法：强光照射、抗抑郁药物治疗和"唤醒疗法"。在唤醒疗法中，患者在方案开始的第一个晚上在半夜醒来，并保持清醒，直到他们在早餐时间接受强光治疗（这些患者已经开始服用抗抑郁药物，因此药物的作用已经开始）。唤醒疗法似乎强化了强光疗法的效果，可能是因为它启动了褪黑素的抑制，增加了5-羟色胺的产生。经历过这种"三重打击"的患者抑郁症治疗在1周内症状减少了27%，强光治疗抑郁症的成功促使医生们使用这种疗法治疗暴食症、慢性疲劳综合征、产后和产前抑郁、酒精戒断综合征、青少年抑郁症、时差综合征和某些形式的精神疾病。

6

维生素D与抑郁症的关系

虽然有几个因素可能影响抑郁症的发生和发展，无论是轻度还是重度，但维生素D缺乏已被证明会导致抑郁症甚至慢性疲劳，这是因为肾上腺中活性维生素D有助于调节一种酪氨酸羟化酶，酪氨酸羟化酶是产生多巴胺、肾上腺素和去甲肾上腺素所必需的，这些激素对情绪、压力管理和能量至关重要，肾上腺分泌这些激素帮助我们应对日常压力，如果没有足够的维生素D来控制肾上腺，肾上腺会继续泵出这些强大的激素，身体会开始持续疲劳，进而导致慢性疲劳。

毫无疑问，长期处于疲劳状态会使抑郁感永久化。在明尼阿波利斯进行的一项有见地的研究中，研究者在市中心的一家诊所对150名儿童和成人进行了维生素D缺乏症的测试，其中许多人是来自世界各地的移民，他们都在2000年2月至2002年6月期间到该诊所就诊，以隐约的、非特异性的疼痛为主诉，在医生记录的众多症状中，有腰痛、失眠、疲劳、虚弱和情绪低落，许多人被诊断出患有抑郁症，并使用非甾体抗炎药来缓解患者难以捉摸的疼痛，有的人还处方开具过抗抑郁药。

这些资料显示了一些有趣的发现，涉及维生素D状况、种族及治疗方式，患者均未患有任何已知的疾病会阻止体内制造维生素D，也未曾接受过25-羟维生素D的测试，研究期间服用维生素补充剂的患者不到10%，超过90%的人在25-羟维生素D筛查前1年或1年以上曾接受过医生对其持续性肌肉骨骼疼痛的评估。所有这些人中有93%的人25-羟维生素D水平不足，100%的东非人和西班牙裔人和89%的东南亚人25-羟维生素D水平都很低（＜25ng/ml）。令研究人员惊讶的是，所有的非裔美国人、美洲印第安人和83%的白种人患者，都被证明患有维生素D缺乏症，也许最令人震惊的发现是筛查结果在按年龄组分析时所揭示的情况。

这些患者的维生素D缺乏的严重程度也与年龄有关，越是年轻的患者其25-羟维生素D水平越低，有5名血清25-羟维生素D水平检测不到的患者，其中4名年龄在35岁或以下，许多患者接受了截然不同的诊断和治疗，一名23岁的白种人女性被诊断患有抑郁症、非退化性关节病和腰痛，接受了非处方和处方开具的非甾体抗炎药治疗。一名58岁的美国非洲裔男性被诊断患有各种其他健康疾病，并被给予相应的各种药物治疗，包括麻醉药和抗抑郁药。

如果这些患者能够保持足够的25-羟维生素D水平，这些严重的健康挑战是否可以避免呢？回答是肯定的：那些具有持续性非特异性疼痛的患者，以及随后被诊断有抑郁症状和诸如疲劳和失眠等难以捉摸的其他症状的患者，最好检查一下25-羟维生素D水平，并纠正维生素D缺乏，有望改善预后。

要认真对待抑郁症状，如果抑郁症状只在1年中的特定时间出现，需要认真对待季节性或非季节性抑郁症的症状，正确诊断和治疗至关重要。如果你经历持续2周以上的心情郁闷，并伴有睡眠、食欲、注意力和精力问题，请寻求专业帮助。如果你有自杀或伤害自己的想法，这一点尤其重要。

目前还没有测量抑郁症的客观仪器检查，

医生如何判断像强光这样的抗抑郁治疗是否有效呢？科学家们采用"抑郁评分量表"对患者治疗前后的抑郁程度进行评分。通过采访患者，让患者对其悲伤、内疚、没有食欲、自杀等情况进行评分，然后将分数相加，得出抑郁总分。治疗后，研究人员询问同样的问题。如果得分相同或更高，他们得出结论，治疗没有影响，或者可能使患者的病情恶化。但如果得分较低，则治疗有效。

阳光照射与阿尔茨海默病

阳光在生物钟中所起的作用，与我们的生理节奏直接相关，因此最终与我们感到困倦或警觉、饥饿或饱足、炎热或寒冷等的方式相关，这强化了阳光在我们生活中的重要性。

现在让我们来看看维生素D是如何直接影响我们的心理健康的。从一些关于维生素D和痴呆的有趣的最新发现开始。痴呆是老年人最可怕的疾病之一，没有人希望最终处于一种紧张状态，其特征是无法与他人交流、回忆记忆、做简单的数学题、识别家庭成员和掌握世界上发生的事情。

两项研究着眼于维生素D在维持大脑功能中的作用，其中一项研究了维生素D缺乏与大脑功能障碍之间的联系，另一项研究了维生素D在防止智力衰退中的作用，其中许多报道为维生素D可以降低痴呆风险的假设奠定了基础。

痴呆这个词有点误导人，因为它不一定是一种单一的疾病，包括一系列与大脑相关的疾病，如阿尔茨海默病、血管性痴呆、路易体痴呆和所谓的额颞痴呆。阿尔茨海默病（一种导致记忆、思维和行为受损的大脑进行性退化性疾病，可能是老年期最常见的脑部疾病）与血管性痴呆之间的区别有些模糊。

高达45%的痴呆患者可能患有混合性痴呆，或阿尔茨海默病和血管性痴呆的组合。血管性痴呆通常以脑卒中、心脏病、高血压和糖尿病为特征，痴呆的多方面性质意味着痴呆症没有单一的、明确的途径——从炎症和氧化应激（又称自由基损伤）到小脑卒中和大脑神经元死亡有很多途径。痴呆之前也有同样多的危险因素，包括心血管疾病、糖尿病、抑郁症、骨质疏松症，甚至还有龋齿和牙周病。

所有这些不仅增加了痴呆的风险，而且注意到它们都与低水平的25-羟维生素D有关。实验室证据包括关于维生素D在保护大脑和减少炎症方面作用的几项发现。例如，帕金森病和阿尔茨海默病患者的25-羟维生素D水平较低，提高25-羟维生素D水平并不能逆转或治愈痴呆，尽管我强烈建议已诊断为痴呆症的患者将25-羟维生素D水平保持在健康范围内；这里的目标是保持足够的25-羟维生素D水平，以降低导致痴呆途径的风险。曼彻斯特大学的科学家与其他欧洲机构的同事进行的一项研究中，比较了8个中心的40～79岁的3000多名男性的认知能力。这项发表在《神经病学、神经外科学和精神病学杂志》上的研究非常引人注目，因为它是第一次专门研究维生素D与认知功能之间的关系，在研究这个庞大的人群样本时，研究人员还考虑了潜在的干扰健康和生活方式的因素，如抑郁、教育和体育活动水平，所有这些因素都会影响老年人的心理能力。他们发现，25-羟维生素D含量较高的中年和老年男性能够表现出最好的思维敏捷性。事实上，在一项研究个人注意力和信息处理速度的简单而敏感的神经心理学测试中25-羟维生素D水平较高的男性表现一直较好。这项研究最出乎意料的发现是，在60岁以上的男性中，维生素D含量的增加和信息处理速度的加快与此密切相关，尽管其生物学原因尚不清楚。科学家们由此得出结论，维生素D似乎对大脑有非常积极的影响。这项研究还提出了维生素D可以减少与衰老相关的认知功能下降的可能性。

我们不知道维生素D和智力敏捷性之间到底是如何联系的，但看到未来的研究证明维生素D在增加某些激素活性或其他生物反应方面的作用并不奇怪，这些反应最终会保护神经元并使大脑更健康。

痴呆患者的昼夜节律紊乱也很常见，因为他们的大脑受到了损伤。恶性循环常开始于由痴呆引起的昼夜节律紊乱，因室内紧闭和缺乏锻炼而加剧，这两者都会导致昼夜节律紊乱。痴呆患者通常有通宵睡眠问题，可能会从床上起来，感到困惑。

镇静药传统上被用来治疗与痴呆相关的

昼夜节律症状，但它们不是特别有效，并且有明显的不良反应。许多研究已经证明，强光疗法是非常有帮助的。正如你现在可以自己推断的那样，强光疗法可以通过重置生物钟帮助各种形式的痴呆患者，使他们在白天变得更加警觉，从而减少夜间游走。此外，最近的研究表明，使用强光疗法减少昼夜节律紊乱，可以改善早期痴呆患者的心理功能。

8

Coimbra谈帕金森病与维生素D

前面提到的Coimbra医生，他在谈到多发性硬化患者的维生素D治疗时，也以其独到见解提到帕金森病的发病机制与维生素D治疗。

对于帕金森病，重要的是要注意，Coimbra看到和监测了1200多名帕金森病患者，这些患者最大的问题是，该病的原因似乎是长期的痛苦状态。帕金森病患者总是很焦虑，长期痛苦，在诊断之前，或者在帕金森病开始之前，就常有一段特殊的情绪压力时期，因为小问题达到超出正常水平的痛苦，如果你不深入了解患者并询问这些人具体的问题，是无法察觉的。

显然，这种情绪应激触发了神经毒素物质的形成，在这些患者中被称为沙索林醇（salsolinol），完整的名字为N-Methyl（R）-Salsolinol，是一种强大的神经毒素，当多巴胺形成于产生多巴胺的细胞内时，它会破坏负责产生多巴胺的神经元。这些物质大量存在于这些人的脑脊液中。患者缺乏维生素D是可以纠正的，它是可以帮助这些人的一个因素，但他们最大的挑战是达到更低的痛苦水平。

关于维生素D对帕金森病患者的应用：维生素D在神经系统中可带来营养作用，因此非常重要，它还具有抗氧化作用，刺激神经细胞产生和合成谷胱甘肽，谷胱甘肽是重要的抗氧化剂。它还能产生神经营养因子，这是保持神经细胞存活的物质。这些神经营养因子是由神经胶质细胞（如星形胶质细胞）在维生素D刺激下产生的。

因此，对于任何类型的神经退行性疾病，医生处方维生素D使其达到正常水平都是非常可取的，而且Coimbra认为处方剂量低于每天10 000U的患者是无效，对帕金森病患者，这个剂量这可能每日从10 000～25 000U不等。使其维生素D的水平正常化，降低高于正常的PTH，使PTH处于较低的正常范围。

第十九章

Coimbra 方案

①

Coimbra其人

"当我们开始使用维生素D并发现非常有效时，我们做出了人生选择，把整个学术界抛在了身后，我们全然不顾各大药厂推出林林总总的新药、专利药，所标榜的如何令人满意，如何成功，此刻我们只考虑接诊患者的利益。"

Cicero Coimbra

如果评选全世界应用维生素D剂量最大的医生，笔者预测，Cicero Coimbra肯定会毫无争议地当选了。本书前面也曾多次提到过他，他是巴西圣保罗联邦大学的神经学家和教授，在过去的20年里，他制订了一个临床方案，通过重建足够的全身维生素D水平来治疗自身免疫性疾病，这种治疗方法给患者每日补充的维生素D剂量高达40 000～300 000U。

要知道，时至今日，国内和国际上推荐的生理需要量仅为400～600U，中国营养学会在2015年的指南中还指出，每日给予超过2000U的维生素D会引起维生素D中毒。Coimbra在2012年经常给患者推荐每日5000U的维生素D，用于骨质疏松和其他患者的治疗，被国内同行称为最胆大的医生。

通过基于当前医学文献的研究，Coimbra开始相信维生素D可能是一种基本的治疗资源，因为它可以刺激大脑中再生物质的产生，因此，2001年他开始给帕金森病患者服用生理剂量的维生素D 10 000U/d，认为这一剂量是我们身体暴露在阳光下几分钟后产生的量，对于体重指数正常的成年人，生理剂量至少为每日7000U，与暴露在阳光下10～20分钟所产生的量相同，具体取决于暴露体表的程度、身体姿势（晒太阳或站立）、皮肤色素沉着、皮肤年龄和太阳位置（会改变UVB的量，从而产生维生素D的辐射）。防晒霜会阻止身体产生维生素D的能力。

曾有一位患者服用维生素D 10 000U/d 3个月后回来预约复诊，该患者还患有白癜风，这是一种自身免疫性疾病，Coimbra医生注意到患者在上次就诊时脸上的大病灶几乎看不到了，在每日服用10 000U的短短几个月内，病变几乎消失了。

他决定搜索医学文献以了解维生素D对免疫系统的影响，并发现大量已发表的论文支持了这种强大物质的重要免疫调节作用，由于多发性硬化是最常见的神经性自身免疫性疾病，他开始为患者开具维生素D处方，这就是现在所谓的Coimbra方案的开始。

使用这样的剂量（大约10 000U/d），他观察到，绝大多数患者出现了明显的临床改善，从那时起，剂量进一步增加，并始终依靠实验室检测，以确保患者不会出现不良反应，结果许多患者的疾病症状和临床表现均完全消失，此后也给予患有其他自身免疫性疾病（如银屑病、系统性红斑狼疮、类风湿关节炎等）的患者维生素D治疗，他们惊讶地看到了这些患者的病情好转，尽管这些疾病并非完全消失。这就是出发点：认识到维生素D在治疗自身免疫性疾病中的巨大价值。

在接下来的10年里，他和同伴逐渐修改和完善了治疗方法，主要是在规定的每日剂量方面，该剂量稳步增长，从2012年起达到了预期的功效水平，Coimbra方案基本稳定，看到多发性硬化患者恢复了正常生活，年轻人不再面临失明或截瘫，这样的经历让作为医生的他非常满意，也非常令人欣慰。

在高剂量维生素D治愈4000多例多发性硬化患者的基础上，Coimbra医生提出了维生素D抵抗的概念，得到医学界越来越多的认可。

❷ Coimbra谈多发性硬化与维生素D

多发性硬化的患病率在高纬度国家较高，人们更容易患上维生素D缺乏症，10岁前生活在纬度35°以下的热带、亚热带和温带者，患多发性硬化的风险降低约50%。据前瞻性巢式病例对照研究报道，血清25-羟维生素D水平每增加20ng/ml（50nmol/L），多发性硬化的风险就会降低41%，高于24ng/ml，每日摄入400U以上维生素D的女性患多发性硬化的风险降低41%。因此，人们认为维生素D缺乏在调节失调的辅助性T细胞、细胞毒性T细胞、NK细胞、B细胞的发育中起着作用，导致中枢神经系统的自燃，从而损害多发性硬化中的神经元和少突胶质细胞。

多环境因素可能发挥的作用在多发性硬化，暴露于一个或多个环境危险因素对疾病的发生非常重要，首先是遗传因素，基因组研究已证实与人类白细胞抗原Ⅱ类区的*DRB1*和*DQB*基因与多发性硬化存在关联，但只有30%的同卵双胞胎最终患多发性硬化，其次是感染因素，包括呼吸道和泌尿道感染，还包括EB病毒感染，EB病毒感染后多发性硬化的风险显著增加，EB病毒感染后30年内发病明显增加，即使在10年以下的感染，风险增加至少4倍，还有就是心理因素。

阳光和维生素D可能是保护性的，有研究显示多发性硬化与高纬度呈正相关，纬度＞37.5°地区患病率更高，发病后第一次发作的时间呈季节性变化，76%患者病情加重发生在冬季。多发性硬化复发有双相模式与高峰在早春时维生素D水平低，到深秋时水平下降。多发性硬化也与出生季节呈正相关，出生时和出生前低维生素D水平具有较高的发病率。同时，多发性硬化与海拔高度呈负相关，随着海拔的升高（＞2000m）更强烈的太阳辐射具有较低的多发性硬化发生率。肥胖与低维生素D水平和多发性硬化在青春期女性发病率较高有关，但与成年女性无关。多发性硬化与皮肤颜色呈正相关，避免日晒的可能性更大（皮肤表型）。

Coimbra认为，维生素D实际上是一种激素原，在免疫系统的细胞中有4500个结合位点（每个结合位点都有特定的生物学功能），因此，是最重要的免疫调节剂，它不是免疫抑制剂，相反免疫系统在维生素D的作用下获得了增强，无法攻击身体本身。患有自身免疫性疾病（包括多发性硬化）的患者，由于维生素D缺乏和维生素D部分抵抗的影响，更大剂量的维生素D，对于某些人来讲，每日生理剂量为10 000U可能会受益。

Coimbra使用大剂量维生素D［一般1000U/（kg·d）］可使约95%的患者病情完全缓解，其余5%的患者尽管没有完全缓解，但也有部分获益，情绪压力、吸烟和泌尿道或呼吸道感染似乎是这5%接受治疗患者未能完全缓解的主要限制因素。

下面是他的一个讲座部分内容。

我的经验主要是高剂量的维生素D，具体地回答多发性硬化问题，大约在2002年由于已有的文献数据，我们开始每日给多发性硬化患者开10 000U的维生素D，显示维生素D是一种免疫调节剂，调节自身免疫系统，但不抑制它，刺激自身免疫系统，并有效地帮助它抵抗感染，抑制不正确的自身免疫反应，技术上称为TH17。因此，从理论上讲，维生素D是一种理想的药物成分或物质，因为它提供抗感染疾病的激素的强度，我们不触发任何自身免疫抑制，实际上反过来，我们增加了免疫系统的潜力。

我们开始每日用10 000U的维生素D治疗，并观察患者的改善，使患者复发变得不那么频繁，每次我们的患者有情绪压力时，仍然有复发风险，这种情绪压力引发了新的复发。随着岁月的流逝，我们正在监测这些具有较高量摄入量的患者，并且观察到，随着剂量的增加，我们的患者具有更多

的积极作用。在2～3年前，我们达到了抑制自身免疫紊乱活动的理想剂量，约为1000U/（kg·d），这个剂量是患者的平均剂量，因为在现实中有个体计算，根据每个患者的情况可以更高或更低。我们根据甲状旁腺激素（PTH）水平调整这些个体剂量。

随着维生素D水平的增加，PTH水平降低，因此我们试图将PTH水平保持在正常范围的下限附近，并且我们注意到，通过保持PTH水平低于正常（不抑制它），可以将自身免疫紊乱保持在缓解中。

为了达到如此低的水平，必须达到1000U/（kg·d），为了防止这些高剂量可能出现的不良反应，禁止摄入富含钙的食品，主要是牛奶及其副产品，以及钙强化产品，如燕麦奶、米奶和豆奶，并保证充足水分，一旦采取预防措施，即使更高剂量的维生素D也是相当安全的。换句话说，我们要求患者每日至少摄入2.5L的液体（水、果汁、软饮料、茶、汤），因为这样就有可能产生大约2L的尿，从而保持钙被稀释并通过尿液排出。一旦钙被稀释，即避免钙的浓缩，就可以预防最可怕的维生素D中毒表现，即肾钙质沉着，维生素D的剂量（和血清水平）随着时间推移而逐渐增加。

我们观察到钙水平高于正常范围，所以我们保持维生素D水平，但要求我们的患者不要摄入乳制品和其他富含钙的产品，有了这个措施，我们注意到尿钙的降低，甚至比患者开始维生素D治疗之前更低。基于此，我们能够增加维生素D的剂量，并且正如前面所说

的，平均每日剂量是每千克体重1000U。对于肥胖患者，剂量甚至可以高于这个平均值。

例如，我们有一名体重为130kg的患者每日服用20万U维生素D，这并不荒谬。为了补偿皮下脂肪的吸收，正如Holick博士所解释的，皮下脂肪从血液循环中除去维生素D，必须开出额外的量来阻止它从皮下组织中夺取维生素D，这与身体中可用的维生素D有关。然而，这种剂量必须在严格的临床和实验室控制下开出，并且需要定期观察患者以检查他们是否遵循饮食，因为这是极其重要的。

更高的维生素D剂量，这些我们已经开处方，可以带来相反的作用，对正常的生物作用。体重在70kg的人每日服用超过15万U的维生素D，其任何处方药物都有助于从骨骼中减少钙，通过这种机制导致高钙血症。这可以通过给予被称为双膦酸盐的药物来阻断，如阿仑膦酸盐、依替膦酸盐等，并且有效地阻断这种毒性作用。不过我们很少达到这些剂量，只是在体重超过正常水平的患者中。

我们非常满意地看到，这些患者恢复了他们的正常生活，不再复发，磁共振成像（MRI）上显示原来明显的病灶消失，患者不再担心会出现预期的失明或截瘫或残疾，对未来生活恢复了期待，我们唯一不清楚的是，这些高剂量的维生素D需要维持用药多长时间，这是一个有待回答的问题。

这是否与使用其他药物有关？不，绝对没有！只是高剂量的维生素D，关于剂量的应用形式，许多剂量形式同样有效。我们也观察到，皮下注射维生素D效果不好，或者无效，没有达到同样的效果，而且我们的印象是，溶解在油中的维生素D效果更好，也有文献支持这一点。但给人的印象是将维生素D与油混合，要比维生素D与任何其他形式混合具有更好的效果，即使将油与干胶囊中的维生素D混合。

目前在人类只有有限数量的试验，美国的一项对187 000名女性随访10～20年的研究显示，每日补充至少400U的维生素D，多发性硬化风险降低了40%。维生素D₃已安全使用多发性硬化患者在高剂量从每周2.8万～28万U，平均25-羟维生素D水平上升到385nmol/L，被给予最高剂量后并未引起高钙血症，在这项研究中，疾病的进展和活动并没有受到影响，但每个患者的磁共振脑扫描钆增强病灶的数量显著减少，该研究中的最高剂量仅用持续6周，这一剂量长期使用可能会增加一些患者的高血钙风险。另一个应用高剂量维生素D₂试验，使25-羟维生素D水平达到130～195nmol/L，但并没有减少缓解型多发性硬化患者的MRI病灶复发。在最近报道的试验中使用升级的剂量高达40 000U维生素D₃共28周，然后给予维生素D 10 000U/d治疗12周，并没有明显的不良事件发生，治疗组显著减少了患者残疾的进展。

这里特别指出的是，笔者绝不鼓励或推动患者在未经医生意见和同意的情况下开始高剂量的维生素D治疗。这样做的健康风险可能很严重，还可能涉及毒性、其他药物相互作用或器官损伤。如果管理不当，超过10 000U维生素D的剂量可能导致肾功能不可逆的损害或引起其他并发症。

重要的是，Coimbra医生在体检期间根据患者的个人参数专门计算维生素D的剂量，因此，高剂量维生素D的治疗必须由经验丰富的医生监督！

维生素D中毒的原因包括对建议的预防措施的依从性差、非熟练人员制备胆钙化醇（在巴西，这种高剂量维生素D可能由医生自己稀释配制）、偶发性未控制的甲状腺功能亢进、肾盂肾炎（神经源性尿潴留患者尤其容易发生）、同时摄入高剂量维生素C、在没有医疗监督的情况下进行治疗，风险由患者自行承担，没有按照推荐的饮食、没有足够饮水和没有进行实验室监测检查。所以必须接受医生监督，建议进行医学随访！

③

Coimbra方案

Coimbra方案需要每日40 000～200 000U的维生素D剂量。通常，剂量保持在每日每千克体重1000U左右，治疗期间，维生素D水平可以在300～4000ng/ml，这一水平远远高于实验室列出的正常范围，即30～100ng/ml，属于维生素D中毒的范围（＞150ng/ml）。在治疗开始时测量PTH水平，然后在治疗期间定期测量。如果PTH未达到其最低正常限度，则增加维生素D的每

日剂量，直至达到所需的PTH水平。治疗期间，PTH水平预计会降至最低正常限度并维持，此时，维生素D抵抗被解除，患者开始受益于其强大的免疫调节作用。调整维生素D的剂量通常需要2年时间，维持适当的PTH和钙水平，为了防止出现高血钙和高尿钙，该方案强调严格低钙饮食、大量饮水，并适当补充除维生素D之外的其他补充剂，如镁、维生素B_2等。

需要哪些实验室检查？协议要求的一些测试，包括但不限于：生化全项，包括血糖、血脂、肝肾功能检查，24小时尿钙尿磷，维生素B_{12}、25-羟维生素D_3，总钙和离子钙，尿素氮和肌酐，白蛋白，铁蛋白，血清磷酸盐，甲状腺功能（TSH和FT4）和骨密度测定。

一、为什么需要这么高剂量的维生素D

Coimbra方案中用于治疗自身免疫性疾病的初始维生素D_3剂量因不同疾病有所不同，按体重大小决定，多发性硬化为1000U/kg；类风湿关节炎、系统性红斑狼疮、银屑病关节炎、银屑病、克罗恩病、溃疡性结肠炎为300～500U/kg；系统性硬皮病、强直性脊柱炎、桥本甲状腺炎为300U/kg；其他为150U/kg，根据考虑甲状旁腺激素和钙浓度及患者临床状况的标准化程序，在随访期间连续调整（几乎总是降低）剂量。

举例来说，对于体重为60kg的桥本甲状腺炎患者，维生素D的起始剂量为18 000U；对于溃疡性结肠炎、类风湿关节炎、系统性

红斑狼疮、银屑病患者，维生素 D 的起始剂量为 18 000 ～ 30 000U；而多发性硬化患者需要从 60 000U 开始。

有了足够水平的维生素 D，基本的细胞过程才能正常展开，但是多数自身免疫性疾病患者对维生素 D 作用的抵抗，这种抵抗主要是由于基因多态性，也可能受体重、体重指数和年龄等因素的影响。因此，患有自身免疫性疾病的患者需要更高水平的维生素 D 来克服这种抵抗，并释放这种重要物质对其细胞和组织的有益作用。

对于健康的人，他也不建议使用高剂量的维生素 D，而只推荐每日高达 10 000U 的正常剂量，这是一个完全安全的剂量，因为你可以通过阳光照射轻松获得这些剂量。儿童每日每 5 千克体重可以接受 1000U（每日每千克体重 200U）。

那么对于维生素 D 的补充，是每日 1 次、每周 1 次，还是每月 1 次呢？Coimbra 建议每日 1 次服用，假设每日晒太阳是人们遵循的好规则，维生素 D_3 会慢慢从我们的机体中排出，如果我们每周服用 1 次，即每周服用 1 次，每日服用 7 天的全部量，不能排除这种可能性，由于正在为维生素 D 代谢紊乱的患者提供维生素 D，因此从一开始就谨慎地尝试，尽量减少降低益处的机会。因此，每日服用维生素 D 似乎是一个明智的决定，因为血液浓度的变化很小，可能会产生更稳定的益处。考虑到目前关于维生素 D_3 代谢动力学的知识。

需要指出的是，Coimbra 反对应用维生素 D_2，也反对把维生素 D 制剂进行肌内注射。

二、为什么维生素 D 对自身免疫性疾病有效

Coimbra 认为，维生素 D 是免疫系统中最大的活性调节剂，没有之一，维生素 D 缺乏时，患者无法调节（即刺激或降低）免疫系统细胞内数千种生物功能的活性，维生素 D 通过抑制 Th17 反应来抑制自身免疫，这是由称为"白介素 17"的"免疫信使"（细胞因子）的过度产生引起的，白介素 17 的产生是一种自然现象，并且在适当的、受管制的量下是有益的。但白介素 17 的过量产生并非一种自然现象。因此，自身免疫性疾病是免疫系统失调的结果，会产生异常的免疫学 Th17 反应，而维生素 D 是调节这一过程所需的物质。

同时，维生素 D 还诱导称为"T 淋巴细胞"的调节性免疫细胞增殖，值得一提的是，维生素 D 不会抑制免疫系统，恰恰相反，它增强了免疫系统抵抗病毒、细菌和其他微生物的能力。

三、维生素 D 和自身免疫的有关证据

纠正自身免疫性疾病中的维生素 D 缺乏症是一种基于科学证据的治疗方法。研究表明，除了已知的钙稳态作用外，维生素 D 在体内还有许多作用，主要干预免疫系统。有数以千计的科学同行评议研究表明多发性硬化与维生素 D_3 缺乏症之间的关系，以及补充维生素 D 对患有此类疾病患者的益处，请看以下几个例子。

2009年，在美国神经病学会年会上发表的一项研究发现，高剂量的维生素D可显著降低多发性硬化患者的复发率。高剂量组患者在6个月内逐渐增加剂量的维生素D，每日最多给予40 000U，然后在接下来的6个月中逐渐降低剂量，全年平均每日达到14 000U。与服用低剂量维生素D的患者相比，研究中服用高剂量维生素D的患者复发率较低，T细胞活性显著下降。

2011年，俄亥俄州立大学医学中心对209名系统性红斑狼疮患者进行的一项研究发现，该研究中的大多数患者都缺乏维生素D。作者得出结论，维生素D水平与狼疮疾病活动呈负相关。换句话说，血液中的维生素D越多，狼疮疾病的活动性越低，反之亦然。

2013年，Coimbra医生的一项研究评估了长期服用高剂量维生素D对白癜风和银屑病临床病程的影响。在这项研究中，9名银屑病患者和16名白癜风患者每日接受35 000U维生素D治疗，持续6个月，同时采用低钙饮食和补水（每日至少2.5L）。治疗期间患者临床状况明显改善，未观察到毒性反应迹象，试验结果表明，至少对于白癜风、银屑病等自身免疫性疾病患者而言，每日服用35 000U的维生素D是安全的和减少疾病活动的有效治疗方法。

2015年，发表在 PLOS Medicine 上的一篇研究证明了一种遗传相关性，表明缺乏维生素D可能是多发性硬化的原因。该作者使用一种称为孟德尔随机化的技术，检查了14 498名多发性硬化患者和24 091名健康对照组。该研究得出的结论是，遗传性降低的维生素D水平与多发性硬化的易感性增加密切相关。根据Benjamin Jacobs博士的说法，这项研究揭示了维生素D缺乏与多发性硬化之间存在联系的重要新证据。结果表明，如果婴儿出生时带有与维生素D缺乏相关的基因，那么他们成年后患多发性硬化的可能性是其他婴儿的2倍。这可能是因为维生素D缺乏会导致多发性硬化。

2015年，有研究人员发现，维生素D受体蛋白与一种现有的蛋白质配对，称为RXRγ受体，已知它参与髓鞘的修复。通过将维生素D添加到存在蛋白质的脑干细胞中，他们发现少突胶质细胞（制造髓鞘的细胞）的生成率提高了80%。

不仅患有多发性硬化的患者受益于维生素D调节疗法，而且大多数常见的自身免疫性疾病，如类风湿关节炎、系统性红斑狼疮、银屑病、慢性病等，也能受益。

四、Coimbra方案的不良反应

长时间服用高剂量维生素D可能产生的不良反应是高血钙或高尿钙，以及骨量减少，通过限制含钙量高的食物，如乳制品和富含钙的食物的摄入，以及定期进行实验室检查以确保钙水平得到控制，可以很容易地避免过量的钙。

为了避免骨质流失，该协议中的患者要求进行日常的有氧运动，例如30分钟的快走，那些不能进行有氧运动的人可能需要随着时间的推移服用药物如双膦酸盐，以预防骨质疏松症。

五、Coimbra方案的推荐饮食

饮食限制仅与食物所含的钙量有关，必须避免乳制品和富含钙的食物，坚果应适量食用。同样，每位患者都是不同的，因此测试结果将最终确定饮食是否正确或是否需要更多限制。此外，患者每日至少需要喝2.5L的水，以确保肾脏能够毫无困难地排除多余的钙。

六、其他补充剂

根据患者的实际情况不同，不同医生对于自身免疫和各种补充剂的认知理解不同，Coimbra方案在应用过程中也得到了不少变化，推荐的补充剂可能因医生而异，规定的一些补充剂包括但不限于：镁（甘氨酸镁、苹果酸镁、柠檬酸镁、氯化镁等）、维生素B_2（核黄素）、ω-3鱼油、维生素B_{12}、维生素K、吡啶甲酸铬、硒、胆碱、辅酶Q_{10}等。

除了维生素D，还补充辅助因子镁和维生素B_2，这是因为转化和激活维生素D的酶依赖于镁。由于镁缺乏症难以诊断，他们通常给患者服用100mg元素镁，每日4次。

这些羟化酶也依赖于维生素B_2，不是直接的，而是间接的，因为在维生素D羟化阶段，酶会氧化，因此在它们可以转化另一个分子之前，酶必须被还原。而这个还原过程需要维生素B_2的存在。由于另一种基因的改变，全世界有10%～15%的普通人群吸收维

生素B_2的能力较差。这可能导致维生素D抵抗，因为有时羟化酶会在缺乏足够水平的维生素B_2的情况下发生故障。我们给予患者高剂量的维生素B_2（50mg，每日4次），以弥补吸收不足并优化维生素D的羟基化。

Coimbra方案患者指南

Coimbra方案在治疗中，应该注意事项很多，方案细节也在不断更新。以下是2017年版的内容，由于巴西所处地理位置、人种、皮肤颜色、生活和饮食习惯及社会制度差别不同，作者对部分内容进行了适当修改和注释。

1. 维生素D_3 100年前被发现它存在于鳕鱼的肝脏中，是一种化学结构未知的物质，能促进儿童佝偻病的恢复和治愈，以及促进存在于食物中钙的吸收，是骨骼发育所必需的物质，通过这种作用提供所需量的钙的吸收，用于完整的骨骼发育，并治疗由佝偻病引起的畸形。目前维生素D_3不仅被认为是一种甾体物质（激素），而且是我们所有细胞中229种基因（作者注：这一说法来源于Michael Holick的一篇研究文章，目前认为维生素D影响人类基因组的2000多种基因的转录）功能调节的必需物质。它主要由皮肤暴露在阳光下产生，食物中含量很少，不足以发挥其众多的生物学功能。

2. 现代城市生活（与不加选择地使用防晒霜有关）使人们缺乏阳光照射，导致越来

越多的疾病发生，这些疾病影响到人体的所有器官和系统，其中影响最大的包括：感染性疾病、自身免疫性疾病、癌症、心血管病、高血压、糖尿病、抑郁症、孤独症、不孕症、自发性流产和先兆子痫。

3. 维生素D缺乏会导致229种基因功能及免疫系统细胞失去控制，从而降低系统抵抗感染的能力，并允许免疫系统攻击机体自身，容易患自身免疫性疾病的患者存在维生素D部分抵抗，一旦出现，则需要更高剂量的维生素D_3使疾病停止进展，这不仅是为了补偿这种抵抗，而且是为了"消除"错误信息，错误信息是指身体的一部分被免疫系统记忆视为微生物入侵者。

4. 与高剂量类固醇和使用免疫抑制剂作为传统治疗的一部分所发生的情况相反，维生素D_3的应用增加了免疫系统对抗感染的能力。

5. 使用高剂量的维生素D_3，只有通过预防其可怕的不良反应才可行：吸收食物中存在的过量钙。就像这些高剂量的维生素D"完全打开了大门"，让钙从肠道内部进入血液，迫使有机体通过尿液排出多余的钙。过量的钙在尿液形成过程中浓缩，并可能会沉积在肾脏中，导致肾衰竭，使患者依赖血液透析生存。

6. 要避免肾脏损害，主要是要求患者不要摄入富含钙的食物以及富含钙的植物奶（如大豆、大米或燕麦），因为当这些食物进入"大门"时，就不会出现在肠道中。高剂量的维生素D完全"打开"了钙进入血液的

通道，如果"大门"的另一侧（即肠道内部）没有钙的过量，就可以避免对肾功能损害的风险。

7. 患者应特别注意维生素D的供应商，使用可靠的化工企业或产品（非处方药），超过规定的剂量（由于操作错误）可能会导致非常严重的问题。另外，如果使用库存中过期的维生素D_3，则不会获得任何有益的效果，并且还会浪费大量的治疗时间，而免疫系统对生物体的攻击将继续存在，随之而来的是增加后遗症的风险。

8. 推荐的饮食包括完全限制乳制品的摄入（由牛奶、奶酪、奶酪酱、酸奶、凝乳、奶油、焦糖、牛奶布丁、炼乳组成的食物）和富含钙的食物摄入。在制备过程中包含牛奶的食物（土豆泥、面包、蛋糕、饼干等）及黄油和人造黄油都不能食用。仅建议但非强制性限制家禽、肉类和猪肉，以减少饮食中杂环胺的数量，杂环胺多见于肉类经过高温烘烤后（作者注：巴西人吃烤肉比较多），建议食用鸡蛋、鱼、素食，大豆蛋白、豆腐、蛋清和鱼（特别是人工饲养以避免饮食中汞含量高的情况），最好（但并非总是）加工这些食物时避免过度高温，炖菜或清蒸，必须避免过度食用（常规）香蕉、杨桃和刺槐、甜苏、酸苏和凤梨等水果，建议每日摄入生的绿叶蔬菜。

9. 摄入大量液体（每日至少2.5L液体，包括水、果汁、软饮料、茶等）。这种较高量的液体摄入可确保尿量每日约2L，从而可以消除尿液中的钙，并避免尿钙浓度过高。当

钙被稀释时，就不会沉积在肾脏中，从而保护了肾功能。

10. 首次就诊时服用的维生素D的初始剂量根据各种因素计算得出，特别是患者的体重、身高、年龄、皮肤颜色和自身免疫表现的严重程度，生活质量也会影响初始剂量的处方剂量。

11. 吸烟会加重自身免疫性疾病，可能会降低甚至消除高剂量维生素D的保护作用。患者应戒烟，以免损害甚至完全消除治疗效果。

12. 出于同样的原因，应避免饮用白酒，每周1次将饮酒量限制在1杯葡萄酒（或2罐啤酒）内。酒精会抑制将维生素D转化为活性形式（激素）的酶，日常饮酒也会限制治疗的有效性。

13. 假复发，又称热瘢痕。因服用高剂量维生素D（胆钙化醇）而病情缓解的多发性硬化患者，每当出现情绪紧张、进行令人精疲力尽的体育锻炼、睡眠不足或环境温度过高时，患者可能会出现旧的症状复发（由其神经系统中仍存在的瘢痕引起），并且可能发生在以前发生过的相同部位，可能会部分和暂时增强，就好像情绪压力（或任何其他因素）"加热"了旧瘢痕，患者一旦平静下来，症状就开始降温。一旦你感到压力、痛苦、担忧，并认为自己的症状又重新复发了，那你就会延长症状持续时间。

14. 真复发。新的复发是指以出现新症状为特征，这些症状以前没有出现过，是完全不同的症状。在使用根据年龄、体重和身高计算后的高剂量维生素D_3治疗后2个月，不太可能（并非不可能）复发。在很少的情况下，确实有轻度复发，患者表现为出现新症状，或者已经发生过的症状又发生在其他部位。有时症状也会自动恢复，并通常不会留下后遗症。在调整维生素D剂量的整个过程中，可能会出现新的复发，按照传统程序进行治疗（根据其严重程度，采用静脉注射或口服皮质类固醇进行脉冲治疗）。

15. 调整维生素D_3的每日剂量是由医生在预约时完成的（建议在治疗开始2个月后进行），医生会根据每位患者的具体需求，通过比较在治疗开始前血尿标本（第一轮测试）和治疗至少2个月后（第二轮测试）的化验结果。两个检查项目清单在第一次与医生预约时就交给了患者或其家庭成员。换言之，从开始治疗到收集第二轮测试之间的间隔不得少于2个月，以便调整患者的每日剂量，特别需求不受此影响；在治疗开始后或调整维生素D_3每日剂量后的前2个月内，维生素D水平尚未稳定（仍在升高），因此在此期间之前收集的血液和尿液检查不能准确地反映剂量是否足够，除非患者发生口渴。

16. 剂量调整2个月后会达到最大效果，患者的症状几乎会得到缓解，在达到最大效果之前的几个月内，疾病复发仍可能发生，通常是轻度的，且持续时间短，同时必须根据患者临床表现的严重程度进行静脉脉冲或口服类固醇治疗。

17. 在维生素D_3的最终剂量调整期间，患者的合作是非常重要的，因为自身免疫性疾病的复发或恶化几乎是（约85%的病例）由于情绪压力引发的（应激性生活事件包括生活中失恋、离异、亲人离世、搬迁、失业等）。另外，情绪压力应激程度也会影响维生素D的最终剂量，对于情绪仍然受到干扰的患者来说，通常需要达到更高水平的维生素D和更严格的饮食，如有必要，可使用抗抑郁药或镇静药，低循环水平的维生素D与抑郁症相关，也会加剧疾病的进展，应适当使用抗抑郁药治疗。

18. 如果要调整维生素D_3的剂量，患者或其家人必须携带检测结果。

19. 第二次化验的25-羟维生素D水平（25-羟维生素D_3）必然很高，往往高于正常的参考值范围，这是意料之中的事情，不应引起担忧。另外，如果患者严格遵守建议的饮食和大量喝水，其血钙水平必须在正常范围内。

20. 服药时，维生素D_3不能在果汁或水中稀释（不溶于水，部分剂量会丢失，粘在玻璃壁上），也不能直接滴入口中（以避免意外接触口腔黏液时滴管污染，导致溶液中细菌生长，破坏制剂的有效期）。要摄入的溶液剂量（用滴管或注射器测量）应直接放在勺子中并以纯净形式摄入。

21. 在旅途中，非封装形式的维生素D_3（经过处理后，在葵花油中稀释）不需要冷藏，但不应暴露在高温下（如放在停在阳光下的汽车内）。在飞机旅行中，维生素D应放在托运行李中（行李舱内温度较低，乘客无须担心手提行李中的液体限制）。到达目的地

时，可将其放入酒店的冰箱中。

22. 必须避免使用肾毒性药物。肾毒性药物可能会限制钙通过肾脏消除，积聚在血液中，因为肠道和血流之间的"大门"被更高的维生素D循环水平"打开"。避免服用不必要的药物，尤其要小心抗炎药和抗生素，特别是通过胃肠道外给药（静脉注射或肌内注射）。如果你被开具了绝对必要的任何药物处方，请阅读传单，并向医生和药剂师索取有关其肾毒性的信息。如果证实该药物确实具有肾毒性，请与开药的医生一起讨论替代方案。如果它是不可替代的或绝对必要的，患者应尽可能多地喝水，以最大限度降低在尿液中的药物浓度。在严重的呼吸道或泌尿系统感染的情况下，必须特别注意肠外抗生素（如经肌内注射或静脉注射的氨基糖苷类），后者在容易出现尿潴留，且反复使用导管排空膀胱的患者中很常见。

23. 治疗期间，患者应特别注意过度口渴的症状，因为口渴可能表明尿液中的钙被大量排除，会危及肾功能。首先，患者必须区分真正的口渴和"口干"的感觉，这可能是由于空气湿度低或与压力期有关（以及其他原因）。在口渴的情况下，患者需要喝更多的水才能缓解不适（解渴）。其次，在"口干"的情况下（如由于空气的相对湿度较低或患者暂时处于情绪紧张的情况下），"湿"唇时不适会消失，无须喝水，一旦出现过度和持续的口渴，患者需要喝几杯水才能感到缓解。

24. 口渴可能是由其他因素引起（如摄

入咸食），收集24小时尿钙。

25．如果口渴过度（不是"口干"），患者应使用预约期间提供的24小时尿钙表格，并将其出示给实验室工作人员，然后他们将提供一个尿液收集瓶。在通常情况下，不使用第一次尿液，嘱患者在排空膀胱后开始收集，然后必须收集接下来24小时内的所有尿液。在收集尿液时，不应改变维生素D_3的每日剂量，因为如果暂停或减少（在收集尿液之前或期间）维生素D_3的每日剂量，检查结果将不再反映出目前的每日剂量是否合适。

26．收到24小时尿钙检测结果时，患者（或家属）必须根据化验结果中24小时尿钙总量，除以24小时总尿量（以升为单位）。例如，假设24小时尿检结果为每24小时400mg，体积为2000ml（相当于2L），则用400mg的值除以2L，结果为每升200mg表示对肾功能没有风险，因为它低于推荐的最大值。

27．如果每升尿液中的钙含量低于250mg（通过24小时尿钙测试或分离样本进行验证——后者对24小时内更换的老年尿布或吸水尿垫称重）。充足饮水非常重要，以充分稀释尿液中的钙，避免引起肾损伤，在24小时内应该摄入2.5L以上的水。

28．如果尿液钙浓度高于每升250mg，患者应停用每日服用的维生素D_3 3天，一般过度口渴的症状会消失，到第4天应根据情况重新开始服用较低的每日维生素D_3剂量。

29．即使使用较低剂量的维生素D_3，在减少维生素D_3剂量后的几天或几周后，口渴（不是"口干"的感觉）症状可能会恢复。在这种情况下，患者应重复24小时尿钙测试（不暂停维生素D_3），当尿中钙浓度再次超过250mg/L时，患者应重复上一项中的建议。因此，将维生素D_3的每日给药暂停3天，并在第4天重新开始，根据医疗建议再次减少剂量。如果再次出现口渴，尿液中的含量再次高于每升尿液250mg，应该降低剂量。

30．对于患有尿失禁并使用老年尿布或吸水垫的患者，应使用分离样品中尿钙的申请表，其中吸水垫（尿布）在每次更换时同时称重。24小时钙的估计尿液测试是通过计算进行的，1kg尿布或吸水垫相当于1L尿液。例如，如果在24小时内更换了4个垫子，重量分别为550g、600g、450g和700g，则可以理解，总计（2300g）等于2300ml（2.3L）。如果患者摄入水分充足（每日至少摄入2.5L的液体），则24小时内更换的尿布总重量不得少于2000g。假设分离样品中钙的浓度为10mg/dl（10mg/100ml），100mg/L（2.3L尿液中230mg），该结果表明，如果钙在尿液中被充分稀释，则不引起肾损伤。

31．出现尿急或尿失禁的患者减少液体摄入，能尽量减少尴尬情况的发生，例如在工作会议中突然离开，或在探望家人或朋友时离开。患者有可能无法及时上厕所，但补水（24小时内至少摄入2.5L液体）是不可商量的，因为它对保护肾功能至关重要。因此，建议患者经常和预防性地排尿。如果去开会或逛商场（购物中心），你应该在离开前尝试小便。

32. 监测患者的医生也可以开药，以减少患者尿急的情况，并且可以确定这些药物的时间表，以使最大的药物效果与户外午餐或晚餐时间相吻合，或者在餐馆或预定的聚会中的时间吻合。其中一种剂量的效果也可以与晚上的睡眠时间相吻合，以减少晚上上厕所的频率，以免影响睡眠，降低生活质量。在某些情况下，在夜间进行一次预防性上厕所，可以避免使用夜间尿布（尿布），患者甚至可以避免使用湿尿布/尿布或吸水垫的不适。建议患者在尿急之前设置闹钟保持清醒，以免上厕所前失禁。患者可以采取所有的这些预防措施，以使推荐的饮水方案得到充分实施。

33. 神经源性膀胱患者恰恰相反，由于尿潴留需要反复使用导尿管排空膀胱，这样也会减少液体的摄入，以此来减少导尿管的使用频率。当他们使用高剂量的维生素D_3时，这种习惯会导致很大的风险，正如本文已经强调的那样。

34. 通过膀胱自发收缩定期排尿，是预防感染的重要防御措施，因为它是间歇性地将潜在的细菌入侵者排出泌尿道，尿潴留患者的机制已经受损，如果由于有意减少液体摄入以减少使用导管的频率，患者尿液保持在膀胱内部的时间会更长，滞留在膀胱内部的尿液残留物为细菌繁殖和转化提供时间。此外，如果膀胱导尿确实可能将细菌带到膀胱内，这种负面影响可能会被已经存在生长细菌的尿液残留物排除所消除，这些残留物被新的尿液（新形成的）取代。使用防腐皂、防腐溶液和一次性导管时，应最大限度地注意会阴部的卫生，在每次排大便时，应使用消毒肥皂和卫生冲洗剂清洁肛周区域（如果无法做到这一点，当你不在家中时，则可以使用消毒液润湿的婴儿湿巾）。大多数引起泌尿系统感染的细菌来源于微小的粪便，简单地使用卫生纸是无法消除的，这些细菌与汗液混合，遍布会阴，并到达尿道开口，引起膀胱炎和肾盂肾炎。

35. 如果患者原有的泌尿系统感染很严重，可能会因静脉注射具有潜在肾毒性的抗生素而住院，因此需要注意补充水分。

36. 如果此处推荐的预防措施对预防复发性尿路感染无效，有尿潴留倾向引起的神经源性膀胱患者可与泌尿科医生讨论推荐在尿道括约肌上局部施用肉毒杆菌毒素，使尿道自发排空膀胱。即使该操作会导致轻度尿失禁，也比尿潴留和每日多次使用导尿管的感染风险更低，通过使用尿不湿可以避免或减少尿失禁引起的社交限制。

37. 反复发作的感染（如呼吸道、泌尿道或任何其他部位），当维持免疫系统受到攻击性时，会影响高剂量维生素D在控制自身免疫中的有益效果。女性患者如何维持正常的性生活，而又能预防再发生泌尿道感染，可以看妇科医生，以获得额外的指导。

38. 维生素D的最佳补充方案是什么？每日、每周、每月还是每年1次用药？为什么？每日服用维生素D似乎是一个明智的选择，因为血液浓度的变化很小，可能会产生更稳定的益处，考虑到目前对维生素D$_3$代谢动力学的了解，我们坚信每月或每年给药完全不足以最好地控制自身免疫性疾病的活性。

39. 肾结石（如由草酸钙组成）仍可能发生在少数患者（没有高钙血症或高钙尿症）中，因为它也可能发生在任何其他独立于维生素D治疗有草酸生成过量倾向的患者中。这也是为什么每日保持2.5L的最低水合作用如此重要的另一个原因。

40. 关于维生素C的建议。Jennifer Butler指出，2017年3月当她在圣保罗接受训练时，她向Coimbra医生询问了维生素C的使用情况。当时，她建议以补充剂的形式摄入不超过500mg的维生素C。Coimbra医生说："高剂量的维生素C可能会引发高钙血症，并影响接受高剂量维生素D治疗患者的肾功能。原因很可能是全身性草酸中毒。草酸盐沉积在骨和肾组织中，破骨细胞活性增加导致骨中钙释放增加。"

41. 治疗最初几个月症状恶化。Jennifer Butler在2017年2月20日指出，到目前为止，我们发现的可能抵消治疗效果的因素有：①最重要的是情绪问题。②复发性感染（尤其是尿路感染，有时是亚临床感染，但尤其是与发热相关的感染）。③经常饮酒。④吸烟。⑤洗热水澡。旧症状的恢复并不代表疾病的重新激活，无论何时出现短暂的压力生活事件（惊慌只会通过恶性循环延

长这些症状），睡眠不足、疲劳（因为过度工作）或暴露在高温环境中，这些症状都会短暂复发，应该避免服用诸如奥美拉唑、泮托拉唑等抑酸药药物。患者应服用维生素B$_2$ 50～100mg，每日4次。饭前30～60分钟加上睡前，每日4次添加120mg元素镁（两粒500mg氯化镁胶囊），或在饭前30～60分钟每日3次添加198mg元素镁（50ml氯化镁溶液：33g溶于1L水中）。

42. 常规药物对维生素D方案的影响。Jennifer Butler在2016年9月8日指出，她在一次维生素D研讨会上，Coimbra博士向感兴趣的医生介绍了他的方案，他回答了一个关于多发性硬化常规药物与高剂量维生素D结合使用的问题。Coimbra医生说："维生素D是一种免疫调节剂，而不是免疫抑制剂，免疫抑制剂药物可能会导致患者反复感染，很多时候细菌对药物有抵抗力。感染对维生素D治疗的反应有很大影响，它们会加剧疾病活动，并可能将复发性多发性硬化转变为进行性多发症。"Coimbra医生表示，传统药物（免疫抑制剂）与维生素D（强效免疫调节剂）对抗降低了维生素D的作用，将是这场对抗中"最糟糕"的情况，因为它们都是强大的免疫抑制剂。

43. 高钙血症。Jennifer Butler在2017年5月2日指出，Coimbra医生在同年的一次接受采访中提到，应该避免完全抑制甲状旁腺激素的产生，否则会增加维生素D中毒风险，不要完全抑制甲状旁腺激素到无法检测水平，否则患者将有患高钙血症和随后肾

损伤的风险。因此，甲状旁腺激素也是一个安全的参数，如果不抑制甲状旁腺激素，确信不会服用有毒剂量的维生素D，可以将其与个人因遗传基因原因对维生素D抵抗相平衡。

高剂量对维生素D有正常反应的人来说是有毒的，但对维生素D抵抗者不会引起毒性反应，同样重要的是，要理解维生素D_3的治疗性使用与预防性使用有很大不同，维生素D的治疗性使用总是需要经过专门培训的医生的指导和监测，以分析每个特定病例并确定正确的剂量，否则可能会对健康造成严重损害。方案还要求必须进食非常低钙的饮食，完全限制乳制品，每日至少喝水2.5L。还必须仔细监测尿钙和血钙，这些都是保护肾脏的措施。此外，我们的患者必须每日进行有氧运动，并定期进行双能X线骨密度检查，以确保他们的骨骼保持健康。

美国梅奥诊所指出：如果你的高钙血症是轻微的，你可能不会出现任何体征或症状。更严重的病例会产生与血液中高钙水平影响身体部位有关的症状。示例包括：①肾脏，血液中过量的钙意味着你的肾脏必须更加努力地将其过滤掉，这会导致患者出现过度口渴和尿频症状。②消化系统，高钙血症会引起胃部不适、恶心、呕吐和便秘。③骨骼和肌肉，在大多数情况下，血液中多余的钙是从骨骼中浸出的，这会削弱骨骼的作用，还会导致骨痛。一些患有高钙血症的人也会出现肌肉无力的症状。④大脑，高钙血症会干扰你的大脑工作方式，导致出现混乱、嗜睡和疲劳症状。

44. 谷蛋白：为什么不消除谷蛋白？Jennifer Butler 在2017年11月30日讲道，Coimbra协议不包括对麸质的限制，原因有很多，众所周知麸质的抗炎作用，但维生素D_3的抗炎作用抵消了这些作用。在应用Coimbra方案时，必须按照字母的步骤和指示进行操作，如果主动更改了一些原始方案（不摄入麸质），将不再应用Coimbra方案，甚至应该被称为其他方案。

45.治疗最初几个月症状恶化。可能抵消治疗效果的因素有：①最重要的是情绪问题。②复发性感染，尤其是尿路感染，有时是亚临床感染，但尤其是与发烧相关的感染。③经常饮酒。④吸烟。⑤洗热水澡，旧症状的恢复并不代表疾病的重新激活：无论何时出现短暂的压力生活事件（惊慌只会通过恶性循环延长这些症状），无论何时睡眠不足、疲劳（因为过度工作）或暴露在高温环境中，这些症状都会短暂复发，应该避免服用诸如奥美拉唑、潘托拉唑等胃"保护"药物，初始剂量不能提供完全的治疗效果，并且在治疗开始2个月后达到初始每日剂量的去完全效果。在第二次预约时调整剂量后，预计治疗的全部效果将持续2～3个月。患者应服用核黄素50～100 mg，每日4次。在饭前30～60分钟和睡前给药，每日4次，添加120mg元素镁（两粒500mg氯化镁胶囊），或在饭前30～60分钟每日3次，添加198mg元素镁（50ml氯化镁溶液：33g溶于

1L水中)。

5

Michael Holick谈Coimbra方案

在2020年的《营养素》杂志上,Michael Holick发表了一篇文章,题目为"维生素D对人体疾病和健康的免疫学效应",Michael Holick是维生素D领域基础和临床研究都成果颇丰的权威性学者,而Coimbra被认为是世界上应用维生素D最有经验、最大胆的神经科医生,Michael Holick不仅肯定了Coimbra的方案,还亲自尝试了一些多发性硬化患者的治疗。

Holick讲到,Coimbra在巴西的临床研究项目一直在使用极高剂量的维生素D_3进行研究,以治疗各种自身免疫性疾病,包括银屑病、白癜风和多发性硬化,他本人的临床经验研究发现,补充非常高剂量的维生素D [50 000U/d或1000U/(kg·d)],将血清25-羟维生素D水平提高到200～300ng/ml (500～750nmol/L),对控制和/或改善症状及改善5名多发性硬化患者的MRI表现非常有效,对常规多发性硬化治疗无效或者拒绝患者,通过建议患者严格遵循零钙饮食,将高钙血症和高钙尿症的风险降至最低。这需要彻底消除所有乳制品和任何其他含有大量钙的食物。

一名52岁的女性多发性硬化患者接受了为期5年的40 000 U/d [1000U/(kg·d)]维生素D_3治疗后,发现可以改善她的神经症状,医生建议她避免摄入所有含钙的饮食来源,其血清25-羟维生素D水平维持在约250ng/ml (625nmol/L),总钙水平在约12个月时短暂升高。对她的饮食进行审查显示,她吃了一些含有大量钙的蔬菜,从她的饮食中消除钙后,其血清钙恢复到正常水平,并在5年内一直保持在正常范围内(图19-1)。在第1年,患者血清PTH水平处于低正常范围,血清1,25-双羟维生素D水平高于正常范围,在她的饮食发生变化后,两项指标都恢复到正常范围,并一直保持在正常范围内。未观察到高钙尿症、肾结石或肾钙沉着症。

另一名32岁的男性拒绝了常规治疗,给予每日54 000U维生素D_3口服,其血清钙和甲状旁腺激素水平发生了变化,这个剂量使得25-羟维生素D的循环水平在2个月内迅速增加,且治疗已经维持了4个月,其血清PTH和1,25-双羟维生素D及24小时的尿钙排泄均保持正常(图19-2)。

截至目前,尚无随机对照试验研究这种大剂量维生素D补充剂 [(1000U/(kg·d)]治疗多发性硬化的疗效和安全性,补充较低剂量的维生素D(每日最多14 000U)似乎对控制疾病活动有一些好处,尽管有限。

根据已知的是,保持足够的维生素D摄入和血清25-羟维生素D水平在健康范围内可以降低患多发性硬化的风险。在将这种治疗策略应用于一般临床实践之前,还需要进一步研究。

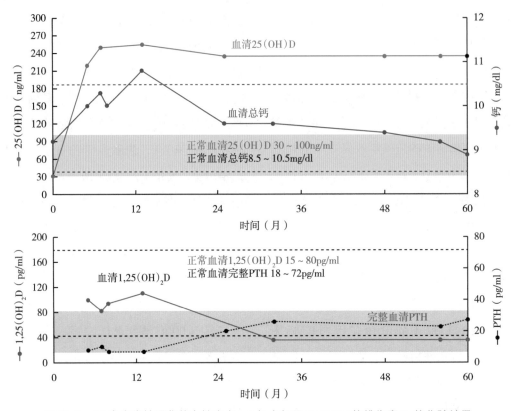

图 19-1　52 岁多发性硬化的女性患者，5 年内每日 40 000U 的维生素 D_3 的化验结果

注：1,25(OH)$_2$D，1,25-双羟维生素D；25(OH)D，25-羟维生素D；PTH，甲状旁腺激素。红色实线代表血清 25-羟维生素D水平。蓝色实线表示血清总钙水平。绿色实线代表血清1,25-双羟维生素D水平（15～80pg/ml）。黑色虚线表示血清完整甲状旁腺激素水平（18～72pg/ml）。红色高亮表示血清25-羟维生素D的正常范围（30～100ng/ml/75～250nmol/L）。绿色高亮表示血清1,25-双羟维生素D的正常范围（15～80pg/ml）。蓝色虚线表示血清总钙的正常范围（8.5～10.5mg/dl）。黑色虚线表示血清完整甲状旁腺激素的正常范围（18～72pg/ml）。

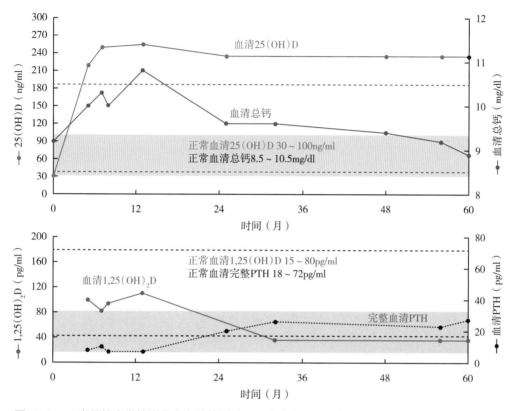

图19-2 32岁男性多发性硬化患者的检测结果，患者在4个月内每日接受54 000U的维生素D₃

注：1,25（OH）₂D：1,25-双羟维生素D；25（OH）D：25-羟维生素D；PTH：甲状旁腺激素。红色实线代表血清25-羟维生素D水平。蓝色实线表示血清总钙水平。红色高亮表示血清25-羟维生素D的正常范围（30～100ng/ml，即75～250nmol/L）。蓝色虚线表示血清总钙的正常范围（8.5～10.5mg/dl）。正常范围血清完整甲状旁腺激素为10～72pg/ml。血清1,25-双羟维生素D的正常范围为15～80pg/ml。

第二十章

维生素D与感染性疾病

有令人信服的证据表明，维生素D缺乏是一个全球性问题，很多证据也表明维生素D缺乏与感染性疾病发生有关，尤其与婴幼儿和儿童呼吸道感染发病率和死亡率增加有关。病毒性肺炎和细菌性肺炎致死的儿童比其他任何疾病都多，占全世界5岁以下儿童死亡人数的19%，营养不良包括维生素D缺乏在这些死亡中占53%，通过啮齿类动物模型和婴幼儿、儿童和成年人的观察和干预研究，对维生素D缺乏诱发肺部感染中的作用有了更深入的了解。

维生素D具有多种功能，并参与大约2000种人类基因的调控，除了包括骨骼矿化作用相关的经典作用以外，还包括免疫反应和肺发育相关基因。近年来研究认为，妊娠期子宫内和产后维生素D水平高低对未来健康具有影响，包括出生后呼吸道感染的易感性，从而影响呼吸道感染的发生。

胎儿时期的生长环境不仅会影响胎儿的生长发育，还会影响成年后某些慢性病的发生危险。活性维生素D通过调节细胞和组织特异性的基因表达来实现其生物效应。在宫内和婴儿时期发育的关键时期具有重要作用。

1

维生素D可影响肺的发育

肺的发育主要发生在出生前妊娠第4周，开始于上皮和间充质组织之间广泛的相互作用，持续到出生后几年，因此胎儿和儿童早期影响肺发育的因素，都有可能会影响到在童年和成年后的肺功能。尽管啮齿类动物和

人类在肺发育过程中上皮生长和分化存在差异，但啮齿类动物模型被广泛用于肺发育研究，啮齿类动物模型作为实验室研究和人类研究之间桥梁，已用于肺部感染研究，在啮齿类动物中已被证明，维生素D调节关键肺泡上皮间的相互作用，如Ⅱ型肺泡上皮细胞和成纤维细胞的增殖和分化，这些在出生前后肺成熟过程中肺泡发育和肺间隔变薄至关重要。啮齿类动物模型研究表明，维生素D缺乏与肺功能不足、肺结构改变之间并未发现存在因果联系。具体来说，维生素D缺乏的小鼠对后代体细胞的生长没有影响，肺泡数量减少为边缘性，但肺容积和肺力学生理却表现出明显减少。母亲维生素D缺乏的大鼠出生50天后显示肺顺应性降低，证实维生素D缺乏与肺功能的关系。此外，人类维生素D缺乏容易引起胎儿早产，有研究表明早产儿的肺功能下降，可能导致早产婴儿容易发生重症病毒性下呼吸道感染。

鼠胚肺成纤维细胞能够合成活性维生素D，相邻的Ⅱ型肺泡上皮细胞表达维生素D受体，通过对活性维生素D的反应而分化和成熟，从而降低细胞糖原含量和成熟，增加表面活性物质的合成和分泌。表面活性蛋白最早认为是脂蛋白复合物，在肺的气-液界面降低表面张力，但后来的研究发现，表面活性蛋白是肺固有免疫和获得性免疫系统的组成部分，对吸入的微生物和病毒具有直接杀伤作用，并控制肺部炎症。维生素D介导的鼠Ⅱ型肺泡上皮细胞成熟数据看起来有趣，但对人类的意义并不确定，活性维生素D对人

类胎儿Ⅱ型肺泡上皮表面活性蛋白的基因表达调控与啮齿类动物不完全相同，但人胎儿成纤维细胞和Ⅱ型肺泡上皮细胞的免疫组化研究可以观察到维生素D受体表达。

因此，在子宫内的维生素D缺乏与上皮间质改变成熟、肺动力学，以及免疫调节表面活性蛋白的产生之间存在相关，可以想象表面活性物质对呼吸道病毒感染的固有免疫之间存在联系，维生素D缺乏引起的肺功能的改变也可能与哮喘发生存在相关关系。

② 维生素D影响固有免疫系统

胎儿和新生儿要面对一系列复杂免疫要求，而维生素D在固有免疫系统中扮演着重要角色，有助于预防感染的发生，并且无需暴露于对先前病原体的免疫记忆。固有免疫需要抗菌肽的产生，包括β-防御素和由上皮细胞和外周血白细胞产生的cAMP，这些抗菌肽能够杀死各种呼吸道病原体包括病毒、细菌、真菌，在妊娠早期人类蜕膜细胞具有合成活性维生素D的能力，可能对胎儿免疫系统发育产生自分泌或旁分泌作用，在蜕膜细胞中维生素D介导cAMP的mRNA表达，并与宫内免疫有关，在体外模拟人单核细胞中加入25-羟维生素D缺乏的脐血血浆，其cAMP表达均显著下降，因此将增加新生儿感染的易感性。

出生后呼吸道上皮细胞在外界环境和内部实质之间提供屏障，是呼吸道病原体的主要靶点，呼吸道上皮细胞能激活维生素D，并

能具有产生活性维生素水平的微环境，从而激活下游基因，如cAMP的基因，此外，病毒RNA增加1α-羟化酶的表达，导致活性维生素D产生增加，从而进一步增加cAMP mRNA的表达，在体外人支气管上皮细胞对呼吸道合胞病毒感染模型中，维生素D抑制炎性细胞因子和趋化因子的应答，同时保持抗病毒活性，维生素D的这些局部抗病毒、抗炎免疫应答可以降低这些常见感染引起疾病的严重程度，并降低发病率。因此，维生素缺乏，尤其是冬季维生素D季节性减少，可导致维生素D依赖性上皮细胞和白细胞的宿主防御降低，使呼吸道感染的易感性增加。有维生素D缺乏和肺炎的前瞻性描述性研究显示，25-羟维生素D缺乏与死亡率增加存在相关性，但未见与抗菌肽或β-防御素相关。

除了对呼吸道感染的抗病毒固有免疫作用，维生素D水平也与其他产前和产后的免疫调节作用有关，如提高抗原递呈树突状细胞的耐受性和调节性T细胞的发育，从而促进外周耐受。树突状细胞和调节性T细胞是联系固有免疫和适应性免疫之间的关键环节，对呼吸道感染炎症后遗症的保护，以及对过敏反应的感知和表达从而对过敏性疾病的发生具有重要作用。

③ 维生素D水平可影响呼吸道感染与哮喘

长期以来，一直有学者认为维生素D缺

乏与呼吸道感染之间存在相关性。呼吸道感染的暴发主要发生在冬春季节，此时阳光中紫外线强度较低，正是维生素D水平较低的几个月，尤其是在高纬度地区，1年中的这个时候皮肤维生素D合成能力自然下降，低维生素D水平患者患感冒和慢性呼吸系统疾病明显，尤其是已有呼吸道疾病的患者。

新生儿和儿科人群的呼吸道感染通常是病毒性的，常伴有喘息、肺炎或细支气管炎。感染可分为上呼吸道感染和下呼吸道感染，上呼吸道感染是吸入物接触的主要位置，下呼吸道感染发生于胸内气管和/或肺实质部位，严重者可导致支气管炎和肺炎，主要病原包括鼻病毒、呼吸道合胞病毒、冠状病毒、腺病毒、副流感病毒和流感病毒。婴幼儿门诊上下呼吸道感染多数是人鼻病毒（46%～49%）、呼吸道合胞病毒（11%）和副流感病毒（5%～13%）相关性毛细支气管炎。病毒感染可能导致婴幼儿支气管炎和早期发作性喘息，可能影响到儿童早期气道反应性疾病或哮喘的发生。

由于循环25-羟维生素D水平比饮食问卷更具有优势来评估维生素D水平，脐带血25-羟维生素D水平与母亲妊娠期间的水平密切相关。有研究发现，922名婴儿的脐带血25-羟维生素D水平与3个月内呼吸道感染的风险呈负相关，与维生素D充足组相比（25-羟维生素D≥75nmol/L），维生素D不足组的25-羟维生素D水平在25～74nmol/L时相对风险可增加1.39倍，维生素D严重缺乏组25-羟维生素D＜25nmol/L时相对风险

可增加2.16倍，并且脐带血25-羟维生素D水平与15个月、3年和5年的喘息风险呈负相关，与5岁时哮喘发生风险没有关联，即使调整潜在的混杂因素，包括出生季节，也没有改变这些研究结果。对156名健康新生儿的出生队列研究显示了维生素D缺乏使出生后1年内下呼吸道呼吸道合胞病毒感染风险，出生时25-羟维生素D＜50nmol/L的新生儿比25-羟维生素D≥75nmol/L的新生儿呼吸道合胞病毒下呼吸道感染的风险增加6倍（95% CI 1.6～24.9；$P = 0.01$）。同样，25-羟维生素D水平更高的产妇在妊娠期间和后代出生后下呼吸道感染的危险降低，妊娠期25-羟维生素D水平与1岁或4岁哮喘发作或4～6岁哮喘之间无相关性。

对非佝偻病的印度儿童年龄（2～60月龄）的病例对照研究显示，血清25-羟维生素D水平降低组（29.1nmol/L）与对照组（39.1nmol/L）相比，25-羟维生素D水平每增加10nmol/L其未经调整的下呼吸道感染风险减半。另一项土耳其新生儿下呼吸道感染病例对照研究显示，平均血清25-羟维生素D水平为（22.7±22.2）nmol/L，年龄匹配的对照组为（40.6±33.6）nmol/L（$P = 0.011$），相应的研究组和对照组母亲平均血清25-羟维生素D水平分别为（33.4±42）nmol/L和（57±42.3）nmol/L（$P = 0.012$）。这些研究表明，新生儿即使亚临床维生素D缺乏也会增加急性下呼吸道感染的风险，并且新生儿与母亲的25-羟维生素D水平存在很强的正相关。因此，强调母亲在妊娠期间充

足维生素D补充对新生儿呼吸道感染有预防作用。

研究显示，印度儿童（3～12岁）口服维生素D每周60 000U和650mg钙，6周后可以减少测试人群呼吸道感染的发生率。日本334名儿童补充维生素D后（1200U/d）4个月，儿童甲型流感的发生率减少42%。喝维生素D强化牛奶的蒙古国学生冬季少患感冒比例少于饮用非强化牛奶的学生。Hollis的研究显示，孕妇补充维生素D可以预防儿童3岁内哮喘和上呼吸道感染的发生。有学者对维生素D预防呼吸道感染的11项随机对照试验进行了荟萃分析，该11项研究来自世界不同纬度地区，研究对象年龄从0～97岁，共纳入5660例患者，包括8项每日分次用药和3项单次大剂量研究，以及6项成人研究和5项儿童研究，给予维生素D干预剂量为每日400～4000U，观察时间为3～18个月，分析结果表明维生素D对呼吸道感染有保护作用（OR＝0.64，95%CI 0.49～0.84），每日服用一次比单次大剂量用药具有更好的疗效。

④
维生素D与流感有关

一、为什么流感和感冒在冬季更严重

人们什么时候更容易感冒？答案是冬春季节。科学界对此的解释是，冬春季节人们更多地待在室内，接触更为密切，这使得感冒或流感更容易传播。或者说，冬季气候寒冷干燥，呼吸道抵抗力低，更容易感染。正确的理论更有可能是由于缺乏阳光，使我们的维生素D_3水平在冬春季节更低，这就是为什么冬天被称为感冒和流感季节，因此将冬季称为维生素D_3缺乏季节可能更具指导意义。Jeff T. Bowles作为世界上最畅销的维生素D_3书籍的作者，在他的书评里有几百条反馈，这里摘录其中几例。

"我今年70岁，平均每年有4次慢性鼻窦炎/支气管炎的问题。在过去的3年里，我添加了维生素D_3，这是我唯一能够定期服用的东西，从那以后就没有遇到过任何问题，也没有出现感冒或流感，而我周围的其他人都在咳嗽和存在其他不适。"

"我让自己服用维生素D_3 26 000U/d——在9个月内治愈了我的骨刺，我甚至没有尝试减肥就减掉了30磅（从230磅降到200磅），而且我过去每年都会患感冒或流感，今年从未再感冒。"

"我把维生素D提高到5000U。我柔软的牙齿似乎变硬了，可以抵抗蛀牙，我从9岁起就很容易患蛀牙，我不再感冒了，我开始告诉亲朋好友。"

"我已经服用了相当高剂量的维生素D_3（自从2多年前开始服用以来，我从未患过感冒或流感）。"

"到了冬天，我们经常患感冒和流感。不是这个冬天！自从我开始服用维生素D_3和维生素K_2以来，我没有流鼻涕，在此之前，我尝试过大量补充营养剂和益生菌，但没有一种方法比这种组合更有效。我的一个儿子在

幼儿园上学，所有的父母都知道幼儿园的感冒有多可怕，但自从我开始使用维生素D补充剂以来，我没有发生过感冒或其他任何事情。"

"在过去的17年里，我个人没有发生过感冒或流感！严格地讲，只有一次例外，2012年我和我的父亲一起旅行时，我们都开始咳嗽，感觉它很快就会蔓延到我们的头上，你知道那种感觉。按照维生素D委员会Cannell医生的建议，我们都服用了50 000U的维生素D₃ 3天，仅此而已。我们在继续咳嗽了1天左右，就什么症状也没有了，从最初的感觉和服用维生素D₃之前的感冒史，我知道我们都避免了严重的感冒！那是我过去17年来唯一一次生病，或者我根本没有生病！即使我周围的其他人会时不时地患上严重的感冒。"

二、维生素D缺乏者补充维生素D可能比流感疫苗更有效

传统的卫生权威人士声称，每年注射流感疫苗是预防流感的最好方法。但是实际的科学支持在哪里呢？如果你仔细研究相关文献，会惊讶地发现维生素D可能实际上是一种更有效的策略，而这一证据至少可以追溯到10年前。

有学者对来自14个国家/地区的11 000名参与者的25项临床试验的原始数据进行分析，这些国家包括美国、英国、加拿大、澳大利亚、意大利、比利时、印度、阿富汗和日本，该研究由全球21家机构进行，并获得了美国国立卫生研究院的资助（请记住，这些研究中的大多数人都使用了非常少量的维生素D₃，通常每日1000U或更少）。这25项随机对照试验研究证实，维生素D的补充可增强免疫力，并降低了普通感冒和流感的发病率。

《时代》杂志报道，每日服用或每周补充维生素D的人比不吸烟的人更不容易发生急性呼吸道感染，如流感或普通感冒。对于维生素D缺乏最严重的人（血清维生素D水平低于10ng/ml），服用补充剂可将其呼吸道感染的风险降低一半，对于维生素D水平较高的人的风险也降低了大约10%，这相当于注射流感疫苗的保护作用。

Cannell此前认为，研究人员相信维生素D能通过增加肺部的抗菌肽来提供保护，冬季阳光照射不足，从而造成维生素D不足，是感冒和流感在冬季最常见的一个原因。根据这项国际研究小组的数据，维生素D的补充可以在英国每年预防超过325万例感冒和流感的发生。另一个统计数据显示，维生素D是一种比流感疫苗更有效的策略，是"需要治疗的数量"（number needed to treat，NNT），每33人服用维生素D补充剂（NNT＝33），将有1人免于流感，而40人必须接受流感疫苗注射以预防一种流感（NNT＝40）。在基线严重维生素D缺乏的患者中，NNT为4。换句话说，如果你开始缺乏维生素D，补充维生素D比流感疫苗有效10倍。

三、优化维生素 D 可能是预防流感的最佳方法

Cannell 指出，优化维生素 D 水平是一种绝对的最佳流感预防和最佳的健康策略。当然，饮食也起着重要的作用，因为它为良好的免疫功能奠定了基础。但我不同意用维生素 D 来强化更多的加工食品作为最好的解决办法，尽管我意识到它可能会对那些不知道阳光有益健康的人产生更广泛的影响。我相信明智的阳光暴露是优化维生素 D 的理想方法。在你无法获得足够数量的太阳光照射的情况下，只建议使用维生素 D_3 补充剂。

同样重要的是，与大多数主流媒体报道的相反，大多数人不能通过从强化食品中推荐的 600U 维生素 D 来优化维生素 D 水平。你需要的剂量取决于你目前的血液维生素 D 水平。

如果 25- 羟维生素 D 水平非常低，可能需要每日 8000～10 000U 维生素 D_3，以达到和保持维生素 D_3 临床相关水平在 45～60ng/ml。了解你需要补充多少的唯一方法是每年至少检测 1 次或 2 次维生素水平。

如果你补充了一段时间维生素 D，而维生素 D 水平仍然低于 45ng/ml，那么你必须进一步增加剂量。如果使用口服补充剂，也一定要提高维生素 K_2 和镁的摄入量，因为这些营养素有助于优化维生素 D 水平。

四、维生素 D 缺乏与流感相关的其他研究

在 2010 年发表的一项研究中，研究者们研究了维生素 D 对学龄儿童季节性甲型流感发病率的影响。随机、双盲、安慰剂对照的研究包括 430 名儿童，其中一半接受 1200U/d 的维生素 D_3 治疗，而另一半接受安慰剂治疗。治疗组儿童患流感的概率降低了 42%。作者认为，这项研究表明，维生素 D_3 在冬季的补充可能会减少甲型流感的发病率，特别是在学龄儿童的特定亚群中。同一年发表的另一项研究得出结论，抗感染的 T 细胞需要维生素 D 的帮助才能激活。这是另一种解释维生素 D 对感染有效的机制。

当 T 细胞识别外来侵略者如细菌或病毒时，它向维生素 D 受体（VDR）基因发送激活信号，然后 VDR 基因开始产生一种结合 T 细胞中维生素 D 的蛋白质，其下游效应是 PLC-γ1 蛋白产生，随后使 T 细胞能够抵抗感染。首席研究员 Carsten Geisler 告诉食品消费者：当 T 细胞暴露于外来病原体时，它会延伸一个称为维生素 D 受体的信号装置或"天线"，用它来寻找维生素 D，这意味着 T 细胞必须有维生素 D，否则细胞的激活就会停止，如果 T 细胞不能在血液中找到足够的维生素 D，它们甚至不会开始动员。维生素 D 缺乏时流感疫苗对解决根本问题毫无作用，此时实际上阻碍了免疫系统的正常工作。事实上流感疫苗往往会恶化你的免疫功能，其不良反应可能是显著的。

现有的保护老年人的证据也同样很糟糕。

1. 2010 年，Cochrane 得出结论：现有的证据质量很差，没有提供关于流感疫苗对 65 岁或以上的人的安全性、有效性或有效性

的指导。

2. Cochrane系统综述中也比较了医务人员接种疫苗是否有助于保护他们服务的老年患者。

综上所述，作者指出，目前没有证据表明，在长期照护机构中，接种疫苗的医护人员可以预防老年人的流感。

⑤

高水平维生素D可防治新冠病毒感染

笔者在2020年2月9日、2021年8月19日和2022年12月3日的公众号（宁志伟讲维生素D）中，3次谈到了补充维生素D，以提高个人的25-羟维生素D水平，从而增强个人抵抗力，预防新冠病毒感染，引起了众多读者的关注，如何更好地保护自己和家人免于感染，或者密切接触或者感染后尽早恢复，是每一个人都需要关注的话题。

由于国外各地经历了严重的大范围流行，国外医生们积累的经验和做法值得我们参考，这里给大家介绍一下世界各国知名重症监护医生/学者组成的组织美国新冠重症联盟（FLCCC）制定的新冠病毒感染防治指南，相信会颠覆很多医生对新冠病毒感染防治的认知，因为他们所用的方法并不是权威专家们推荐的、知名药企生产的各种新型专利抗病毒药，而主要是一些传统老药新用及保健品，甚至我们日常用的调味品，该指南特别推荐传统的抗寄生虫老药伊维菌素、传统治疗类风湿关节炎的药物硫酸羟氯喹，以及补充锌、

大剂量维生素D（每日数千单位）、大剂量维生素C（每日几克到十几克）、褪黑素、姜黄素、复合维生素B，鼻咽部清洗和精油熏香的使用。大多数医生和患者可能更迷信药物，不相信保健品，实际上，这里列出的一些保健品剂量，比医院药房里的剂量高10倍，在国外超市里不用处方就可以购买。

该方案在全世界已经挽救了成千上万名新冠病毒感染危重患者的生命，正如FLCCC的一位医生说："作为医生，我们都曾宣誓过不伤害患者，既然已经知道某种老药可以治疗新冠病毒感染者，如果得不到允许使用，这是对患者的最大伤害，任何医生都不应该眼睁睁地看着患者死去，而他们知道有某种老药可以挽救患者，尽管这种老药说明书上，还没有被行政部门批准用于治疗新冠病毒感染的适应证。"

应用大剂量维生素D纠正维生素D缺乏，预防新冠病毒感染，其道理很简单。维生素D不仅是对于骨骼健康有利，高水平的维生素D，25-羟维生素D水平达到50ng/ml（125nmol/L）以上，可以明显提高免疫水平，预防各种感染的发生，包括新冠病毒感染。很多朋友和患者跟笔者反馈，他们3年来一直每日补充5000U的维生素D_3，当周围的很多朋友大量感染时，只有他们没有感染。

FLCCC指南中特别提到，把25-羟维生素D水平提高到目标水平50ng/ml（125nmol/L）以上，据笔者的经验，在中国北方，要达到这一水平，需要每日补充5000U，这一剂量足够安全，不要担心中毒，肥胖者和90kg以

上者，需要每日10 000U或更高剂量。

根据体重和体重指数的维生素D剂量方案，使目标25-羟维生素D>50ng/ml（125nmol/L）以上。

严重急性呼吸综合征冠状病毒2（SARS-CoV-2）通过呼吸系统进入人体，SARS-CoV-2刺突蛋白与支气管和鼻上皮上的血管紧张素转换酶-2（ACE-2）受体结合。病毒的进入和快速复制破坏上皮－内皮屏障，导致炎症反应失调并引发细胞因子风暴。细胞因子风暴期间免疫反应的增加会损害组织和器官，并与恢复后的长期疲劳和全身并发症有关。

细胞因子风暴是促炎细胞因子水平的失衡，如肿瘤坏死因子α（TNF-α）、γ干扰素（INF-γ）、白介素-6（IL-6）和白介素-1β（IL-1β），以及抗炎因子如IL-10。研究表明补充维生素D对急性呼吸道感染具有显著的保护作用。维生素D的活性形式骨化三醇也被认为能激活抗病毒肽。了解维生素D水平与新冠病毒感染严重程度之间的关系，可以提供预防严重后果的方法。

当将新冠病毒感染阳性个体和新冠病毒感染阴性个体的血清维生素D中位数进行比较时，结果接近显著。然而，当将维生素D水平与新冠病毒感染严重程度的进展进行比较时，结果没有统计学意义。与新冠病毒感染存活者和死亡者相比，血清维生素D水平也没有显著差异。

新冠病毒感染阳性患者的平均血清维生素D中位数为27.08nmol/L，而新冠病毒感染阴性患者的平均值为48.67nmol/L。这一差异被认为接近显著。

该研究评估了维生素D对炎症细胞因子水平的影响，并发现维生素D缺乏患者的促炎细胞因子IL-6水平显著升高。维生素D水平高于75nmol/L的患者表现出较低的炎症标志物，如C反应蛋白。然而，研究表明C反应蛋白和维生素D水平之间没有显著的直接关联。该研究还报道了维生素D水平低于30nmol/L的患者的新冠病毒感染生存概率较低。

⑥ 维生素D应成为抗结核治疗的一部分

笔者本人曾经跟多名感染科结核科医生谈起维生素D缺乏与肺结核感染关系密切，纠正维生素D缺乏可以明显改善结核病患者的治疗和预后，但没有引起医生们的足够重视，在这里希望更多的结核病患者和呼吸科医生、结核病防治医生对维生素D引起高度重视。

有关结核病与维生素D缺乏相关的研究有很多，在这里，列举一下相关研究的荟萃分析结论。如果维生素D水平低于10ng/ml，患结核病的可能性会增加4.5倍（2015年5月荟萃分析）；如果维生素D水平低于12ng/ml，患结核病的可能性会增加3倍（2019年9月荟萃分析）；如果维生素D超过30ng/ml，则潜伏性结核病的可能性降低44%（2022年1月荟萃分析）；结核病患者维生素D含量低的可能性高出3.2倍（2021年9月荟萃分析）；维生素D受体不良因种族而异，结核病的风险会增加（2019年2月荟萃分析）；多重耐药结核病患者，经过维生素D治疗后快速清除的可能性高出13.4倍（2019年2月荟萃分析）；如果维生素D含量低，从家庭成员那里感染结核病的可能性会增加2倍（2018年12月荟萃分析）。

还有研究显示，67名肺结核患者在接受结核病治疗的最初第6周时，患者采用随机双盲法接受维生素D 10 000U/d或安慰剂治疗，结果显示，维生素D组100%痰菌阴转，而对照组只有76.7%痰菌阴转（$P=0.002$）。还有研究发现单次45万U维生素D可以加速结核病的痊愈、改善肺结核患者生活质量和预后。

结核病在全世界仍然是一种流行病，有超过20亿人患肺结核，占世界人口的1/3以上。估计2015年有1040万名新发肺结核病例，180万人因此死亡，结核病成为全世界十大疾病死因之一，大约95%的新发结核病例发生在发展中国家，治疗费用迫使许多患者及其家庭陷入贫困，联合国和世界卫生组织正在努力结束这一全球性流行病。

结核病的历史可以追溯到1800年初，在使用强效抗生素发现之前，对于结核病的治疗几乎无药可治。1840年代鳕鱼肝油用于结核病治疗；1890年光照疗法广泛应用于结核病；1903年诺贝尔生理学或医学奖颁给了一位医生，他用弧光灯治疗了数百例长期慢性寻常型狼疮和皮肤结核病患者；1890—1930年人们认识到阳光照射的重要性，在欧洲把结核病医院建在海拔1500m的高山上，让患者接受充足的阳光照射，医生也鼓励结核病患者暴露在阳光下；到1940年口服维生素D用于治疗结核病，剂量为每日100 000～150 000U，并应用注射维生素D治疗结核病，这些方案都证明能够安全地治疗结核病，但由于这些治疗机制尚不清楚，这些治疗方法已不再用于结核病治疗，直到2006年发现了维生素D治疗结核病的机制，作为一种类固醇激素来调节全身细胞和组织中的基因转录，通过刺激白细胞产生天然抗生素抗菌肽的形成，使机体消灭结核菌。

回顾一下相关研究，无论维生素D是由光疗或阳光照射、口服鱼肝油、维生素D制剂口服或直接注射，这些看似不同的治疗方法在治疗结核病方面的临床疗效，结果显示了维生素D在治疗结核病感染方面的一致的功效，这些疗法有可能有助于有效和安全地结束全球结核病流行。

维生素D与HIV感染

观察性研究发现，HIV阳性者维生素D水平通常低于理想水平，即使在阳光充足的热带国家，HIV感染患者也常存在维生素D缺乏，一种可能的解释是HIV感染引发免疫系统的持续炎症，通过刺激免疫系统产生炎症相关细胞因子的化学信号，也可能是HIV感染间接加快转换酶，维生素D_3失活。

服用大量维生素D不会增加抗反转录病

毒药物治疗者的HIV的复制，两项临床试验的结果表明，对于HIV阳性的儿童和成年人，维生素D_3不会影响$CD4^+T$的细胞计数。

8
维生素D与丙型肝炎病毒感染

以色列的研究发现，维生素D可以减少丙型肝炎病毒（HCV）的复制，从而治疗HCV感染的肝细胞，通过刺激干扰素的释放可能，低浓度的维生素D_3和α-干扰素治疗HCV生产这些细胞也减少。维生素D水平的高低与HCV感染的肝脏炎症程度存在有关，维生素D缺乏症患者的肝脏炎症反应更重，对HCV感染者的治疗研究表明，患维生素D缺乏患者对丙型肝炎治疗的反应与维生素D含量高的患者相比，疗效更差。此外，维生素D可降低移植肝的风险。以上这些研究都属于观察性研究，目前无法得出关于维生素D作用的确切结论。

9
维生素D还可以外用治疗细菌性阴道炎

正常阴道通常含有多种有益的细菌和少量有害的细菌，如果阴道内菌群失调，有害细菌的比例增加会引起细菌性阴道炎，表现为外阴瘙痒、烧灼感、疼痛和分泌物增加等，有时甚至没有任何症状，通常不会引起严重的并发症，但如果是孕妇会引起严重的并发

症，维生素D缺乏也可增加HIV的传播和其他性传播性疾病的发生风险。

尽管有观察研究发现，细菌性阴道炎的孕妇与维生素D缺乏之间存在关联，补充维生素D可以预防和治疗细菌性阴道炎，尤其是妊娠期妇女，补充维生素D可以有效预防和治疗妊娠期妇女的细菌性阴道炎。此外，来自美国的研究发现HIV阳性的细菌性阴道炎妇女和维生素D缺乏之间也存在相关，还有确切的研究显示，阴道外用维生素D，有利于阴道炎的治疗。

10
维生素D应该加入泌尿系感染的治疗

泌尿系感染很常见，超过50%的女性一生中至少经历过一次尿路感染，出生后前6年的累积发病率在女孩中接近7%，在男孩中接近2%。一些临床研究已经证明了足够的维生素D水平对于保护泌尿道免受感染的重要性，在患有泌尿系感染的儿童中，与从未患过泌尿系感染的健康对照组相比，其血清维生素D水平显著降低。此外，维生素D水平与感染的严重程度相关，同样，在绝经前妇女中，低水平的血清维生素D与较高的泌尿系感染复发风险相关，在一项实验研究证明口服维生素D补充剂能够增加人类膀胱上皮中cAMP的产生以响应大肠埃希菌，这些研究共同清楚地表明维生素D补充剂为易感人群中预防泌尿系感染提供了一种有效的替代方案。

复发性泌尿系感染被定义为在12个月

内发生3次或3次以上尿路感染。结果显示：93名有复发性尿路感染病史的绝经前妇女，平均年龄为（43.8±9.0）岁，对照组为（39±10）岁（$P=0.839$）。复发性尿路感染妇女的25-羟维生素D平均血清水平显著低于对照组[（9.8±4.0）ng/ml vs.（23±6）ng/ml，$P<0.001$]。多因素分析显示，血清25-羟维生素D（$OR=4.00$，95%CI 3.40～4.62；$P=0.001$）与绝经前妇女复发性泌尿系感染有关。结论：绝经前妇女复发性泌尿系感染与维生素D缺乏有关。

有研究对511名患有糖尿病前期（泌尿系感染的高发人群）的受试者，随机分配到维生素D_3（每周20 000U）组和安慰剂组，为期5年，随机对照试验的结果，每6个月填写一份关于呼吸道感染（如普通感冒、支气管炎、流感）和泌尿系感染的问卷，结果显示：平均基线25-羟维生素D水平为60nmol/L（24ng/ml），256名受试者接受了维生素D治疗和255名受试者接受了安慰剂治疗。维生素D组的116名受试者和安慰剂组的111名受试者完成了为期5年的研究。平均维生素D水平在1年内达到110nmol（44ng/ml），维生素D组的18名受试者和安慰剂组的34名受试者在研究期间报道了泌尿系感染（$P<0.02$），对泌尿系感染的影响在男性中最为明显，维生素D对泌尿系感染的影响与基线血清25-羟维生素D水平无关。结论补充维生素D可能会预防泌尿系感染。

泌尿系感染在某些人群非常容易复发，这使患者、感染科医生和肾内科医生都很头痛，需要长期抗感染治疗，还要不断升级抗生素。个人认为，如果换个思路，治疗效果会改善很多，比如，首先纠正患者的维生素D缺乏，对于围绝经期妇女和老年妇女，全身或者外阴部局部应用雌激素治疗常会有不一样的效果，这一点，提醒患者、感染科医生、泌尿科医生需要引起注意。

第二十一章

多数手术患者术前需要补充维生素D

①

维生素D水平可影响手术患者的预后

维生素D（25-羟维生素D）缺乏（<25 nmol/L 或<10ng/ml）或不足（25～75 nmol/L 和 10～30ng/ml）在美国，超过 1/3 的成年人、超过一半的住院患者和>95% 的危重症患者缺乏维生素 D，维生素 D 缺乏的多方面影响早已被人们所认识。例如，在 1888 年英国医学协会年会上关于软骨病的讨论中，Cheadle 说：维生素 D 缺乏引起骨软化，不应被视为仅仅是对骨骼的影响，但它远不止于此，这种疾病不仅影响骨骼，还影响肌肉和韧带、黏膜和皮肤、血液和神经系统。除了维生素 D 在骨骼维持中的"传统"作用外，现在人们对维生素 D 的贡献有了更深了解。

维生素 D 受体存在于大多数免疫系统细胞中，包括巨噬细胞、B 细胞、T 细胞及中性粒细胞。维生素 D 还调节抗菌肽基因表达，从而提高先天免疫力。因此，可以预期，维生素 D 缺乏与感染有关，尤其是呼吸道感染。

克利夫兰诊所是一家世界知名医院，吸引了来自全美国和世界各地的患者。2014 年研究者回顾性分析了 3509 名在克利夫兰诊所主院区接受非心脏手术患者的数据。通过使用多变量广义估计方程模型，调整人口统计学、病史变量及手术类型和持续时间，将血清维生素 D 浓度与全因住院死亡率、住院心血管事件发生率和严重住院感染之间的关系

评估为共效比值比（OR）。结果显示，维生素 D 浓度越高，住院死亡率/发生率越低（$P = 0.003$），在 4～44ng/ml 范围内，维生素 D 浓度每增加 5ng/ml，严重住院结果的常见效应比值比（OR = 0.93，95%CI 0.88～0.97）呈线性降低。此外，在维生素 D 13～20ng/ml、20～27ng/ml、27～36ng/ml 和>36ng/ml（即第 2～5 个五分位数）的患者中，与维生素 D<13ng/ml 的患者（即第 1 个五分位数）相比，概率显著降低；相应的估计 OR 分别为 0.65（99% CI 0.43～0.98）、0.53（0.35～0.80）、0.44（0.28～0.70）和 0.49（0.31～0.78）。结论：维生素 D 浓度与非心脏手术后康复患者的住院死亡、严重感染和严重心血管事件的复合因素有关，虽然无法确定因果关系，但这种关联表明，有必要对术前维生素 D 补充和术后结果进行大规模随机试验。该研究结果表明，如果维生素 D 水平高，手术后（非心脏）问题减少 20 倍。

②

手术前后补充维生素D效果会更好

20 多项研究显示如果在手术前后补充维生素 D，效果会更好相关研究很多，这里列举一下研究题目和结果。

骨科手术需要维生素 D：许多研究，如果之前服用维生素 D 负荷剂量，手术效果会更好（2018 年 10 月）；如果维生素 D 含量超过 50ng/ml，手术后感染的风险很小（2014）；重症监护儿童需要 10 000U/kg 的

维生素D负荷剂量（接近共识）（2016年10月）；30万U维生素D帮助食管癌症手术（随机对照试验，2018年9月）；如果维生素D含量高，鼓膜手术会更成功（2022年11月）。

心脏手术：心房颤动是冠状动脉旁路移植术的常见并发症，与死亡率和发病率的增加有关，维生素D缺乏会增加心房颤动的发病率，补充维生素D可以降低心房颤动的发病率，2021年2月的一项随机对照试验研究发现手术前后服用维生素D有帮助（心内直视手术），2022年的另一项随机对照试验研究发现，如果在手术前给予60万U的维生素D，搭桥术后心房颤动危险降低的一半，还有研究发现在心脏手术前服用维生素D可预防缺乏者心房颤动。

骨骼手术：足部和踝关节外科医生应受益于维生素D（2019年2月）；如果维生素D含量低，脊柱融合术并发症的可能性增加2.2倍（2020年12月）。

脑部手术：在高维生素D水平的情况下，在大脑、心脏等部位重建血液的手术要成功得多（2022年3月）；如果在脑手术前服用300 000U维生素D，住院天数将减少（随机对照试验，2021年2月）；创伤性脑损伤，120 000U的维生素D导致使用呼吸机的天数减少3天（随机对照试验，2020年3月）。

对于脓毒症：2020年6月随机对照试验显示，单次150 000U维生素D，可以使败血症儿童发生败血症休克减少3倍；2023年的随机对照研究显示，单次400 000U的维生素

D，可以预防严重败血症；对于尿路败血症，2018年4月随机对照试验，单次注射维生素D可减少40%的住院天数。

甲状腺手术：甲状腺切除术前服用维生素D（300 000U）会导致一半的问题（随机对照试验，2021年1月）；术前维生素D通常有帮助（本例为甲状腺切除术）（2021年6月）；手术前的维生素D通常有帮助（在这种情况下是甲状腺切除术）（2019年9月）。

改善重症监护室患者预后的研究有十几项，如果在重症监护室通气时服用500 000U维生素D，住院天数将减少18天（2016年6月随机对照试验）；服用300 000U维生素D后，在重症监护室的天数减少（2020年8月荟萃分析）；2018年10月，维生素D将心脏病发作重症监护室费用减半；给予540 000U维生素D的重症监护室成年人30天后存活的可能性高出2倍（2019年6月随机对照试验）；如果在2017年4月的第1周服用高剂量维生素D，重症监护室的费用至少减少了27 000美元；非口服维生素D降低重症监护室死亡率（2021年5月荟萃分析）；2020年10月，重症监护室患者在维生素D负荷剂量的帮助下得到了很大帮助，维生素D单次540 000U负荷剂量增加重症监护室生存率（2014年9月《美国医学会杂志》）；注射300 000U维生素D的人提前1周离开了重症监护室（随机对照试验，2020年12月）；维生素D负荷剂量可将重症监护室死亡率降低30%（2017年4月荟萃分析）。

③ 维生素D水平低会影响手术结果

10余项研究表明如果维生素D含量较低，患者手术结果不佳，这里列举一些研究题目和结果。

如果维生素D含量低，患者手术结果会更糟（腰椎手术）（2019年11月）；如果维生素D含量低，术后认知功能障碍的可能性增加8倍（2018年3月）；如果维生素D含量低，急诊神经外科手术后额外住院3天（2019年11月）；如果维生素D含量低，手术部位感染的可能性增加4倍（2019年8月）；如果维生素D含量低，创伤性脑损伤合并颅内损伤的恢复可能性降低40%（2022年6月）；如果维生素D水平良好，克罗恩病术后复发的可能性将降低4倍（2021年2月）；如果维生素D含量低，手术后谵妄或认知问题的可能性增加1.5倍（2022年8月荟萃分析）；如果维生素D水平低，肾移植排斥反应的可能性将增加1.8倍（2021年5月）；重症监护室入院时维生素D水平低与癌症、感染、急性呼吸功能不全和肝衰竭相关（2018年10月）；如果之前维生素D含量低，术后疼痛会更严重（2022年10月）；如果维生素D含量低，脊柱融合术并发症的可能性增加2.2倍（2020年12月）；脊柱外科患者——几乎所有患者的维生素D都很低（2016年11月）；创伤伴骨折——如果维生素D低于10ng/ml，患者住院时间延长2周（2018年1月）；维生素D缺乏伴严重败血症死亡风险增加7.7倍（2017年11月）。

④ 手术会降低维生素D水平

危重症患者维生素D水平开始低，然后连续几天下降（2018年2月）；各种手术后维生素D水平下降（本例为心脏手术）（2021年11月）；髋关节手术后维生素D水平下降32%（2018年9月）；外科手术经常消耗大量维生素D，即使给予300 000U维生素D也收效甚微（2018年11月）；促炎细胞因子导致膝关节置换术后维生素D下降74%（2014年2月）。

第二十二章

关于维生素D的各种观点

① 关于维生素D的真与假

研究不断发现，维生素D缺乏是很多疾病发展的"罪魁祸首"，新的研究表明，维生素D对大脑的正常发育很重要，缺乏维生素D可能是导致精神分裂症、帕金森病和抑郁症发病的一个重要因素。钙和镁的缺乏通常伴随着维生素D的缺乏，并与婴儿的癫痫发作和成人的退行性神经疾病如帕金森病和阿尔茨海默病有关。

维生素D可以缓解季节性抑郁症的症状；在减缓或防止许多类型的关节炎中起着至关重要的作用；减少心脏病发作或脑卒中的可能性；提高胰岛素的释放以及肌肉和肝脏对胰岛素的反应，这意味着正常水平的维生素D可以帮助预防糖尿病；有助于你在童年养成一个健康的免疫系统；在调节细胞生长和分化中起着关键的作用，可以预防癌症。

以下是基于研究的真相与媒体和一些医疗保健提供者持续存在的普遍误解之间的许多差异，要摆脱维生素D缺乏的危险，遵循维生素D治疗后，在大约60天内，你会感觉更好，看起来更年轻、更苗条，并在快速的道路上冲刺，保持一生健康。

在 *Vitamin D Cure* 一书中，Wiley和January提到以下关于维生素D的一些观点。

1. 每周晒3次15分钟的太阳，或者每日摄入400～1000U，就可以摄入足够的维生素D。无论大小、年龄和肤色，维生素D的每日需求量都是相同的。

错误。

2. 正常的25-羟维生素D水平在20～50ng/ml。

错误。理想的25-羟维生素D水平在50～70ng/ml。你的维生素D水平在50～70ng/ml，帮助你在儿童时期发展健康的免疫系统；在调节细胞生长和分化方面发挥关键作用，这可能预防癌症。

3. 成年人每日需要1200mg的钙，绝经后妇女和65岁或以上的成年人每日需要1500mg的钙。

这种说法尽管普遍接受，但是受到了严重挑战。有学者认为，如果维生素D水平足够高，你的饮食中酸碱平衡，你可能不需要任何补充钙。

4. 骨质疏松症是一种开始于绝经后的老年性疾病。

不正确。骨质疏松症是由于出生前和儿童期开始维生素D缺乏、饮食不平衡和缺乏运动，使得成年早期不能达到峰值骨量，导致年长后出现骨质疏松症。

5. 维生素D和钙过量引起肾结石。

不准确。肾结石是由于我们的饮食中产酸物质过量导致酸性尿，酸性尿造成高尿钙，容易形成结石，主要原因是钾和镁摄入太少和饮水不足。

6. 美国农业部食物金字塔推荐每个人每日3～5份粮食、3份奶制品。如果将豆换成吃肉，你一天中应该有2份肉类或豆类。

这种推荐食物成分中酸性食物太多，动

物蛋白比谷物、奶酪或豆类更令人满意，因为相对于谷物、奶酪和豆类，每份含有15% ～ 25%的蛋白质。

7. 肥胖是由于热量摄入过多而消耗不足，服用过多热量和燃烧不够热量。

不准确。肥胖是一种营养不足的疾病，我们在满足营养需求（饥饿）要一直进食，食用瘦肉和新鲜农产品，可以做到比谷物和乳制品摄入热量更少就能达到目标。

8. 极低热量饮食是减肥的最快和最健康方式。

当你在饥饿减肥过程中，也会减去脂肪、骨骼和肌肉，健身的关键是增加肌肉质量，肌肉会增加脂肪消耗，当你在运动减肥的同时，你也获得了肌肉和骨骼。

9. 骨关节炎是一种关节衰老、磨损和撕裂性疾病。

其实，骨关节炎是由于维生素D缺乏和饮食中酸性物质过多引起骨骼转换异常的疾病。

10. 自身免疫性疾病主要由遗传因素引起。

自身免疫性疾病是由于遗传风险的存在，加上妊娠早期到儿童早期维生素D缺乏和饮食不平衡引起的。

11. 癌症是由遗传和环境致癌物引起。如果终身维持正常水平的维生素D和健康饮食，癌症通常是可以预防的。

12. 黑色素瘤是由于阳光照射太多。

黑色素瘤是由于UVA照射过度，而维生素D水平不足所引起的。

13. 每个人都筛查维生素D缺乏不划算。

所有年龄段的人都应在例行体检时检测维生素D水平。

❷ Jeff T. Bowles和他的观点

2010年，Jeff T. Bowles开始出版一系列电子书畅销书，笔者本人曾经购买和阅读了他的《极高剂量的阳光激素维生素D_3的神奇结果——我的实验在1年内每日从25 000U到50 000U到100 000U的巨大剂量D_3》，这本书没有什么逻辑性，也不成系统，都是一段接一段的认知和体会，但是书中的很多观点令人耳目一新。

这本书的作者是一位传奇人物，他是世界级畅销书作者，已经研究了20年以上的疾病和衰老问题，在10年的工作中，每天花12小时。在美国西北大学医学院的图书馆浏览阅读了自1967年以来在Pub Med数据库中所有的55 000多篇关于维生素D的科学研究论文和文章，提出了不少颠覆性的观点，其中包括对达尔文进化论提出的补充。

性别和衰老：他提出，物种出现性别和衰老是进化的需要，性别的存在是为了产生有益的遗传和表型多样性，有助于物种在面临不断进化的捕食时生存。衰老的存在是为了防止这种有益的多样性的丧失，在长期没有捕食的情况下，最终由所有克隆繁殖的雌性组成的物种，将失去性别和衰老。

冬眠综合征：每年冬季来临前，冬眠的

动物们不停地吃东西，以便在体内储存足够过冬的能量，动物都以自己的方式为过冬做准备，它们到底是如何知道什么时候要过冬了呢？是维生素D给出的信号，冬天到来之前，日照时间逐渐变短，日光不再如夏日那么强烈，动物体内制造的维生素D下降，给机体发出了信号，需要为过冬做准备了。冬季寒冷，食物匮乏，有些鸟类飞到阳光和食物充足的南方，有些动物在体内储存了足够的脂肪，并在冬季减少活动避免消耗能量。动物在冬眠的时候，身体所有的生理活动和新陈代谢都降到最低，所有的能量都只提供给最基本的维持生命特征的活动，例如狗熊在冬眠的时候每分钟只呼吸1～2次，心率从50次/分降到20次/分，一切都只为熬过冬季生存下来。

人类如果维生素D不足也会引起冬眠综合征，从而使机体进入"冬季生存模式"，比如胃口变得很大，尤其爱吃高碳水食物，所以很容易长胖。我们的身体是在深度睡眠中进行修复的，缺乏维生素D会造成无法进入深度睡眠，半夜会醒，而且就算睡了整晚，第二天醒来仍然感觉很累，而身体如果长期得不到修复，结果自然是疾病缠身；免疫力降低或失调，易感冒，身体损伤得不到完全修复，伤口长时间不愈合，出现各种过敏性疾病、自身免疫性疾病；生育功能不是生存所需的最基本功能，反而会消耗生存所需要的能量，所以"冬眠综合征"也会引起不孕、不育；抑郁、关节炎使我们不得不待在家中，减少活动等。

Jeff首先在小鼠实验（1997—2001年）中证实，水摄入量受到限制的小鼠寿命明显更长（甚至比限制食物的小鼠寿命更长）。1998年，他在《医学假说》杂志上发表了文章《衰老的进化——生物学老问题的新方法》。后来他在该杂志上又发表了另外两篇文章。他假设抑制某种激素可以阻止阿尔茨海默病的发展，抑制女性体内的促黄体素实际上可以阻止阿尔茨海默病发展。他于2013年1月预测孕酮将是脊髓侧索硬化症有史以来第一种有效的治疗方法。6个月后，一些韩国研究人员发现，在脊髓侧索硬化症小鼠模型中，孕酮显著延长了雄性小鼠的寿命，相当于17人年，而大多数脊髓侧索硬化症患者只能生存2～4年。

这本书提出了大剂量维生素D_3治疗有助于疾病防治和健康问题。1980年代医生开始警告我们远离太阳，防晒霜得以流行，防晒霜的广泛使用造成了很多疾病的流行，如今天看到的肥胖症、孤独症、哮喘和许多其他疾病。

他还提出了冬眠与维生素D缺乏的关系，如果维生素D_3水平太低，身体会让你准备过冬，造成暴饮暴食，使代谢逐渐减缓，以节约能源，甚至是让你沮丧，让你足不出户。有趣的是，正是在这一维生素D_3水平下降时，成为熊开始冬眠的信号！

高维生素D_3可以用来预防或治疗大量疾病，如哮喘、癌症（17种）、系统性红斑狼疮、关节炎、心脏病、肥胖、抑郁症、帕金森病等。

关于前列腺癌，他认为，前列腺癌发生之前的事件是前列腺周围区域的钙化，所以前列腺癌症基本上是由维生素K_2缺乏和维生素D_3缺乏成分引起的疾病。维生素K_2能增加骨钙素，使钙从软组织中排出，并重新回到骨骼中。维生素K_2存在于喂草奶牛（春季和夏季吃草）的牛奶脂肪中，饮用无脂牛奶的男性由于饮食中维生素K_2摄入不多，患前列腺癌症的概率较高，当骨钙素被维生素K_2充电时，它会从你的软组织中带走钙，并将其放回骨骼中。当你患有维生素K_2缺乏症时，骨钙素会反向将钙带入你的软组织。

许多人通过每日服用50 000U的维生素D_3来缓解癌症症状，剂量取决于体重，建议服用高剂量的维生素K_2补充剂，也需要镁、锌、硼和β-胡萝卜素等辅助因子。

③ 每日阳光下照射15分钟是不够的

2018年中华医学会骨质疏松和骨矿盐疾病学分会制定了《维生素D及其类似物应用专家共识》，文中提到，在头颈部和双手暴露的情况下，每次暴露15分钟，每周光照3次，就可以满足人体对维生素D的需要，这种说法有待商榷。作者作为该专家共识制定者之一，曾经多次提到，这种说法来源于国外，也是有前提的：那就是青少年白种人，生活在赤道地区，仰卧，对于生活在中国的多数人是不适用的。

印度人Rakesh Jain曾谈了一下自己和朋友的亲身经历，认为每日太阳下15分钟足以满足正常维生素D水平是错误的。在过去的6个月里，他和朋友一直在自己做实验，太阳暴露的程度足以达到血液中维生素D的最佳水平。自2014年3月以来，两人每日至少30～45分钟暴露在中午的太阳下（此时维生素D产量最大），他们一直穿半袖衬衫和凉鞋，而不是一般的鞋子，以最大限度地曝光自己，两人的手臂、足部和面部都明显看到了晒黑，然后检查了他们的25-羟维生素D水平，他是25ng/ml，朋友是20ng/ml。两人都是素食主义者，除了一点牛奶外，没有其他维生素D来源，在过去6个月也没有服用任何维生素D补充剂。他们得出了以下结论。

1. 医生说每日暴露在太阳下15分钟足以满足正常血液中的维生素D水平是完全错误的。

2. 为了达到健康的25-羟维生素D水平70～100ng/ml，需要每日至少2～3小时的阳光照射。

3. 只有在田里工作的农民、人力车司机、泥瓦匠，以及板球、足球和曲棍球运动员等职业，才能有正常的维生素D水平，其他所有人都保证缺乏维生素D。

4. 在室内工作的人，尤其是家中工作的人，当然会有非常严重的维生素D缺乏。

5. 使用防晒霜的人会有更严重的维生素D缺乏症。

6. 我们所有人都需要定期补充维生素D。每日在太阳下暴露至少15分钟的人，每2周需要服用60 000U的维生素D；太阳暴露微不足道的人，应该每周服用60 000U的维生素D。

④ 有关维生素D的观点摘要

因为维生素D非常便宜，而且可以明显降低全因死亡率，我可以非常肯定地说——维生素D是性价比最高的医疗干预。

——Dr. Greg Plotnikoff

根据我们对自然界的了解，人类在全身暴露于阳光下的几分钟内就产生了数千单位的维生素D，这样的系统不太可能是偶然发展起来的。

——John Cannell

我们暴露在太阳辐射下时，除了维生素D，我们还生产5～10种我们无法从食物或补充剂中获得的额外光产品。

——Michael Holick

清晨或下午晚些时候晒太阳，阳光中并没有产生维生素D的UVB，只有会导致皮肤癌的UVA，清晨或下午在阳光里才只有UVA，可增加皮肤癌的发生风险。

——Michael Holick

将太阳辐射列入致癌物清单，而没有明确问题关键是过度暴露而不是暴露本身，这是很愚蠢的。

——Michael Holick

我们的基因都发生了改变，没有人具有完美的基因，但我们的身体能够识别肮脏的基因并使其沉默。

——Michael Holick

维生素D可以降低某些疾病的发生风险，并改善其预后，如1型糖尿病、类风湿关节炎、高血压、外周动脉硬化等血管疾病、脑血管事件、痴呆、头痛、多发性硬化、肌无力，甚至感染。

——Cicero Coimbra

如果你关注患有抑郁症的人，你会发现他们的维生素D水平都很低；你把抑郁症患者分成两组，试图自杀者和无试图自杀者，自杀者的水平远低于其他群体。所以你可以看到维生素D与这个问题有很大的关系。

——Cicero Coimbra

维生素D远不止是一种激素，因为一种激素仅有1～2种功能，维生素D有几十种功能，它超越了激素的范畴，因为它尽管具有激素的功效、结构和力量，但是它作为一种单一物质，具有可信的多种多样功能。

——Cicero Coimbra

维生素D的功能之一是使肿瘤细胞自我毁灭，维生素D会引发细胞凋亡现象，这是肿瘤细胞的自我破坏。此外，它还具有促进分化功能，促进祖细胞的分化，这意味着防止正常细胞变成肿瘤细胞。

——Cicero Coimbra

维生素D缺乏可以从母亲传给新生儿，妊娠期维生素D缺乏会增加妊娠并发症，并能影响孩子牙釉质形成。

——Cicero Coimbra

在维生素D水平下降的那几十年里，自身免疫性疾病暴发了，所有的自身免疫性疾病都起飞了，就像飞机要升空一样，现在他们已经假设了火箭的垂直方向。这在技术上称之为指数增长曲线。

——Cicero Coimbra

由于维生素D水平缺乏，导致的有些儿童正在发展新的疾病、未知疾病、自身免疫性疾病。如果他们感染了病毒，在缺乏免疫系统最大的调节因子——维生素D的情况下，免疫系统不能做它应该做的事情，而是攻击自己的身体，导致自身免疫性疾病。

——Cicero Coimbra

维生素D是整个免疫系统的调节者，而不仅仅是单个免疫调节因子。

——Cicero Coimbra

维生素D抵抗是自身免疫性疾病的可能原因：一个由治疗证实的假设，即高剂量维生素D原代剂。

——Dirk Lemke·Front Immunol

应用Coimbra方案治疗1年5个月后，我的红斑狼疮完全缓解！1年5个月使我获得了重生和健康。

——患者

我患有多发性硬化，经过新的磁共振成像进行了年度会诊，因为我2013年、2014年、2016年、2017年和2018年的所有旧病变都消失了，没错，消失了！我和医生都兴奋得手舞足蹈。

——患者

参 考 文 献

［1］https：//vitamindwiki.com/.

［2］http：//www.vitamindprotocol.com/.

［3］https：//www.vitamindcouncil.org/.

［4］http：//www.vitamindprotocol.org/.

［5］Michael Holick. The Vitamin D Solution. New York, Hudson Street Press, 2010, ISBN：9781921640520.

［6］Ronald Ross Watson. Handbook of vitamin D in human health, Prevention, treatment and toxicity. ISSN 2212-375X; Wageningen Academic Publishers. The Netherlands, 2013. eISBN：978-90-8686-765-3 | ISBN：978-90-8686-210-8 www.WageningenAcademic.com/HHH04.

［7］Pawel Pludowski, Michael F Holick, William B Grant, et al. Vitamin D supplementation guidelines, Journal of Steroid Biochemistry and Molecular Biology. Vitamin D supplementation guidelines Journal of Steroid Biochemistry & Molecular Biology. http：//dx.doi.org/10.1016/j.jsbmb.2017.01.021.

［8］James Dowd and Diane Stafford. The Vitamin D Cure Wiley, January, 2008. ISBN 978-0470-13155-8.

［9］Sarfraz Zaidi. Power Of Vitamin D. ISBN：9781508946311 Publisher：Createspace Independent Publishing Platform, 2015.

［10］Jeff T Bowles. The Miraculous Results Of Extremely High Doses Of The Sunshine Hormone Vitamin D3 My Experiment With Huge Doses Of D3 From 25,000 To 50,000 To 100,000 IU A Day Over A 1 Year Period）http：//www.amazon.com/Miraculous-Results-Extremely-Sunshine-Experiment/dp/1491243821/ref＝cm_cr_pr_product_top?ie＝UTF8 J.

［11］Miraculous results of high dose vitamin D by Jeff Bowles：A summary of many medical conditions and related research linking to vitamin D. A first hand account of improved health through vitamin D supplementation.

附录A

维生素D缺乏认知度调查问卷

问卷由宁志伟自行设计，包括19个主要问题，涉及个人特征、看法、态度和行为对阳光，以及对维生素D的认知，有单项及多项选择题，可供研究者参考并选择应用。应用手机APP Asking，可以通过微信、短信息、二维码和E-mail形式转发，手机APP进行结果收集、数据分析，应用起来很方便。有需要电子版的读者可以通过邮件ningzhiwei2019@hotmail.com联系作者。

一、基本信息

1. 性别，出生年月，邮箱，电话。

2. 你的职业

3. 你的肤色与下面哪一种相近？

A. Type Ⅰ，苍白，与北欧白种人相近

B. Type Ⅱ，华人中偏白

C. Type Ⅲ，华人中等肤色

D. Type Ⅳ，华人中肤色偏深，华人仅在Ⅱ、Ⅲ、Ⅴ中选；Type Ⅴ深黄，与印度马来人相近；Type Ⅵ黑色，与非洲黑种人相近

4. 你的主要工作是户外还是户内？

A. 全部户内

B. 户内为主

C. 全部户外

D. 户外为主

E. 户外户内各一半

以下是关于对晒太阳的认知和行为

5. 你喜欢在阳光下活动或休息吗？

A. 非常喜欢

B. 一般

C. 不喜欢

6. 你会为了使皮肤更白一些而拒绝阳光照射吗？

A. 会

B. 不会

C. 有时会

7. 你使用防晒霜吗？

A. 经常使用

B. 从来不用

C. 偶尔使用

D. 如果使用防晒霜，SPF值大于15

E. 如果使用防晒霜，不知道SPF值

8. 描述你使用防晒霜的习惯。

A. 总是出门前涂防晒霜

B. 总是涂防晒霜，但是晒太阳后5～15分钟抹防晒霜

C. 只是夏季的几个月抹防晒霜

D. 偶尔或从来不抹防晒霜

9. 你经常用遮阳伞来遮挡阳光吗？

A. 经常使用

B. 从来不用

C. 偶尔用

10. 一般工作日早6：30到晚7：00，你每日多长时间在室内？精确到几小时几十分钟。

11. 你认为你有足够的阳光照射吗？

A. 足够

B. 光照不足

C. 不知道

12. 一般周末早6：30到晚7：00，你每日多长时间在室内？精确到几小时几十分钟。

13. 在过去1个月内，你平均每日有多

长时间在户外活动，每日几小时，精确到半小时。

14．你平时补充钙片吗？

A．我同时补充钙和多种维生素

B．我偶尔补钙

C．我从来不吃钙片

D．我从来不补任何营养素

E．其他

15．在过去1周中，你花了多长时间在阳光下？精确到10分钟。

二、关于维生素D缺乏的认知

16．在过去的2年内，你是否检测过25-羟维生素D水平？

A．测过

B．没有测过

C．不知道检测过没有

17．你是否知道，通过化验能够可以检测到你是否存在维生素D缺乏，如果是，请回答化验项目。

A．不知道

B．知道化验可以明确是否存在维生素D缺乏，但是不知道化验什么项目

C．知道化验可以明确是否存在维生素D缺乏，也知道化验什么项目

18．你平时补充维生素D吗？

A．我服用多种复合维生素

B．我从来不补维生素D

C．我补充维生素D，平均每日补充的剂量在500U以下

D．我补充维生素D，平均每日补充的剂量在500～1000U

E．我补充维生素D，平均每日补充的剂量在1000～2000U

F．我补充维生素D，平均每日补充的剂量在2000U以上

19．你认为一天中什么时候晒太阳最合适？

A．上午10：00之前，下午3：00之后

B．上午10：00到下午3：00之间

附录B

维生素D研究调查问卷

一、基本信息

1. 你觉得自己总体健康状况如何？

□非常好　　　□很好　　　□好

□一般　　　□较差

2. 你曾经阅读过或听说过维生素D有利于骨骼健康吗？

□无　　　　□有　　　　□不清楚

3. 在过去的6个月中，你有过站立时突然跌倒的经历吗？

□无（跳至第7题）　　　□有

□不清楚（跳至第7题）

4. 如果有，共跌倒几次？＿＿＿＿＿次

5. 如果跌倒了，你受过伤吗？

□无（跳至第7题）　　　□有

6. 如果你因跌倒而受过伤，你看过医生吗？

□无　　　　□有

7. 在45岁之后，你是否因为一些微小的伤害（如摔了一跤或者没有明显外伤）而发生骨折？

□否　　　　□是　　　　□不清楚

注意：请在病例电子报告表医疗史部分列出所有因跌倒、微小伤害或无明显伤害导致的骨折（脆性骨折）及受伤部位。

8. 你的父亲或母亲有过髋部骨折史吗？

□无　　　　□有　　　　□不清楚

二、阳光暴露情况

9. 在过去1个月内，你是否到过阳光充足的地方旅行？

□否　　　　□是

10. 在过去1个月内，在有（或没有）采取任何防晒措施（如涂防晒霜、打太阳伞或穿防护服）下，你平均每周有多少时间待在户外？

（a）有防晒措施：＿＿＿＿小时/周

（b）没有防晒措施：＿＿＿＿小时/周

11. 在过去的1个月内，当你待在户外的时候，身体的哪个部位经常暴露在外面？（可多选）

□脸部　　　　□手臂

□双手　　　　□腿

12. 在过去的1个月内，你使用过防晒霜吗？

□无（跳至问题15）　　　□有

13. 如果问题12的答案为有，防晒霜的防晒系数（SPF）是多少？防晒系数＿＿＿＿

14. 如果问题12的答案为有，在过去的1个月内，当你待在户外的时候使用防晒霜的频率是多少？

□总是　　　　□大多数时候

□有时候　　　　□很少

三、生活方式

15. 在过去的1个月内，你平均每日在户外散步多长时间？＿＿＿＿小时/天

16. 在过去的1个月内，你平均每日有多长时间进行剧烈体育锻炼或紧张劳作（这种锻炼或劳作能导致快速的呼吸及流汗）？

＿＿＿＿小时/天

17. 请选择你锻炼身体的方式（可多选）

□跳舞　　　□慢跑　　　□太极拳

□广播操　　　□其他

18. 你有喝茶的习惯吗？

□无　　　　　□有

19. 如果有，平均多长时间喝一次？

□1次以上/天

□1次/天

□3～6次/周

□少于3次/周

20. 如果有，你喝茶的习惯有多长时间？_____年

四、维生素D饮食摄入

21. 你有喝奶的习惯吗（包括任何形式的奶或奶制品：全脂奶、低脂或脱脂奶、酸奶、炼乳、复原奶、豆奶、乳酸饮料）？

□无（跳至问题26）　　　□有

22. 如果有，奶或者奶制品是否经过维生素D强化？

□否　　　　　□是　　　　　□不清楚

23. 如果21题的答案为有，你平均每日喝几杯（227ml）奶？_____杯/天

24. 你上周吃过奶酪或酸奶吗？

□无　　　　　□有

25. 如果有，上周你吃过几份？份/周

注：1份奶酪＝25g；1份酸奶＝1小杯（125ml）

26. 你有吃肉的习惯吗（包括牛肉、羊肉、小牛肉、家禽肉等）？

□无　　　　　□有

27. 在过去1个月内，下列食品你吃过

几次？

（1）鸡肝　□从未吃过　□1次　□2次
□3次　□4次　□>4次

（2）鸭肝　□从未吃过　□1次　□2次
□3次　□4次　□>4次

（3）猪肝　□从未吃过　□1次　□2次
□3次　□4次　□>4次

（4）蘑菇　□从未吃过　□1次　□2次
□3次　□4次　□>4次

28. 在过去的1个月内，以下鱼类食品你吃过几次？

（1）熏鲑鱼　□从未吃过　□1次
□2次　□3次　□4次　□>4次

（2）青鱼　□从未吃过　□1次
□2次　□3次　□4次　□>4次

（3）大马哈鱼　□从未吃过　□1次
□2次　□3次　□4次　□>4次

（4）沙丁鱼　□从未吃过　□1次
□2次　□3次　□4次　□>4次

（5）马鲛鱼　□从未吃过　□1次
□2次　□3次　□4次　□>4次

（6）鳕鱼　□从未吃过　□1次
□2次　□3次　□4次　□>4次

（7）金枪鱼　□从未吃过　□1次
□2次　□3次　□4次　□>4次

（8）凤尾鱼　□从未吃过　□1次
□2次　□3次　□4次　□>4次

（9）鳝鱼　□从未吃过　□1次
□2次　□3次　□4次　□>4次

（10）秋刀鱼　□从未吃过　□1次
□2次　□3次　□4次　□>4次

（11）带鱼 □从未吃过 □1次　　　□无　　　　□有

□2次 □3次 □4次 □>4次　　　如果有，在过去的1周内你吃过几个？

29. 你近期有吃蛋黄的习惯吗？　　　　＿＿＿＿＿个